护理专业教辅系列丛书

新编
基础护理学
考题解析

主　编 杨　蕾　邱智超　张　默
副主编 张　毅　黄婷婷　袁　媛
主　审 许方蕾
编委会主任 陈淑英
编　者（以姓氏笔画为序）

丁桂芬　上海思博职业技术学院
归纯漪　复旦大学附属眼耳鼻喉科医院
杨　蕾　上海城建职业学院
吴宗倩　上海市建筑工程学校
邱智超　上海城建职业学院
沈磊莹　上海交通大学医学院附属第九人民医院
宋立源　上海济光职业技术学院
张伊倩　上海震旦职业学院
张　毅　上海市建筑工程学校
张　默　上海思博职业技术学院
陈婷婷　上海城建职业学院
袁　媛　上海城建职业学院
黄一凡　上海震旦职业学院
黄婷婷　上海立达学院
蔡晶晶　上海城建职业学院

復旦大學 出版社

总　序

近年来,我国以高职率先改革来引领整个职业教育的发展取得了较大的成果,职业教育的认可度在不断提升;护理专业教学模式和课程体系改革呈现新的亮点;以"以人为本"的护理理念为依据,以知识、能力、素质综合发展和高等技术应用型护理人才的培养目标为导向,以高职高专护理职业技能的培养为根本的培养特色颇有彰显。为适应《高等职业教育创新发展行动计划(2015—2018年)》的精神;为更好地帮助考生全面、系统、准确地掌握护理学的教学内容和要求;为让护生能较好地通过护士执业资格考试,严格地进行护士执业注册,帮助他们做好考前复习工作,由上海地区为主的护理高校教学骨干和临床护理一线的护理专家共同编写了"护理专业教辅系列丛书"。

本套丛书包括《新编内科护理学考题解析》《新编外科护理学考题解析》《新编妇产科护理学考题解析》《新编儿科护理学考题解析》《新编急危重症护理学考题解析》《新编基础护理学考题解析》《新编老年护理学考题解析》和《新编健康评估考题解析》。丛书内容涵盖了各专科、各岗位需具备的基础理论、专业知识、技能技巧和护理服务实践等知识要点,不仅凸显高职高专护理教育的特色,体现最新护士执业资格考试大纲的精神要求,也同时满足了护理学科需要、教学需要和社会需要。

本套丛书在编写过程中得到了上海健康医学院、上海思博职业技术学院、上海立达学院、上海济光职业技术学院、上海中侨职业技术大学、上海震旦职业学院、上海城建职业学院、上海东海职业技术学院,以及同济大学附属同济医院和上海市肺科医院、复旦大学附属华东医院和儿科医院、上海交通大学附属儿童医院和医学院附属国际和平妇幼保健院等学校及医院有关护理骨干教师、专家的大力支持和帮助,在此一并表示衷心的感谢!

希望我们的护士们能不断学习、更新知识、提升技能,为提高护士整体素质和护理专业服务水平做出自己的贡献。

张玉侠
复旦大学附属中山医院护理部主任
复旦大学护理学院副院长
美国护理科学院院士(FAAN)
2019年9月10日

前　言

为贯彻国家《关于加强卫生专业技术职务评聘工作的通知》等相关文件精神,围绕临床护理工作岗位需要和教学大纲要求,对标全国护士执业资格考试要求,以提高教学质量为宗旨,以现代护理观为指导,以培养符合21世纪大健康背景下的护理人才为目标,组织有关专家编写了本书。本书的编写以职业能力和综合素质培养为核心,突出护理专业特点,帮助考生更好地掌握课程教学内容,做好护士执业资格考试的考前辅导,提高考核通过率,为学生快速进入临床护理工作及满足学生职业生涯发展奠定良好的基础。

本书编写的基本思路是结合护理专业高技能创新型人才培养目标,紧扣全国护士执业资格考试大纲要求;坚持"以人为本"的整体护理理念,突出护理学专业特色;以注重掌握"三基"内容为主,满足学生职业发展的需要;贴近临床,按照医院实际工作突出护理岗位目标,以典型案例题为载体,加深学生印象;创新考题解析的结构体例,保持整套丛书的体例规范和编写风格的一致,力求在定位和内容选择上符合当今护理专业人才的培养目标。

全书共分为16章,每章后有答案,部分题目附有解析,便于读者参考。本书的命题范围广,强调科学性、实用性和创新性,题型全面,题量大,质量较高,针对性强,重点突出,便于掌握和记忆,是考生复习、强化课程知识的必备用书,也是护士执业资格考试和护师、主管护师资格考试的参考书,可满足各层次护生和护士读者的需求。

限于编者学识水平和时间有限,书中难免会有疏漏或不足之处,恳请广大师生和读者不吝指正,以不断完善。

杨　蕾

2020年7月

题型与解题说明

本书采用的题型共有选择题、名词解释题、简述问答题和综合应用题四大类。题目的内容侧重于认知领域,包括记忆、理解、应用、分析、综合和评价6个层次能力的训练。

一、选择题

1. A1型单项选择题:即单句型最佳选择题,由1个题干和5个备选答案组成,答题时只能选择其中1个符合题意要求的最佳答案,其余4个为干扰选项。A1型单项选择题主要考核对知识的记忆、理解、应用及初步分析、综合应用能力。

2. A2型单项选择题:即病历摘要型最佳选择题,由1个叙述性题干(即1个小病例)和5个备选答案组成,经答题者运用所学的知识对题目进行分析、综合、判断后选择1个最佳答案。A2型单项选择题主要考核对知识的分析、综合应用能力。

3. A3型单项选择题:即病历组型最佳选择题。此种题型有共用题干,题干为1个病情案例,然后提出几个相关的问题。每个问题均与案例有关,但测试点不同,问题之间相互独立。每个问题有5个备选答案,要求选择出最佳答案。A3型单项选择题主要考核判断能力和应用能力。

4. A4型单项选择题:即病历串型最佳选择题。此种题型也有共用题干,与A3型相似,题干部分叙述一案例,然后提出3个以上问题。当病情展开时,可以增加新的信息,问题也随之变化。每个问题由5个备选答案组成,只有1个是最佳答案。A4型单项选择题主要考核综合分析和综合应用能力。

选择题中有"*"号者附有解析。

二、名词解释题

名词解释题需简要答出定义、基本原理和临床意义,主要考核对知识的记忆和理解能力。

三、简述问答题

简述问答题要求答题围绕问题中心,扼要阐明,主要考核对知识的应用、分析和综合应用能力。

四、综合应用题

综合应用题的资料来自于临床真实病例,具有全面性、系统性,可供推理和综合分析,主要考核理论联系实际的逻辑思维能力、用书本知识解决复杂而抽象问题的能力,以及在新情况下提出独特见解(评价)的能力。

目 录

第一章 医院和住院环境 ·· 1
  选择题 ·· 1
  名词解释题 ·· 8
  简述问答题 ·· 8
  综合应用题 ·· 8
  答案与解析 ·· 8

第二章 入院和出院的护理 ·· 14
  选择题 ·· 14
  名词解释题 ·· 18
  简述问答题 ·· 18
  综合应用题 ·· 18
  答案与解析 ·· 19

第三章 舒适与安全 ·· 23
  选择题 ·· 23
  名词解释题 ·· 38
  简述问答题 ·· 39
  综合应用题 ·· 39
  答案与解析 ·· 40

第四章 医院感染的预防和控制 ···································· 51
  选择题 ·· 51
  名词解释题 ·· 75
  简述问答题 ·· 76
  综合应用题 ·· 76
  答案与解析 ·· 77

第五章　病人清洁护理 ... 91
选择题 ... 91
名词解释题 ... 101
简述问答题 ... 101
综合应用题 ... 101
答案与解析 ... 102

第六章　休息与活动 ... 113
选择题 ... 113
名词解释题 ... 118
简述问答题 ... 118
综合应用题 ... 119
答案与解析 ... 119

第七章　生命体征的观察与护理 ... 124
选择题 ... 124
名词解释题 ... 144
简述问答题 ... 144
综合应用题 ... 145
答案与解析 ... 145

第八章　饮食护理 ... 156
选择题 ... 156
名词解释题 ... 169
简述问答题 ... 170
综合应用题 ... 170
答案与解析 ... 170

第九章　排泄护理 ... 177
选择题 ... 177
名词解释题 ... 192
简述问答题 ... 193
综合应用题 ... 193
答案与解析 ... 194

第十章　药物疗法与过敏试验 ... 203
选择题 ... 203
名词解释题 ... 227

简述问答题 ··· 227
　　　综合应用题 ··· 228
　　　答案与解析 ··· 228

第十一章　静脉输液和输血 ··· 237
　　　选择题 ··· 237
　　　名词解释题 ··· 251
　　　简述问答题 ··· 252
　　　综合应用题 ··· 252
　　　答案与解析 ··· 253

第十二章　冷热疗法 ··· 263
　　　选择题 ··· 263
　　　名词解释题 ··· 269
　　　简述问答题 ··· 269
　　　综合应用题 ··· 269
　　　答案与解析 ··· 270

第十三章　标本采集 ··· 273
　　　选择题 ··· 273
　　　名词解释题 ··· 283
　　　简述问答题 ··· 283
　　　综合应用题 ··· 283
　　　答案与解析 ··· 284

第十四章　疾病观察和危重病人的抢救技术 ··· 289
　　　选择题 ··· 289
　　　名词解释题 ··· 319
　　　简述问答题 ··· 320
　　　综合应用题 ··· 320
　　　答案与解析 ··· 321

第十五章　临终病人的护理 ··· 334
　　　选择题 ··· 334
　　　名词解释题 ··· 338
　　　简述问答题 ··· 338
　　　综合应用题 ··· 338
　　　答案与解析 ··· 338

第十六章 医疗和护理文件记录 ············ 344
选择题 ············ 344
名词解释题 ············ 351
简述问答题 ············ 351
综合应用题 ············ 351
答案与解析 ············ 352

第一章

医院和住院环境

选择题(1-1~1-73)

A1 型单项选择题(1-1~1-36)

1-1* 门诊的护理工作不包括
A. 消毒隔离
B. 安排候诊与就诊
C. 配合抢救
D. 健康教育
E. 预检分诊

1-2* 下列不属于抢救物品"五定"内容的是
A. 定点放置 B. 定人保管
C. 定数量、品种 D. 定时间
E. 定期检查、维修

1-3 下列按管理及医疗技术水平划分医院种类的是
A. 综合性医院 B. 专科医院
C. 个体所有制医院 D. 企业医院
E. 一、二、三级医院

1-4* 为保持病区环境安静,下列措施中哪项不妥
A. 推平车进门,先开门后推车
B. 医护人员讲话应附耳细语
C. 要定时给轮椅注润滑油
D. 医护人员应穿软底鞋
E. 病房门应钉橡胶垫

1-5 以下哪项不符合病室环境舒适的要求
A. 室温 18~22℃
B. 室内相对湿度为 50%~60%
C. 定时通风,每次约 30 分钟
D. 午休和睡眠时室内光线宜柔和、暗淡
E. 病房不宜放置鲜花、盆景

1-6* 急诊护士在配合抢救时,下列操作中哪项错误
A. 在医生到达前建立静脉通路
B. 做好抢救记录
C. 口头医嘱复述一遍后便可立即执行
D. 输液瓶用完后统一放置,便于查对
E. 抢救过程中使用的药品空瓶、空安瓿经 2 人检查、记录后再丢弃

1-7 急诊大厅内有很多候诊病人,分诊护士需要安排提前就诊的病人是
A. 大出血休克病人 B. 腹部剧痛病人
C. 呼吸困难病人 D. 中暑病人
E. 以上全是

1-8 铺床时不符合节力原则的是
A. 将用物放在床尾的车上
B. 按使用顺序摆放用物
C. 操作时,身体靠近床边
D. 两腿左右分开,膝关节伸直
E. 使用肘部力量

1-9* 护士准备备用床的目的是
A. 供暂时离床活动的病人使用
B. 便于接收麻醉后尚未清醒的病人
C. 方便病人的治疗和护理
D. 保持病室整洁,准备接收新病人
E. 预防皮肤并发症的发生

1-10* 病区环境管理的目的是
A. 预防院内感染,减少住院并发症
B. 提高医疗和护理管理的水平
C. 缩短平均住院天数,提高床位利用率

D. 便于对危重病人实施抢救
E. 创造良好的物理环境和心理、社会环境

1-11 急诊预检分诊护士遇有危重病人时应立即
　　A. 实施抢救
　　B. 通知护士长和有关科室
　　C. 通知值班医生及抢救室护士
　　D. 报告医务科等上级有关部门
　　E. 通知科主任

1-12* 门诊结束后,门诊护士应
　　A. 检查候诊、就诊环境
　　B. 备齐各种检查器械
　　C. 回收门诊病历
　　D. 做好终末消毒工作
　　E. 收集初诊病历

1-13 下列有关医嘱的说法中不正确的是
　　A. 医嘱是护士对病人实施治疗的依据
　　B. 执行医嘱时必须仔细核对
　　C. 执行医嘱后需签名
　　D. 抢救病人时,应立即执行口头医嘱
　　E. 护士发现医嘱有明显错误时,需告知相关医生

1-14* 病区急救室的布局和设备不强调
　　A. 靠近护士办公室
　　B. 美化室内环境
　　C. 备齐急救器械
　　D. 准备各种急救药品
　　E. 有严格的管理制度

1-15* 若发现肝炎病人,门诊护士需要
　　A. 安排其提前就诊
　　B. 安排其转急诊治疗
　　C. 安排其转隔离门诊治疗
　　D. 给予卫生指导
　　E. 问清病史

1-16 下列哪项不属于急诊留观室的护理工作
　　A. 住院登记,建立病历
　　B. 填写各种记录单
　　C. 及时处理医嘱
　　D. 做好心理护理
　　E. 做好晨间、晚间护理

1-17 遇到灾害性事件,急诊预检护士应立即通知
　　A. 家属和陪护者
　　B. 值班医生
　　C. 抢救室护士
　　D. 护士长和有关科室
　　E. 医院保卫部门或公安部门

1-18* 室温过高时,人体会
　　A. 肌肉紧张,产生不安
　　B. 神经系统受到抑制
　　C. 加快机体散热
　　D. 促进恢复
　　E. 尿量增加

1-19 下列不符合护士铺床原则的是
　　A. 使用肘部力量,动作平稳,避免尘土飞扬
　　B. 一床一巾湿扫法,防止交叉感染
　　C. 按使用顺序放置用物
　　D. 上身保持一定弯度
　　E. 让病人尽量靠近护士,缩短重力臂,达到省力目的

1-20* 护士为全身麻醉(简称全麻)术后病人铺麻醉床时,下列操作中不正确的是
　　A. 换铺清洁被单
　　B. 床旁椅放在盖被折叠的同侧
　　C. 一床一巾湿扫法,防止交叉感染
　　D. 盖被扇形折叠置于床的一侧,开口向门
　　E. 枕头开口向门

1-21* 为达到置换病室空气的目的,一般每次通风的时间是
　　A. 10 分钟　　B. 20 分钟
　　C. 30 分钟　　D. 60 分钟
　　E. 90 分钟

1-22 下列护士铺暂空床的操作中哪项符合节力原则
　　A. 操作前备齐用物,按顺序放置

B. 操作中使用腕部力量
C. 铺床角时两脚并列站立
D. 塞中单时身体保持站立位
E. 铺大单时身体尽量远离床边

1-23* 下列适宜病人休养的环境是
A. 气管切开病人,室内相对湿度为40%
B. 中暑病人,室温应保持在10℃左右
C. 普通病室,室温以18~22℃为宜
D. 产妇休养室,须保暖,不宜开窗
E. 破伤风病人,室内应保持光线充足

1-24* 世界卫生组织(WHO)规定白天病区内的噪声强度[单位:分贝(dB)]应控制在
A. 20~25 dB   B. 25~30 dB
C. 35~40 dB   D. 45~50 dB
E. 55~60 dB

1-25 下列哪种疾病病人应该优先安排急诊处理
A. 急性胃肠炎
B. 系统性红斑狼疮
C. 肾绞痛
D. 急性肾炎
E. 严重颅脑损伤

1-26 急救物品应做到"五定",不包括下列哪项
A. 定数量、品种
B. 定点安置
C. 定人保管
D. 定期消毒、灭菌
E. 定时更换

1-27 抢救完毕,医生应在多长时间内补写医嘱
A. 1小时   B. 2小时
C. 6小时   D. 12小时
E. 24小时

1-28* 手术室的温度应为
A. 16~18℃   B. 18~22℃
C. 22~24℃   D. 24~26℃
E. 26~28℃

1-29* 对前来门诊就诊的病人,护士首先应该进行的工作是
A. 健康教育   B. 卫生指导
C. 预检分诊   D. 查阅病案
E. 心理安慰

1-30 抢救时间的记录不包括
A. 病人到达的时间
B. 医生到达的时间
C. 抢救措施落实的时间
D. 病情变化的时间
E. 家属到达的时间

1-31* 下列对口头医嘱的处理哪项正确
A. 任何时候都只执行书面医嘱
B. 任何情况均应执行书面医嘱
C. 医生提出口头医嘱应立即执行
D. 护士发现口头医嘱有误时及时纠正
E. 抢救完毕,应让医生及时补上书面医嘱

1-32 人类生存的物理环境和生物环境属于
A. 自然环境   B. 内环境
C. 人文环境   D. 治疗性环境
E. 社会环境

1-33 下列对卫生健康物理环境的要求错误的是
A. 病床之间的距离不得少于1 m
B. 一般病室温度应该保持在18~22℃
C. 病房噪声白天以50~60 dB为宜
D. 病房相对湿度以50%~60%为宜
E. 病房每次通风换气的时间以30分钟为宜

1-34 一般病人入院,值班护士接到住院处通知后应该先
A. 准备病床单位   B. 迎接新病人
C. 通知医生   D. 通知营养科
E. 填写入院病历

1-35 下列哪种疾病病人需要病室空气相对湿度较高
A. 急性喉炎
B. 心力衰竭

C. 支气管哮喘
D. 急性肺水肿
E. 肺结核

1-36* 为了使病人舒适、利于观察病情,应做到
A. 病房光线充足
B. 病房放置鲜花
C. 提高病室的温度
D. 注意室内通风
E. 病房放置空气清新剂

A2型单项选择题(1-37~1-64)

1-37* 病人,男性,28岁。诊断为肺炎链球菌性肺炎,上午在护士陪送下前往放射科拍摄X线胸片。其病床应铺成
A. 备用床
B. 暂空床
C. 麻醉床
D. 盖被扇形折叠置于床的一侧
E. 盖被折叠成被筒,平铺于床上

1-38 冠心病监护病房(CCU)护士发现新入院的大面积急性心肌梗死病人血压下降,在抢救其生命、实施必要的紧急救护时,护士不用必须做到的是
A. 依照诊疗和护理技术规范操作
B. 等待医生,必须有医生在场指导
C. 根据病人的病情变化和自身能力立即展开急救
D. 避免对病人身心造成伤害
E. 立即通知医生

1-39 病人,男性,82岁。因呼吸道感染高热40℃,家属给予家庭氧疗后送诊。分诊护士接诊后的处理应为
A. 安排其到隔离门诊就诊
B. 安排其提前就诊
C. 安排其到发热门诊就诊
D. 安排其按挂号顺序就诊
E. 立即报告医生

1-40 患儿,男性,4岁。因麻疹入院治疗。应将其安置在
A. 危重病房
B. 普通病房
C. 隔离病房
D. 急诊病房
E. 心电监护病房

1-41 某护士大学毕业后应聘于某二甲医院外科工作。上班首日该护士就应知道将病室温度范围调节到
A. 18~22℃
B. 22~24℃
C. 24~26℃
D. 26~28℃
E. 28~30℃

1-42 病人,女性,45岁。经诊疗后需要入院观察。住院处办理入院手续的根据是
A. 单位介绍信
B. 门诊病历
C. 以往病历
D. 住院证
E. 医保卡

1-43 病人,男性,77岁。因脑出血入院,由于大小便失禁,需加铺橡胶单。橡胶单上端距离床头应为
A. 35~40 cm
B. 40~44 cm
C. 45~50 cm
D. 50~53 cm
E. 50~55 cm

1-44 病人,女性,73岁。因脑出血昏迷1周。护士护理病人时,正确的措施是
A. 用约束带保护,防止坠床
B. 保持病室安静,光线宜暗
C. 测口温时护士托扶体温计
D. 用干纱布盖眼,防止发生角膜炎
E. 每隔3小时给病人鼻饲流质饮食

1-45 在候诊室巡视时,护士发现某男性病人精神萎靡,右上腹肝区隐痛,伴恶心、呕吐。门诊测得血清丙氨酸氨基转移酶(ALT)升高。护士应立即采取的措施是
A. 详细询问病史
B. 告知门诊医生提前接诊
C. 进行心理护理
D. 安排其转入隔离门诊诊治
E. 测量病人生命体征

1-46 病人,男性,48岁。脑外伤,在全麻下行颅内探查术。术后的病床单位应是

A. 麻醉床,床中部和上部各铺橡胶单及中单

B. 暂空床,床中部和上部各铺橡胶单及中单

C. 暂空床,床中部和尾部各铺橡胶单及中单

D. 麻醉床,床中部和尾部各铺橡胶单及中单

E. 备用床,床中部和上部各铺橡胶单及中单

1-47 病人,男性,56岁。在门诊候诊时,突然腹痛难忍、出冷汗、四肢冰冷、面色苍白、呼吸急促。门诊护士应

A. 态度和蔼,劝其耐心等候
B. 让病人平卧候诊
C. 安排病人提前就诊
D. 给予镇痛剂
E. 请医生加快诊疗

1-48 病人,男性,44岁。因外伤导致右下肢骨折,大量出血,送至急诊科。在医生未到来之前,护士应立即

A. 询问事故的原因
B. 向保卫部门报告
C. 为病人注射镇痛剂
D. 安排观察床位,等待医生
E. 为病人止血,建立静脉通路

1-49 病人,男性,35岁。因外伤导致多发性骨折伴创伤性休克。急诊科医生给予吸氧、静脉输液等初步处理后,立即将其送往手术室。搬运时,下列操作中错误的是

A. 可以采用4人搬运法搬运
B. 搬运病人时动作轻稳、协调一致
C. 推平车时车速适宜,护士应在病人脚端,便于观察病情
D. 推平车进出门时,不可用车撞门
E. 注意保暖,避免病人受凉

1-50 病人,男性,66岁。因呼吸道阻塞行气管切开。其病室环境应特别注意

A. 调节温度和相对湿度
B. 保持安静
C. 加强通风
D. 合理采光
E. 适当绿化

1-51 病人,男性,56岁。因颅骨骨折行急诊手术,护士为其准备麻醉床。下列哪项操作不符合要求

A. 可将原有的备用床改铺为麻醉床
B. 橡胶单及中单铺于床中部和床尾部
C. 盖被扇形折叠置于门对侧床边
D. 枕头开口背向门并横立于床头
E. 准备麻醉护理盘、输液架等

1-52 病人,女性,27岁。因即将分娩,办理入院手续住院待产。下列哪项处理措施不正确

A. 孕妇不需用的物品交家属带回
B. 嘱孕妇沐浴、更衣
C. 孕妇的钱物可由家属带回
D. 住院处护士送孕妇入病区
E. 与病区护士做好病情和物品的交接

1-53 病人,女性,40岁。胆囊切除术后1周,医嘱予以明天出院。护士应首先

A. 通知病人及家属做好出院准备
B. 通知病人办理出院手续
C. 整理病历
D. 指导出院结账
E. 对病人做好健康教育

1-54 病人,男性,45岁。因消化性溃疡住院手术。病区护士在实施入院护理时,下列措施中不正确的是

A. 将备用床改为麻醉床
B. 介绍病区环境
C. 通知医生
D. 测量生命体征并记录
E. 指导正确留取常规标本

1-55 患儿,女性。出生后因新生儿窒息入暖箱治疗。该新生儿病室的相对湿度应该维持在

A. 20%~30% B. 30%~40%
C. 40%~50% D. 50%~60%
E. 60%~70%

1-56 病人,女性,42岁。因子宫肌瘤收治入院。其病室最适宜的温度和相对湿度为
A. 14~15℃,15%~25%
B. 15~20℃,40%~50%
C. 10~17℃,30%~40%
D. 18~22℃,50%~60%
E. 20~25℃,60%~70%

1-57* 病人,女性,35岁。因子宫肌瘤入院,择期行摘除术。入院后病人口干舌燥、咽痛,最可能的原因是室内
A. 相对湿度过低
B. 温度过高
C. 相对湿度过高
D. 温度过低
E. 房间不通风

1-58 病人,女性,35岁。患大叶性肺炎,体温38℃。为了促进其康复,下列护理措施中错误的是
A. 病房应关窗,防止病人受凉
B. 病房最佳相对湿度为50%~60%
C. 病房宜通风,每次30分钟左右
D. 冬天通风时要注意保暖
E. 避免冷风直吹病人

1-59 病人,男性,60岁。因破伤风入院,现神志清楚,全身肌肉阵发性抽搐、痉挛。下列病室环境条件中哪项不符合要求
A. 为了保持病人清醒,经常与病人沟通
B. 保持病室相对湿度为50%~60%
C. 开门、关门动作轻
D. 保持病室温度18~22℃
E. 门、椅脚钉橡皮垫

1-60 病人,女性,80岁。因冠状动脉粥样硬化性心脏病(简称冠心病)、糖尿病入院。入院后护士为保证病人安全,宣教内容中可不包括

A. 告知去走廊、浴室、厕所时注意地面,手扶墙边栏杆
B. 浴室设置栏杆、呼叫系统
C. 夜间如厕可呼叫护士
D. 要求家属陪伴
E. 下床活动前先在床上坐一会儿,然后再下床

1-61 病人,女性,45岁。因下腹部肿块由门诊收治入院。现病人需前往放射科做检查,护士应该将其病床铺为暂空床,目的是
A. 供暂时离开床位活动的病人使用
B. 为了防止发生皮肤并发症
C. 为了保持病室整洁
D. 为了便于病人的治疗和护理
E. 方便接收麻醉手术的病人

1-62 病人,男性,38岁。半小时前在硬膜外麻醉下行胃大部切除术。现护士需要为病人铺麻醉床,以下操作中正确是
A. 橡胶单和中单铺于床头部和中部
B. 橡胶单和中单铺于床尾部和中部
C. 橡胶单和中单铺于床头部和尾部
D. 橡胶单和中单铺于床中部
E. 橡胶单和中单铺于床头部

1-63 病人,男性。因肠梗阻需行手术治疗而入院。病区护士为其准备麻醉床,以下操作中不符合要求的是
A. 为病人更换床单、被套
B. 枕头横立于床头,开口背门
C. 床头部和中部各铺中单及橡胶单
D. 盖被扇形折叠置于近门侧床边
E. 椅子放于折叠被的同侧

1-64* 病人,男性,76岁。装有心脏起搏器。住院期间最应注意
A. 避免使用各种热疗设备
B. 避免发生跌倒
C. 将病室温度稍微调高
D. 避免噪声干扰
E. 避免靠近微波设备

第一章 医院和住院环境

A3型单项选择题(1-65~1-73)

(1-65~1-66共用题干)

急诊要配备完好的急救物品及药品,保证物品完好、无缺、处于备用状态,做到及时检查维修和维护,以确保病人及时使用和护理安全。

1-65 以下急救物品和药品在保管、使用中错误的是
- A. 定人保管
- B. 定时检查
- C. 定点放置
- D. 定人使用
- E. 定期消毒

1-66 急救物品的合格率应保持在
- A. 100%
- B. 99%以上
- C. 98%以上
- D. 95%以上
- E. 90%以上

(1-67~1-69共用题干)

病人,男性,69岁。自感全身不适前来就诊。门诊护士巡视时发现其面色苍白、出冷汗、呼吸急促、腹痛剧烈。

1-67* 门诊护士应采取的措施是
- A. 为病人测量脉搏、血压
- B. 让病人就地平卧休息
- C. 安排病人提前就诊
- D. 安慰病人,仔细观察
- E. 让医生加快诊治速度

1-68 经抢救后,病人留住急诊观察室。在评估病人时,客观资料是
- A. 腹部疼痛难忍
- B. 感到恶心、想吐
- C. 睡眠不佳
- D. 心慌难受
- E. 面色苍白

1-69 病人需住院治疗,但其夜间休息欠佳。为了保持环境安静,提供良好的休息空间给病人,以下操作中不妥的是
- A. 推平车进门,先开门后推车
- B. 医护人员讲话应附耳细语
- C. 轮椅要定期注润滑油
- D. 医护人员应穿软底鞋
- E. 病房门应钉橡胶垫

(1-70~1-71共用题干)

病人,女性,54岁。打麻将时突然出现头痛,继而意识丧失,被"120"救护车送往医院急诊。

1-70 急诊科护士进行预检分诊时应做到
- A. 一看、二问、三分诊、四登记
- B. 一分诊、二看、三问、四检查
- C. 一问、二检查、三分诊、四登记
- D. 一问、二看、三检查、四分诊
- E. 一分诊、二问、三检查、四登记

1-71 使用急救物品对病人进行救治,以下关于急救物品管理的叙述中不正确的是
- A. 定数量、品种
- B. 定点放置
- C. 科室护士轮流保管
- D. 定期消毒、灭菌
- E. 定期检查、维修

(1-72~1-73共用题干)

病人,男性,68岁。体检时发现血压180/98 mmHg,自述居所附近装修,声音吵闹,最近头痛、失眠严重。

1-72 下列关于噪声的说法正确的是
- A. 噪声的危害程度只与频率的高低有关
- B. 噪声的耐受程度大多数人是一致的
- C. 长时间处于90 dB以上环境中可造成永久性失聪
- D. 噪声的耐受程度与过去生活的环境和经历有关
- E. 只有噪声达到120 dB时才能对人产生干扰

1-73 为了保持病室安静,以下做法中错误的是
- A. 说话轻、走路轻
- B. 病房的门、窗、椅脚应钉上铁皮垫
- C. 推车的轮轴应定期注润滑油
- D. 护士应向病人及家属宣传,共同保持病室安静
- E. 操作轻、关门轻

名词解释题(1-74~1-79)

1-74 医院
1-75 病区
1-76 急诊科
1-77 门诊部
1-78 病床单位
1-79 护患关系

简述问答题(1-80~1-95)

1-80 简述医院的任务。
1-81 按照收治范围分类可将医院分为哪些类型?
1-82 按照特定任务分类可将医院分为哪些类型?
1-83 按照所有制分类可将医院分为哪些类型?
1-84 按照医院不同的任务与功能,不同的设施条件、管理水平和技术水平,可将医院分为哪些类型?
1-85 简述门诊部的护理工作。
1-86 简述急诊科的护理工作。
1-87 简述病区的护理工作。
1-88 简述病区温度对病人的影响。
1-89 简述病区相对湿度对病人的影响。
1-90 简述噪声的危害。
1-91 简述病区工作人员"四轻"的具体要求。
1-92 病区病床单位的固有设备有哪些?
1-93 简述铺床法的基本目的。
1-94 简述常用的铺床法。
1-95 简述护理工作中人体力学的运用原则。

综合应用题(1-96~1-97)

1-96 病人,男性,72岁。因突发心前区疼痛,面色苍白、大汗淋漓、呼吸急促,被家人送入医院。

请解答:

(1)家人应该首先将病人送入医院的哪个部门诊治?

(2)护士应最先为病人提供哪种护理服务?

1-97 病人,男性,45岁。因鼻出血、口干舌燥、咽痛、烦渴来医院门诊就诊。据了解,病人最近因工作需要由沿海地区调往西北地区工作。

请解答:

(1)该病人出现上述症状的可能原因是什么?

(2)护士应该如何帮助病人?

答案与解析

选择题

A1型单项选择题

1-1	C	1-2	D	1-3	E	1-4	B
1-5	D	1-6	C	1-7	E	1-8	D
1-9	D	1-10	E	1-11	A	1-12	D
1-13	D	1-14	B	1-15	C	1-16	A
1-17	C	1-18	B	1-19	D	1-20	E
1-21	C	1-22	A	1-23	C	1-24	C
1-25	E	1-26	E	1-27	C	1-28	C
1-29	C	1-30	E	1-31	E	1-32	A
1-33	C	1-34	A	1-35	C	1-36	D

A2型单项选择题

1-37	B	1-38	B	1-39	B	1-40	C
1-41	A	1-42	D	1-43	C	1-44	B
1-45	D	1-46	A	1-47	C	1-48	E
1-49	C	1-50	A	1-51	B	1-52	E

第一章 医院和住院环境

1-53 A   1-54 A   1-55 D   1-56 D
1-57 A   1-58 A   1-59 A   1-60 D
1-61 A   1-62 A   1-63 D   1-64 E

A3型单项选择题

1-65 D   1-66 A   1-67 C   1-68 E
1-69 B   1-70 A   1-71 C   1-72 C
1-73 B

部分选择题解析

1-1 解析：门诊的护理工作包括预检分诊、安排候诊与就诊、开展健康教育、实施需要在门诊进行的治疗、严格消毒隔离和保健等。配合抢救不属于门诊的护理工作。

1-2 解析：抢救物品"五定"内容：定点放置、定人保管、定数量、品种、定期消毒、灭菌、定期检查、维修。

1-4 解析：为保持病区环境安静，医护人员讲话应附耳细语这一项不妥。医护人员之间讲话应该避免附耳细语，因会使病人产生怀疑、误会与恐惧。

1-6 解析：在抢救过程中执行口头医嘱时必须向医生复述一遍，双方确认无误后再执行。抢救完毕后请医生及时补写医嘱和处方；及时、准确、清晰地做好抢救记录；各种抢救药品的空瓶、空安瓿、输血袋等经两人核对无误后方可处理，避免医疗差错的发生。

1-9 解析：备用床是为了保持病室的整洁，供新入院的病人使用。

1-10 解析：病区是住院病人接受诊疗、护理及康复的场所，也是医护人员全面开展医疗、预防、教学、科研活动的重要场地。适宜的病区环境可以满足病人的身心需求，保证护理工作的顺利进行，从而达到促进病人康复的目的。

1-12 解析：门诊就诊结束后，门诊护士应整理、消毒门诊环境，必要时回收病人的门诊病历。

1-14 解析：病区急救室的布局和设施应强调便于急救工作的开展，而不强调美化室内环境。

1-15 解析：门诊应该做到严格的消毒、隔离，传染病或疑似传染病病人应该转到隔离门诊就诊，并做好疫情报告。门诊的分诊工作是病人入院后护士首先进行的工作。隔离是保证病人及时得到治疗、防止疾病传播的重要工作。肝炎病人属于传染病病人，所以应该转到隔离门诊就诊。

1-18 解析：室温过高会使神经系统受到抑制，干扰消化和呼吸功能，不利于体内热量散发，影响康复。

1-20 解析：护士为全麻病人铺床时，枕头应该横立于床头，枕头开口背门。

1-21 解析：通风可以增加室内空气流动，改变室内温度和相对湿度，从而刺激皮肤的血液循环，加速皮肤汗液蒸发和热量散发，提升病人的舒适感。呼吸道疾病的传播多与空气不洁有关，而且污浊的空气中氧气含量不足，可使病人出现烦躁、倦怠、头晕和食欲减退等表现。通风是减轻室内空气污染的有效措施，它能在短时间内置换室内空气，降低空气中微生物的密度。通风效果受通风面积（门、窗大小）、室内外温差、通风时间及室外气流速度的影响，一般通风30分钟即可达到置换室内空气的目的。但要注意避免对流风，以免病人着凉。

1-23 解析：适宜病人休养的物理环境：①普通病室室温以18～22℃为宜，新生儿及老年人病室室温保持在22～24℃为宜。②相对湿度以50%～60%为宜。③定时开窗通风。一般开窗通风时间为30分钟，即可达到置换空气的目的；注意避免对流风，以免病人着凉。④特殊病人，如哮喘病人的病室应简洁，避免接触粉尘、花粉等过敏原；破伤风病人的病室光线宜暗。

1-24 解析：根据WHO规定的噪声标准，白天较理想的噪声强度是35～40 dB。噪声强度在50～60 dB即能产生相当的干扰。突发性噪声，如爆炸声、鞭炮声、警报声等，其频率高、音量大，虽然持续时间短，但当其强度高达120 dB以上时，可造成高频率的听力损害，甚至永久性失聪。长时间处于90 dB以上的高音量环境中,能导致耳鸣、血压升高、血管收缩、肌肉紧张,以及出现焦躁、易怒、头痛、失眠等症状。

1-28 解析:一般情况下病室温度保持在18～22℃比较适宜,新生儿室、重症监护室和手术室温度保持在22～24℃为佳。

1-29 解析:门诊护士的工作包括:预检分诊、安排候诊与就诊、健康教育、治疗、消毒隔离和保健。其中首先要做的工作就是预检分诊。

1-31 解析:口头医嘱只有在抢救的时候才能执行,且护士向医生复述一遍确认无误后再执行。抢救完毕,应让医生及时补上书面医嘱。

1-36 解析:通风能保持病室空气清新。

1-37 解析:为了保持病室整洁、美观,在病人暂时离开时,需将病人病床单位整理为暂空床。

1-57 解析:适宜的病室相对湿度为50%～60%。相对湿度过高或过低都会给病人带来不适感。相对湿度过高时,蒸发作用减弱,可抑制排汗,病人感到潮湿、气闷,尿液排出量增加,肾脏负担加重;相对湿度过低时,空气干燥,人体蒸发大量水分,可引起口干舌燥、咽痛、烦躁、皮肤弹性差等表现,对呼吸道疾病或气管切开病人尤为不利。

1-64 解析:病人使用人工心脏起搏器来刺激心脏跳动,起搏器在使用微波设备的地方可被损坏。

1-67 解析:门诊护士安排候诊和就诊时,要随时观察候诊和就诊病人的病情,遇到高热、剧痛、呼吸困难、出血、休克等病人应该安排提前就诊或送急诊室处理。

名词解释题

1-74 医院是指配有一定数量的病床设施、医护人员和必要的医疗设备,医护人员运用医学理论与技术对广大民众或社会特定人群进行治病、防病,并为其提供诊治和护理服务的医疗卫生机构。

1-75 病区是指住院病人接受诊疗、护理及康复休养的场所。

1-76 急诊科是医院的独立科室,是抢救急危重症病人的重要场所。急诊科的工作特点是危重病人多、病情急、时间紧、周转快等,这就要求医院合理安排急诊力量,配备经过专业培训、胜任急诊工作的医护人员,合理配置急救设备和药品。

1-77 门诊部是医院的服务窗口,是集诊查、治疗、处置日常医疗与保健、科研、教学、心理咨询、卫生宣教、计划免疫及行政管理于一体的功能部门。

1-78 病床单位是指住院期间医疗机构提供给病人使用的家具和设备,它是病人住院期间休息、睡眠、治疗与护理等活动最基本的生活单位。

1-79 护患关系是护士与病人之间产生和发展的一种工作性、专业性和帮助性的人际关系。

简述问答题

1-80 医院的任务是:①医疗工作。医疗工作是医院的主要任务,是以诊治和护理两大业务为主体,并与医技部门密切配合形成医疗团体,为病人提供优质的医疗与护理服务。门诊、急诊是诊疗工作的第一线;住院医疗是对疑难、复杂、危重病人进行的诊疗;康复医疗是运用物理、心理等方法,纠正因疾病引起的功能障碍或心理失衡,达到预期效果。②教学工作。医学教育的一个显著特点是对于不同专业、不同层次的专业人员、技术人员的培养,都必须经过学校教育和临床实践两个阶段,其目的是理论联系实际,提高临床实践技能。在职人员也需要不断接受继续教育,更新知识和加强临床技能训练,才能适应医学科技发展的需要,不断提高服务理念与技术水平。③科学研究。医院也承担着科学研究任务,许多临床问题是科学研究的主要课题。通过开展科研工作,一方面可解决临床上的疑难问题,推动医学事业的发展;另一方面也可将科研成果充实到教学中,促进医疗教学的发展。④预防保健和社区卫生服务。医院在完成上述各项职能的同时,还承担着预防保健和社区卫生服务工作,如进行健康教育、健康咨询及疾病普查等,倡导健康的生活方式、加强自我保健意识、提高广大人民群众的生活质量。

1-81 按照收治范围分类可将医院分为综合性医院和专科医院。综合性医院是指设有一定数量的病床,分内科、外科、妇产科、儿科、五官科、中医科、皮肤科、肿瘤科、传染科等各类诊疗科室及药剂科、检验科、影像科等医技部门,并配有相应的医护人员和设备的医院,同时还具有开展教学、科研、预防保健等功能。专科医院是指为诊治某一类疾病而设置的医院,如传染病医院、肿瘤医院、结核病防治医院、精神卫生中心、口腔医院、康复医院、妇产科医院、眼科医院和职业病防治医院等。

1-82 按照特定任务和特定服务对象分类可将医院分为军队医院、企业医院和医学院校附属医院等。

1-83 按照所有制分类可将医院分为全民所有制医院、集体所有制医院、个体所有制医院和中外合资医院等。

1-84 按不同的任务与功能,不同的设施条件、管理水平和技术水平,可将医院分为三级(一、二、三级)十等(每级设甲、乙、丙三等,三级医院增设特等)。一级医院是指直接向有一定人口的社区提供预防、医疗、保健、康复服务的基层医疗卫生机构。如农村乡、镇卫生院,城市街道卫生院等,是我国三级医疗结构的基础。二级医院是指向多个社区提供全面的医疗、护理、预防保健的卫生机构,并承担一定教学、科研任务及指导基层卫生机构开展工作的地区性医院。如一般市、县医院,省、直辖市的区级医院和一定规模的厂矿、企事业单位的职工医院。三级医院是指国家高层次的医疗卫生机构,是省或全国的医疗、预防、教学、科研相结合的医疗中心,直接提供全面的医疗护理、预防保健和高水平的专科服务,同时指导下级医院的医疗工作并开展相互合作。如国家、省、市直属的市级大医院、医学院校的附属医院。

1-85 门诊部的护理工作包括:①预检分诊。担任预检分诊的护士应具有丰富的实践经验和良好的职业素质。接诊病人时应主动热情,在简要询问病史、观察病情的基础上,做出初步的判断,再给予合理的分诊指导和恰当的传染病管理,做到先预检分诊,再指导病人挂号、诊疗。②安排候诊与就诊。开诊前,整理候诊、就诊环境,备齐各种检查器械及用物等。开诊后,按照挂号的先后顺序安排就诊;整理初诊、复诊病历,以及各种检查报告单、化验单等;根据病情测量病人的生命体征并记录于门诊病历上;必要时协助医生进行诊查;观察候诊病人的病情变化,遇有高热、剧痛、呼吸困难、出血、休克等病人,应安排提前就诊或送急诊室处理;对病情较重或年老体弱者,可适当调整就诊顺序、安排提前就诊。门诊就诊结束后,整理、消毒门诊环境,必要时回收病人门诊病历。③开展健康教育。护士应充分利用候诊时间开展健康教育,提供有关疾病和健康方面的信息,其内容可根据不同季节、不同科室、不同病种的特点灵活掌握,形式应多样化,如图片、板报、讲座、录像、发放宣传册、微信推送等。④实施治疗。实施需要在门诊进行的治疗,如各种注射、换药、灌肠、导尿、穿刺等,护士必须严格按照操作规程操作,认真执行"三查七对"制度,确保治疗安全、有效。⑤严格消毒、隔离。门诊具有病人集中且流动性大、病种繁杂的特点,容易发生交叉感染,必须认真做好空气、地面、墙壁、各种物品的清洁消毒,对传染病或疑似传染病病人应分诊到隔离门诊就诊并做好疫情报告。⑥做好保健门诊的护理工作。门诊护士经过培训可直接参与健康体检、疾病普查、预防接种、健康教育等保健工作。保健门诊有妇女保健门诊、儿童保健门诊、围生保健门诊、高危门诊、产前诊断及遗传咨询门诊、妇科门诊、计划生育门诊和更年期门诊等。

1-86 急诊科的护理工作包括:①预检分诊。预检护士通过简要评估确定病人就诊的科室,并护送病人到相应科室或抢救室。护士必须掌握急诊就诊的标准,对急诊病人做到"一问、二看、三检查、四分诊"。遇到意外灾害事故应立即通知相关部门组织抢救;遇到急危重症病人应立即通知医生进行抢救;遇到法律纠纷、刑事伤害、交通事故等事件,应迅速通知医院保卫科或直接与公安部门联系,并请家属或陪送者留下。②抢救工作。在抢救工作中,急诊护士主要承担物品准备和配合抢救的任务。在物品准备方面,应严格遵守物品管理规定,做到"五定"(即定数量、品种,定点安置,定专人管理,定期消毒、灭菌,定期检查、维修);必须熟练掌握各种急救物品的性能和使用方法,并能排除一般性故障,使所有物品处于良好备用状态。在配合抢救方面,急诊护士必须严格遵守操作规程,争分夺秒实施抢救,在医生到来之前进行初步评估和判断,并实施紧急处理,如心肺复苏(CPR),建立静脉通路,给予吸氧、吸痰、止血、心电监测等;医生到达后,立即汇报处理情况和效果,并积极配合医生抢救,包括正确执行医嘱、密切观察病情变化;在抢救过程中执行口头医嘱时必须向医生复述一遍,双方确认无误后再执行;抢救完毕后请医生及时补写医嘱和处方;及时、准确、清晰地做好抢救记录;各种抢救药品的空瓶、空安瓿、输血袋等经两人核对无误后方能处理,避免医疗差错的发生。③病情观察与护理。急诊科留观室通常设有一定数量的床位,以收治暂时未确诊或已确诊但因各种原因暂时不能住院的病人,或只需短时间观察即可离开的病人。观察时间一般为3~7天。观察室护士应做好以下工作:对留观病人进行入室登记,建立病案,填写各项记录,书写病情报告;主动巡视并观察病人病情变化,及时执行各项医嘱,做好基础生活护理工作,加强心理护理;做好病人及家属出入留观室的管理工作。

1-87 病区的护理工作包括:①迎接新病人。对于新入院的病人,护士应立即根据病情做好所有准备工作,包括准备合适的病床单位、建立住院病历,必要时准备抢救设备和物品等。②做好入院初期的护理工作。如介绍主管医生及护士、病区环境、各种制度,进行护理体检,书写护理病历,制订护理计划,落实护理措施,评价护理效果等。③做好住院期间的护理工作。如正确执行医嘱,及时实施治疗和护理措施,观察病情变化,评估治疗与护理效果,及时解决病人的生理、心理及社会问题,做好住院病人的各项生活护理和基础护理。④做好出院、转出及死亡病人的护理工作。⑤做好病区环境管理工作,避免和消除一切不利于病人康复的环境因素。⑥开展临床护理科研,不断提高临床护理工作的质量和水平。

1-88 病区温度对病人的影响:适宜的温度使病人感觉舒适,有利于治疗、休息及护理工作的进行。一般病室适宜的温度是18~22℃,产房、新生儿室、手术室、老年病室适宜的温度是22~24℃。室温过高会使神经系统受到抑制,干扰消化和呼吸功能,不利于体内热量散发,使人烦躁,影响康复;室温过低则使病人畏缩,缺乏动力,肌肉紧张而产生不安,在诊疗、护理时容易受凉。病室应该有室温计,以便随时评估和调节室内温度。护士可以根据天气变化采取不同的护理措施,夏季采用空调或电风扇调节室温,冬季采用暖气或其他取暖设备保持合适的室温。开展护理工作时尽可能避免不必要的暴露,防止病人受凉。

1-89 病区相对湿度对病人的影响:相对湿度为空气中含水分的程度,病室相对湿度一般指在一定温度条件下,单位体积的空气中所含水蒸气的量与其达到饱和时含量的百分比。相对湿度会影响皮肤蒸发散热的速度,从而造成人体对环境舒适感的差异。病室相对湿度以50%~60%为宜,相对湿度过高或过低都会给病人带来不适感。相对湿度过高,蒸发作用减弱,抑制汗液排出,病人感到潮湿、气闷,尿液排出量增加,对患有心脏或肾脏疾病的病人尤为不利;相对湿度过低,室内空气干燥,人体蒸发大量水分,出现口干舌燥、咽痛、烦渴等不适,对气管切开或呼吸系统疾病的病人尤为不利。病室应该有相对湿度计,以便随时评估和调节室内相对湿度。当室内相对湿度过低时,可以使用加湿器,冬天可以在暖气或火炉上安放水槽、水壶等蒸发水汽。当相对湿度过高时,适当打开门窗使空气流通或使用空气调节器、除湿器等。同时注意皮肤的护理,当病人皮肤潮湿、出汗较多时,应及时给予清洁并更换病员服;皮肤干燥时,可以涂抹乳液增加相对湿度,以病人舒适为宜。

1-90　噪声不但使人不愉快而且对健康不利,严重的噪声会引起听力损害甚至导致听力丧失。其危害程度视音量的大小、频率的高低、持续时间的长短和个人的耐受性而定。噪声的单位是分贝(dB),根据 WHO 规定的噪声标准,白天较理想的噪声强度是 35～40 dB。噪声强度在 50～60 dB 即能产生相当的干扰。突发性噪声,如爆炸声、鞭炮声、警报声等,其频率高、音量大,虽然持续时间短,但当其强度高达 120 dB 以上时,可造成高频率的听力损害,甚至永久性失聪。长时间处于 90 dB 以上的高音量环境中,能导致耳鸣、血压升高、血管收缩、肌肉紧张,以及出现焦躁、易怒、头痛、失眠等症状。

1-91　病区工作人员"四轻"的具体要求:①说话轻。说话声音适中,评估自己的声量并保持适当的音量。不可以耳语,因耳语使人产生怀疑和恐惧。②走路轻。走路时脚步要轻巧,穿软底鞋,防止走路时发出不悦耳的声音。③操作轻。操作时动作要轻,收拾物品时避免相互碰撞。推车的轮轴定期检查并滴注润滑油,以减少过度摩擦而发出的声音。④开关门窗轻。病室的门窗、桌脚、椅脚钉橡胶垫。开关门窗时,随时注意轻开、轻关,以避免噪声。

1-92　病区病床单位的固有设备有:床上用品、床旁桌、椅及床上桌;床头墙壁上配有照明灯、呼叫装置、供氧和负压吸引管道、多功能插座等。

1-93　铺床法的基本目的是平、整、紧,达到使病人舒适、安全的目的。

1-94　床是患者睡眠和休息的用具,是病房中的主要设备。病床单位要保持整洁,床上用物需定期更换,以满足患者休息的需要。铺床法的基本要求是舒适、平整、紧扎、安全及实用。常用的铺床法有备用床铺床法、暂空床铺床法和麻醉床铺床法。

1-95　在护理工作中人体力学的运用原则为:扩大支撑面、降低重心、减少身体重力线的偏移程度、利用杠杆作用、尽量使用大肌肉或多肌群操作、使用最小肌力做功。

综合应用题

1-96　(1)病人家属应该将病人送往医院急诊科就诊。

(2)对于急诊病人,护士先为病人进行预检分诊,快速准确地做出判断,并立即通知相关专科医生进行诊治。

1-97　(1)病人出现上述症状可能是因为变动后的工作地区空气的相对湿度较低。

(2)建议病人多喝水以补充身体水分,可在室内安置空气加湿器、地面上洒水、暖气片上放置水槽和水壶等方法来提高室内空气的相对湿度。

(吴宗倩)

第二章

入院和出院的护理

选择题(2-1~2-44)

A1 型单项选择题(2-1~2-8)

2-1* 病人在住院期间,病案首页排列的是
A. 体温单　　　　B. 长期医嘱单
C. 临时医嘱单　　D. 化验结果报告
E. 入院记录

2-2* 用轮椅运送法护送病人时,下列操作中正确的是
A. 使用后检查轮椅性能,以便下次直接使用
B. 如无车闸,护士可站在轮椅前固定轮椅
C. 嘱病人尽量向前坐
D. 翻起脚踏板,背向床头
E. 轮椅后背与床尾平齐

2-3* 下列不符合特级护理内容的是
A. 给予卫生保健指导
B. 填写危重病人护理记录单
C. 做好基础护理,严防并发症
D. 24 小时专人护理
E. 严密观察病情及生命体征变化

2-4* 病人出院后,下列对病床单位的处理中哪项不妥
A. 立即铺好暂空床
B. 痰杯、便盆浸泡于消毒液中
C. 病床单位用消毒液擦拭
D. 床垫、棉被置于日光下暴晒 6 小时
E. 撤下被服送洗

2-5* 病人出院后护士整理病案,病案最前面排列的是
A. 入院记录　　　B. 医嘱单
C. 体温单　　　　D. 住院病案首页
E. 出院记录

2-6* 急性心肌梗死病人急需住院治疗,住院部护士首先应
A. 办理入院手续,进行卫生处置
B. 留尿、粪标本进行检验
C. 给予氧气吸入,立即用平车送病人入病区
D. 介绍医院规章制度
E. 进行护理诊断

2-7* 用平车运送病人时,下列做法中不正确的是
A. 冬季注意为病人保暖
B. 注意观察病人生命体征
C. 保持行车平稳,维持治疗
D. 上、下坡时告知病人
E. 下坡时使病人头在低处一端

2-8* 一般病人入院后的初步护理不应包括
A. 通知医生　　　B. 测量生命体征
C. 准备急救药品　D. 介绍入院须知
E. 准备病床单位

A2 型单项选择题(2-9~2-25)

2-9* 病人,女性,32 岁。因失血性休克给予特级护理。下列要求中不符合特级护理的是
A. 严密观察病情变化
B. 实施床边交接班

C. 保持病人的舒适和功能体位
D. 基础护理由护士完成
E. 每 2 小时监测生命体征 1 次

2-10* 病人,女性,28 岁。妊娠 10 个月,有临产的预兆,急诊入院。经产科医生检查宫口已开 4 cm,住院部护士应首先
A. 让孕妇步行入病区
B. 用平车送孕妇至产房待产
C. 清洁会阴,观察产程
D. 办理入院手续
E. 沐浴更衣后入病区

2-11* 患儿,男性,5 岁。因麻疹入院治疗。应将其安置在
A. 隔离病房　　B. 普通病房
C. 危重病房　　D. 心电监护病房
E. 急诊病房

2-12* 病人,女性,48 岁。肺炎未愈,主动要求出院。护士须做好的工作不包括
A. 教会家属静脉输液技术,以便后续治疗
B. 根据出院医嘱,通知病人和家属
C. 告知病人出院后在服药、饮食等方面的注意事项
D. 在出院医嘱上注明"自动出院"
E. 征求病人及家属对医院的工作意见

2-13* 病人,女性,59 岁。Ⅲ度烧伤面积>65%。入院后的护理级别应是
A. 特级护理　　B. 重症护理
C. 一级护理　　D. 二级护理
E. 三级护理

2-14* 病人,男性,22 岁。因甲状腺功能亢进症(简称甲亢)住院。护士为其准备病床单位应是
A. 将其安置在隔离病房
B. 安排在靠近护士站的病房
C. 根据病情需要选择床位
D. 按其要求安排床位
E. 将其安排在危重病房

2-15* 病人,男性,48 岁。因上呼吸道感染住院。护士为其准备病床单位应是
A. 将其安排在隔离病房
B. 将其安排在办公室旁
C. 将其安排在危重病房
D. 按其要求准备床位
E. 根据病情准备

2-16* 病人,女性,50 岁。胃癌大部切除术后 24 小时。护理等级为
A. 三级护理　　B. 二级护理
C. 一级护理　　D. 重症护理
E. 特级护理

2-17* 病人,男性,49 岁。因哮喘急性发作,在入院初步护理中,护士下列操作中哪项不妥
A. 立即给病人吸氧
B. 护士自我介绍,消除陌生感
C. 安慰病人,减轻焦虑
D. 通知医生,给予诊治
E. 详细介绍环境及规章制度

2-18* 病人,女性,32 岁。因左下肢开放性骨折于上午 10 点进入手术室。病区护士为其准备麻醉床,下列操作中不符合要求的是
A. 床头部和中部各铺中单及橡胶单
B. 更换清洁被单
C. 盖被扇形折叠置于门对侧床边
D. 椅子放于折叠被的同侧
E. 枕头横立于床头、开口背门

2-19 病人,男性,56 岁。因支气管哮喘急性发作经诊疗后需要入院观察。住院部办理入院手续的根据是
A. 门诊病历　　B. 以往病历
C. 医保卡　　　D. 单位介绍信
E. 住院证

2-20* 病人,女性,58 岁。行肛门直肠切除术后第 2 天,须密切观察病情变化。巡视病人的时间为
A. 每 5～10 分钟 1 次
B. 每天 2 次

C. 每1~2小时1次
D. 每30~60分钟1次
E. 每15~30分钟1次

2-21* 病人,男性,52岁。因外伤疑为颈椎骨折,需用平车送至放射科检查。搬运时宜用
A. 挪动法
B. 1人搬运法
C. 2人搬运法
D. 3人搬运法
E. 4人搬运法

2-22 病人,男性,47岁。因慢性肾炎入院。下列不需要护士对其进行介绍和指导的内容是
A. 作息时间
B. 病区环境
C. 病区规章制度
D. 病床单位及设备使用方法
E. 常规标本的留取和送检方法

2-23 病人,女性,51岁。因胃溃疡入院。护士在该病人体温单上填写入院时间,下列方法正确的是
A. 在35℃下列栏内红笔纵行书写
B. 在40~42℃栏内红笔纵行书写
C. 在38~40℃栏内红笔纵行书写
D. 在35℃下列栏内蓝笔纵行书写
E. 在40~42℃栏内蓝笔纵行书写

2-24* 病人,女性,48岁。因心力衰竭入院。现病人呼吸困难,住院部的护士首先应
A. 通知医生,并立即做术前准备
B. 先卫生处置再入病区
C. 介绍医院的规章制度
D. 了解病人有何护理问题
E. 立即护送病人入病区

2-25 病人,女性,57岁。因青光眼入院,积极治疗好转后医生同意其出院。护士为该病人进行出院护理,下列操作中错误的是
A. 通知病人及家属做好出院准备
B. 介绍出院后注意事项
C. 凭医生处方领取病人出院后需服的药物
D. 整理病历,将医嘱单放在最后一页
E. 填写病人出院护理评估单

A3型单项选择题(2-26~2-44)

(2-26~2-28共用题干)

病人,女性,59岁。上肢骨折后痊愈出院。

2-26 不属于病人出院前护理的是
A. 进行健康教育
B. 征求病人意见
C. 清洁、消毒病床单位
D. 通知病人及家属出院时间
E. 指导病人及家属办理出院手续

2-27 病人出院后,下列不属于护士应完成的工作是
A. 撤去污被服
B. 暂不铺备用床直至新病人到来
C. 整理病历,交病案室保存
D. 病房开窗通风
E. 用消毒液擦拭床旁桌、床旁椅及床

2-28 病人出院后,床垫、床褥、枕芯、棉被需放在日光下暴晒的时间是
A. 3小时
B. 4小时
C. 5小时
D. 6小时
E. 8小时

(2-29~2-31共用题干)

病人,女性,32岁。车祸后颅内出血、昏迷,现需用平车运送去做CT检查。

2-29* 如果甲、乙两名护士搬运病人至平车,下列做法中正确的是
A. 甲托病人头、颈、肩部,乙托臀、膝部
B. 甲托病人头、颈、肩、背部,乙托腰、大腿处
C. 甲托病人头、颈、背部,乙托臀、小腿处
D. 甲托病人头、颈、背部,乙托腰、膝部
E. 甲托病人头、颈、腰部,乙托臀、膝部

2-30 平车运送病人时正确的方法是
   A. 护士应位于病人头部,随时观察病情变化
   B. 进出门时用车撞门
   C. 车速宜快,以免耽误抢救
   D. 推车时护士站于小轮端
   E. 暂停吸氧、输液等治疗措施

2-31* 护士推平车上、下坡时,病人的头部应该在高处,主要目的是
   A. 预防坠车
   B. 减轻头部充血不适
   C. 避免呼吸不畅
   D. 防止血压下降
   E. 有利于与病人交谈

(2-32~2-34 共用题干)

病人,男性,62岁。糖尿病病史15年。今晨起床时发现左侧肢体瘫痪,站立后摔倒,当时意识清醒,后被家属送至医院接受治疗。

2-32* 病人左侧肢体受伤,肌力为2级,入院时护士应重点宣教
   A. 绝对卧床休息
   B. 瘫痪肢体保持功能位
   C. 康复功能锻炼
   D. 协助病人进食
   E. 每2小时翻身1次

2-33* 该病人需做B超检查,护士应
   A. 用轮椅运送
   B. 嘱家属搀扶前往
   C. 鼓励病人用拐杖行走
   D. 安排平车送病人前往
   E. 鼓励病人用助行器行走

2-34* 病人检查回来后,护士应该立即完成的措施是
   A. 协助病人保持右侧卧位
   B. 进行关节被动运动
   C. 进行关节按摩
   D. 做好心理护理
   E. 双侧上床栏

(2-35~2-37 共用题干)

病人,女性,52岁。因支气管哮喘发作急诊入院。目前咳嗽、气喘、极度呼吸困难。

2-35* 根据病人目前的情况,应给予
   A. 特级护理   B. 三级护理
   C. 二级护理   D. 一级护理
   E. 四级护理

2-36* 病人入院后护士不需要做的是
   A. 给氧
   B. 配合医生救治
   C. 配血
   D. 建立静脉通路
   E. 立即测量生命体征

2-37* 目前该病人首先的护理问题是
   A. 知识缺乏
   B. 清理呼吸道无效
   C. 气体交换受损
   D. 活动无耐力
   E. 低效性呼吸型态

(2-38~2-40 共用题干)

病人,女性,25岁,足球运动员。运动训练中不慎下肢骨折,疼痛难忍,不能自行活动,急诊入院,诊断为胫骨骨折。现需平车运送去做X线检查。

2-38* 甲、乙、丙3名护士将病人从床上搬运到平车上,正确的方法为
   A. 甲托头、肩背部,乙托腰和臀部,丙托腘窝和小腿
   B. 甲托腰部,乙托臀部,丙托腘窝和小腿
   C. 甲托头肩部,乙托臀部,丙托小腿
   D. 甲托头肩部,乙托背部,丙托臀部
   E. 甲托头肩部,乙托背部,丙托小腿

2-39* 平车放置的正确位置是
   A. 平行紧靠病床
   B. 平车头端与床头呈锐角
   C. 平车头端与床头呈钝角
   D. 平车头端与床尾呈锐角
   E. 平车头端与床尾呈钝角

2-40* 3名护士在搬运病人的过程中,下列操作中哪项错误
　　A. 护士由床头按身高顺序排列
　　B. 同时轻放
　　C. 护士站在病人的两侧
　　D. 同时抬起
　　E. 病人身体向护士倾斜

(2-41~2-44共用题干)

病人,男性,27岁,长途客车司机。在高速公路上发生交通事故导致上肢骨折、大量出血,急诊入院。

2-41* 此情况下,急诊预检护士应立即通知
　　A. 总值班
　　B. 家属
　　C. 医院保卫部门
　　D. 医务科
　　E. 护士长

2-42* 在医生未到之前,急诊值班护士首先应
　　A. 止血、测血压、配血、建立静脉通路
　　B. 了解病人的心理状况,安慰病人
　　C. 通知病房,准备床位
　　D. 详细询问交通事故的发生过程
　　E. 注射镇痛剂

2-43* 经初步处理后病人可用轮椅转运至骨科病房,使用轮椅运送病人时下列操作中哪项不妥
　　A. 嘱病人手扶轮椅向后靠
　　B. 护士站在轮椅背后固定轮椅
　　C. 轮椅椅背与床尾平齐且面向床头
　　D. 下坡时适当加快速度
　　E. 寒冷季节注意保暖

2-44* 医生给予病人手术治疗后,医嘱"一级护理"。下列操作中哪项错误
　　A. 及时、准确填写护理记录单
　　B. 制订护理计划,执行各项诊疗措施
　　C. 做好基础护理,满足病人身心需要
　　D. 按需准备急救药品
　　E. 每2小时巡视病人1次,观察病情

名词解释题(2-45~2-48)

2-45 入院护理
2-46 出院护理
2-47 分级护理
2-48 人体力学

简述问答题(2-49~2-53)

2-49 简述入院程序及要点。
2-50 简述急诊病人入病区后的初步护理。
2-51 比较特级护理、一级护理、二级护理和三级护理的适用对象。
2-52 简述病人出院后病床单位的处理。
2-53 简述挪动法、1人搬运法、2人搬运法、3人搬运法及4人搬运法的适用对象。

综合应用题(2-54~2-55)

2-54 病人,女性,31岁。因高空坠落致严重创伤、腰椎骨折入院。

请解答:
(1) 运送该病人入病区应选择哪种工具?
(2) 运送过程中的注意事项有哪些?

2-55 病人,男性,54岁。因糖尿病足严重感染入院。昨天行截肢手术,病人精神疲倦,生活不能自理。

请解答:
(1) 应给予该病人哪种级别的护理?
(2) 相应的护理内容有哪些?

答案与解析

选择题

A1 型单项选择题

2-1　A　2-2　E　2-3　A　2-4　A
2-5　D　2-6　C　2-7　E　2-8　C

A2 型单项选择题

2-9　E　2-10　B　2-11　A　2-12　A
2-13　A　2-14　C　2-15　E　2-16　C
2-17　E　2-18　A　2-19　B　2-20　E
2-21　E　2-22　B　2-23　B　2-24　E
2-25　D

A3 型单项选择题

2-26　C　2-27　B　2-28　D　2-29　E
2-30　A　2-31　B　2-32　A　2-33　D
2-34　A　2-35　B　2-36　C　2-37　C
2-38　A　2-39　E　2-40　C　2-41　C
2-42　A　2-43　D　2-44　E

部分选择题解析

2-1 解析: 病人在住院期间,住院病历排列顺序为:体温单、长期医嘱单、临时医嘱单、入院记录、化验结果报告单。

2-2 解析: 将轮椅推至床边,椅背和床尾平齐,面向床头,翻起脚踏板;拉起两侧扶手旁的车闸,固定好轮椅;如无车闸,护士应站在轮椅后固定轮椅,防止车轮滑动;叮嘱病人扶着轮椅的扶手,尽量靠后坐,勿向前倾身或自行下车,以免跌倒;病人坐稳后翻转踏板供病人踏脚。

2-3 解析: 特级护理的内容包括:安排 24 小时专人护理,严密观察病情及生命体征变化;严格执行各项诊疗及护理措施,制订护理计划,及时、准确逐项填写特别护理记录;备好急救所需药品和用物;做好基础护理,严防并发症,确保病人安全。

2-4 解析: 病人出院后需对其病床单位进行处理,将污被服撤下送洗衣房清洗;床垫、床褥、枕芯、棉被等放于日光下暴晒 6 小时或用紫外线灯照射消毒;病床、桌椅用消毒液擦洗;食具、脸盆、痰杯等应进行消毒处理;病房开窗通风;传染病病人用物按终末消毒处理。

2-5 解析: 病人出院以后,护士应当整理好出院病历,交病案室保管。出院病历的排列顺序为:住院病历首页、出院(或死亡)记录、入院记录、病程记录、各种检查检验报告单、护理记录单、医嘱单和体温单。

2-6 解析: 入院护理一般程序为:由护士指导办理入院手续,卫生处置,进行护理诊断,介绍医院规章制度,必要时留尿、粪标本进行检验。急性心肌梗死病人急诊入院,护运人员首先应给病人吸氧,立即用平车送病人入病区,及时做好急救措施。对急诊或者危重症病人可直接采取急救处理措施。

2-7 解析: 平车运送过程中需注意:病人头部应位于大轮端,以减轻由于转动过多或颠簸所引起的不适;平车上、下坡时,病人头部应在高处,以防引起病人不适;有引流管及输液管时,要固定妥当并保持畅通;护士站在病人头侧,以利于观察病情;运送骨折病人时,平车上要垫木板,并将骨折部位固定好;进出门时,应先将门打开,不可用车撞门,以免震动病人、损坏建筑物;运送过程中要保持车速平稳;冬季要注意保暖,以免病人受凉。

2-8 解析: 入院护理一般程序为:住院部收到医生签发的住院证后,由护士指导办理入院手续,准备病床单位,卫生处置,进行护理诊断,测量生命体征,介绍医院规章制度,通知医生,必要时留尿、粪标本进行检验。对急诊或者危重症病人,护士要及时准备急救药品、配合好医生的急救处理。

2-9 解析: 特级护理的要求:严密观察病人病

情变化,24小时监测生命体征;根据医嘱,准确测量液体出入量,正确实施治疗、给药措施;根据病人病情,实施基础护理、专科护理和安全措施;保持病人的舒适和功能体位;实施床旁交接班。

2-10 解析:孕妇已有临产预兆,且宫口已开,住院部护士应首先保证孕妇能安全到达产房待产。

2-11 解析:将患儿安置在隔离病房,因麻疹具有传染性。

2-12 解析:出院前护理主要措施:通知病人及家属办理出院手续;出院指导,如休息、饮食、功能锻炼、用药、定期复查等;征求病人及家属对医院各项工作的意见和建议;护送病人出院。静脉输液为医疗护理的专业技术,显然不是出院前护理内容。

2-13 解析:护理级别分为特级护理、一级护理、二级护理和三级护理。根据病人病情轻重缓急及自理能力划分护理级别。特级护理适用对象:①病情危重,随时可能发生病情变化需要进行抢救的病人;②各种复杂或者大手术术后的病人;③严重创伤或大面积烧伤的病人;④重症监护病人;⑤使用呼吸机辅助呼吸,并需要严密监护病情的病人;⑥实施连续性肾脏替代治疗(CRRT),并需要严密监护生命体征的病人;⑦其他有生命危险,需要严密监护生命体征的病人。该病人Ⅲ度烧伤面积>65%,为大面积烧伤。

2-14 解析:年纪较小的甲亢病人,不是内科危重症病人,也不存在传染性,可以根据其病情安排病床单位。

2-15 解析:在接受新入院病人时,根据病情备床位是接收新入科病人的标准。

2-16 解析:一级护理适用于各种大手术后需严格卧床休息的病人及病情趋于稳定的重症病人。

2-17 解析:病人哮喘急性发作入院后,急诊护士首先立即给予吸氧,缓解缺氧状态,通知医生诊治。向病人自我介绍的同时,要安慰病人,减轻病人紧张焦虑的情绪。详细介绍环境及规章制度是一般病人入院后的初步护理内容,在急诊中不妥。

2-18 解析:麻醉床铺单的位置需要根据病人麻醉方式和手术部位铺橡胶单和中单,下肢手术应铺在床尾,于床头铺另一橡胶单。

2-20 解析:一级护理适用于:①病情趋向稳定的重症病人;②手术后或者治疗期间需要严格卧床的病人;③生活完全不能自理且病情不稳定的病人;④生活部分自理,病情随时可能发生变化的病人。该病人为大手术后,需给予一级护理,按要求应每小时巡视病人,以观察病人病情变化,结合本题选项应在30分钟左右巡视1次病人为宜。

2-21 解析:1人搬运法适用于患儿及病情许可、体重较轻者;2人搬运法和3人搬运法用于病情较轻、不能自己活动且体重较重者;4人搬运法用于危重或颈椎、腰椎骨折病人。

2-24 解析:该病人在入院时存在心力衰竭、呼吸困难等症状,为保证病人能得到及时救治,并在转送病区路途上保证安全,必须有医护人员护送,并携带必要的抢救物品。

2-29 解析:甲、乙两人搬运时,护士甲一手臂托住病人头、颈、肩部,另一手臂托住腰部;护士乙一手臂托住臀部,另一手臂托住腘窝处。

2-31 解析:推平车上、下坡时,如颅内出血病人头部在低处,容易头部充血出现不适感,故推平车上、下坡时,病人的头部应在高处。

2-32 解析:病人左侧肢体肌力2级,肢体只能在床上平行移动,但不能抵抗自身重力抬离床面,站立后易出现摔倒受伤,故护士应重点宣教病人绝对卧床休息。

2-33 解析:平车运送法适用于运送不能起床的病人入院、治疗、做各种特殊检查、手术或转运。该病人不能起床,左侧肢体瘫痪,故可用平车送病人前往B超室检查。

2-34 解析:护士在病人检查回来后首先应协助其取健侧卧位,即右侧卧位。

2-35 解析:参见2-20解析。该病人因支气管哮喘发作,出现极度呼吸困难,病情随时可能发生变化,应给予一级护理。

2-36 解析: 支气管哮喘发作的病人入院后,护士应立即为病人进行给氧、吸入 β_2 受体激动剂、监测生命体征、建立静脉通路、配合医生救治等。该病人无手术及出血等,不需要配血。

2-37 解析: 该病人因支气管哮喘发作,出现气喘、咳嗽、极度呼吸困难的症状,这与病人支气管痉挛、气道炎症、气道阻力增加有关,故首要解决的护理问题是气体交换受损,应尽快改善病人气体交换和缺氧的症状。

2-38 解析: 护士甲、乙、丙3人搬运时,甲托住病人头、颈、肩和背部,乙托住病人腰和臀部,丙托住病人腘窝和小腿部。

2-39 解析: 3人搬运时,护士推平车至床尾,使平车头端(大轮端)与床尾呈钝角,固定好车闸。

2-40 解析: 搬运时护士站在病人右侧,动作要轻、稳,多人搬运时应协调一致,以保证病人的安全、舒适;搬运时要注意节力,病人身体向护士倾斜,护士两腿分开以扩大支撑面;3位搬运者由床头按身高顺序排列,高者在病人头侧,使病人头部处于高位,以减轻不适。

2-41 解析: 急诊预检护士遇有法律纠纷、刑事案件、交通事故等事件时,应迅速向医院保卫部门报告或与公安部门取得联系,并请病人家属或陪送者留下。案例中病人因在高速公路发生交通事故,上肢骨折伴大量出血急诊入院,急诊预检护士应立即通知医院保卫部门或与公安部门取得联系。

2-42 解析: 医生到达前,护士应根据病情快速做出分析、判断,进行紧急处理,如止血、测血压、给氧、吸痰、进行胸外心脏按压和人工呼吸、建立静脉通路等。该病人因在高速公路发生交通事故,上肢骨折伴大量出血急诊入院,护士应立即止血,避免病人因失血过多引起休克,同时监测血压、配血和建立静脉通路。

2-43 解析: 护士在使用轮椅运送病人的正确操作:①协助病人坐轮椅。推轮椅及用物至床旁;轮椅后背与床尾平齐,翻起脚踏板,面向床头,固定车闸,如无车闸,可站在轮椅后固定轮椅;协助病人坐于轮椅上;病人坐稳后,翻下脚踏板,嘱病人双脚置于踏板上。②推轮椅。松开车闸,推轮椅送病人至目的地。③协助病人下轮椅。将轮椅推至床尾,椅背与床尾平齐,固定车闸,翻起脚踏板,协助病人下轮椅。

护士在使用轮椅运送病人时应注意:①使用轮椅前检查轮椅性能是否完好,确保病人安全;②推轮椅时,病人手扶轮椅扶手,身体尽量向后靠,勿向前倾或自行下车;③下坡时要减慢速度,以免病人感觉不适或发生意外;④寒冷季节注意保暖;⑤运送过程中注意观察病人病情变化。

2-44 解析: 一级护理要点:每小时巡视病人1次,观察病情及生命体征;按需准备急救药品及用物;制订护理计划,严格执行各项诊疗及护理措施,及时、准确、逐项填写特别护理记录单;认真细致地做好基础护理,严防并发症,满足病人身心两方面的需要。

名词解释题

2-45 入院护理是指病人因病情需要住院治疗时,经门诊或急诊科医生签发住院证后,由护士为病人提供的一系列护理工作。

2-46 出院护理是指经过住院治疗和护理,病人病情好转、稳定、痊愈,经医生同意可以出院,或因治疗需要转院(科),或因特殊原因自动出院时,护士对其进行的一系列护理工作。

2-47 分级护理是指根据对病人病情的轻、重、缓、急和病人自理能力的评估而给予不同级别的护理。

2-48 人体力学是指利用力学原理研究维持和掌握身体平衡,以及人体从一种姿势变为另一种姿势时身体如何有效协调的一门科学。

简述问答题

2-49 入院程序及要点:①办理入院手续,对急需手术的病人,可先手术、后办理入院手续。②实施卫生处置,危急重症病人可酌情免浴。对有虱、虮者,应先灭虱、虮。传染病病人或疑似传染病病人应送隔离病室处置。③护送病人入病区,护送过程中注意安全和保暖,不应停止必要的治疗,送入病区后与值班护士进行交班。

2-50 急诊病人入病区后的初步护理:①准备病床单位;②通知医生;③备好抢救器材和药品;④配合抢救;⑤暂留陪送人员。

2-51 特级护理、一级护理、二级护理和三级护理的适用对象见表2-1。

表2-1 特级护理、一级护理、二级护理和三级护理的适用对象

护理级别	适用对象	举例
特级护理	①病情危重,随时可能发生病情变化需要进行抢救的病人;②重症监护病人,各种复杂或者大手术后病人;③使用呼吸及辅助呼吸,并需要严密监护病情的病人;④实施CRRT并需要严密监护生命体征的病人;⑤其他有生命危险,并需要监护生命体征的病人	严重创伤、复杂疑难大手术后、器官移植、大面积烧伤等病人
一级护理	①病情趋向稳定的重症病人;②手术后或者治疗期间需要严格卧床的病人;③生活完全不能自理且病情不稳定的病人;④生活部分自理、病情随时可能发生变化的病人	大手术后、昏迷、瘫痪、高热、大出血、肝和肾衰竭病人及早产儿等
二级护理	①病情稳定但仍需卧床的病人;②生活部分自理的病人	年老体弱、慢性病不宜多活动病人及幼儿等
三级护理	①生活完全自理且病情稳定的病人;②生活完全自理且处于康复期的病人	一般慢性病、疾病恢复期及术前准备阶段病人等

2-52 病人出院后病床单位的处理:①撤去污被服,放于污衣袋,送被服间统一处理;②床垫、枕芯、棉被等用紫外线灯照射消毒,或用臭氧消毒机进行消毒;③床、床旁桌、床旁椅及地面用消毒液擦拭;④非一次性使用的物品,如便盆、痰杯等用消毒液浸泡;⑤病房开窗通风,必要时做空气消毒;⑥传染病病人的病床单位及病房按传染病终末消毒法进行处理。

2-53 适用对象:①挪动法适用于病情允许且能配合者;②1人搬运法适用于病情允许且体重较轻者;③2人搬运法适用于病情较轻,但自己不能活动者;④3人搬运法适用于病情较轻,但自己不能活动且体重较重者;⑤4人搬运法适用于颈椎、腰椎骨折或病情较重者。

综合应用题

2-54 (1)平车。

(2)平车运送过程中的注意事项:①对该病人采用4人搬运法,搬运时动作轻稳、协调一致,确保病人安全、舒适。②操作中遵循节力原则,如搬运时病人身体向操作者倾斜、缩短搬运距离。③操作过程中要注意病人头部位于平车大轮端;搬运时要保持头部处于中立位,并沿身体纵轴向上略加牵引,运送时头颈两侧加以固定;推行时平车小轮端在前;车速适宜,不可过快;上、下坡时使病人头部处于高位,以免引起不适。④运送过程中护士位于病人头部,注意观察病情变化;注意保暖,有导管者需妥善固定并保持通畅;进出门时应先将门打开,避免用车撞门。

2-55 (1)护理级别:一级。

(2)一级护理内容:①每小时巡视病人1次,观察病情变化;②根据病人病情监测生命体征;③根据医嘱,正确实施治疗、给药措施;④根据病人病情,正确实施基础护理和专科护理;⑤提供护理相关的健康指导。

(张 默)

第三章

舒适与安全

❋ 选择题(3-1~3-176)

✏️ A1型单项选择题(3-1~3-83)

3-1* 下列哪项不是舒适的正常表现
　　A. 心情雀跃　　B. 没有疼痛
　　C. 轻松自在　　D. 没有焦虑
　　E. 没有忧愁

3-2 不舒适最严重的形式是
　　A. 烦躁不安　　B. 疼痛
　　C. 紧张　　　　D. 不能入睡
　　E. 焦虑

3-3* 引起病人不舒适的身体方面的因素不包括
　　A. 疾病引发的症状和体征
　　B. 个人卫生不当
　　C. 身体隐私部位的暴露
　　D. 日常自理能力降低
　　E. 治疗引发的活动受限

3-4* 引起病人不舒适的环境方面的因素不包括
　　A. 病人呻吟　　B. 使用约束具
　　C. 仪器的声响　D. 异味刺激
　　E. 温度过低

3-5 病人取被迫卧位是为了
　　A. 保证安全　　B. 减轻痛苦
　　C. 配合治疗　　D. 预防并发症
　　E. 保护隐私

3-6 下列哪类病人需采用被动卧位
　　A. 心力衰竭病人
　　B. 支气管哮喘病人
　　C. 昏迷病人
　　D. 胸膜炎病人
　　E. 胃痛病人

3-7 支气管哮喘急性发作病人需要采取端坐位,此体位属于
　　A. 主动卧位　　B. 被迫体位
　　C. 被迫卧位　　D. 稳定性卧位
　　E. 不稳定性卧位

3-8* 下列不需要去枕平卧位的病人是
　　A. 腰椎穿刺者
　　B. 椎管内麻醉者
　　C. 全麻术后未清醒者
　　D. 局麻术后者
　　E. 昏迷者

3-9 腰椎穿刺术或椎管内麻醉后去枕平卧位的目的是
　　A. 防止昏迷发生　B. 减轻脑缺氧
　　C. 增加脑血液循环　D. 预防脑缺血
　　E. 预防颅内压降低

3-10 为病人进行灌肠时,应协助病人采取的卧位是
　　A. 膝胸位　　　B. 俯卧位
　　C. 侧卧位　　　D. 头高足低位
　　E. 头低足高位

3-11 为病人胃镜检查时,护士应为其安置下列哪种卧位
　　A. 去枕平卧位　B. 半坐卧位
　　C. 俯卧位　　　D. 侧卧位
　　E. 截石位

3-12 正确的中凹卧位姿势为

A. 头胸部抬高 5°～10°,下肢抬高 10°～20°
B. 头胸部抬高 10°～20°,下肢抬高 20°～30°
C. 头胸部抬高 20°～30°,下肢抬高 30°～40°
D. 头胸部抬高 30°～40°,下肢抬高 40°～50°
E. 头胸部抬高 40°～50°,下肢抬高 50°～60°

3-13* 病人颜面部手术后应安置其体位为
A. 截石位　　　　B. 侧卧位
C. 去枕平卧位　　D. 膝胸位
E. 半坐卧位

3-14 为病人取半坐卧位时,需注意床头支架与床的角度应成
A. 10°～20°　　　B. 20°～30°
C. 30°～50°　　　D. 50°～70°
E. 70°～80°

3-15 甲状腺癌术后,护士为病人取半坐卧位的目的是
A. 减轻疼痛　　　B. 减轻呼吸困难
C. 减轻局部出血　D. 减少脑部充血
E. 减少回心血量

3-16 为减轻支气管哮喘发作病人呼吸困难的症状,应安置其为下列哪种体位
A. 端坐位　　　　B. 侧卧位
C. 头高足低位　　D. 膝胸位
E. 截石位

3-17 急性左心衰竭、呼吸极度困难的病人应安置为
A. 半坐卧位　　　B. 端坐位
C. 头高足低位　　D. 侧卧位
E. 中凹卧位

3-18* 为肺脓肿病人安置下列哪种体位便于肺部分泌物引流
A. 端坐位　　　　B. 膝胸位
C. 半坐卧位　　　D. 头低足高位
E. 头高足低位

3-19 安置头低足高位时,需将床尾抬高
A. 5～10 cm　　　B. 10～30 cm
C. 15～20 cm　　 D. 15～30 cm
E. 20～30 cm

3-20 为胎膜早破的产妇取头低足高位的目的是
A. 预防感染　　　B. 防止脐带脱出
C. 利于引产　　　D. 防止羊水流出
E. 防止出血过多

3-21 颈椎骨折行颅骨牵引时,应采取的卧位是
A. 端坐位　　　　B. 俯卧位
C. 半坐卧位　　　D. 头高足低位
E. 头低足高位

3-22 颅骨牵引病人取头高足低位的目的是
A. 利用人体重力作为反牵引力
B. 减少局部出血
C. 增加脑部血液循环
D. 使痰易于咳出
E. 利于改善通气功能

3-23 颅脑手术后病人采取的卧位是
A. 侧卧位　　　　B. 头高足低位
C. 头低足高位　　D. 半坐卧位
E. 去枕平卧位

3-24 颅脑手术后的病人,护士为其取头高足低位的目的是
A. 有利于呼吸
B. 利用人体重力作为反牵引力
C. 预防颅内压降低
D. 改善脑部血液循环
E. 预防脑水肿,缓解颅内高压症状

3-25 为十二指肠引流病人安置的体位是
A. 膝胸位　　　　B. 截石位
C. 屈膝仰卧位　　D. 头低足高位
E. 中凹卧位

3-26 采取下列哪种卧位便于肺部分泌物引流
A. 侧卧位　　　　B. 俯卧位
C. 半坐卧位　　　D. 头高足低位

E. 头低足高位

3-27 跟骨牵引病人取头低足高位的目的是
A. 利于静脉血液回流
B. 减少局部出血
C. 增加下肢部血液循环
D. 使痰易于咳出
E. 利用人体重力作为反牵引力

3-28 心功能不全病人采取半坐卧位的主要目的是
A. 防止污染,预防膈下脓肿
B. 使病人舒适
C. 减轻水肿,改善肺循环
D. 减少下肢静脉血回流,减轻心脏负担
E. 使冠状动脉扩张,改善心肌营养

3-29 腹部手术后的病人取半坐卧位的主要目的是
A. 改善缺氧症状
B. 减轻伤口缝合处的张力,避免疼痛
C. 减少炎症的扩散和毒素吸收
D. 减少局部出血
E. 减少回心血量

3-30 为矫正子宫后倾或胎位不正可采用的体位是
A. 仰卧位   B. 侧卧位
C. 截石位   D. 膝胸位
E. 半坐卧位

3-31* 下列情况中适合采取截石位的是
A. 留置导尿   B. 脊椎手术后
C. 矫正子宫后倾   D. 阴道灌洗
E. 下肢水肿

3-32 产妇分娩应采取的体位是
A. 膝胸位   B. 去枕平卧位
C. 头低足高位   D. 截石位
E. 俯卧位

3-33* 为了减轻病人痛苦及症状,下列对卧位的描述中错误的是
A. 中凹卧位可减轻肺淤血
B. 俯卧位可减轻腰背部伤口的疼痛

C. 半坐卧位可减轻腹部手术后切口的疼痛
D. 端坐位可减轻呼吸困难
E. 去枕平卧位可预防脊髓穿刺后颅内压降低所引起的头痛

3-34* 护士单人帮助病人移向床头时,下列做法中不妥的是
A. 将枕头横立于床头
B. 摇起床头支架
C. 嘱病人仰卧屈膝
D. 嘱病人双手握住床头栏杆
E. 护士一手托住病人肩背部,一手托住病人臀部,协助病人移向床头

3-35* 2名护士协助病人移向床头时,下列做法中不妥的是
A. 嘱病人仰卧屈膝
B. 2人站在床的两侧
C. 1人托臀部
D. 1人托颈、肩、腰
E. 2人同时抬起病人移向床头

3-36 为病人翻身的操作,下列叙述中不正确的是
A. 翻身时需遵循节力原则
B. 术后病人应先换药再翻身
C. 为带有引流管的病人翻身前需将引流管夹闭
D. 颈椎或颅骨牵引者,翻身时不可放松牵引
E. 颅脑手术者应取健侧卧位或平卧位

3-37* 协助术后带有引流管的病人翻身时,下列操作方法中正确的是
A. 翻身前夹闭引流管
B. 翻身时要离病人远一些
C. 翻身后再更换伤口敷料
D. 翻身后将病人上面的腿稍伸直,下面的腿弯曲
E. 在病人两膝之间夹上软枕

3-38 颅脑手术后的病人取健侧卧位主要是为了防止

A. 引发呕吐　　B. 出现头痛
C. 出现休克　　D. 引起脑疝
E. 出现惊厥

3-39 协助病人移向床头时,让病人双脚用力蹬床面的目的是
A. 产生摩擦力　　B. 产生作用力
C. 产生反作用力　D. 产生压力
E. 产生压强

3-40* 护士单人为病人翻身侧卧,下列操作中不正确的是
A. 将病人两手放于腹部,两腿屈膝
B. 依次将病人上半身、下半身移到近侧
C. 护士两手分别扶住肩、膝部轻推病人转向对侧
D. 侧卧位安置病人并放软枕
E. 护士双脚并拢,上身直立,符合节力原则

3-41 护士协助病人翻身时下列操作中不正确的是
A. 应先翻身,再将病人移向近侧
B. 动作协调,不可拖、拉、拽病人
C. 使重力线通过支撑面来保持平衡
D. 尽量靠近病人缩短重力臂,节时省力
E. 多处肌群协调用力,避免疲劳

3-42 为手术后病人翻身时,下列操作中不正确的是
A. 翻身前检查导管是否扭曲
B. 翻身前检查敷料是否脱落
C. 如敷料污染应先翻身后换药
D. 颅脑手术后病人应取健侧卧位
E. 翻身时发现皮肤发红,应增加翻身次数

3-43 疼痛是伴随现有的或潜在的组织损伤而产生的
A. 主观感受　　B. 客观感受
C. 自我感觉　　D. 不良感受
E. 心理感觉

3-44 世界疼痛大会将下列哪项定为人类第五大生命体征
A. 呼吸　　B. 血压
C. 心率　　D. 疼痛
E. 脉搏

3-45* 下列对疼痛的叙述中正确的是
A. 疼痛是病人的客观感受,无客观体征
B. 用药期间的疼痛程度评估有助于及时调整止痛药物的用药剂量
C. 疼痛不受精神和心理因素影响
D. 护士应以自我观点对疼痛病人进行评估,不应受病人影响
E. 同样程度的疼痛,病人出现的反应也应相同

3-46 下列痛觉感受器分布最为密集的是
A. 皮肤　　B. 肌层
C. 肌腱　　D. 角膜
E. 内脏

3-47 个体疼痛时出现的反应,下列叙述中不正确的是
A. 急性疼痛伴随的血压升高是由于交感神经系统的过度兴奋所致
B. 疼痛无法缓解会导致低氧血症和呼吸浅快
C. 慢性疼痛和剧烈疼痛的病人机体内源性镇痛物质增加
D. 慢性疼痛病人常伴有认知能力的下降
E. 疼痛的语言表述是病人对其疼痛最为可靠的反映

3-48 慢性疼痛是指
A. 疼痛持续在1个月以上,一般伴随原发病或组织损伤
B. 疼痛持续在2个月以上,一般伴随原发病或组织损伤
C. 疼痛持续在2个月以上,可在原发病或组织损伤愈合后持续存在
D. 疼痛持续在6个月以上,一般伴随原发病或组织损伤
E. 疼痛持续在6个月以上,可在原发

病或组织损伤愈合后持续存在

3-49 面部表情量表评分法一般适用于下列哪类人群
   A. 成人
   B. 7岁以下小儿或表达能力丧失者
   C. 妇女
   D. 老人
   E. 孕妇

3-50* 疼痛的给药原则是
   A. 根据病人的要求给药
   B. 疼痛发作时给药
   C. 病人无法忍受疼痛时给药
   D. 只要病人有疼痛就给药
   E. 按药效强弱依阶梯顺序使用

3-51* 下列属于非阿片类镇痛药的是
   A. 美沙酮   B. 阿司匹林
   C. 阿托品   D. 哌替啶
   E. 芬太尼

3-52 WHO推荐三阶梯镇痛疗法，下列哪种药品属于第二阶梯镇痛药
   A. 阿司匹林   B. 布洛芬
   C. 哌替啶   D. 可待因
   E. 美沙酮

3-53 阿片类镇痛药最常见的不良反应是
   A. 恶心、呕吐 B. 便秘
   C. 血压升高   D. 过度镇静
   E. 尿潴留

3-54 按照三阶梯镇痛疗法，下列用药方法中正确的是
   A. 重度和剧烈疼痛的病人选用弱阿片类药物
   B. 中度疼痛的病人选用强阿片类药物
   C. 中度疼痛的病人选用弱阿片类药物
   D. 轻度疼痛的病人选用弱阿片类药物
   E. 重度和剧烈疼痛的病人选用解热镇痛类和抗炎药

3-55* 治疗长期癌痛时的给药途径不推荐的是
   A. 口服   B. 直肠

   C. 经皮肤   D. 舌下含服
   E. 肌内注射

3-56 关于疼痛治疗过程中的安全护理，下列叙述中正确的是
   A. 口服用药，护士发给病人即可
   B. 为保证安全，服药后病人疼痛不缓解也不能再继续用药
   C. 病人间歇性疼痛发作时，告知其尽量忍耐，不可用药
   D. 病人疼痛比较轻，可不予处理，告知病人能不用药就不用药
   E. 疼痛治疗过程中要告知病人和家属正确评估疼痛的重要性

3-57 癌痛治疗期间，下列叙述中哪项不正确
   A. 要在医生指导下调整用药剂量
   B. 要按医嘱停药
   C. 止痛治疗用药剂量个体差异性比较大，不可以将药物转给他人服用
   D. 癌痛治疗一般按照三阶梯疗法，根据药效的强弱依阶梯顺序使用
   E. 当疼痛加重时，病人可以根据自己的情况适度加药

3-58 疼痛护理流程不包括
   A. 全面并动态地评估
   B. 实施镇痛
   C. 制定疼痛控制标准
   D. 观察并记录
   E. 健康教育和随访

3-59* 下列哪种属于压力性损伤
   A. 坠床导致的损伤
   B. 冰袋所致的冻伤
   C. 导尿不慎所致的尿道黏膜损伤
   D. 医护人员言语不当导致病人病情加重
   E. 石膏、夹板固定过紧所形成的局部压疮

3-60* 下列化学性损伤的防范措施中不妥的是
   A. 熟悉各种药物应用知识

B. 严格执行药物管理制度和药物治疗原则
C. 进行药物治疗时,严格执行"三查七对"
D. 注意药物的配伍禁忌,及时观察病人用药后的反应
E. 为避免病人擅自用药,严禁向病人及家属讲解用药的有关知识

3-61 下列由物理损伤造成疼痛的是
A. 组织缺血、缺氧
B. 组织充血、水肿
C. 局部炎性浸润
D. 组织长期受压
E. 空腔脏器过度扩张

3-62* 下列放射性损伤的防范措施中不妥的是
A. 正确掌握照射剂量和时间
B. 尽量减少病人不必要的身体暴露,保持照射区域的标记
C. 防止放射部位皮肤破损
D. 应经常使用肥皂擦洗、清洁放射部位皮肤
E. 禁忌用力擦拭、搔抓、摩擦放射部位

3-63 跌倒和坠床属于下列哪种损伤
A. 压力性损伤   B. 温度性损伤
C. 生物性损伤   D. 放射性损伤
E. 机械性损伤

3-64 输氧不当所致的肺水肿属于下列哪种损伤
A. 机械性损伤   B. 温度性损伤
C. 压力性损伤   D. 放射性损伤
E. 生物性损伤

3-65 药物使用不当所引起的损伤属于下列哪种损伤
A. 物理性损伤   B. 化学性损伤
C. 心理性损伤   D. 生物性损伤
E. 机械性损伤

3-66 医护人员业务技术水平低造成的损伤属于下列哪种损伤

A. 物理性损伤   B. 化学性损伤
C. 心理性损伤   D. 生物性损伤
E. 医源性损伤

3-67 治疗所用的各种导管所引起的损伤属于下列哪种损伤
A. 物理性损伤   B. 化学性损伤
C. 机械性损伤   D. 生物性损伤
E. 医源性损伤

3-68 输液速度过快导致肺水肿属于下列哪种损伤
A. 机械性损伤   B. 化学性损伤
C. 压力性损伤   D. 放射性损伤
E. 物理性损伤

3-69 直线加速器治疗肿瘤过程中导致皮炎属于下列哪种损伤
A. 机械性损伤   B. 化学性损伤
C. 压力性损伤   D. 放射性损伤
E. 物理性损伤

3-70* 下列无使用保护具指征的病人是
A. 发热、谵妄者   B. 分娩后的产妇
C. 麻醉后未清醒者 D. 精神病病人
E. 躁动病人

3-71 为防止躁动的婴幼儿发生意外应
A. 注射镇静剂   B. 使用保护具
C. 特别护理   D. 增加陪护
E. 冬眠疗法

3-72 防止病人坠床最有效的措施是
A. 约束肩部   B. 加用床档
C. 约束膝部   D. 约束踝部
E. 约束腕部

3-73 宽绷带常用于固定
A. 手腕   B. 双肩
C. 脑部   D. 膝部
E. 腹部

3-74 为限制病人手腕和踝部的活动,可用宽绷带打成
A. 外科结   B. 死结
C. 滑结   D. 单套结
E. 双套结

3-75 防止病人坐起时,应使用
A. 支被架 B. 床档
C. 宽绷带 D. 膝部约束带
E. 肩部约束带

3-76 膝部约束带主要限制病人的
A. 上肢活动 B. 下肢活动
C. 脑部活动 D. 肢体活动
E. 坐起活动

3-77* 对双腿烫伤病人,可考虑为其选用的保护具是
A. 支被架 B. 床档
C. 肩部约束带 D. 腕部约束带
E. 踝部约束带

3-78 烧伤病人采用暴露治疗时需保暖,可选用下列哪种保护具
A. 约束带
B. 多功能床档
C. 尼龙搭扣约束带
D. 宽绷带约束带
E. 支被架

3-79 下列不属于保护具使用原则的是
A. 知情同意原则 B. 短期使用原则
C. 随时评价原则 D. 记录原则
E. 沟通互动原则

3-80 下列关于约束带使用的叙述中正确的是
A. 符合使用指征即可使用
B. 使用前不一定取得病人的同意
C. 躁动病人可拉紧约束带以防脱落
D. 保护性制动时间可随意延长
E. 约束带下垫的衬垫松紧要适度

3-81 使用约束带时,应重点观察
A. 病人神志是否清楚
B. 体位是否舒适
C. 衬垫是否合适
D. 约束带是否牢固
E. 局部皮肤颜色与温度

3-82 使用约束具时,应注意保持病人肢体处于

A. 功能位
B. 病人舒适的位置
C. 接受治疗的强迫位置
D. 容易变换的位置
E. 病人喜欢的位置

3-83* 下列使用保护具的注意事项中不妥的是
A. 使用保护具时,应保持肢体及各关节处于功能位
B. 协助病人经常更换体位,保证病人的安全、舒适
C. 使用约束带时,其下须垫衬垫,固定松紧适宜
D. 若病人无不适或者无特殊情况,无须放松约束带
E. 记录使用保护具的原因、时间、观察结果、相应的护理措施及解除约束的时间

✎ A2型单项选择题(3-84~3-136)

3-84* 病人,男性。上腹部胀痛10小时,伴有恶心、呕吐,多采取左侧卧位休息,自诉该卧位可减轻腹部疼痛。该卧位性质属于
A. 主动卧位 B. 被动卧位
C. 被迫卧位 D. 习惯卧位
E. 平衡卧位

3-85 病人,男性。因胆囊肿瘤在全麻下行胆囊切除术,术后返回病房。护士应为该病人安置的体位是
A. 去枕平卧位 B. 屈膝仰卧位
C. 膝胸位 D. 头高足低位
E. 头低足高位

3-86 病人,男性。因胆囊息肉在全麻下行胆囊切除术,术后第3天病人病情平稳。护士应为该病人安置的体位是
A. 去枕平卧位 B. 半坐卧位
C. 膝胸位 D. 头高足低位
E. 头低足高位

3-87 病人,男性。处于昏迷状态。护士为其采取去枕平卧位,头偏向一侧。其目的是
A. 利于护士对其进行护理操作
B. 预防枕骨处压疮的发生
C. 防止呕吐物误吸入气管而引起窒息或肺部并发症
D. 保持颈部活动灵活
E. 便于脑部固定,避免颈椎骨折

3-88* 病人,女性。上午行左侧卵巢囊肿切除术,术前留置导尿管。护士在操作过程中应为病人安置的体位是
A. 去枕平卧位   B. 屈膝仰卧位
C. 膝胸位   D. 头高足低位
E. 头低足高位

3-89 病人,女性。因腹痛待查入院。护士为其做腹部检查,应协助病人安置的体位是
A. 去枕平卧位   B. 屈膝仰卧位
C. 膝胸位   D. 半坐卧位
E. 左侧卧位

3-90 病人,男性。诊断为肝硬化伴食管胃底静脉曲张。入院后病人突发腹部不适、恶心,继而呕吐大量鲜血。体格检查:血压70/40 mmHg;呼吸急促,脉搏细速,出冷汗。此时,护士应立即将病人安置为
A. 平卧位   B. 屈膝仰卧位
C. 中凹卧位   D. 侧卧位
E. 头低足高位

3-91 病人,男性。车祸后急诊入院。体格检查:血压60/35 mmHg;脉搏细速。护士立即为病人安置中凹卧位,其目的是
A. 减轻疼痛
B. 减少出血
C. 预防皮肤受压
D. 保持气道通畅,促进静脉回流
E. 帮助病人适应体位改变,有利于康复

3-92* 病人,女性。入院诊断为慢性细菌性痢疾。遵医嘱护士予其灌肠治疗,应指导病人采取
A. 仰卧位   B. 俯卧位
C. 左侧卧位   D. 右侧卧位
E. 膝胸位

3-93 病人,男性,38岁。饮酒后急性胃出血入院。医生在胃镜直视下做止血处理,插管时护士应置病人
A. 头高足低位   B. 半坐卧位
C. 左侧卧位   D. 去枕平卧位
E. 膝胸位

3-94* 病人,女性,60岁。反复咳嗽、咳痰10余年,最近劳累后出现气促、心悸,入院时有明显发绀、呼吸困难。护士应协助病人取
A. 半坐卧位   B. 平卧位
C. 侧卧位   D. 头高足低位
E. 头低足高位

3-95* 病人,女性,68岁。慢性肺源性心脏病(简称慢性肺心病)病史近8年。近日受凉后出现咳嗽、咳痰加重,明显发绀。给予病人半坐卧位的主要目的是
A. 使回心血量增加
B. 使肺部感染局限化
C. 使膈肌下降,呼吸通畅
D. 减轻咽部刺激及咳嗽
E. 促进排痰,减轻发绀

3-96* 病人,女性。因胃癌行胃大部切除术。术后护士安置其半坐卧位的目的是
A. 减少静脉回流血量
B. 利于腹腔引流
C. 利于术后止血
D. 防止呕吐
E. 减轻伤口缝合处的张力

3-97 病人,女性,25岁。因车祸导致面部开放性损伤入院,经清创缝合后回病房观察。病人应采取的体位是
A. 去枕平卧   B. 侧卧位

C. 膝胸位　　　D. 俯卧位

E. 半坐卧位

3-98　病人,女性,32岁。甲状腺手术后1天,生命体征平稳。护士协助其取半坐卧位的目的是

A. 减轻呼吸困难

B. 减轻局部出血

C. 减轻疼痛

D. 增加脑部供血量

E. 减少回心血量

3-99* 病人,女性。突发腹部疼痛入院,诊断为急性盆腔炎。护士为其取半坐卧位的主要目的是

A. 减少回心血量,减轻心脏负担

B. 减少局部出血

C. 增加肺活量,改善呼吸困难

D. 减轻腹部缝合处张力

E. 促使感染局限,防止炎症扩散

3-100　病人,男性,20岁。因春游吸入花粉,突发呼吸急促,大汗淋漓。到医院就诊,护士应立即协助病人采取的体位

A. 端坐位　　　B. 去枕平卧位

C. 头低足高位　D. 头高足低位

E. 半坐卧位

3-101* 病人,女性,55岁。因糖尿病病史10余年,血糖控制不佳1个月入院。入院后突发胃肠胀气导致腹痛,此时护士应协助病人采取的体位是

A. 去枕平卧位　B. 侧卧位

C. 膝胸位　　　D. 俯卧位

E. 半坐卧位

3-102* 病人,男性。入院行颅脑肿瘤切除术。术后护士应协助其采取的体位是

A. 俯卧位　　　B. 侧卧位

C. 头低足高位　D. 头高足低位

E. 膝胸位

3-103　病人,男性,30岁。因车祸颈椎骨折,入院行颅骨牵引治疗。护士为其取头高足低位的目的是

A. 有利于呼吸

B. 利用人体重力作为反牵引力

C. 预防颅内压降低

D. 减轻头痛

E. 改善脑部血液循环

3-104* 病人,女性,28岁。停经36^{+3}周,因阴道流液1小时就诊,入院诊断为胎膜早破。护士应将其安置为

A. 平卧位　　　B. 侧卧位

C. 头低足高位　D. 头高足底位

E. 膝胸位

3-105　病人,男性,40岁。无痛性血尿2周。为协助诊断需做膀胱镜检查,应协助其采取的体位为

A. 仰卧位　　　B. 侧卧位

C. 半坐卧位　　D. 截石位

E. 膝胸位

3-106* 某孕妇妊娠32周,经检查胎儿是臀位。护士协助其矫正胎位,应为其采取的体位是

A. 屈膝仰卧位　B. 头低足高位

C. 头高足低位　D. 膝胸位

E. 截石位

3-107　某产妇足月正常分娩一男婴,出院时护士对其进行健康指导。为促进产后子宫复原,应经常采取的体位是

A. 左侧卧位　　B. 膝胸位

C. 截石位　　　D. 屈膝仰卧位

E. 头低足高位

3-108* 病人,女性,80岁,体重约38 kg。责任护士独自为其翻身,下列操作中不正确的是

A. 将病人肩部、臀部移向护士侧床沿

B. 将病人双下肢移近护士侧床沿

C. 协助或嘱病人屈膝

D. 一手扶肩,一手扶膝

E. 轻推病人,使其面对护士

3-109* 病人,女性,62岁,体重75 kg。2名护士为其翻身,下列操作中不正确的是

A. 2名护士站在床的同侧
B. 1人托病人臀部和腘窝
C. 1人托病人背部
D. 2人同时抬起病人
E. 轻推病人转向对侧

3-110 病人,男性,55岁。因车祸导致颅内血肿,入院后立即行颅内血肿清除术,现为术后第2天。护士需要为病人变换卧位,下列操作中哪项错误
A. 将病人导管妥善固定后再翻身
B. 协助病人卧于患侧
C. 注意节力原则
D. 先换药,再翻身
E. 2人协助病人翻身

3-111 病人,女性。因颈椎骨折行颅骨牵引,护士为其更换卧位时不正确的操作是
A. 核对病人
B. 做好解释
C. 放松牵引后再翻身
D. 检查受压部位皮肤情况
E. 记录翻身时间

3-112 病人,女性,55岁。因脑血管意外导致一侧肢体瘫痪。护士协助其更换卧位后用软枕将病人背部、胸前和膝部垫好,其目的是
A. 减少皮肤受摩擦刺激
B. 防止排泄物对局部的直接刺激
C. 确保卧位安全、舒适、稳定
D. 减轻局部组织的压力
E. 降低空隙处的压力

3-113 病人,女性,35岁。左侧腓骨骨折,石膏固定1小时后,护士为其翻身时发现局部皮肤颜色发紫。此时应立即
A. 报告医生 B. 继续严密观察
C. 拆松石膏 D. 局部按摩
E. 红外线照射局部

3-114* 某男性运动员在进行比赛时受伤,但其并没有感到疼痛,这是受哪种因素的影响

A. 文化修养 B. 年龄差异
C. 以往经验 D. 注意力影响
E. 对疼痛的态度

3-115 病人,男性,48岁。冠心病病史5年余。近1周因劳累出现心前区压榨性疼痛,其疼痛原因是
A. 物理刺激 B. 心理因素
C. 温度刺激 D. 病理改变
E. 化学刺激

3-116 病人,男性,28岁。因工作连续熬夜几天后出现头痛。下列哪项不属于其头痛的原因
A. 用脑过度 B. 情绪紧张
C. 疲劳 D. 睡眠不足
E. 机体组织受牵连

3-117 病人,女性,55岁。胃癌晚期疼痛,为其进行镇痛治疗。护士对其疼痛治疗前后效果测定对比,最适宜的评估工具是
A. 面部表情评分法
B. 语言评分法
C. 数字评定量表
D. 视觉模拟法
E. Prince-Henry评分法

3-118 患儿,男性,4岁。因左下肢骨折住院。为准确地评估其患肢的疼痛程度,护士最好选用的评估工具是
A. 面部表情评分法
B. 语言评分法
C. 数字评定量表
D. 视觉模拟法
E. Prince-Henry评分法

3-119* 病人,女性,50岁。肝癌疼痛,按WHO标准给病人用镇痛药后评估其镇痛效果,病人告诉护士"疼痛有些减轻,但仍感到明显疼痛,睡眠仍受干扰"。目前该病人疼痛的分级是
A. 0级 B. 1级
C. 2级 D. 3级

E. 4级

3-120* 病人,男性,28岁。胆囊切除术后第1天,伤口疼痛。以0～10数字评分量表为评估工具,下列护理措施中正确的是
A. 疼痛程度≤5时,护士可选择护理权限范围内的方法止痛,并报告医生
B. 疼痛程度为≥5,护士可选择护理权限范围内的方法止痛,并报告医生
C. 疼痛程度≥5时,护士应报告医生,给予有效止痛药物
D. 疼痛程度≤6时,护士可选择护理权限范围内的方法止痛,并报告医生
E. 疼痛程度≥7时,护士可选择护理权限范围内的方法止痛,并报告医生

3-121 病人,男性,62岁。肠梗阻10天,行小肠梗阻段切除术后第2天。护士对其实施的疼痛护理措施中不妥的是
A. 手术前指导病人深呼吸的方法
B. 病情稳定可更换为半坐卧位
C. 立即给予病人阿片类止痛药物
D. 教会病人按着伤口后再咳嗽
E. 根据疼痛评分酌情使用止痛药

3-122 病人,男性,56岁。胃癌晚期住院治疗,入院后采用吗啡口服给药镇痛。该药主要不良反应不包括
A. 便秘　　　B. 恶心、呕吐
C. 血小板减少　D. 体位性低血压
E. 低血压眩晕

3-123* 病人,女性,48岁。行子宫肌瘤切除术后第2天,腹部疼痛。下列对该病人疼痛护理的措施中错误的是
A. 如病情稳定可予半坐卧位
B. 白天疼痛时可给病人听旋律优美的歌曲以转移注意力

C. 指导病人按压伤口后再进行深呼吸和有效咳嗽
D. 影响夜间睡眠时可给予非阿片类止痛药
E. 为减轻疼痛,病人尽量不翻身或咳嗽

3-124* 病人,男性。胆囊切除术后伤口更换敷料。护士在护理病人时,下列哪种做法不妥
A. 换药时陪伴病人、与病人谈心
B. 换药疼痛剧烈时,给予止痛药物
C. 帮助病人取舒适卧位,减轻伤口不适感
D. 换药动作要轻柔且熟练,以减轻疼痛
E. 换药前给予止痛剂止痛

3-125 病人,女性,66岁。肝癌切除术后,伤口疼痛。护士对该病人健康教育中错误的是
A. 教会病人准确描述疼痛
B. 护士应向病人解释疼痛的原因
C. 要向病人说明止痛药物的不良反应
D. 指导病人正确使用评估疼痛的工具
E. 告知病人尽量不要使用止痛药,避免成瘾

3-126* 病人,女性,34岁。胃大部切除术后,伤口疼痛,情绪烦躁、焦虑。护士给予其同情和安慰,告知其不良情绪对疼痛的影响,使其情绪稳定。这属于疼痛心理护理中的
A. 转移注意力
B. 减轻心理压力
C. 提供舒适的环境
D. 心理暗示
E. 鼓励

3-127* 病人,男性,33岁。因患破伤风被安置在隔离病房,表现为牙关紧闭、四肢

抽搐、角弓反张。下列安全措施中不妥的是
A. 用床档防坠床
B. 室内保持光线充足、安静，以利护理
C. 枕头横立于床头，四肢用约束带以防撞伤
D. 用布包裹压舌板垫于上、下臼齿之间防咬伤
E. 取下义齿，防止窒息

3-128* 病人，男性，82岁。因车祸昏迷入院，术后护士在为其翻身后，未仔细检查导管是否通畅，导致病人身体压住导管2小时。下列处理不正确的是
A. 责任护士发现后及时解除压迫，并注意观察导管引流液的色、质、量和局部皮肤情况
B. 护士发现后及时自行处理，尽量不让家属知晓，避免家属怨恨
C. 护士长向家属说明情况，并告知后续处理
D. 护士长组织全科护士反思学习
E. 护士长据此制定避免导管受压的风险防范预案

3-129 病人，女性，76岁。因糖尿病足入院，住院第10天，病情稳定，夜间自行上厕所，不慎跌倒，经检查未见明显损伤。该情境中病人发生安全问题的可能危险因素不包括
A. 高龄　　　　　B. 病情因素
C. 感觉功能障碍　D. 药物影响
E. 不熟悉环境

3-130* 病人，男性，38岁。患精神分裂症，有严重的自杀倾向。拟给予保护具，正确的方法是
A. 记录保护具使用时间
B. 使用床档，防止坠床
C. 每4小时松解约束带1次
D. 使用膝部约束带，防止坐起

E. 不需向家属解释使用保护具的必要性

3-131 病人，男性，62岁。因车祸导致下肢瘫痪，长期卧床并用盖被保暖。为保护双足功能，可选用的保护具是
A. 床档　　　　　B. 肩部约束带
C. 膝部约束带　　D. 支被架
E. 宽绷带

3-132 病人，女性，23岁。烧伤后采用暴露疗法，可选用的保护具是
A. 床档　　　　　B. 宽绷带
C. 肩部约束带　　D. 膝部约束带
E. 支被架

3-133 患儿，5岁。右上肢烫伤，因疼痛大声哭闹，评估后需使用保护具。下列操作中不正确的是
A. 患儿年纪小，不需要向患儿解释
B. 属于保护性制动措施，只能短时间使用
C. 约束带下垫衬垫，松紧适宜
D. 病人家属要求解除约束带，在解释、劝说无效的情况下应给予解除
E. 定时观察约束部位皮肤的颜色和温度

3-134 病人，女性，66岁。患左侧脓气胸、脓毒血症，现处于高热昏迷中。下列护理措施中不妥的是
A. 病人昏迷不需要使用床档
B. 做好皮肤的清洁护理
C. 做好会阴部的护理
D. 躁动时使用约束具
E. 定时翻身，检查受压部位皮肤情况

3-135* 病人，女性，62岁。在和医生沟通病情的时候，医生言语不当，使病人心情低落、病情加重。这属于
A. 物理性损伤　　B. 化学性损伤
C. 心理性损伤　　D. 生物性损伤
E. 医源性损伤

3-136* 病人，男性，39岁。因一氧化碳中毒

进行高压氧舱治疗,护士操作不当导致病人发生气压伤。这属于
A. 物理性损伤　B. 化学性损伤
C. 心理性损伤　D. 生物性损伤
E. 机械性损伤

A3型单项选择题(3-137～3-176)

(3-137～3-139共用题干)

病人,男性,32岁。因急性阑尾炎在硬膜外麻醉下行阑尾切除术。

3-137　病人回病房后应采取的体位是
A. 半坐卧位6小时
B. 去枕仰卧位6小时
C. 侧卧位6小时
D. 中凹卧位6小时
E. 头高足低位6小时

3-138　术后第2天,病人诉切口处疼痛,测体温为38.2℃,此时护士为病人安置的体位是
A. 侧卧位　　　B. 去枕平卧位
C. 头高足低位　D. 端坐位
E. 半坐卧位

3-139　为病人安置该体位的目的是
A. 减少局部出血,利于切口愈合
B. 减轻心脏负荷
C. 减轻肺部淤血,减少肺部并发症
D. 减轻腹部切口缝合处的张力,减轻疼痛,利于伤口愈合
E. 防止眩晕

(3-140～3-141共用题干)

病人,女性,58岁。因甲亢入院,输液过程中突然出现心前区异常不适、呼吸极度困难、发绀,伴窒息感,听诊心前区有响亮水泡声。

3-140　为了缓解症状,护士需立即协助病人安置的体位是
A. 端坐位
B. 中凹卧位
C. 左侧卧位且头低足高
D. 左侧卧位且头高足低
E. 去枕平卧位

3-141*　症状缓解后,进行臀部肌内注射时应采取的体位是
A. 膝胸位
B. 半坐卧位
C. 侧卧位,上腿伸直,下腿弯曲
D. 屈膝仰卧位
E. 侧卧位,上腿弯曲,下腿伸直

(3-142～3-144共用题干)

病人,男性,38岁。因工程意外从高处坠落致颈椎骨折,失血约1 000 ml。经及时抢救,现病情稳定,今天已行颅骨牵引治疗。

3-142　护士应为病人采取的体位是
A. 去枕平卧位　B. 侧卧位
C. 中凹卧位　　D. 头高足低位
E. 头低足高位

3-143　该卧位的姿势为
A. 床头用支托物垫高15～30 cm,床尾不变
B. 床头不变,床尾用支托物垫高15～30 cm
C. 床头与床尾各用支托物垫高15～30 cm
D. 床头用支托物垫高15～30 cm,床尾垫高10～20 cm
E. 床头用支托物垫高10～20 cm,床尾垫高15～30 cm

3-144　采取该体位的目的是
A. 改善脑部血液循环
B. 减轻头面部疼痛
C. 改善呼吸
D. 预防颅内压降低
E. 用作反牵引力

(3-145～3-147共用题干)

病人,女性,56岁。因车祸致脾破裂急诊入院。病人烦躁不安,面色苍白,四肢厥冷,血压70/48 mmHg。

3-145　护士应立即为其安置的卧位是
A. 侧卧位　　　B. 平卧位

C. 中凹卧位　　D. 半坐卧位
E. 头低足高位

3-146 该卧位要求分别抬高病人头胸部和下肢
A. 5°～10°,10°～20°
B. 10°～20°,5°～10°
C. 10°～20°,20°～30°
D. 20°～30°,10°～20°
E. 30°～50°,20°～30°

3-147 下列哪项不是抬高头胸部和下肢的目的
A. 保持呼吸道通畅
B. 有利于通气
C. 增加回心血量
D. 改善缺氧症状
E. 有利于抢救

(3-148～3-149 共用题干)
病人,女性,56 岁。因胆囊息肉择期手术治疗。入院第 1 天,因地滑不慎在病房内跌倒,肘部和膝部均有不同程度的擦伤。

3-148 此种情况属于
A. 医源性损伤　　B. 生物性损伤
C. 化学性损伤　　D. 物理性损伤
E. 机械性损伤

3-149 为避免上述情况的发生,应采取的有效措施是
A. 病房地面铺设防滑材料的地板,设警示牌
B. 设呼叫系统
C. 病人下床时给予搀扶
D. 尊重、关心病人
E. 加强职业道德教育

(3-150～3-152 共用题干)
病人,男性,28 岁。过量饮酒导致酒精中毒,神志不清,躁动不安。

3-150 静脉输液时需限制病人手腕的活动,宽绷带应打成
A. 单套结　　B. 双套结
C. 外科结　　D. 滑结

E. 方结

3-151 使用宽绷带固定时,应重点观察
A. 体位是否舒适
B. 神志是否清楚
C. 约束带是否太松
D. 衬垫是否垫好
E. 局部皮肤的颜色和温度

3-152 使用保护具时,下列操作中不正确的是
A. 使用前向病人或家属解释
B. 扎紧约束带,定期做按摩
C. 保持肢体处于功能位置
D. 安置舒适卧位,定时更换
E. 床档必须两侧同时使用

(3-153～3-156 共用题干)
产妇,35 岁。因胎位不正在硬膜外麻醉下行剖宫产术,术中顺利,术后重返病房。

3-153 护士应立即为病人安置的卧位是
A. 端坐位　　B. 半坐卧位
C. 侧卧位　　D. 中凹卧位
E. 去枕平卧位

3-154* 采取该卧位的目的是
A. 预防脑缺氧
B. 预防颅内压增高
C. 预防脑出血
D. 预防昏迷
E. 预防低颅压性头痛

3-155 术后 6 小时产妇生命体征稳定,护士应协助其采取的卧位是
A. 半坐卧位
B. 端坐位
C. 头高足低位
D. 中凹卧位
E. 俯卧位

3-156 采取该卧位的目的是
A. 防止引起头痛
B. 减少局部出血
C. 减轻缝合处张力,缓解疼痛
D. 改善呼吸困难
E. 防止颅内压增高

(3-157～3-162 共用题干)

病人,男性,68 岁。以反复胸闷、气促 20 年,突发症状加重 1 天急诊入院,诊断为心功能不全急性发作。

3-157 为缓解症状,护士应协助病人采取
A. 右侧卧位　　B. 左侧卧位
C. 半坐卧位　　D. 平卧位
E. 中凹卧位

3-158 该卧位需要
A. 抬高床头 15°～30°
B. 抬高床头 15°～30°
C. 抬高床头 30°～50°,再摇起膝下支架
D. 抬高床头 20°～30°,再摇起膝下支架
E. 抬高床头 60°～70°

3-159 在输液过程中,病人突然出现喘息不止,咳大量粉红色泡沫样痰,呼吸极度困难,有濒死感,医生诊断为急性左心衰竭。为了缓解症状,护士需立即协助病人安置的体位是
A. 端坐位
B. 中凹卧位
C. 左侧卧位且头低足高位
D. 左侧卧位且头高足低位
E. 去枕平卧位

3-160* 该体位需要
A. 抬高床头 30°～50°,再摇起膝下支架
B. 抬高床头 30°～50°,双足下垂
C. 抬高床头 60°～70°,再摇起膝下支架 15°～20°
D. 抬高床头 70°～80°,再摇起膝下支架 15°～20°
E. 抬高床头 70°～80°,双足下垂

3-161 病人烦躁不安,为防其受伤,应采取的保护措施是
A. 使用绷带
B. 使用肩部约束带防止碰伤
C. 使用膝部约束带防止坠床
D. 使用双侧床档防止坠床
E. 使用双套结固定肢体防止自伤

3-162 病人如需使用约束带,护士应重点观察其
A. 呼吸　　　　B. 血压
C. 约束时间　　D. 外周血液循环
E. 伤口渗血情况

(3-163～3-166 共用题干)

病人,男性,35 岁。因脑部外伤昏迷急诊入院,CT 提示颅内血肿、脑挫裂伤,在全麻下行颅内血肿清除术。

3-163 术后病人重返病房,护士应立即为病人安置的体位是
A. 侧卧位
B. 去枕平卧位、头偏向一侧
C. 头高足低位
D. 头低足高位
E. 中凹卧位

3-164 采取该卧位的目的是
A. 防止颅内压降低
B. 防止昏迷
C. 便于观察瞳孔
D. 预防脑水肿
E. 防止呕吐物误吸入气管而引起窒息

3-165 术后第 2 天应该采取的体位是
A. 头高足低位　　B. 中凹卧位
C. 头低足高位　　D. 半卧位
E. 俯卧位

3-166 术后第 2 天采取该体位的目的是
A. 利于呼吸　　B. 促进排痰
C. 便于观察瞳孔　D. 预防脑水肿
E. 促进引流

(3-167～3-170 共用题干)

病人,女性,28 岁。产检时发现胎位不正。

3-167 有利于矫正胎位的体位是
A. 膝胸位　　B. 半坐卧位
C. 侧卧位　　D. 截石位
E. 头高足低位

3-168 若该病人妊娠36周时发生胎膜早破，为防止脐带脱垂，应采取
　　A. 膝胸位　　　B. 半坐卧位
　　C. 侧卧位　　　D. 头低足高位
　　E. 头高足低位

3-169 若该病人足月顺产，分娩时应采取
　　A. 膝胸位　　　B. 截石位
　　C. 侧卧位　　　D. 头高足低位
　　E. 半坐卧位

3-170 为促进产后子宫复原，护士应帮助该病人采取
　　A. 膝胸位　　　B. 半坐卧位
　　C. 侧卧位　　　D. 头低足高位
　　E. 头高足低位

(3-171~3-176共用题干)

病人，女性，52岁。胰腺癌晚期住院治疗，意识清醒，对答切题。病人静卧时疼痛，翻身咳嗽时疼痛加剧且不能忍受，睡眠受干扰，要求用镇痛药。

3-171 按WHO的疼痛分级标准进行评估，该病人的疼痛为
　　A. 0级　　　　B. 1级
　　C. 2级　　　　D. 3级
　　E. 4级

3-172* 根据该病人的疼痛程度，下列可选用的镇痛药是
　　A. 对乙酰氨基酚　B. 布洛芬
　　C. 哌替啶　　　D. 曲马朵
　　E. 美沙酮

3-173* 如果该病人需要口服右旋丙氧芬，该药主要不良反应是
　　A. 口干　　　　B. 幻觉
　　C. 低血压眩晕　D. 体位性低血压
　　E. 呼吸抑制

3-174* 同时可以采用认知行为疗法协助该病人止痛，下列不属于认知行为疗法的是
　　A. 按摩、理疗法　B. 分散注意力
　　C. 生物反馈法　　D. 音乐疗法

　　E. 引导想象

3-175* 对该病人疼痛的控制，推荐标准为
　　A. 依据0~10分数字评定量表，使病人疼痛程度≤5
　　B. 依据0~10分数字评定量表，使病人疼痛程度≤6
　　C. 使病人达到日间睡眠、夜间休息、日间适当活动时基本无痛
　　D. 使病人达到夜间睡眠、白天休息、日间适当活动时完全无痛
　　E. 使病人达到夜间睡眠、白天休息、日间适当活动时基本无痛

3-176 护士对该病人疼痛护理期间，要注意病人的心理变化，不包括
　　A. 焦虑、紧张或恐惧
　　B. 抑郁、害怕、失眠
　　C. 孤独感
　　D. 强迫症
　　E. 承受能力低、绝望

名词解释题(3-177~3-197)

3-177　舒适
3-178　不舒适
3-179　卧位
3-180　主动卧位
3-181　被动卧位
3-182　被迫卧位
3-183　稳定性卧位
3-184　不稳定性卧位
3-185　仰卧位
3-186　疼痛
3-187　痛觉
3-188　痛反应
3-189　疼痛阈
3-190　疼痛耐受力
3-191　病人安全
3-192　病人安全文化
3-193　医疗相关损害

3-194 损害
3-195 意外
3-196 失误
3-197 保护具

❀ 简述问答题(3-198～3-228)

3-198 舒适包括哪些方面内容?
3-199 造成病人不舒适的原因有哪些方面? 试举例说明。
3-200 简述不舒适病人的护理原则。
3-201 简述舒适卧位的基本要求。
3-202 休克病人应采取哪种卧位? 如何安置?
3-203 半坐卧位适用于哪些病人?
3-204 腹腔、盆腔术后或有炎症的病人应采取哪种卧位? 为什么?
3-205 腰椎穿刺术后的病人应采取哪种卧位? 为什么?
3-206 简述协助病人更换卧位时的注意事项。
3-207 简述疼痛的性质。
3-208 简述疼痛的原因。
3-209 简述疼痛的影响因素。
3-210 简述疼痛对个体的影响。
3-211 个体对疼痛的感受和耐受力受哪些因素影响?
3-212 简述疼痛的护理流程。
3-213 简述疼痛的护理评估内容。
3-214 简述疼痛的护理措施。
3-215 简述疼痛的三阶梯镇痛疗法的基本原则。
3-216 简述疼痛的三阶梯镇痛疗法的内容。
3-217 简述影响病人安全的因素。
3-218 简述病人心理性损伤的防范措施。
3-219 简述病人安全防护的基本原则。
3-220 简述病人安全意外的一般处置原则。
3-221 在医院如何防止病人跌倒和坠床?
3-222 医院如何防止用药错误?
3-223 医院如何防止病人身份辨识错误?
3-224 医院如何防止病人发生转运意外?
3-225 医院如何防止病人发生导管意外?
3-226 简述常用辅助器的作用及使用过程中的注意事项。
3-227 简述保护具的使用原则。
3-228 简述使用保护具的注意事项。

❀ 综合应用题(3-229～3-234)

3-229 病人,男性,45岁。高空作业时不慎坠落,诊断为颈椎骨折、左下肢骨折。行颅骨牵引,左下肢石膏固定,留置导尿管,静脉输液。
请解答:
(1) 为该病人行颅骨牵引时,应帮助病人取哪种体位? 为什么?
(2) 为该病人翻身时,应注意什么?

3-230 病人,女性,56岁。因支气管哮喘急性发作入院,现病人呼吸极度困难、有濒死感、焦虑不安。
请解答:
(1) 该病人的责任护士应帮助其取哪种体位? 所取体位的性质是什么?
(2) 说明病人采用此种体位的原因及方法。

3-231 病人,男性,63岁。因上腹部疼痛、呕吐、厌食、黑便入院,入院后诊断为胃窦癌,现行胃大部切除术。
请解答:
(1) 病人术后返回病房,护士应为病人取哪种卧位? 为什么?
(2) 术后第2天应协助病人取哪种卧位? 为什么?

3-232 病人,男性,55岁。肝硬化伴食管胃底静脉曲张,入院前4小时大量吐鲜血,总量约1 000 ml,伴头晕、乏力、心悸、出冷汗,由"120"救护车送入院。体格检查:血压70/40 mmHg,呼吸浅快,脉搏细弱。
请解答:
(1) 应帮助病人取哪种体位?
(2) 说明病人采用此种体位的原因及方法。

3-233 病人,男性,67岁。因肺癌晚期入院治疗,病人胸痛难以忍受,咳嗽频繁并有气喘,难以交流。

请解答:
(1) 责任护士应选用哪种评估工具评估该病人的疼痛程度?
(2) 对该病人进行社会-心理因素评估时主要评估哪些内容?
(3) 如何给该病人进行心理护理?

3-234 病人,男性,36岁。6年前曾诊断为甲亢,未按医嘱规律服药。入院前有不洁食物食用史,出现腹泻、畏寒、寒战、高热,体温最高达39.6℃。入院后诊断为甲状腺危象,病人神志不清、躁动不安。护士在静脉输液时用宽绷带限制其手腕活动。

请解答:
(1) 使用宽绷带约束病人时应重点观察什么?
(2) 简述对病人采取约束措施时的注意事项。

答案与解析

选择题

A1 型单项选择题

3-1	A	3-2	B	3-3	C	3-4	B
3-5	B	3-6	C	3-7	B	3-8	D
3-9	E	3-10	C	3-11	D	3-12	B
3-13	E	3-14	C	3-15	C	3-16	A
3-17	A	3-18	D	3-19	D	3-20	B
3-21	D	3-22	A	3-23	C	3-24	E
3-25	D	3-26	E	3-27	C	3-28	E
3-29	B	3-30	D	3-31	D	3-32	D
3-33	A	3-34	C	3-35	C	3-36	C
3-37	E	3-38	D	3-39	C	3-40	E
3-41	A	3-42	C	3-43	C	3-44	A
3-45	B	3-46	D	3-47	C	3-48	E
3-49	B	3-50	E	3-51	B	3-52	D
3-53	B	3-54	C	3-55	E	3-56	E
3-57	C	3-58	C	3-59	C	3-60	E
3-61	D	3-62	D	3-63	E	3-64	C
3-65	E	3-66	E	3-67	E	3-68	E
3-69	D	3-70	B	3-71	B	3-72	B
3-73	A	3-74	E	3-75	E	3-76	E
3-77	A	3-78	E	3-79	E	3-80	E
3-81	E	3-82	A	3-83	D		

A2 型单项选择题

3-84	C	3-85	A	3-86	B	3-87	C
3-88	B	3-89	B	3-90	C	3-91	D
3-92	C	3-93	C	3-94	A	3-95	C
3-96	E	3-97	C	3-98	B	3-99	E
3-100	A	3-101	D	3-102	D	3-103	B
3-104	E	3-105	D	3-106	D	3-107	B
3-108	E	3-109	C	3-110	D	3-111	C
3-112	E	3-113	C	3-114	C	3-115	D
3-116	C	3-117	C	3-118	A	3-119	C
3-120	A	3-121	C	3-122	C	3-123	E
3-124	C	3-125	D	3-126	C	3-127	B
3-128	E	3-129	C	3-130	A	3-131	D
3-132	C	3-133	E	3-134	A	3-135	E
3-136	A						

A3 型单项选择题

3-137	B	3-138	E	3-139	D	3-140	C
3-141	C	3-142	D	3-143	A	3-144	E
3-145	C	3-146	C	3-147	E	3-148	E
3-149	E	3-150	B	3-151	E	3-152	B
3-153	E	3-154	C	3-155	A	3-156	C
3-157	C	3-158	C	3-159	A	3-160	E
3-161	C	3-162	C	3-163	B	3-164	E
3-165	A	3-166	D	3-167	A	3-168	D

3-169　B　　3-170　A　　3-171　C　　3-172　D
3-173　B　　3-174　A　　3-175　E　　3-176　D

部分选择题解析

3-1 解析: 舒适是指个体身心处于轻松自在、满意、无焦虑、无疼痛的健康和安宁状态的一种自我感觉。

3-3 解析: 不舒适的原因有:身体因素、社会-心理因素和环境因素。其中身体因素包括疾病、个人卫生、姿势或体位不当、活动受限。隐私部位暴露属于社会-心理因素。

3-4 解析: 引起病人不舒适环境方面的因素主要有:①不适宜的物理环境。如病房内通风不良,有异味刺激,温度过高或过低,同室病友的呻吟、仪器的噪声,被褥不整洁,床垫软硬不当,都可使病人感到不舒适。②不适宜的社会环境。新入院病人来到一个陌生环境,缺乏安全感。使用约束具属于引起不舒适的身体因素。

3-8 解析: 去枕平卧位的适用范围主要包括:①昏迷或全身麻醉未清醒的病人;②腰椎穿刺术或椎管内麻醉后6~8小时的病人。

3-13 解析: 颜面部手术及颈部手术的病人,采取半坐卧位可减少局部出血。

3-18 解析: 肺部引流的病人采取头低足高位可使痰液易于咳出,缓解病人的症状。

3-31 解析: 截石位的适用范围主要包括:①会阴、肛门部位的检查、治疗或手术,如膀胱镜、妇产科检查、阴道灌洗;②产妇分娩。

3-33 解析: 中凹卧位主要适用于休克病人,头、胸部抬高有利于保持气道通畅,改善通气功能,从而改善缺氧症状;下肢抬高可促进静脉血液回流,增加心输出量,从而缓解休克症状。

3-34 解析: 单人协助病人移向床头时,应视病人病情放平床头支架或靠背架。

3-35 解析: 2人协助病人移向床头时,2名护士分别站在床的两侧,交叉托住病人的肩部和臀部;或1人托住颈、肩及腰部,1人托住臀部及腘窝部。

3-37 解析: 协助病人翻身的注意事项:①对于有导管的病人,翻身或移动前应先将管道妥善安置,变换体位后应仔细观察,防止导管发生扭曲、折叠、受压、移位、脱落等,保持导管通畅;②有伤口敷料的,应先换药再翻身;③翻身时护士尽量靠近病人,使重力线通过支撑面来保持平衡的同时缩短重力臂而起到安全、节力的作用;④翻身后置病人稳定卧位,扩大支撑面,上腿稍弯曲,下腿伸直,在背部、胸前、膝部垫软枕,以确保卧位安全、舒适、稳定。

3-40 解析: 单人为病人翻身侧卧的操作方法:翻身时护士两脚左右或前后分开,扩大支撑面,同时应让病人尽量靠近护士,使重力线通过支撑面来保持平衡,缩短重力臂而起到安全、省力的作用。

3-45 解析: 疼痛是一种主观感受,疼痛常表示存在组织损伤。相同程度的疼痛,因个人的耐受力不同,出现的反应也不同。通过向病人提供愉快的刺激,可分散或转移病人的注意力,从而减轻对疼痛的关注,增加对疼痛的耐受度。护士评估疼痛时,一定要相信病人并确定疼痛的存在,从病人的疼痛表现及影响因素等多方面评估其程度,在此基础上制订相应的疼痛护理计划。

3-50 解析: 疼痛的给药原则:口服给药、按时给药、按阶梯给药、个体化给药、密切观察药物不良反应及宣教。

3-51 解析: 三阶梯疗法中3个阶段使用的药物种类:①第1阶梯,主要适用于轻度疼痛的病人,选用非阿片类药、解热镇痛药、非甾体抗炎类药。②第2阶梯,主要适用于中度疼痛病人,可选用弱阿片类药物。③第3阶梯,主要适用于重度和剧烈疼痛病人,选用强阿片类药物。

3-55 解析: 水溶性药物在进行深部肌内注射后,吸收十分迅速,但长期进行肌内注射治疗疼痛,存在血药浓度波动大,加快阿片类药物的耐药性,镇痛效果和维持时间不稳定等情况。目前多用于急性疼痛时的临时给药以及癌症病人爆发痛时给药。不推荐用于长期的癌痛治疗。

3-59 解析: 压力性损伤发生的原因:①长期受

压导致的压疮;②高压氧舱治疗不当导致的气压伤;③输液不当导致的肺水肿等。

3-60 解析:化学性损伤在医院内通常是由于药物使用不当引起,因此本题重点考核的是如何防范药物的使用不当。主要防范措施有:①医院和病区应规范药品管理制度;②医院应有集中配制或病区内配制输液等专用设施;③护士应熟悉各种药物的性能及应用知识,掌握药物保管制度和药物治疗基本原则,能为病人提供合理用药的方法、药品信息及用药不良反应的咨询服务指导;④用药时护士应严格"三查七对",执行医嘱应有严格的核对程序;⑤药物应新鲜配制,并注意配伍禁忌;⑥用药后,护士需严密观察药物反应等,病区应建立药物使用后不良反应的观察制度和程序,使全体医护人员知晓并能执行;⑦合理使用抗生素等。

3-62 解析:放射性损伤的防范措施:①保持接受放射部位皮肤的清洁干燥,且防止皮肤破损,应避免一切物理性刺激(用力擦拭、搔抓、摩擦、暴晒及紫外线照射等)和化学性刺激(外用刺激性药物、肥皂擦洗)等;②正确掌握放射性治疗的剂量和时间;③尽量减少病人不必要的身体暴露,保证照射区域标记的准确。

3-70 解析:保护具的适用范围主要包括:儿科病人、坠床高危病人、某些术后病人、皮肤瘙痒病人、精神病病人,以及长期卧床、极度消瘦、虚弱及其他易发生压疮者。

3-77 解析:支被架的适用范围:肢体瘫痪或昏迷的病人,也可以用于烧伤病人进行暴露疗法时的保暖。

3-83 解析:使用保护具的注意事项:约束带需定时松解,根据情况每2小时松解1次。

3-84 解析:被迫卧位是病人为了减轻疾病所致的痛苦或因治疗所需而被迫采取的卧位。这类病人通常意识清醒,也有变换卧位的能力,只是因为疾病的影响而被迫采取这种卧位。

3-88 解析:屈膝仰卧位的适用范围:腹部检查、导尿、会阴冲洗等。

3-92 解析:侧卧位的适用范围:①肛门、胃镜、肠镜等检查;②灌肠;③臀部肌内注射;④预防压疮。

3-94 解析:半坐卧位的适用范围:①颜面部及颈部手术后的病人;②心肺疾病引起呼吸困难的病人;③腹腔、盆腔手术后或有炎症的病人;④恢复期体质虚弱的病人。

3-95 解析:心肺疾病引起呼吸困难的病人采取半坐卧位时由于重力作用,可使部分血液滞留于下肢和盆腔脏器内,减少回心血量,从而减轻肺淤血和心脏负担;同时,半坐卧位可使膈肌下降,胸腔容量扩大,从而减轻腹腔内脏器对心肺的压力,使肺活量增加,有利于改善呼吸困难。

3-96 解析:腹部手术后的病人采取半坐卧位可减轻腹部切口缝合处的张力,缓解疼痛,促进舒适,有利于切口愈合。

3-99 解析:盆腔炎症的病人采取半坐卧位可使腹腔渗出液流入盆腔,使感染局限,防止感染向上蔓延引起膈下脓肿。这是因为盆腔腹膜抗感染能力较强,而吸收力较弱,可以防止炎症扩散和毒素吸收,减轻中毒。

3-101 解析:俯卧位的适用范围:①腰背部检查或配合胰、胆管造影检查;②脊椎手术或腰背部有伤口,不能平卧或侧卧的病人;③胃肠胀气导致腹痛。

3-102 解析:头高足低位的适用范围:①颅骨牵引;②颅脑疾病或颅脑手术后病人。

3-104 解析:头低足高位的适用范围:①体位引流;②十二指肠引流;③妊娠时胎膜早破;④跟骨牵引或胫骨结节牵引。

3-106 解析:膝胸位的适用范围:①肛门、直肠、乙状结肠镜检查及相应的治疗;②矫正胎位不正或子宫后倾;③促进产后子宫复原。

3-108 解析:先将病人枕头移向近侧,然后将病人肩部、臀部移向近侧,再将病人的双下肢移近并屈曲,然后一手扶肩、一手扶膝轻轻推病人使其背对护士,用软枕将病人背部、胸前和膝部垫好,使之舒适、安全。

3-109 解析:2名护士站在病人的同侧,先将病人枕头移向近侧,1人托住病人颈肩部和腰部,1人托住病人臀部和腘窝,同时将病人抬起移向近侧。2位护士分别扶病人的肩、腰、臀和膝部,轻推病人转向对侧。

3-114 解析: 个体对任何单一刺激所产生的疼痛,都会受到以前类似疼痛经验的影响。疼痛经验是个体自身对刺激体验所获得的感觉,并再从行为中表现出来,而个体对疼痛的态度则直接影响其行为表现。

3-119 解析: WHO 四级疼痛分级法:①0级,无痛;②1级(轻度痛),有疼痛但不严重,可忍受,睡眠不受影响;③2级(中度疼痛),疼痛明显、不能忍受、睡眠受干扰,要求用镇痛药;④3级(重度疼痛),疼痛剧烈、不能忍受、睡眠严重受干扰,需要用镇痛药。

3-120 解析: 普遍认同的规律是:依据 0~10 数字评定量表,创伤后、手术后等急性疼痛,当疼痛程度≤5时,护士可选择护理权限范围内的方法止痛,并报告医生;当疼痛程度≥6时,护士应报告医生,给予有效止痛药物。

3-123 解析: 对手术病人术前应进行健康教育,指导其术后深呼吸和有效咳嗽的方法;术后要协助其在按压伤口后进行深呼吸和咳痰,防止出现肺部炎症。

3-124 解析: 治疗和护理疼痛的原则是尽早、适当地解除疼痛。早期疼痛比较容易控制,疼痛时间越长,病人对疼痛的感受越深,最后难以用药物解除。因此,一旦确定病人有疼痛,就应该及时制订护理计划,采取措施减轻疼痛。

3-126 解析: 告知病人情绪稳定、心境良好、精神放松可以增强对疼痛的耐受性。护士以同情、安慰和鼓励的态度支持病人,与病人建立相互信赖的友好关系。只有当病人相信护士是真诚关心他/她,能在情绪、知识、身体等各方面协助其克服疼痛时,才会无保留地把自己的感受告诉护士。

3-127 解析: 破伤风病人应安置于隔离病房内,保持安静、避光,减少一切刺激,以免引起抽搐。要保护病人防止受伤,使用床档防止其坠床。病人全身肌张力很高,枕头横立于床头,四肢使用约束带以免造成病人撞伤,导致肌腱断裂或者骨折。抽搐时病人牙关紧闭,可以使用合适的牙垫垫于上、下臼齿间防咬伤。有活动性义齿的病人应取下以防窒息。

3-128 解析: 一旦发生安全意外,护士应该积极配合医生及时和病人及家属沟通互动,及时安慰病人,让其清楚医护人员都在努力防止和减轻损害,争取病人的理解和配合。

3-130 解析: 在使用保护具前,应向病人及家属介绍保护具使用的必要性,以取得其理解,消除其心理障碍,保护其自尊。对于有自杀倾向的精神病病人应使用约束带,以限制其身体或肢体活动,肩部约束带可防止其坐起。使用约束带时,一般每2小时松解1次,同时注意使病人的肢体处于功能位。使用保护具应做好记录。

3-135 解析: 由于医护人员行为及语言上的不慎,造成病人心理或生理上的损害,如个别医护人员责任心不强、业务技术水平低,在为病人进行治疗、护理时导致医疗事故发生,给病人生理或心理上造成痛苦,重者甚至危及生命,这些均属于医源性损伤。

3-136 解析: 机械性损伤、温度性损伤、压力性损伤及放射性损伤均属于物理性损伤。高压氧舱治疗不当导致的气压伤属于压力性损伤。

3-141 解析: 病人肌内注射时要采用侧卧位,上腿伸直,下腿弯曲,以便充分放松注射侧臀部肌肉。

3-154 解析: 产妇剖宫产行硬膜外麻醉,穿刺后脑脊液可自穿刺点漏出至脊膜腔外,造成颅内压降低,牵拉颅内静脉窦和脑膜等组织而引起头痛。

3-160 解析: 急性左心衰竭病人床头抬高 70°~80°,双足下垂,这样可由于重力作用使部分血液滞留于下肢和盆腔脏器内,减少回心血量,从而减轻肺淤血和心脏负担;同时可使膈肌下降,胸腔容量扩大,从而减轻腹腔内脏器对心肺的压力,使肺活量增加,有利于改善呼吸困难。

3-172 解析: 第2阶梯主要适用于中度疼痛病人,选用弱阿片类的镇痛药物。弱阿片类药物包括可待因、右旋丙氧芬、氧可酮、曲马朵等。

3-173 解析: 右旋丙氧芬为弱阿片类镇痛药物,口服主要的不良反应为幻觉、精神错乱等。

3-174 解析: 按摩、理疗法为物理止痛,而认知行为疗法主要有松弛术、引导想象、分散注意力、音乐疗法、生物反馈等。

3-175 解析: WHO提出的对癌性疼痛的控制标准:达到夜间睡眠、白天休息、日间活动和工作时无疼痛。

名词解释题

3-177 舒适是指个体身心处于轻松自在、满意、无焦虑、无疼痛的健康和安宁状态的一种自我感觉。

3-178 不舒适是指个体身心处于不健全或有缺陷、周围环境有不良刺激、对生活不满、负荷极重的一种自我感觉。

3-179 卧位是指病人休息和适应医疗护理需要所采取的卧床姿势。

3-180 主动卧位是指病人身体活动自如、能根据自己的意愿随意改变体位。

3-181 被动卧位是指病人自身无变换卧位的能力,躺在被安置的卧位。

3-182 被迫卧位是指病人意识清晰,也有变换卧位的能力,由于疾病或治疗的原因,被迫采取的卧位。

3-183 稳定性卧位是指支撑面大、重心低、平衡稳定、病人感到舒适轻松的卧位。

3-184 不稳定性卧位是指支撑面小、重心高、难以平衡、病人感到不舒适、肌肉紧张、易于疲劳的卧位。

3-185 仰卧位又称平卧位,是一种自然的休息姿势。病人仰卧,头下放一枕,两臂放于身体两侧,两腿自然放平。

3-186 疼痛是一种令人不快的感觉和情绪上的感受,伴随着现有的或潜在的组织损伤。

3-187 痛觉是一种意识现象,是个体的主观知觉体验,受个体的心理、性格、经验、情绪和文化背景的影响。

3-188 痛反应是机体对疼痛刺激所产生的一系列生理、病理和心理变化。

3-189 疼痛阈是个体所能感觉到的最小疼痛。

3-190 疼痛耐受力是个体所能忍受的疼痛强度和持续时间。

3-191 病人安全是指将卫生保健相关的不必要伤害减少到可接受的最低程度的风险控制过程。

3-192 病人安全文化是指医疗机构为实现病人安全而形成的员工共同的态度、信念、价值观及行为方式。

3-193 医疗相关性损害是指在制订医疗服务计划或提供医疗服务期间发生的由医疗服务直接引起或间接相关的损害。

3-194 损害是指机体结构不完整或功能不正常和(或)疾病、损伤、不适、残障或死亡等导致的对个体生理、心理和社会的有害影响。

3-195 意外是指引起或可能引起对病人的不必要伤害的事件或情境。

3-196 失误是指未能执行事先计划的正确救治措施,或者执行错误的措施,导致病人受伤害的风险增加。

3-197 保护具是指用来限制病人身体或机体某部位的活动,以达到维护病人安全与治疗效果的器具。

简述问答题

3-198 舒适包括以下4个方面内容:①生理舒适,指个体身体上的舒适。②心理舒适,指信仰、信念、自尊、生命价值等内在自我意识层面需求的满足。③社会舒适,指个体、家庭和社会的相互关系和谐所带来的舒适感觉。④环境舒适,指围绕个体的外界事物,如声音、光线、颜色、温度、相对湿度等符合机体需求,使其产生舒适的感觉。这4个方面相互联系、互为因果,当某一个方面发生问题时,个体就会感到不舒适。

3-199 造成病人不舒适的原因:①身体因素。疾病本身会引起机体不适,如疼痛、恶心、呕吐、咳嗽、饥饿、腹胀、发热等,其中疼痛是最常见、最严重的一种不舒适;疾病原因导致长期卧床、身体虚弱、昏迷的病人自理能力降低,若得不到良好的护理,常出现如口臭、汗臭、皮肤污垢、瘙痒等,引起不适;病人四肢缺乏适当支托,关节过度屈曲或伸展、肌肉过度紧张或牵拉,身体某些部位长期受压以及疾病所致的强迫体位等,都可使局部肌肉疲劳、麻木、疼痛和关节僵硬而引起不适;使用石膏、夹板、约束带限制病人活动时可造成不适。②心理-社会因素。疾病除了给病人带来身体上的不适外,还给病人带来心理上的压力,病人通常因担心疾病造成的伤害或不能忍受治疗过程中的痛苦而对疾病及死亡充满焦虑、恐惧等压力;对必须面对的手术及治疗感到担心,对疾病的康复缺乏信心;在适应病人的角色过程中,可能出现角色行为冲突、角色行为缺如,如担心家庭、孩子或工作而不能安心养病,影响疾病康复等;被医护人员忽视冷落,担心得不到关心和照顾,或操作时身体隐私部位暴露过多、缺少遮挡等,都可使病人感觉得不到关心与支持。③环境因素。如病房内通风不良、有异味刺激、温度过高或过低、同室病友的呻吟或仪器的噪声、被褥不整洁、床垫软硬不当等都可使病人感到不舒适;新入院病人因来到一个陌生环境,缺乏安全感。

3-200 不舒适病人的护理原则:①细致观察,去除诱因;②心理支持;③角色尊重;④加强生活护理;⑤创造良好环境。

3-201 舒适卧位的基本要求:①卧床姿势应符合人体力学的要求;②体位应经常变换,改变姿势,至少每2小时1次;③病人身体各部位每天均应活动,改变卧位时应进行全范围关节运动,禁忌者除外;④加强局部受压部位皮肤护理,以预防压疮发生;⑤在护理操作过程中,根据需要适当地遮盖病人的身体,注意保护隐私,促进身心舒适。

3-202 休克病人应采取中凹卧位。病人仰卧,抬高头胸部10°~20°,抬高下肢20°~30°。

3-203 半坐卧位适用范围:①某些面部及颈部手术后的病人;②心肺疾病引起呼吸困难的病人;③腹腔、盆腔手术后或有炎症的病人;④疾病恢复期体质虚弱的病人。

3-204 腹腔、盆腔手术后或有炎症的病人应采取半坐卧位。半坐卧位可使腹腔渗出液流入盆腔,便于引流;盆腔腹膜抗感染性较强、吸收性较弱可以减少炎症扩散和毒素吸收,减轻中毒反应;半坐卧位也可防止感染向上蔓延引起膈下脓肿;腹部手术后病人采取半坐卧位可松弛腹肌,减轻腹部切口缝合处的张力,缓解疼痛,增进舒适感,有利于切口愈合。

3-205 腰椎穿刺术后的病人应采取去枕平卧位。采取该卧位可预防颅内压降低而引起的头痛。因为穿刺后脑脊液可自穿刺点漏出至脊膜腔外,造成颅内压降低,牵张颅内静脉窦和脑膜等组织而引起头痛。

3-206 协助病人更换体位时的注意事项:①注意观察,并根据病人的病情和皮肤受压情况确定翻身时间间隔;如发现病人皮肤有红肿或破损应及时处理,并酌情增加翻身次数,记录于翻身卡上同时做好交接班工作。②应先将病人抬离床面后再进行下一步操作,切忌拖、拉、推、拽等动作,以免造成人为的皮肤擦伤;若2人协助翻身,应注意动作的协调、轻、稳。③病人身上带有各种导管,翻身或移动前应先将导管妥善安置,变换体位后仔细检查,防止导管发生扭曲、折叠、受压、移位、脱落等,保持管道通畅;为手术后病人翻身前,应先检查伤口敷料是否干燥、有无脱落,如敷料潮湿或已脱落则先换药再翻身;颅脑手术后的病人,取健侧卧位或平卧位,翻身时注意不可剧烈翻转脑部,以免引起脑疝,导致病人突然死亡;牵引治疗的病人,翻身时不可放松牵引;石膏固定或有较大伤口的病人,翻身后应使用软垫支撑,防止肢体或伤口受压。④遵循节力原则,如翻身时应让病人尽量靠近护士,使重力线通过支撑面来保持平衡,同时缩短重力臂而起到安全、省力的作用。

3-207 疼痛的性质:①疼痛是一种主观感受,难以评估;②疼痛常表示存在组织损伤,提示有治疗的必要;③相同程度的疼痛,因个人的耐受力不同,出现的反应也不同;④疼痛程度随诱因或侵犯器官系统的不同而不同;⑤疼痛存在一个明确的强度界限,即存在最大限度;⑥疼痛一般可以被治疗和治愈;⑦疼痛是一种身体保护机制,是重要的预警信号。

3-208 疼痛的原因主要有温度刺激、化学刺激、物理损伤、某些病理改变和心理因素。

3-209 疼痛的影响因素:①年龄。年龄是影响疼痛的主要原因之一,个体对疼痛的敏感程度随年龄变化而不同。婴儿不如成年人对疼痛敏感,随着年龄增长,对疼痛敏感度也随之增加,老年人对疼痛的敏感性又逐渐下降。②个人经历。个体以往对疼痛的经验及对疼痛原因的理解和态度。个体对任何单一刺激所产生的疼痛,都会受到以前类似疼痛经验的影响。疼痛经验是个体自身对刺激体验所获得的感觉,并再从行为中表现出来,而个人对疼痛的态度则直接影响其行为表现。③社会文化背景。病人所处的社会和环境文化背景,可影响对疼痛的认知评价,进而影响病人对疼痛的反应。④个体差异。疼痛程度和表达方式常因个体的性格和所处的特定环境不同而有所差异。自控力及自尊心较强的人常能忍受疼痛;善于情感表达的病人对疼痛的表述较多;病人单独处在一个环境中,常能忍受疼痛,如果周围有较多的人特别是有护士陪伴时,对疼痛的耐受性则明显下降。⑤情绪。积极的情绪如愉快、兴奋、自信可以减缓疼痛,消极的情绪如沮丧、恐惧、焦虑、失望可以加剧疼痛。⑥注意力。当注意力集中在其他事件时,痛觉可以减轻,甚至消失。⑦疲乏。病人疲乏时对疼痛的耐受力下降,痛觉加剧。当得到充足的睡眠和休息时,疼痛感觉可以减轻。⑧支持系统。家属或亲属陪伴可减少病人的孤独和恐惧感,从而减轻疼痛。⑨治疗及护理因素。很多治疗及护理操作可以引起或加剧病人疼痛;护士对疼痛的知识掌握不够或评估方法不当,可以影响对疼痛的判断与处理;护士缺乏必要的药理知识,过分担心药物的不良反应或成瘾性,以致病人得不到必要的镇痛处理。

3-210 个体疼痛时出现生理、心理和行为方面的改变,即疼痛会对身心产生影响。其中生理方面的改变包括血压、心率、呼吸频率、生化反应、神经内分泌及代谢反应等;心理方面的改变主要以认知能力的下降、抑郁和焦虑为常见;行为方面的改变包括语言和躯体反应等。

3-211 个体对疼痛的感受和耐受力受其内在因素和外在因素的影响。内在因素主要包括:个体的人口学特征、信仰与文化、行为作用、以往的疼痛经验、注意力、情绪因素、对疼痛的态度等。外在因素主要包括:环境变化、社会支持、医源性因素等。

3-212 疼痛的护理流程包括全面并动态地评估、实施镇痛、观察并记录、健康教育和随访等。

3-213 对疼痛的评估应列入护理常规,并全面持续地评估。除病人的一般情况(性别、年龄、职业、诊断、病情等)和体格检查外,应评估疼痛经历和病史、社会-心理因素及镇痛效果等。

3-214 疼痛的护理措施:①寻找原因,对症处理,减少或消除引起疼痛的原因,避免引起疼痛的诱因;②合理运用缓解或解除疼痛的方法;③提供社会心理支持;④恰当地运用心理护理方法及疼痛心理疗法;⑤积极采取促进病人舒适的措施;⑥健康教育及随访。

3-215 疼痛的三阶梯疗法的基本原则:口服给药、按时给药、按阶梯给药、个体化给药、密切观察药物不良反应及宣教。

3-216 疼痛的三阶梯疗法的内容:①第1阶梯,应用非阿片类镇痛药物,主要适用于轻度疼痛的病人。常用的非阿片类镇痛药物有阿司匹林、对乙酰氨基酚、布洛芬、吲哚美辛、萘普生等。酌情加用辅助药。②第2阶梯，选用弱阿片类镇痛药物加非阿片类镇痛药物，主要适用于中度疼痛的病人。常用弱阿片类镇痛药物有可待因、右旋丙氧芬、氧可酮、曲马朵等。酌情加用辅助药。③第3阶梯，选用强阿片类镇痛药物加非阿片类镇痛药物，主要用于重度和剧烈癌痛的病人。常用强阿片类镇痛药物有吗啡、美沙酮等。酌情加用辅助药。在癌痛的治疗中，常采取联合用药的方法，即加用一些辅助药物，其目的是减少主药的用量和不良反应。

3-217 影响病人安全的因素：①卫生系统因素，是宏观层面包括卫生政策、法规、卫生体制等相关因素。②医院管理因素。病人安全文化包括对病人安全重要性的共同认识，对病人安全预防措施的信心，坦诚互信的沟通，团队协作精神，信息通畅，学习型组织及机构，医院领导者的参与，对差错不可避免的认识，主动查找医疗安全隐患，非惩罚性的不良事件报告分析制度。医院必须实施严格的医药卫生产品相关管理制度，保障医药卫生产品的安全质量，这是保障病人安全的基本要求。医院的基础设施、物品配置、设备性能等也是影响病人安全的因素。③医护人员因素，指医护人员配备数量及其素质的高低对病人安全的影响。④病人因素，包括病人的年龄、感觉功能、目前的健康状况等。⑤社会和文化因素，包括群众的健康意识、公众对医疗服务的预期、卫生资源的可及性、医疗经济负担、医患关系、护患关系等因素。

3-218 病人心理性损伤的防范措施：①护士应重视病人的心理护理，注意自身的行为举止，避免传递不良信息，造成病人对疾病治疗和康复等方面的误解而引起情绪波动；②应以高质量的护理行为取得病人的信任，提高其治疗信心；③与病人建立良好的关系，并帮助病人与周围人群建立和谐的人际关系；④注意对病人进行有关疾病知识的健康教育，并引导病人采取积极乐观的态度对待疾病。

3-219 病人安全防护的基本原则：①常规开展病人安全危险性评估；②采取有效措施保护病人安全；③妥善保管、规范使用各种医疗设备、仪器和器械；④制定常见安全问题的应急预案；⑤加强对病人和家属的安全教育，鼓励病人参与安全防护；⑥创建积极开放的病人安全文化。

3-220 病人安全意外的一般处置原则：①损失抑制优先原则；②沟通互动为重原则；③学习警示为主原则。

3-221 医院防止病人跌倒和坠床的措施：①入院时向病人介绍病区环境及相关设施的正确使用方法；②固定好病床，必要时使用床档，躁动者按需使用保护具；③将呼叫器、必需物品放在方便病人取用处，年老体弱者下床活动时护士主动给予搀扶或其他帮助；④保持地面平整干燥，清除病房走廊、卫生间等处的障碍物；⑤保持病房、走廊、卫生间照明良好；⑥加强对意识障碍、意识丧失、躁动等病人的巡视和观察，必要时留家属陪护，加强对重点病人的交接班。

3-222 医院防止用药错误的措施：①医院和病区应规范药品管理制度；②医院应有集中配制或病区内配制输液等专用设施；③护士应熟悉各种药物的性能及应用知识，掌握药物保管制度和药疗基本原则，能为病人提供合理用药的方法、药品信息及用药不良反应的咨询服务指导；④用药时护士应严格"三查七对"，执行医嘱时应有严格的核对程序；⑤药物应新鲜配制，并注意配伍禁忌；⑥用药后，护士需严密观察药物反应等，病区应建立药物使用后不良反应的观察制度和程序，使全体医护人员知晓并能执行；⑦合理使用抗生素等。

3-223 医院防止病人身份辨识错误的措施：①多部门共同合作制定确认病人身份的制度和程序，健全与完善各科室病人身份识别制度；②加强沟通；③实施"手术安全核查表"核查制度；④建立使用腕带作为识别标志的制度；⑤职能部门落实督导检查职能。

3-224 医院防止病人发生转运意外的措施：

①根据病情需要确定转运护送人员的组成,病情不稳定者必须由指定的医生或护士护送;②转运前做好转运设备、器材和药品的准备;③正确使用各种转运设备,转运途中及时观察、处理病情;④加强转运过程中各方的沟通与交接;⑤制定转运相关的管理规范,严格遵守转运相关管理规定;⑥交接转运病人时需要交接双方共同评估病人病情,清楚交接病情、药物、病历等相关资料,合理安置病人,并确保病人安全、舒适。

3－225 医院防止病人发生导管意外的措施:①加强护患沟通,使病人和家属理解导管的重要性,争取合作;②加强监护有拔管危险或倾向的病人,必要时可按需给予约束;③掌握妥善固定各种导管的相关技术,如固定导尿管时应留出足够长度,以防病人翻身时牵拉而致导管滑脱;④加强巡视,检查导管是否出现松动、滑脱、扭曲、受压等;⑤交接班时做好导管安全检查及交接。

3－226 常用辅助器的作用:①拐杖,是提供给短期或长期残障者离床时使用的一种支持性辅助用具。②手杖,是一种手握式的辅助用具,常用于不能完全负重的残障者或老年人。③助行器,适用于上肢健康、下肢功能较差者。

　　辅助器使用过程中的注意事项:①使用者意识清醒,身体状态良好、稳定;②选择适合自身的辅助器;③使用者的手臂、肩部或背部无伤痛,活动不受限制,以免影响手臂的支撑力;④使用辅助器时,病人的鞋要合脚、防滑,衣服要宽松、合身;⑤调整拐杖和手杖后,将全部的螺钉拴紧,橡胶底垫靠牢拐杖与手杖底端,并应经常检查确定橡皮底垫的凹槽能产生足够的吸力和摩擦力,且拴紧于拐杖与手杖底端;⑥选择较大的练习场地,避免拥挤和分散注意力,同时地面应保持干燥,无可移动的障碍物。必要时备一把椅子,供病人疲劳时休息。

3－227 保护具的使用原则:①知情同意原则,使用前向病人及家属解释所需保护具的原因、目的、种类和方法,取得病人和(或)家属的同意后方可使用。②短期使用原则,如为约束器具,只可以短期使用,使用时必须保持病人肢体关节处于功能位,同时要确保病人的舒适和安全。③随时评价原则,应用约束器具时应随时评价使用效果,了解并发症的发生情况,如观察约束部位的皮肤有无破损,血液循环有无障碍,有无意外伤害的发生,病人的心理状况等。根据实际情况定时放松约束带,并做好相应的记录。如病人或家属要求解除约束带,在解释、劝说无效的情况下应给予解除。

3－228 使用保护具的注意事项:①严格掌握保护具应用的适应证,始终维护病人的自尊。使用前要向病人及家属做好解释工作。②保护具只能短期使用,约束带要定时松解,每2小时放松1次,或结合病人意愿给予松解。③使用时应将病人肢体及关节处于功能位,并协助病人定时更换卧位,保证病人安全、舒适。使用约束带时,带下应垫衬垫,为了不影响血液循环,固定时松紧通常以能伸入1～2根手指为标准。④约束期间,注意随时观察受约束部位的血液循环和皮肤颜色、温度、活动及感觉,若发现肢体苍白、麻木、冰冷,应立即放松约束带。必要时进行局部按摩,促进血液循环。⑤使用保护具过程中应将呼叫器摆放在病人易于拿取的位置,或有专门陪护人员,以确保病人能随时与医护人员取得联系,保障安全。⑥及时记录病人使用保护具的原因、开始使用时间、部位、每次观察结果、相应的护理措施及解除约束的时间等。

综合应用题

3－229 (1)护士应为病人安置头高足低位,采用该体位可以利用人体重力作为反牵引力,利于颈椎疾病的恢复。

　　(2)为该病人翻身时,应注意:①仔细观察,并根据病人的病情和皮肤受压情况确定翻身时间间隔。如发现病人皮肤有红肿或破损应立即处理,并酌情增加翻身次数,记录于翻身卡上,同时做好交接班工作。②移动病人时应先将病人身体抬离床面后再进行下一步操作,切忌拖、拉、推、拽等动作,以免造成人为的皮肤擦伤;若2人协助翻身,应注意动作的协调、轻、稳;翻身过程中注意为病人保暖并防止坠床。③翻身前应先将导尿管和输液管安置妥当,翻身后仔细检查导管是否有扭曲、折叠、受压、移位、脱落等,保持管道通畅。④翻身时不可放松牵引,并使头、颈、躯干保持在同一水平位翻动。翻身后注意牵引方向、位置以及牵引力是否正确。⑤注意左下肢局部血运情况,翻身后应使用软垫支撑,防止肢体受压。⑥应遵循节力原则,如翻身时使病人尽量靠近护士,使重力线通过支撑面来保持平衡,同时缩短重力臂而起到安全、省力的作用。

3-230 (1)护士应为病人安置端坐位。体位性质是被迫体位。

(2)采取该体位的原因:端坐位时由于重力作用,可使部分血液滞留于下肢和盆腔脏器内,减少回心血量,从而减轻肺淤血和心脏负担,同时也可使膈肌位置下降,胸腔容量扩大,减轻腹腔内脏器对心肺的压力,肺活量增加,有利于气体交换,使呼吸困难的症状得到改善。

端坐位的安置方法:扶病人坐起,并用床头支架或靠背架将床头抬高70°~80°,病人身体稍向前倾,床上放一跨床桌,桌上放一软枕,病人可伏桌休息,病人背部放置一软枕。同时,膝下支架抬高15°~20°以防身体下滑。必要时加床档,保证病人安全。

3-231 (1)护士应为病人安置去枕平卧位,头偏向一侧。采用该卧位可防止呕吐物误吸入气管而引起病人窒息或肺部并发症。

(2)术后第2天应为病人取半坐卧位,因为半坐卧位可引流腹腔液至盆腔,盆腔腹膜抗感染能力较强,而吸收力较弱,因此可以减少炎症的扩散和有毒物质的吸收;该卧位还可减小切口缝合处的张力,减轻疼痛;另外可使膈肌位置下降,有利于呼吸肌的活动,能增加肺活量,有利于气体交换,改善呼吸困难。

3-232 (1)由病人的症状可以推断病人出现了休克的症状。此时护士应为其安置中凹卧位。

(2)采取该体位的原因:抬高头胸部,有利于保持气道通畅,改善通气功能,从而改善缺氧症状;抬高下肢,有利于静脉血回流,增加心输出量而使休克症状得到缓解。

中凹卧位的安置方法:病人仰卧,两臂置于身体两侧,头、胸部抬高10°~20°,下肢抬高20°~30°。为使病人保持稳定和舒适可在其膝下垫软枕。

3-233 (1)选用视觉模拟法。

(2)社会-心理因素评估主要包括:病人痛苦情况、精神病史和精神状态,家属和他人的支持情况,镇痛药物滥用或转换的危险因素,疼痛治疗不充分的危险因素等。

(3)主要心理护理措施:①减轻心理压力。紧张、忧郁和焦虑均可加重疼痛的程度,而疼痛的加剧反过来又会影响情绪,形成不良循环。情绪稳定、心境良好、精神放松,可以增强对疼痛的耐受性。护士应以同情、安慰和鼓励的态度支持病人,与病人建立相互信赖的友好关系。护士应鼓励病人表达疼痛时的感受及其对适应疼痛所作的努力,尊重病人对疼痛的行为反应,并帮助病人及家属接受其行为反应。②转移注意力和放松练习。转移病人对疼痛的注意力和放松可减少其对疼痛的感受强度,常采用的方法:组织病人参加其感兴趣的活动;播放病人喜欢的音乐;嘱病人双眼凝视一个定点,引导病人想象物体的大小、形状、颜色等,同时在病人疼痛部位或身体某一部位做环形按摩;指导病人进行有节律的深呼吸,用鼻深吸气,然后慢慢从口中呼气,反复进行;让病人集中注意力想象自己置身于一个意境或一处风景中,能起到松弛和减轻疼痛的作用,在做诱导性想象之前,先做规律性的深呼吸运动和渐进性的松弛运动效果更好。

3-234 (1)使用宽绷带约束病人时应重点观察约束部位的皮肤颜色、温度、活动及感觉。

(2)对病人采取约束措施时的注意事项:

①严格掌握保护具应用的适应证,始终维护病人的自尊。使用前要向病人及家属做好解释工作。②保护具只能短期使用,约束带要定时松解,每2小时放松1次,或结合病人意愿给予松解。③使用时应将病人肢体及关节处于功能位,并协助病人定时更换卧位,保证病人安全、舒适。使用约束带时,带下应垫衬垫,为了不影响血液循环,固定时松紧通常以能伸入1~2根手指为标准。④约束期间,注意随时观察受约束部位的血液循环和皮肤颜色、温度、活动及感觉,若发现肢体苍白、麻木、冰冷时,应立即放松约束带。必要时进行局部按摩,促进血液循环。⑤使用保护具过程中应将呼叫器摆放在病人易于拿取的位置,或有专门陪护人员,以确保病人能随时与医护人员取得联系,保障安全。⑥及时记录病人使用保护具的原因、开始使用的时间、部位、每次观察结果、相应的护理措施及解除约束的时间等。

(宋立源)

第四章

医院感染的预防和控制

选择题(4-1~4-270)

A1型单项选择题(4-1~4-130)

4-1 去除陈旧血迹可选用的溶液是
    A. 过氧化氢溶液
    B. 乙醇溶液
    C. 0.9%氯化钠溶液
    D. 维生素C溶液
    E. 过氧乙酸溶液

4-2* 医院感染暴发是指在医疗机构或其科室的病人中,短时间内发生同种、同源感染病例的例数是
    A. 1例以上
    B. 2例以上
    C. 3例以上
    D. 4例以上
    E. 5例以上

4-3* 不宜用燃烧灭菌法进行消毒的物品是
    A. 棉球
    B. 手术刀
    C. 换药碗
    D. 特殊感染伤口的敷料
    E. 避污纸

4-4* 医院感染的发生必须具备的基本条件中不包括下列哪种
    A. 感染源
    B. 传染性病毒
    C. 传播途径
    D. 易感宿主
    E. 疫源地

4-5* 病原体通过手、媒介物直接或间接接触导致的传播属于
    A. 空气传播
    B. 消化道传播
    C. 血液传播
    D. 接触传播
    E. 飞沫传播

4-6* 铜绿假单胞菌感染伤口换下的敷料正确的处理方法是
    A. 清洗后灭菌
    B. 清洗后置日光下暴晒
    C. 清洗后乙醇溶液浸泡
    D. 扔入污物桶
    E. 焚烧

4-7* 下列引起医院内感染的主要因素不包括
    A. 严格监控消毒灭菌效果
    B. 介入性诊疗手段增加
    C. 抗生素的广泛应用
    D. 医护人员不重视
    E. 易感人群增加

4-8* 医院感染常见的易感人群不包括
    A. 营养不良者
    B. 婴幼儿及老年人
    C. 机体免疫功能严重受损者
    D. 合理使用抗生素者
    E. 接受各种侵入性诊疗者

4-9* 能杀灭所有微生物及细菌芽孢的方法是
    A. 清洗
    B. 灭菌
    C. 消毒
    D. 抑菌
    E. 抗菌

4-10 干热灭菌法灭菌的条件是
    A. 120℃,5~10分钟
    B. 150℃,5~10分钟
    C. 180℃,10~15分钟
    D. 180℃,20~30分钟
    E. 200℃,10~20分钟

— 51 —

4-11 常用于家具、餐具、杂物等的处理或医疗器械在消毒、灭菌前的操作是
A. 消毒　　　　B. 抗菌
C. 清洁　　　　D. 灭菌
E. 抑菌

4-12 为了增强杀菌作用和去污防锈,煮沸消毒金属药碗时可加入的化学物质及其浓度是
A. 氯化钠,0.9%
B. 硫酸铜,0.1%
C. 亚硝酸钠,0.5%
D. 碳酸氢钠,1%~2%
E. 硫酸镁,50%

4-13 下列不适合用干烤法灭菌的是
A. 油剂　　　　B. 玻璃制品
C. 搪瓷制品　　D. 塑料
E. 粉剂

4-14 气性坏疽伤口更换下来的敷料正确的处理方法是
A. 煮沸消毒　　B. 焚烧法
C. 高压灭菌　　D. 光照消毒
E. 干烤法

4-15 煮沸消毒时,水中加入碳酸氢钠的浓度及其能提高的沸点是
A. 0.1%~0.2%,106℃
B. 0.3%~0.5%,107℃
C. 1%~2%,105℃
D. 3%~5%,105℃
E. 5%~10%,110℃

4-16 干烤法消毒灭菌结束后,打开烤箱前,须等烤箱内部温度降至
A. 30℃　　　　B. 40℃
C. 50℃　　　　D. 80℃
E. 100℃

4-17* 煮沸消毒灭菌操作中,下列操作错误的是
A. 管腔器械先在腔内灌水
B. 大小相同的盆应重叠
C. 带盖的容器需将盖打开
D. 玻璃类用纱布包好
E. 橡胶类待水沸后放入

4-18 不适合用煮沸法消毒的物品是
A. 搪瓷碗　　　B. 金属剪刀
C. 玻璃瓶　　　D. 橡胶管
E. 纤维胃镜

4-19 煮沸法消毒后的物品有效使用时间是
A. 2小时　　　B. 4小时
C. 8小时　　　D. 12小时
E. 24小时

4-20 煮沸法消毒时物品不宜放入过多,一般不超过消毒容器容量的
A. 1/3　　　　B. 1/2
C. 2/3　　　　D. 3/4
E. 4/5

4-21 关于煮沸消毒法,下列说法中正确的是
A. 中途加入物品,应立即重新计算时间
B. 煮沸15分钟后可杀灭多数细菌芽孢
C. 适用于耐湿、耐高温物品的消毒
D. 可增加碳酸氢钠浓度提高消毒效果
E. 是家庭常用的消毒方法

4-22 热力消毒灭菌效果最佳的灭菌法是
A. 烧灼法　　　B. 干烤法
C. 压力蒸汽灭菌法　D. 日光暴晒法
E. 煮沸消毒法

4-23* 下列消毒灭菌的方法中不属于物理消毒灭菌法的是
A. 焚烧法　　　B. 浸泡法
C. 高压蒸汽灭菌法　D. 煮沸法
E. 干烤法

4-24 下列对压力蒸汽灭菌效果的监测方法中最可靠的是
A. 留点温度计法　B. 生物监测法
C. 化学指示胶带法　D. 化学指示卡法
E. 化学指示管法

4-25 禁用压力蒸汽灭菌的物品是
A. 耐高温玻璃　　B. 搪瓷类

C. 化纤织物　　　D. 棉织品

E. 橡胶类

4-26 下列关于压力蒸汽灭菌法的操作事项中错误的是

A. 操作人员必须经过专业培训合格后上岗

B. 包装材料可用无通气孔的铝饭盒

C. 包装物品内应放指示卡

D. 物品包应小包放下层,大包放上层

E. 玻璃瓶应开口向下或侧放

4-27 光照消毒最易杀死的微生物是

A. 链球菌　　　B. 杆菌

C. 葡萄球菌　　　D. 真菌

E. 芽孢

4-28 下列适合用臭氧消毒灯消毒的是

A. 化验单据　　　B. 橡胶导管

C. 食品　　　D. 医院污水

E. 废弃针筒

4-29 紫外线消毒灯消毒时的照射时间一般为

A. 10～15分钟　　　B. 20～30分钟

C. 30～60分钟　　　D. 60～120分钟

E. 120分钟以上

4-30* 下列用紫外线灯消毒病室的操作中哪项错误

A. 灯亮后计时

B. 病室应先做清洁工作

C. 关闭门窗

D. 停止人员走动

E. 卧床病人佩戴墨镜

4-31 紫外线消毒灯应定时检测灯管照射强度,检测的间隔时间为

A. 每周　　　B. 每个月

C. 每3～6个月　　　D. 每6个月

E. 每年

4-32 紫外线的杀菌波长最佳是

A. 215 nm　　　B. 245 nm

C. 254 nm　　　D. 257 nm

E. 275 nm

4-33 紫外线灯管使用的时间寿命是

A. 100小时　　　B. 200小时

C. 500小时　　　D. 1 000小时

E. 不限时间

4-34 可使紫外线杀菌作用达到最佳效果的温度、相对湿度是

A. 低于20℃,超过30%

B. 低于20℃,40%～50%

C. 超过20℃,低于40%

D. 超过20℃,低于30%

E. 超过20℃,40%～50%

4-35 现场用臭氧灭菌灯进行消毒后,人员进入的时间间隔为

A. 5～10分钟后　　　B. 10～15分钟后

C. 15～20分钟后　　　D. 20～30分钟后

E. 60分钟后

4-36 下列关于紫外线灯消毒的操作中哪项错误

A. 保持灯管外表清洁

B. 有效照射距离不超过5 m

C. 建立时间登记卡

D. 定期检测强度和效果

E. 紫外线化学指示卡应当避光保存

4-37* 精密医疗器械灭菌经常选用

A. 干烤法

B. 电离辐射灭菌法

C. 紫外线灯消毒法

D. 微波消毒灭菌法

E. 压力蒸汽灭菌法

4-38 下列物品中不适合电离辐射灭菌的是

A. 聚乙烯心瓣膜　　　B. 橡胶手套

C. 宫内节育器　　　D. 白蛋白

E. 治疗盘

4-39 手术室电灼刀头消毒的合适方法是

A. 浸泡法　　　B. 擦拭法

C. 熏蒸法　　　D. 喷雾法

E. 水洗法

4-40 腹腔镜在临床手术中运用广泛,适用于下列哪种消毒方法

A. 高压蒸汽灭菌法
B. 擦拭法
C. 低温甲醛蒸汽灭菌法
D. 水洗法
E. 干烤法

4-41 浸泡纤维胃镜的消毒液宜用
A. 0.1%苯扎溴铵溶液
B. 0.2%过氧乙酸溶液
C. 75%乙醇溶液
D. 2%戊二醛溶液
E. 0.9%氯化钠溶液

4-42 能够杀灭芽孢的化学消毒剂是
A. 乙醇　　　　B. 碘附
C. 戊二醛　　　D. 过氧化氢
E. 氯己定

4-43 乙醇在消毒剂的分类中属于
A. 低效消毒剂　B. 中效消毒剂
C. 高效消毒剂　D. 抑菌剂
E. 灭菌剂

4-44 低温为液态,超过10.8℃为气态的消毒剂是
A. 乙醇　　　　B. 过氧化氢
C. 戊二醛　　　D. 环氧乙烷
E. 过氧乙酸

4-45 因纱布的吸附性可致药效降低的消毒剂是
A. 乙醇　　　　B. 苯扎溴铵
C. 碘附　　　　D. 甲醛
E. 过氧乙酸

4-46 使用戊二醛浸泡手术刀时,为了避免手术刀被戊二醛腐蚀,可加入
A. 5%亚硝酸钠溶液
B. 0.5%亚硝酸钠溶液
C. 5%碳酸氢钠溶液
D. 0.5%碳酸氢钠溶液
E. 0.5%醋酸钠溶液

4-47* 现有一治疗室,长6 m、宽3 m、高3 m,用食醋进行空气消毒,其用量最合适的是

A. 100 ml　　　B. 200 ml
C. 300 ml　　　D. 600 ml
E. 1 000 ml

4-48 不宜用于室内空气消毒的是
A. 含氯消毒剂　B. 过氧乙酸
C. 甲醛　　　　D. 食醋
E. 乳酸

4-49 漂白粉不适用于下列哪种物品消毒
A. 餐具　　　　B. 便具
C. 尿液　　　　D. 彩色病历卡
E. 呕吐物

4-50 关于碘酊和碘附的异同点,下列描述中正确的是
A. 碘酊与碘附都可以用于皮肤和黏膜的消毒
B. 碘酊是高效消毒剂,碘附是中效消毒剂
C. 皮肤用碘酊和碘伏消毒后均需要用乙醇脱碘
D. 碘酊可以用来浸泡金属,碘附不可
E. 碘酊和碘附均可消灭芽孢

4-51 关于过氧乙酸的保管和使用,下列操作中错误的是
A. 用白色带盖塑料容器盛装
B. 配制时需佩戴口罩和橡胶手套
C. 需现配、现用
D. 2%用于空气消毒
E. 消毒后开窗通风,方可入内

4-52 用漂白粉处理肝炎病人的粪便,两者的比例应是
A. 1∶2　　　　B. 1∶3
C. 1∶4　　　　D. 1∶5
E. 2∶3

4-53 下列适宜用于皮肤、黏膜和创面消毒的是
A. 碘酊　　　　B. 乙醇
C. 戊二醛　　　D. 碘附
E. 过氧乙酸

4-54 无法杀灭芽孢的消毒剂是

A. 碘酊　　　　　B. 戊二醛
C. 乙醇　　　　　D. 过氧乙酸
E. 氯胺

4-55 内镜的灭菌宜用下列哪种化学消毒法
A. 75%乙醇溶液浸泡
B. 0.1%氯己定溶液擦拭
C. 1%含氯石灰溶液浸泡
D. 戊二醛溶液浸泡
E. 1%苯扎溴铵溶液擦拭

4-56 苯扎溴铵与肥皂同用会影响其消毒效果。原因是
A. 有吸附作用　　B. 导致挥发
C. 降低浓度　　　D. 拮抗失效
E. 引起反应

4-57 可用于深部伤口冲洗的化学消毒剂是
A. 过氧化氢　　　B. 过氧乙酸
C. 碘酊　　　　　D. 苯扎溴铵
E. 乙醇

4-58 对眼睛和消化道有刺激性的化学消毒剂是
A. 过氧化氢　　　B. 甲醛
C. 安尔碘　　　　D. 苯扎溴铵
E. 乙醇

4-59 消毒灵属于
A. 灭菌剂　　　　B. 高效消毒剂
C. 中效消毒剂　　D. 低效消毒剂
E. 清洁剂

4-60 下列对于化学消毒剂的监测措施中错误的是
A. 使用中的消毒剂每季度进行1次生物检测
B. 消毒剂不得检出致病性微生物
C. 灭菌剂每月检测1次
D. 灭菌剂细菌含量必须<100 cfu/ml
E. 戊二醛的检测不少于每周1次

4-61 下列哪种环境的空气消毒应使用层流通风
A. 产房
B. 普通病房

C. 供应室
D. 无菌药物配制室
E. 化验室

4-62 下列关于被服类消毒的说法中错误的是
A. 病床单位可用臭氧消毒机消毒后清洗备用
B. 棉织品一般洗涤后高温消毒
C. 毯子和棉被可日光暴晒或紫外线灯消毒
D. 工作人员的工作服和病人服一起洗涤
E. 感染病人的被服应与普通病人的被服分开清洗消毒

4-63 下列属于高度危险性物品的是
A. 胃肠道内镜　　B. 呼吸机管道
C. 气管镜　　　　D. 肛表
E. 活检钳

4-64 下列属于低度危险性物品的是
A. 口表　　　　　B. 压舌板
C. 喉镜　　　　　D. 腹腔镜
E. 听诊器

4-65 下列垃圾中,应放入黄色垃圾袋的是
A. 金属换药碗
B. 消毒皮肤后的棉签
C. 一次性针头
D. 剩饭菜
E. 一次性输液器包装袋

4-66 拆开的一次性物品外包装袋应放入
A. 白色垃圾袋　　B. 黑色垃圾袋
C. 黄色垃圾袋　　D. 绿色垃圾袋
E. 红色垃圾袋

4-67 下列哪项是防止交叉感染的有效措施
A. 无菌物品应放在清洁、干燥的地方
B. 严格执行"三查七对"
C. 无菌物品过期后重新消毒再使用
D. 1份无菌物品只能供1人使用
E. 无菌物品和有菌物品分开放置

4-68 消毒供应中心的英文缩写正确的是
A. CDC　　　　　　B. ICU

C. CSD D. CSSD
E. CDDC

4-69 无菌物品存放架应距离地面
A. 10 cm B. 15 cm
C. 20~25 cm D. 5~10 cm
E. 30~35 cm

4-70* 下列哪项是操作者在无菌操作中不应有的行为
A. 面向无菌区
B. 手臂保持在腰部以上
C. 手消毒后方可触及无菌物品
D. 不可跨越无菌区
E. 面对无菌区与同事聊天

4-71* 无菌物品保管原则,下列哪项除外
A. 无菌物品包按有效期或失效期先后顺序摆放
B. 无菌物品应放在无菌包内
C. 无菌包外应注明灭菌时间、物品名称等
D. 无菌包放在干燥处可保存7天
E. 无菌包一经打开不可再用

4-72 下列无菌持物钳的使用方法中错误的是
A. 使用前须洗手、戴口罩
B. 使用前打开无菌包,干燥保存有效期为4小时
C. 使用时从容器中央垂直取出
D. 钳端向上,不可跨越无菌区域
E. 取、放无菌持物钳时前端均须闭合

4-73 一把长30 cm的无菌镊子浸泡在消毒液中,液面应浸没镊子的高度是
A. 5 cm B. 7.5 cm
C. 10 cm D. 15 cm
E. 20 cm

4-74 取用无菌溶液时,核对的标签内容不包括
A. 药名 B. 剂量
C. 品牌 D. 浓度
E. 有效期

4-75 取用无菌溶液时,先倒出少量溶液的目的是
A. 检查液体有无变色
B. 冲洗瓶口
C. 查看溶液的气味
D. 查看溶液有无浑浊
E. 检查溶液有无沉淀物

4-76 使用无菌容器时正确的方法是
A. 打开无菌容器盖后,盖内面须朝上
B. 无菌物品取出后,未用应立即放回
C. 手持无菌容器时应托住边缘
D. 手可触及无菌容器的内面
E. 无菌容器应每月消毒1次

4-77 无菌包使用时发现边缘潮湿应
A. 晒干后用 B. 烤干后用
C. 立即用 D. 4小时内用完
E. 重新灭菌

4-78 无菌溶液开盖后只能保存
A. 4小时 B. 6小时
C. 12小时 D. 24小时
E. 48小时

4-79 无菌盘铺好后应标明时间,有效期为
A. 4小时 B. 6小时
C. 8小时 D. 12小时
E. 24小时

4-80 灭菌合格的无菌包打开后,包内物品未用完,有效期为
A. 4小时 B. 6小时
C. 8小时 D. 12小时
E. 24小时

4-81 未打开过且保管良好的无菌包,有效期是
A. 4小时 B. 8小时
C. 12小时 D. 24小时
E. 7天

4-82 干燥保存的无菌持物钳在多长时间内可用
A. 4小时 B. 8小时
C. 12小时 D. 24小时

E. 7天

4-83 无菌操作中不小心手套破损后应
A. 用无菌纱布将破损处包好
B. 可继续使用
C. 立即更换
D. 再加套1副手套
E. 用碘附擦拭手套后继续使用

4-84 铺无菌盘的操作程序中,第1步要做的是
A. 查对
B. 解释
C. 取无菌巾
D. 用七步洗手法洗手
E. 记录

4-85 为防止手套破损,脱手套时应
A. 先拉手腕部分再脱下
B. 将手套口翻转再脱下
C. 先拉手指部分再脱下
D. 先拉手掌部分再脱下
E. 洗手后脱下

4-86 下列操作中违反无菌原则的是
A. 手持无菌容器时,应托住底部
B. 洗手后双手始终保持在腰部或操作台面以上
C. 倒取无菌溶液时,手不可触及瓶盖的内面
D. 打开无菌容器盖时,盖内面向下放置
E. 铺好无菌盘,手不可触及治疗巾的内面

4-87 有关无菌手套的使用,下列操作中不正确的是
A. 选择与操作者双手大小合适的尺码
B. 未戴手套的手不可触及手套的外面
C. 已戴手套的手可触及另一手套的内面
D. 如手套有破损,立即更换
E. 脱掉手套后,弃于黄色垃圾袋内

4-88 对传染病病人采取的隔离称为
A. 限制性隔离   B. 阻碍性隔离
C. 保护性隔离   D. 预防性隔离
E. 传染病隔离

4-89* 对易感人群的隔离称为
A. 限制性隔离   B. 阻碍性隔离
C. 保护性隔离   D. 预防性隔离
E. 传染病隔离

4-90 应执行保护性隔离的疾病是
A. 麻疹   B. 霍乱
C. 白血病   D. 伤寒
E. 肺结核

4-91 应执行严密隔离的疾病是
A. 病毒性肝炎   B. 细菌性痢疾
C. 霍乱   D. 百日咳
E. 艾滋病(AIDS)

4-92 传染病病区的区域划分依据是
A. 隔离的种类
B. 病人的护理等级
C. 传染病的种类
D. 医护人员接触的环境
E. 病人接触的环境

4-93* 传染病区内属半污染区的是
A. 库房   B. 护士站
C. 病人检查室   D. 病室
E. 更衣室

4-94* 传染病区内属于清洁区的是
A. 医生办公室   B. 护士站
C. 病人检查室   D. 病室
E. 医护人员值班室

4-95* 传染病区内属于污染区的是
A. 药房   B. 护士站
C. 病区走廊   D. 病室
E. 配餐室

4-96 X线拍片室属于
A. 无菌区   B. 污染区
C. 清洁区   D. 半污染区
E. 潜在污染区

4-97 感染性疾病病区应设在医院相对独立的区域,远离
A. 急诊

B. 门诊
C. 重症监护室(ICU)
D. 行政楼
E. 放射科

4-98 隔离病室内同种疾病病人可安置于一室,每间病室不应超过
A. 1人　　　　B. 2人
C. 3人　　　　D. 4人
E. 5人

4-99 可安置在同一病室的传染病病人是
A. 流感、百日咳病人
B. 伤寒、痢疾病人
C. 破伤风、白喉病人
D. 流脑、乙脑病人
E. 肺结核、炭疽病人

4-100 应分开挂号候诊的门诊科室是
A. 消化科　　　B. 普外科
C. 心内科　　　D. 肠道感染科
E. 烧伤科

4-101 手术室在医院危险区域的划分类别中属于
A. 低危险区域　B. 无危险区域
C. 中等危险区域　D. 高危险区域
E. 极高危险区域

4-102 下列区域中属于低危险区域的是
A. 普通门诊　　B. 普通病房
C. 手术室　　　D. ICU
E. 医院教学区

4-103 隔离室病室门外及病床尾必须设有
A. 巡视单　　　B. 呼叫器
C. 屏风　　　　D. 隔离标志
E. 护理级别

4-104 下列隔离病房的管理措施中不正确的是
A. 病室内每周紫外线灯照射1次进行空气消毒
B. 病人接触过的血压计经擦拭消毒后再放回治疗室
C. 隔离病室门外或床尾应设挂衣架及隔离衣
D. 病人的尿液按规定消毒处理后方可排放
E. 病人的信件需送出病室,应放入专用污物袋并标识

4-105 传染病病人若接触隔离,其传染性分泌物培养结果须达到几次均为阴性
A. 1次　　　　B. 2次
C. 3次　　　　D. 4次
E. 5次

4-106 下列传染病病人出院时的终末消毒处理措施中错误的是
A. 病人洗澡、换清洁衣裤
B. 个人用物经消毒后带出病区
C. 被服立即送洗衣房清洗
D. 室内空气可用紫外线灯照射消毒
E. 病床、桌椅用消毒液擦拭

4-107 下列哪项不符合隔离原则
A. 隔离单位标记明显
B. 门口设消毒盆、避污纸和毛巾
C. 脚垫用消毒液浸湿
D. 使用过的物品冲洗后立即消毒
E. 穿隔离衣后不得进入工作人员值班室

4-108 负责重症急性呼吸综合征(SARS)病人病区工作的医护人员应每天监测体温2次,体温超过多少应及时就诊
A. 37.0℃　　　B. 37.5℃
C. 38.0℃　　　D. 38.5℃
E. 39.0℃

4-109 接触新型冠状病毒肺炎(简称新冠肺炎)疑似病例或临床诊断病例血液、体液、呕吐物及其污染物品的人员,应佩戴下列哪种手套,必要时需佩戴2层
A. 耐酸碱手套　B. 绝缘手套
C. 石棉手套　　D. 丁晴手套
E. 一次性使用医用橡胶手套

4-110 水痘病人应采取的隔离种类是
A. 严密隔离　　B. 血液隔离

C. 呼吸道隔离　　D. 昆虫隔离
E. 体液隔离

4-111 白血病病人应采取的隔离种类是
A. 严密隔离　　B. 血液隔离
C. 呼吸道隔离　　D. 保护性隔离
E. 体液隔离

4-112 下列保护性隔离措施中不恰当的是
A. 病人住单间病室或隔离单元内
B. 接触病人前,戴帽子、口罩,穿隔离衣
C. 病室内空气、地面、家具等均应严格消毒
D. 家属每天只可探视1次,每次半小时以内
E. 接触或护理病人前后均应洗手

4-113* 2020年1月20日,国家卫生健康委员会发布公告,新冠肺炎纳入法定传染病乙类管理,采取下列哪级传染病的预防、控制措施
A. 乙类　　B. 甲类
C. 丙类　　D. 一级
E. 二级

4-114 戴清洁帽子时,应将头发
A. 遮住头顶　　B. 遮住刘海
C. 全部遮住　　D. 遮住一半
E. 除发尾以外全部遮住

4-115 下列关于口罩的使用方法中不正确的是
A. 口罩应罩住鼻、口及下巴
B. 口罩潮湿或被病人血液污染后,可继续操作,结束后丢弃
C. 摘掉口罩前应先洗手
D. 摘口罩时先解开下面的系带,再解开上面的系带
E. 口罩摘下后不可挂在胸前

4-116 使用一次性口罩不得超过
A. 1小时　　B. 2小时
C. 4小时　　D. 6小时
E. 12小时

4-117 每次接触严密隔离病人后口罩应
A. 2小时后更换　　B. 4小时后更换
C. 立即更换　　D. 隔天更换
E. 不用更换

4-118 在传染病区使用口罩,下列哪项操作符合要求
A. 口罩应遮住口部
B. 污染的手只能触摸口罩的外面
C. 取下口罩后,内面向外折叠
D. 口罩潮湿可继续使用
E. 脱下口罩后,勿挂在胸前

4-119 公众预防新冠肺炎的措施以下哪项不正确
A. 保持手卫生
B. 保持室内空气的流通
C. 良好安全饮食习惯
D. 一次性口罩使用后直接丢入生活垃圾
E. 医院就诊或陪护就医时,一定要佩戴好合适的口罩

4-120 医护人员接触传染病病人后刷洗双手,正确的顺序是
A. 前臂,腕部,手背,手掌,手指,指缝,指甲
B. 手指,指缝,手背,手掌,腕部,前臂,
C. 手掌,手背,腕部,指甲,指缝,前臂
D. 手掌,腕部,手指,前臂,指甲,指缝
E. 腕部,前臂,手掌,手背,手指,指甲

4-121 医护人员在日常工作中严格按照程序认真洗手的意义重大,最终目的在于
A. 保护自己
B. 达到医院考核
C. 防止感染和交叉感染
D. 防止医疗差错
E. 提高病人满意度

4-122 七步洗手法中,每个步骤应至少来回揉搓

A. 1次 B. 2～3次
C. 3～5次 D. 5～6次
E. 10次

4-123* 下列哪种情况不属于新冠肺炎病例密切接触者
A. 与病例共同居住、学习、工作的人员
B. 为病例提供过密切接触服务的商场营业员
C. 诊疗、护理、探视病例时采取了有效防护措施的医护人员
D. 病例同病室的其他病人及陪护人员
E. 与病例乘坐同一交通工具并有近距离接触人员

4-124 下列关于隔离衣的使用方法中正确的是
A. 每3天更换1次
B. 保持袖口内外面清洁
C. 隔离衣潮湿后立即晾干继续使用
D. 必须全部盖住工作服
E. 隔离衣挂在病区走廊内应外面向外

4-125 在传染病区,护士穿隔离衣后禁止进入的区域是
A. 病区走廊 B. 严密隔离病室
C. 护士值班室 D. 化验室
E. 病人浴室

4-126* 穿、脱隔离衣时要避免污染
A. 腰带以上部位 B. 衣袖的后面
C. 腰带以下部位 D. 胸前、背后
E. 面部、衣领部位

4-127 下列脱掉隔离衣后的悬挂方法中正确的是
A. 挂在病人床尾,则隔离衣的清洁面向外
B. 挂在病室走廊,则隔离衣的污染面向外
C. 挂在医生办公室,则隔离衣的清洁面向外
D. 挂在护士站,则隔离衣的污染面向外
E. 挂在标本室,则隔离衣清洁面向外

4-128 正确使用避污纸的方法是
A. 戴手套后拿取
B. 用镊子夹取
C. 从页面抓取
D. 让病人帮助拿取
E. 掀页撕取

4-129 关于执行隔离技术,下列操作中错误的是
A. 取下口罩,将污染面向内折叠
B. 从手指至前臂顺序刷手
C. 隔离衣挂在病室里,污染面向外
D. 避污纸使用完毕扔入污物桶,定时焚烧
E. 隔离衣应每天更换消毒

4-130 根据新冠肺炎病例相关信息和当前防控实际,密切接触者医学观察期定为多少天
A. 7天 B. 10天
C. 14天 D. 21天
E. 30天

✎ A2型单项选择题(4-131～4-230)

4-131* 坐浴时衣服不慎沾上高锰酸钾溶液,去除此污渍宜用
A. 乙醇溶液 B. 草酸溶液
C. 过氧化氢溶液 D. 氨水
E. 维生素C溶液

4-132* 某医院呼吸内科病房相邻床位出现了3例不明原因的腹泻病人,医护人员怀疑出现医院感染,应首先
A. 报告院长
B. 报告卫生行政部门
C. 报告科室主任和医院感染管理部门
D. 积极进行有关检查,等暴发感染的

诊断明确后及时报告

E. 密切观察暴发病例是否继续增加

4-133* 病人,男性,52岁。因甲型肝炎住在隔离病房,护士为其进行护理操作后,需进行手消毒操作。下列哪项操作错误

A. 反复2次,共刷手2分钟

B. 用手巾自下而上擦干双手

C. 浸泡法时消毒液要浸没肘部

D. 刷手完毕,手刷置于固定容器中

E. 流水洗手时,腕部要低于肘部

4-134* 病人,女性,34岁。因肺结核住院治疗。护士为其进行护理工作时,下列哪项是正确的操作规范

A. 护理后立即更换口罩

B. 为病人翻身后用手整理口罩

C. 身着隔离衣进入治疗室配药

D. 把口罩折叠后挂在胸前

E. 掀页撕取避污纸

4-135* 病人,女性,28岁。近2周反复发热,有明显的发冷期和发热期,交替出现,1个多月前曾往非洲旅游,拟诊疟疾收治入院。对该病人应采用

A. 保护性隔离 B. 严密隔离

C. 昆虫隔离   D. 接触隔离

E. 消化道隔离

4-136* 病人,男性,60岁。足底外伤4天,因发热、厌食、说话受限、咀嚼困难、苦笑面容入院。对其衣物的处置正确的是

A. 先清洗,再灭菌

B. 先灭菌,再清洗

C. 先日光暴晒,再清洗

D. 先消毒,后清洗

E. 先清洗,后消毒

4-137* 病人,男性,25岁。因低热、呼吸困难、胸痛就医,诊断为肺结核。病人痊愈出院,对其携带的笔记本电脑拟采用的消毒方法是

A. 日光暴晒

B. 紫外线灯照射消毒

C. 电离辐射消毒

D. 高压蒸汽灭菌

E. 环氧乙烷消毒

4-138* 病人,女性,28岁。偶尔发现自己感染血液性传染病,其工作为注射室护士。分析其感染最可能的原因是

A. 侵入性操作

B. 为传染病病人的污染伤口换药

C. 给传染病病人擦浴

D. 针刺伤

E. 接触传染病病人的体液

4-139* 病人,男性,28岁。因铁钉扎入手指,继而发热、惊厥,牙关紧闭呈苦笑面容入院,诊断为破伤风。该病人换下的敷料应

A. 焚烧

B. 先清洗,后暴晒

C. 先暴晒,后清洗

D. 先清洗,后消毒

E. 先灭菌,后清洗

4-140* 病人,男性,23岁。在工作时不慎被锐器刺伤。护士为其清创使用无菌溶液时,以下哪个操作步骤错误

A. 在无菌溶液瓶中蘸取溶液时未触及瓶口及瓶壁

B. 一手示指与中指套住瓶塞将其拉出,手未触及瓶塞内面及瓶口

C. 标签朝向掌心,倒出少量溶液旋转冲洗瓶口,再由原处倒出溶液

D. 未使瓶口接触容器口周围

E. 倒溶液时,未将标签打湿

4-141* 病人,女性,38岁。因肺结核入院治疗一段时间后,医生予以出院。病人出院后,需对病区病房进行空气消毒。应选用下列哪种化学消毒剂

A. 84消毒液 B. 过氧乙酸

C. 环氧乙烷 D. 乙醇

E. 过氧化氢

4-142* 病人,男性,32岁。因高热、腹泻,诊断为细菌性痢疾。应对其实施的隔离措施为
　　A. 严密隔离　　B. 保护性隔离
　　C. 接触隔离　　D. 昆虫隔离
　　E. 消化道隔离

4-143* 病人,女性,52岁。因痔疮复发坐浴治疗。消毒坐浴盆最简单、有效的方法是
　　A. 煮沸法
　　B. 过氧乙酸溶液浸泡法
　　C. 乙醇燃烧法
　　D. 氯己定溶液擦拭法
　　E. 紫外线灯照射法

4-144* 病人,男性,35岁。因火灾烧伤,Ⅲ度烧伤面积达65%。应采用哪种隔离
　　A. 消化道隔离　　B. 呼吸道隔离
　　C. 严密隔离　　D. 保护性隔离
　　E. 接触隔离

4-145* 病人,女性,32岁。低热、乏力、盗汗10天,伴呼吸困难、胸痛。经胸部X线检查,诊断为浸润型肺结核,入院行抗结核治疗。下列护士采取的防治措施中不妥的是
　　A. 需密切观察病人用药后有无不良反应
　　B. 病室每天用紫外线灯进行空气消毒
　　C. 给予异烟肼、链霉素治疗
　　D. 在病室不与病人直接接触时,护士可不戴口罩
　　E. 病人痰液用漂白粉搅拌,静置2小时后倒掉

4-146* 某病人肝功能检查报告显示血清转氨酶升高,同时病人肝区隐痛、恶心、呕吐。护士应立即
　　A. 转急诊室处理
　　B. 进行健康教育
　　C. 测量病人生命体征
　　D. 转入隔离门诊诊治
　　E. 安排提前就诊

4-147* 病人,男性,30岁。因疲乏无力、食欲缺乏、厌油就诊,诊断为甲型肝炎。护士为病人办理入院手续,接过病人使用过的圆珠笔。该笔应选用的消毒方式是
　　A. 过氧乙酸擦拭　　B. 紫外线灯照射
　　C. 氯己定浸泡　　D. 日光暴晒
　　E. 甲醛熏蒸

4-148* 病人,男性,26岁。2小时前左手拇指近节指骨处被切割刀完全切断,创面整齐、较清洁,行彻底清创再植修复。病人为乙肝病毒(HBV)携带者。该病人手术用过的所有布类用品该如何处理
　　A. 先洗涤,再高压蒸汽灭菌
　　B. 先浸泡消毒再洗涤,经高压蒸汽灭菌后方可供其他病人使用
　　C. 放入污衣袋送洗衣房
　　D. 先浸泡消毒,再洗涤
　　E. 直接送洗衣房洗涤

4-149* 病人,女性。因急性黄疸型肝炎住院。下列护理措施中错误的是
　　A. 给予低脂肪食物
　　B. 病人剩余的饭菜可用漂白粉混合搅拌后倒掉
　　C. 接触病人时应穿隔离衣
　　D. 病人的排泄物直接倒入马桶中冲洗
　　E. 护理病人前后均应洗手

4-150* 病人,女性。诊断为肺结核,在家休养,但痰中有结核分枝杆菌。护士指导家属最简便有效的处理其带痰纸巾的方法是
　　A. 乙醇浸泡　　B. 消毒灵浸泡
　　C. 深埋　　D. 焚烧
　　E. 煮沸

4-151* 病人,女性,38岁。因发热、畏寒、乏

力、厌油、食欲缺乏、恶心、呕吐就诊,诊断为甲型肝炎。下列采取的隔离措施中不妥的是
A. 不同病种病人的食品不可交换
B. 不同病种病人书报可相互借阅
C. 室内保持无蟑螂、无蝇
D. 不同病种病人应分室居住
E. 护理病人时须穿隔离衣

4-152* 病人,男性,30岁。左前臂外伤后发展为气性坏疽。消毒其换下的敷料的最佳方法是
A. 高压蒸汽灭菌   B. 煮沸
C. 焚烧   D. 乙醇浸泡
E. 微波消毒灭菌

4-153* 病人,男性,25岁。白血病骨髓移植术后,无不良并发症,生命体征平稳。该病人应采取的隔离措施为
A. 保护性隔离
B. 血液-体液隔离
C. 严密隔离
D. 肠道隔离
E. 呼吸道隔离

4-154* 病人,女性,42岁。因肺炎入院治疗,护士为其进行静脉输液时不慎将碘酒滴到她的眼镜架上。护士可帮她选用下列哪种溶液除去碘渍
A. 乙醇溶液   B. 碱水
C. 过氧乙酸溶液   D. 过氧化氢溶液
E. 氨水

4-155* 病人,女性,18岁。因麻疹入院治疗。护士巡视时发现病人家属探视较多,应对其采取的隔离措施是
A. 保护性隔离   B. 肠道隔离
C. 严密隔离   D. 接触隔离
E. 呼吸道隔离

4-156* 病人,女性,17岁。患急性淋巴细胞白血病,目前进行化疗。近2周出现发热,伴咳嗽、乏力,双下肢淤点。白细胞计数 $0.88\times10^9/L$。应施行

A. 保护性隔离   B. 消化道隔离
C. 接触性隔离   D. 呼吸道隔离
E. 昆虫隔离

4-157* 病人,男性。因患传染病住院。护士做入院宣教时,告知其下列哪个区域属于污染区
A. 消毒室   B. 病房
C. 值班室   D. 医护办公室
E. 配餐室

4-158* 病人,男性,89岁。气管切开术后,护士为其进行气道护理时需戴无菌手套。下列哪项操作不正确
A. 戴上手套的右手持另一手套的内面戴上左手
B. 脱手套时,将手套翻转脱下
C. 已戴好手套的手可以触摸身上的无菌隔离衣
D. 戴上手套的双手置腰部水平以上
E. 戴好手套的手不应该脱离视线范围

4-159* 患儿,女性,7岁。因患流感,护士指导家属用食醋熏蒸消毒其卧室空气,卧室空间为 $60\ m^3$,需用食醋量为
A. 100～200 ml   B. 800～1 000 ml
C. 600～700 ml   D. 20～40 ml
E. 300～600 ml

4-160* 病人,男性,32岁。术后全身感染。对其的治疗原则是
A. 足够剂量的抗生素治疗
B. 全身支持疗法
C. 控制感染
D. 处理原发病灶
E. 以上说法均正确

4-161* 病人,女性,68岁。因糖尿病足入院治疗,护士准备为其换药时发现病人不在,便铺了无菌治疗盘放置在治疗室。在铺无菌治疗盘的过程中,下列操作中哪项正确
A. 铺好以后注明有效时间为4小时

B. 用干净的手指夹取治疗巾边缘,从无菌治疗包内取出
C. 潮湿后的无菌盘应马上使用
D. 无菌治疗包打开后即不可再次使用
E. 无菌治疗盘内的容器里不得盛放溶液,以免沾湿治疗巾

4-162* 孕妇,34岁,第2胎妊娠。孕妇在家中突然出现临产征兆,医生到达后紧急在家中为其接生,使用干热法消毒剪刀。与湿热消毒灭菌法相比,干热法
A. 主要通过水蒸气及空气传导热力
B. 导热较快
C. 灭菌所需温度较高
D. 灭菌所需时间较短
E. 穿透力较强

4-163* 病人,男性,HBV携带者。其使用后的牙科手机消毒处理措施为
A. 彻底清洗干净,消毒或灭菌
B. 去污染,消毒或灭菌
C. 消毒,彻底清洗干净
D. 消毒,彻底清洗干净,消毒或灭菌
E. 消毒或灭菌

4-164* 病人,女性,70岁。因尿失禁留置导尿管,责任护士负责日常护理工作。下列不属于护士洗手指征的是
A. 接触有破损的皮肤、黏膜前后
B. 处理污染物品后
C. 戴无菌手套后
D. 进入和离开病房前
E. 接触病人前后

4-165* 患儿,男性,6岁。学骑自行车时不慎摔倒,膝盖皮外伤,急诊入院。护士遵医嘱开启无菌0.9%氯化钠溶液为病人清洁伤口。下列操作中需纠正的是
A. 用拇指与食指或双手拇指将瓶塞边缘向上翻起
B. 摇晃溶液检查有无沉淀物、浑浊

C. 湿擦瓶外灰尘
D. 检查瓶盖有无松动、瓶体有无裂痕
E. 检查无误后,用启瓶器开启瓶盖

4-166* 病人,女性,55岁。切菜时不慎切伤手指,入院处理伤口。该病人预防破伤风最有效、最可靠的方法是
A. 彻底清除坏死组织和异物
B. 注射破伤风抗毒素(TAT)
C. 应用青霉素
D. 注射人免疫球蛋白
E. 应用肾上腺皮质激素

4-167* 病人,女性,65岁。HBV携带者,拟行肝内胆管切开取石术。术后器械用物消毒灭菌步骤是
A. 彻底清洗后,用紫外线灯消毒法消毒
B. 先用化学消毒剂浸泡消毒,再用高压蒸汽灭菌
C. 先清洁,再灭菌
D. 与其他器械先浸泡消毒后,再分别清洁灭菌
E. 清洁后用燃烧灭菌法灭菌

4-168* 病人,男性,51岁。因肝癌入院,行化学药物输液治疗。为预防静脉炎,责任护士采取的下列措施中不妥的是
A. 患肢抬高并制动
B. 充分稀释药物
C. 严格执行无菌操作
D. 有计划地更换注射部位
E. 药液少量外渗时给予湿热敷

4-169* 病人,男性,48岁。实验室检查:血清人类免疫缺陷病毒(HIV)抗体(抗HIV)阳性。护士在对其进行健康教育指导时,下列叙述中不正确的是
A. 严禁献血
B. 外出时应戴口罩
C. 不能和他人共用牙刷
D. 性生活应使用避孕套
E. 排泄物用含氯石灰消毒

4-170* 病人,男性,30岁。因腹痛、反跳痛、呕吐入院,诊断为阑尾炎。医院欲为病人进行紧急手术,在煮沸消毒金属器械时,为了增强杀菌作用和去污防锈,可加入
A. 碳酸氢钠   B. 硫酸镁
C. 亚硝酸钠   D. 氯化钠
E. 稀盐酸

4-171* 病人,男性,48岁。患乙型肝炎,其使用的碗筷需定时进行煮沸消毒。下列关于煮沸消毒法的叙述,正确的是
A. 煮沸10分钟即可杀灭多数细菌芽孢
B. 在水中加入亚硝酸钠即可提高杀菌效果
C. 中途加入其他物品,需等再次水沸后计时
D. 橡胶类物品在冷水中或温水中放入
E. 物品需全部浸入水中,相同的容器应重叠放在一起

4-172* 病人,女性,40岁。因低热、夜间盗汗、乏力、咳嗽入院检查,诊断为肺结核。对该病人采取的隔离措施是
A. 接触隔离
B. 空气隔离
C. 严密隔离
D. 血液-体液隔离
E. 呼吸道隔离

4-173* 病人,男性,33岁。行扁桃体摘除术。洗手护士在戴无菌手套时方法正确的是下列哪项
A. 戴好手套的手保持在腰部以上、肩部以下范围内
B. 脱手套时双手分别捏住手套外面翻转脱下
C. 打开无菌手套袋后检查号码及灭菌日期
D. 用戴好手套的手捏住另一只手套的内面

E. 手套袋的系带缝好后放在手套袋的内面

4-174* 病人,女性,65岁。因患直肠癌,医生欲为其行腹腔镜手术,术前使用碘酊进行皮肤消毒,碘酊的作用原理是
A. 破坏细胞壁的结构
B. 破坏细胞膜的结构
C. 干扰细菌酶的活性
D. 产生新生态的氧
E. 使菌体蛋白氧化、变性

4-175* 病人,男性,40岁。因流行性脑脊髓膜炎收入传染病病区治疗。下列护士操作中不恰当的是
A. 关闭通向走廊的门窗
B. 告知病人落地物品分为污染和未污染两种
C. 用紫外线灯消毒病室时应戴好眼罩
D. 病人衣物经消毒后交由家属带回
E. 护士进入隔离室需戴口罩、帽子

4-176* 病人做完胃镜检查后,护士对纤维内镜进行消毒灭菌应采用下列哪种方法
A. 焚烧法   B. 煮沸法
C. 乙醇浸泡法   D. 戊二醛浸泡法
E. 压力蒸汽灭菌法

4-177* 病人,男性,33岁。突然出现黄疸、腹泻、发热等症状,诊断为甲型肝炎。以下对病毒有杀灭作用的消毒剂不包括
A. 碘附   B. 碘酊
C. 乙醇   D. 过氧乙酸
E. 戊二醛

4-178* 病人,男性,42岁。因屠宰牛、羊后感染炭疽,入院治疗。对该病人的票证、书信等物品,最常用的消毒方法是
A. 乳酸熏蒸消毒
B. 过氧乙酸熏蒸消毒
C. 食醋熏蒸消毒
D. 甲醛熏蒸消毒
E. 紫外线灯消毒

4-179* 病人,女性,50岁。因脑出血入院,目前处于昏迷状态,给予鼻饲饮食。护士使用口护包对病人进行口腔护理,口护包为高压蒸汽灭菌。对高压蒸汽灭菌效果的监测,最可靠的方法是

A. 化学指示卡法
B. 化学指示胶带法
C. 培养法
D. 器皿法
E. 微生物测试法

4-180* 病人,男性,38岁。因反复发热,伴消瘦、腹泻1个月入院,诊断为艾滋病。护士为其护理过程中不慎被该病人使用过的注射器针头扎伤手指,应首先

A. 尽量挤出损伤处的血液,然后进行伤口的清洁、消毒
B. 立即检测抗HIV
C. 立即检测病人的病毒载量
D. 上报医院,等待医院处理
E. 不用处理

4-181 病人,男性,70岁,既往身体健康。因股骨颈骨折,医生欲给予病人手术治疗,手术物品使用高压蒸汽灭菌。关于高压蒸汽灭菌,不正确的是

A. 无菌包不宜过大
B. 灭菌后物品即刻取出备用
C. 布类物品放在搪瓷物品之上
D. 高压锅内物品不能装得太多
E. 放置时各包之间要有空隙

4-182* 病人,男性,59岁。因肝硬化、腹水入院,入院3天后病人出现发热,判断病人可能发生了内源性感染。下列关于内源性感染正确的描述是

A. 病原体通过医护人员的手导致的感染
B. 病原体通过病室空气导致的感染
C. 由蚊虫叮咬导致的感染
D. 由医院供水系统导致的感染
E. 病人自身病原体导致的感染

4-183* 病人,男性,54岁。因胃溃疡出血入院,病人每天测量体温后使用过氧乙酸溶液消毒体温表。过氧乙酸的保管和使用方法,下列哪一项是错误的

A. 用暗色塑料容器盛装
B. 置于阴凉处
C. 配好各种浓度备用
D. 2%用于空气消毒
E. 不能浸泡金属物品

4-184* 病人,女性,37岁。诊断为破伤风。护士为该病人更换敷料后,正确的处理方法是

A. 焚烧处理
B. 高压灭菌后再清洗
C. 丢入污物桶后再集中处理
D. 日光下晒后清洗
E. 过氧乙酸浸泡后清洗

4-185* 病人,男性,60岁。因嗳气、腹胀到医院就诊,医生欲给予病人胃镜检查。浸泡纤维胃镜的消毒液宜用

A. 0.1%苯扎溴铵
B. 0.2%过氧乙酸
C. 70%乙醇
D. 碘附
E. 2%戊二醛

4-186* 病人,男性,20岁,在校大学生。2个月来出现午后低热、盗汗、乏力、消瘦、食欲缺乏。近1周高热、咳嗽、痰中带血,痰结核分枝杆菌阳性,应用链霉素抗结核治疗。对该病人的痰液简单有效的处理方法是

A. 阳光下暴晒
B. 焚烧
C. 用开水煮沸
D. 过氧乙酸浸泡
E. 深埋

4-187* 病人,女性,47岁。因发热、咽喉疼痛,在取咽拭子后使用燃烧法消毒接

种环进行细菌培养。燃烧灭菌时,所用的乙醇浓度是
A. 35% B. 55%
C. 65% D. 75%
E. 95%

4-188* 病人,男性,68岁。出现腹泻、咳嗽,体温38.2℃,其妻子为新冠肺炎确诊病例。在其前往医院的路上,以下哪项措施不正确
A. 佩戴医用口罩
B. 避免搭乘公共交通
C. 运送路上关闭车窗
D. 尽可能远离其他人(至少1m)
E. 对所有被呼吸道分泌物或体液污染的表面进行消毒

4-189* 病人,男性,58岁,无业。HIV感染半年,现阑尾炎术后2天,伤口处有少量渗血。责任护士更换其被血液污染的被服时防护重点是
A. 如手部皮肤完好,可不戴手套
B. 只要操作时戴手套,操作后不需洗手
C. 未戴手套时,应避免手部被污染
D. 戴手套操作,脱手套后认真洗手
E. 血液污染面积少时,可不戴手套

4-190* 病人,女性,32岁。初产妇,孕39周,入院待产,其床单和衣物被血污染。洗涤时应遵循的原则是
A. 混合消毒,单独清洗
B. 混合清洗,消毒
C. 混合消毒,混合清洗
D. 单独清洗,不消毒
E. 单独清洗,消毒

4-191* 病人,女性。体温40℃,发热3天,伴反复抽搐,神志不清,瞳孔对光反射迟钝,考虑乙型脑炎。应施行
A. 消化道隔离 B. 呼吸道隔离
C. 保护性隔离 D. 接触性隔离
E. 昆虫隔离

4-192* 病人,男性。因浸润型肺结核入院。其传染性分泌物需要几次培养结果均为阴性才可解除隔离
A. 2次 B. 3次
C. 4次 D. 5次
E. 7次

4-193* 病人,女性,55岁。乳腺癌术后化疗。护士在给其行外周中心静脉导管(PICC)置管过程中发现手套破损,此时应
A. 立即更换手套
B. 用无菌纱布覆盖破损处
C. 用消毒液消毒破损处
D. 用胶布粘贴破损处
E. 加戴一副手套

4-194 病人甲欲行左甲状腺大部切除术,病人乙欲行胆囊切除术,病人丙欲行子宫切除术。病人甲、乙的实验室检查结果正常,病人丙的实验室检查结果呈乙肝大三阳。3人若同一天在同一间手术室手术,下列手术依次排列哪项合理
A. 甲、乙、丙 B. 甲、丙、乙
C. 乙、甲、丙 D. 乙、丙、甲
E. 丙、甲、乙

4-195* 病人,男性,28岁。因急性黄疸型肝炎入院,现康复出院。下列关于病室的终末消毒处理中错误的是
A. 床垫、棉被及枕芯用日光暴晒
B. 体温计用消毒液浸泡,血压计、听诊器进行熏蒸
C. 打开门窗通风,用消毒液擦拭家具、地面
D. 关闭病室门窗,用消毒液熏蒸或用紫外线灯照射
E. 病人病服清洗后进行消毒

4-196* 病人,男性。诊断为病毒性肝炎。其使用过的化纤织物最好的消毒方法是
A. 高压蒸汽灭菌

B. 氯胺喷雾
C. 过氧乙酸浸泡
D. 环氧乙烷气体消毒
E. 紫外线灯照射

4-197* 病人,男性,40岁,因病毒性肝炎入院。病人居住空间的地面使用含氯石灰溶液喷洒,应配置消毒液的浓度是

A. 5% B. 0.5%
C. 0.2% D. 10%
E. 0.1%

4-198* 病人,男性,67岁。车祸后发生大出血,急诊医生为病人伤口进行了手术缝合,用过的器械使用手提式高压蒸汽灭菌器,下述哪项是错误的

A. 隔层器内加水 2000 ml
B. 布类物品放在搪瓷物品下面
C. 物品之间要有间隙
D. 要驱除灭菌器内的冷空气
E. 灭菌毕要待压力降至"0"再开盖

4-199* 某口腔科门诊护士负责牙科手机的用物处理。口腔为有菌环境,牙科手机用于开牙髓、去龋,会接触病人血液。牙科手机属于

A. 无危险性的物品
B. 低度危险性物品
C. 中度危险性物品
D. 高度危险性物品
E. 极度危险性物品

4-200* 病人,男性,18岁。因发热、咳嗽1个月,伴视物模糊、鼻出血,诊断为白血病。病人骨髓移植术后,护士嘱病人出院后自备微波炉进行必要物品的消毒。微波消毒灭菌法常用于消毒或灭菌下列哪种物品

A. 生物医学制品 B. 高分子聚合物
C. 橡胶塑料制品 D. 化验单据票证
E. 精密医疗仪器

4-201* 病人,男性。患病毒性肝炎。其使用的文件等物品宜采用的消毒方法是

A. 浸泡法 B. 喷雾法
C. 熏蒸法 D. 擦拭法
E. 压力蒸汽灭菌法

4-202* 病人,男性,67岁。因食管胃底静脉曲张出血入院,护士为病人进行特殊口腔护理后,使用高压蒸汽灭菌小巾。为检验高压蒸汽灭菌效果,目前常用的方法是

A. 温度计监测
B. 术后病人是否有切口感染
C. 灭菌包中明矾熔化
D. 灭菌包中试纸变色
E. 灭菌后物品细菌培养

4-203* 病人,男性,50岁。右下后牙弥漫性疼痛,夜间疼痛加剧,疼痛不能定位,诊断为急性牙髓炎,入口腔门诊进行根管治疗。为防止病人交叉感染,应采取的针对性措施是

A. 用无菌钳夹取无菌物品
B. 无菌物品与非无菌物品分开存放
C. 1份无菌物品只供1位病人使用
D. 无菌物品应放在清洁、干燥、固定处
E. 无菌物品应定期检查有效使用期

4-204* 病人,男性,30岁。因慢性肝炎在家休养,近日大便稀薄。社区护士到家中指导,告诉病人漂白粉用于稀便消毒的比例是

A. 1:5 B. 2:5
C. 1:2 D. 1:3
E. 1:4

4-205* 病人,男性,35岁,公司职员。因发热、尿黄3天以病毒性肝炎(甲型)收治入院。对于该病人应采取的隔离是

A. 消化道隔离 B. 严密隔离
C. 体液隔离 D. 虫媒隔离
E. 接触隔离

4-206* 病人,男性,30岁。因右手掌被利器割伤、出血急诊入院。急诊清创室护

士遵医嘱进行无菌操作准备工作。下列不符合无菌操作原则的是

A. 无菌操作前 30 分钟停止清扫地面

B. 操作时手臂保持在腰部水平以上

C. 取出的无菌物品如未使用应立即放回原处

D. 治疗室应每天用紫外线灯照射 1 次

E. 无菌包潮湿后不可使用

4-207 病人,男性,75 岁。进行性排尿困难 1 年,尿潴留 20 小时,急诊入院。护士遵医嘱为病人行留置导尿术时发现手套有破裂,其应采取的措施为

A. 用乙醇棉球擦拭破裂处

B. 立即更换无菌手套

C. 用无菌纱布将破裂处包裹好

D. 用无菌治疗巾包裹手指操作

E. 再套上一副新的无菌手套

4-208* 病人,女性,80 岁。因呼吸衰竭行气管插管接呼吸机辅助呼吸。呼吸机管道属于

A. 极度危险性物品

B. 高度危险性物品

C. 中度危险性物品

D. 低度危险性物品

E. 无危险性物品

4-209 病人,男性,16 岁。因贫血、乏力、中性粒细胞减少,诊断为粒细胞白血病。应采取的隔离是

A. 血液-体液隔离　B. 接触隔离

C. 呼吸道隔离　　D. 严密隔离

E. 保护性隔离

4-210* 患儿,男性,8 岁。2 天前突发高热,体温达 39.5℃,并伴有咽痛。今发现耳后、颈部及上胸部出现分布均匀的丘疹,舌头肿胀,呈杨梅舌。下列正确的隔离措施是

A. 消化道隔离　　B. 保护性隔离

C. 无需隔离　　　D. 呼吸道隔离

E. 严密隔离

4-211* 病人,男性,42 岁。因突发火灾,深Ⅱ度烧伤入院。对其所住的病房进行空气消毒的最佳方法是

A. 开窗通风

B. 过滤除菌

C. 食醋熏蒸

D. 臭氧灭菌灯消毒

E. 消毒液喷雾

4-212* 病人,男性,42 岁。因高血压收治入院,治疗过程中发现其患霍乱。下列处理措施中错误的是

A. 对疑似传染病病人的密切接触者采取必要的预防措施

B. 对病人和病原携带者进行隔离治疗

C. 对疑似传染病病人的密切接触者要在指定的场所进行医学观察

D. 隔离期限根据医学检查结果确定

E. 拒绝隔离治疗或隔离期未满擅自脱离隔离治疗的留下其书面意见可放行

4-213* 病人,女性,28 岁。患细菌性阴道炎,急需使用坐浴盆,但无现成的消毒坐浴盆。如想使用搪瓷类坐浴盆,应采用的消毒方法是

A. 漂白粉擦拭　　B. 煮沸消毒

C. 过氧乙酸浸泡　D. 乙醇燃烧

E. 苯扎溴铵冲洗

4-214* 病人,男性,42 岁,无业。有吸毒史。咳嗽、发热 1 个月,胸闷、气促 10 余天。实验室检查:抗 HIV 阳性。收入院治疗。下列会传播 HIV 的是

A. 刺破皮肤的手术器械

B. 共同办公

C. 蚊虫叮咬

D. 礼节性接吻

E. 握手

4-215* 关于无菌物品保管的描述,下列不正

确的是

A. 无菌物品和非无菌物品分别放置

B. 无菌物品须存放于无菌包或无菌容器内

C. 无菌包外应注明物品名称和灭菌日期

D. 在未污染的情况下,可保存2～3周

E. 过期或潮湿应重新灭菌

4-216* 下列哪类物品不是24小时内有效

A. 铺好的无菌盘

B. 开启过未污染的无菌包

C. 开启过未污染的无菌溶液

D. 正在使用的输氧管

E. 正在使用的静脉输液器

4-217* 执行隔离技术,下列哪项步骤是错误的

A. 从指甲至前臂顺序刷手

B. 取下口罩,将污染面向内折叠

C. 隔离衣挂在走廊里,清洁面在外

D. 从页面抓取避污纸

E. 隔离衣应每天更换消毒

4-218 病人,女性,20岁。因出现黄疸症状,诊断为甲型肝炎,入住传染病房。传染病区内正确使用隔离衣的方法下列哪项是错误的

A. 半污染区,清洁面朝外

B. 污染区,清洁面朝内

C. 送消毒时,清洁面朝外

D. 消毒双手后,再解袖扣

E. 先扣领扣,再扣袖扣

4-219 护士为某艾滋病病人进行静脉注射,注射完毕后用双手分离针头和注射器的过程中刺破手指。该护士下列做法中不正确的是

A. 用0.5%碘酊或75%乙醇消毒伤口,并包扎

B. 保持镇静

C. 向主管部门报告,及时填写锐器伤登记表并进行相应处理

D. 用肥皂水彻底清洗伤口,并在流动水下反复冲洗

E. 立即进行伤口局部按压止血

4-220* 病人,女性,20岁。因胸痛、咳嗽、低热20余天,诊断为肺结核而收入传染病区,对其应执行

A. 呼吸道隔离

B. 消化道隔离

C. 接触隔离

D. 昆虫隔离

E. 保护性隔离

4-221* 病人,女性,60岁。因流感发热、呕吐,病人每天到门诊输液室输液,门诊护士使用无菌镊子取用消毒棉签,以下取放无菌持物钳的正确方法是

A. 钳端向下闭合

B. 钳端向上闭合

C. 钳端向上张开

D. 钳端向下张开

E. 钳端平行

4-222* 病人,男性,23岁。因踩到铁钉到医院就诊。护士为其伤口进行冲洗可以使用

A. 10%硝酸银溶液

B. 0.9%氯化钠溶液

C. 75%乙醇溶液

D. 5%碳酸氢钠溶液

E. 3%过氧化氢溶液

4-223* 病人,男性,40岁。因破伤风住院治疗,在护理该病人时护士可以取用避污纸进行必要的隔离。使用避污纸的方法正确的是

A. 由护士长发给

B. 经他人传递

C. 一般在病室内准备

D. 掀开撕取

E. 从页面抓取

4-224* 病人,女性,60岁。化脓性胆管炎术

后5天,病人带有深静脉置管。护士每天进行深静脉置管换药,在准备换药物品取用无菌溶液时,先倒出少量溶液的目的是
A. 检查瓶口有无裂缝
B. 检查溶液有无沉淀物
C. 冲洗无菌容器
D. 冲洗瓶口
E. 检查溶液有无变色

4-225* 病人,男性,68岁。患糖尿病足。病人小腿内侧因磕碰后出现一伤口经久不愈,护士使用无菌生理盐水进行伤口护理。取用无菌溶液时,以下哪项不正确
A. 检查溶液内有无沉淀物
B. 核对瓶签是否符合
C. 核对病人姓名
D. 倒取无菌溶液时,掌心紧贴标签
E. 倒取无菌溶液时,瓶盖的内面保持无菌

4-226 病人,女性,37岁。高热,体温39℃,有家禽密切接触史,高度怀疑为禽流感。下列严密隔离的具体措施中不正确的是
A. 病人的用物应严格消毒处理
B. 病人住单人病室,过道门窗关闭;病人走出病室须戴口罩
C. 病室每天消毒1次
D. 禁止探视与陪护
E. 接触病人须戴口罩、帽子、穿隔离衣、隔离鞋

4-227* 病人,女性,48岁。6天前左足底被铁钉刺伤,自行消毒伤口包扎,1天前引发破伤风。下列措施中错误的是
A. 执行接触隔离
B. 将伤口打开,用无菌0.9%氯化钠溶液冲洗、引流
C. 保持呼吸道通畅
D. 给予镇静、解痉药物
E. 尽早注射TAT

4-228* 病人,男性,64岁。因肺结核到传染病医院治疗,护士指导病人在病人区进行活动,以及进入清洁区的要求。属于清洁区的是
A. 配餐室   B. 医生办公室
C. 化验室   D. 病房
E. 病区走廊

4-229* 病人,女性,34岁。因接触动物的皮、毛而感染炭疽,护士在处理该病人接触过的床单、衣被时应采用
A. 先清洁,后消毒
B. 先灭菌,后清洁
C. 先清洁,后放日光下暴晒6小时,再灭菌
D. 先放日光下暴晒,后清洗,再灭菌
E. 先消毒,后清洁

4-230* 病人,男性。右腿处有1个厌氧菌感染的伤口。护士在为其换药时,应选用
A. 3%过氧化氢溶液
B. 5%氯化钠溶液
C. 优琐溶液
D. 1:1 000苯扎溴铵溶液
E. 等渗盐水

A3型单项选择题(4-231~4-270)

(4-231~4-232共用题干)

病人,男性,66岁。因脑外伤昏迷入院。病人1周后出现口腔颊部黏膜破溃,创面有白色膜状物,用棉签拭去附着物后创面有轻微出血。

4-231* 护士为病人进行伤口护理,在准备换药物品时无菌包被无菌等渗盐水浸湿,护士应
A. 立即使用完   B. 4小时用完
C. 重新灭菌   D. 烘干后使用
E. 24小时用完

4-232* 护士为病人伤口进行换药,无菌包打

开后,有效时间为

A. 4小时 B. 24小时
C. 12小时 D. 6小时
E. 48小时

(4-233~4-234 共用题干)

病人,女性,32岁。因气急、咳嗽、咳痰1年半,痰中带血1周入院治疗。病人时有胸闷,夜间盗汗。X线胸片示锁骨下絮状阴影、边缘模糊。拟诊肺结核。

4-233 对病人应采取的隔离种类是
A. 保护性隔离 B. 昆虫隔离
C. 消化道隔离 D. 呼吸道隔离
E. 接触隔离

4-234 护士为该病人吸痰,下列穿、脱隔离衣的说法中正确的是
A. 隔离衣内面为污染面,外面为清洁面
B. 两手在背后捏住隔离衣的内外边缘,对齐折叠,系带
C. 隔离衣无须全部遮盖工作服
D. 穿好隔离衣后,可以进入清洁区,接触清洁物品
E. 穿衣袖时,双手不可触及隔离衣的外面

(4-235~4-236 共用题干)

患儿,女性,6岁。发热、体温39℃、出疹3天、舌肿胀、呈杨梅舌。诊断为猩红热收住院。

4-235* 对该患儿应采取哪种隔离措施
A. 接触隔离
B. 血液-体液隔离
C. 昆虫隔离
D. 严密隔离
E. 呼吸道隔离

4-236* 医生嘱家长在病程2~3周时检查尿液。护士向家属解释检查的目的是
A. 了解有无肾损害
B. 为控制活动量提供依据
C. 决定饮食调整方案
D. 了解药物不良反应

E. 了解疾病恢复情况

(4-237~4-238 共用题干)

病人,女性,32岁。因畏寒、发热、厌油、恶心、呕吐、食欲减退、乏力就诊,诊断为甲型肝炎,收入院治疗

4-237* 采用的隔离措施为
A. 消化道隔离 B. 严密隔离
C. 呼吸道隔离 D. 接触性隔离
E. 保护性隔离

4-238 采取的病人隔离措施不妥的是
A. 不同病种病人应分室居住
B. 密切接触病人时须穿隔离衣
C. 不同病种病人的书报可借阅
D. 病室应有防蝇设备
E. 不同病种病人的食品不可交换

(4-239~4-240 共用题干)

病人,女性,28岁。诊断为肺结核,收治入院。

4-239 护士对其病室空气消毒时,正确的方法是
A. 2%过氧乙酸喷洒
B. 食醋熏蒸
C. 开窗通风
D. 臭氧灭菌灯消毒
E. 甲醛熏蒸

4-240 病人使用的体温计应每天消毒,正确的方法是
A. 70%乙醇浸泡
B. 2%碘酊擦拭
C. 煮沸消毒
D. 0.1%氯己定浸泡
E. 微波消毒

(4-241~4-242 共用题干)

病人老刘,男性,60岁。几天来出现腹痛、频繁腹泻、排黏液脓血便、里急后重,初步诊断为细菌性痢疾,收入传染病区

4-241 对老刘采取的隔离措施,不正确的是
A. 与甲型肝炎病人同住一室
B. 可以共用便器

C. 床应加隔离标记
D. 病人之间不能互换物品
E. 病室应有防蝇设备

4-242 护士小赵去护理与老刘同屋的孙先生,恰遇老刘的手表掉落地上,小赵想使用避污纸帮老刘捡起手表,她怎样使用避污纸才正确
A. 掀页撕取　　B. 经他人传递
C. 用镊子夹取巧　D. 从页面抓取
E. 戴手套后拿取

(4-243～4-244 共用题干)

病人,男性,45 岁。因发热、右上腹疼痛、巩膜黄染、食欲减退伴恶心、呕吐 2 天就诊,初步诊断为病毒性肝炎,收入传染病区。

4-243* 对该病人使用过的物品,不正确的消毒方法是
A. 体温表用 1%过氧乙酸浸泡
B. 血压计、听诊器用微波消毒
C. 排泄物用含氯石灰消毒
D. 餐具、痰杯用煮沸消毒
E. 信件、书报用熏蒸消毒

4-244 病人病愈出院,护士为其做终末消毒处理,不正确的操作是
A. 嘱病人沐浴后将换下的衣服带回清洗
B. 病室地面用 3%含氯石灰液喷洒
C. 床及桌椅用 0.2%过氧乙酸溶液擦拭
D. 被服类消毒后送洗衣房清洗
E. 病室用 2%过氧乙酸溶液熏蒸

(4-245～4-246 共用题干)

病人,男性,25 岁。诊断为甲型肝炎,收治入院。

4-245 消毒病人的餐具、便器常用的方法是
A. 臭氧灭菌灯消毒
B. 消毒剂擦拭
C. 冷灭菌
D. 消毒液浸泡
E. 日光暴晒

4-246 护理病人时穿过的隔离衣,被视为清洁部位的是
A. 袖口　　　　B. 衣领
C. 腰部以上　　D. 腰部以下
E. 胸部以上

(4-247～4-248 共用题干)

患儿,女性,5 岁。两侧耳垂下肿大,表面发热,张口或咀嚼时局部感到疼痛,诊断为腮腺炎,经治疗痊愈出院。护士做终末消毒时

4-247 不适宜日光暴晒法消毒的物品是
A. 书籍　　　　B. 衣服
C. 病房空气　　D. 床垫
E. 毛毯

4-248 病房地面可选择下列哪种消毒液擦拭
A. 75%乙醇溶液
B. 甲醛溶液
C. 1 000 mg/L 含氯消毒剂
D. 环氧乙烷溶液
E. 0.01%～0.05%苯扎溴铵溶液

(4-249～4-250 共用题干)

护士在护理造血干细胞移植病人。

4-249* 下列戴无菌手套的操作中不正确的是
A. 戴好一只手套后,持另一手套的内面戴上
B. 脱手套时,捏住手套口的外面翻转脱下
C. 手套大小合适,检查有效使用时间
D. 先洗手、戴口罩,然后戴无菌手套
E. 戴好手套的双手合掌置于胸前

4-250* 穿、脱隔离衣时要避免污染的部位是
A. 领子　　　　B. 胸前,背后
C. 袖子后面　　D. 腰带
E. 腰带以下

(4-251～4-252 共用题干)

某外科换药室护士正在准备为病人换药。

4-251* 发现无菌包被无菌等渗盐水浸湿应
A. 重新灭菌　　B. 烘干后使用
C. 立即使用完　D. 4 小时内用完
E. 24 小时内用完

4-252* 在使用无菌容器的时候,下列操作中错误的是
　　A. 取出的物品未使用,应立即放回去
　　B. 打开容器盖,内面朝上稳妥放好
　　C. 手持无菌容器时应托住底部,手只能触及容器边缘
　　D. 疑有污染或已被污染时,应更换或重新灭菌
　　E. 取出物品时容器盖勿全开,保持半开即可

(4-253~4-254 共用题干)
　　病人,男性,42岁。因再生障碍性贫血入院。遵医嘱输注浓缩红细胞。

4-253* 下列护士操作步骤中错误的是
　　A. 有输血反应时及时处理
　　B. 前后均需输入少量 0.9%氯化钠溶液
　　C. 需2位护士进行"三查七对"
　　D. 红细胞中不可添加药物
　　E. 库存血取回来后应尽早输注

4-254* 下列防止交叉感染措施中针对性最强的是
　　A. 操作时环境要清洁
　　B. 无菌物品必须使用无菌钳
　　C. 1份无菌物品仅供1位病人使用
　　D. 操作者衣帽要清洁干燥
　　E. 无菌物品和非无菌物品分别放置

(4-255~4-256 共用题干)
　　病人,女性,33岁。诊断为甲型肝炎,收治入院。

4-255 护士护理病人时穿过的隔离衣,被视为清洁部位的是
　　A. 胸前　　　　B. 领口
　　C. 背部　　　　D. 袖子
　　E. 腰带以下

4-256 关于穿、脱隔离衣的操作方法,错误的是
　　A. 隔离衣应完全覆盖工作服
　　B. 穿隔离衣后不得进入清洁区
　　C. 隔离衣应每天更换1次
　　D. 隔离衣挂在半污染区,污染面向外
　　E. 穿隔离衣前,应备齐一切用物

(4-257~4-258 共用题干)
　　某护生在临床带教老师的指导下正在进行无菌技术操作,其任务是铺无菌盘及戴消毒手套。

4-257* 无菌包打开后,未用完的无菌物品,按原折痕包扎好,注明开包日期及时间,使用时效为
　　A. 4小时　　　B. 8小时
　　C. 12小时　　D. 24小时
　　E. 48小时

4-258* 铺好无菌盘后,如不马上进行操作,应在多少时间内使用无菌盘内用物
　　A. 4小时　　　B. 8小时
　　C. 12小时　　D. 24小时
　　E. 48小时

(4-259~4-260 共用题干)
　　病人,女性,44岁。因足底外伤后发热惊厥、牙关紧闭、呈苦笑面容入院,诊断为破伤风。

4-259* 对该病人应采取的隔离种类为
　　A. 呼吸道隔离　　B. 消化道隔离
　　C. 昆虫隔离　　　D. 保护性隔离
　　E. 接触性隔离

4-260* 该病人换下的敷料应
　　A. 先清洗后暴晒　B. 先暴晒再灭菌
　　C. 焚烧　　　　　D. 先清洗后消毒
　　E. 先灭菌后清洗

(4-261~4-262 共用题干)
　　病人,女性,35岁,无业。有吸毒史。低热、咳嗽2周。实验室检查:抗HIV阳性。收入院治疗。

4-261* 该病人入院后应采取的隔离方式是
　　A. 血液-体液隔离　B. 消化道隔离
　　C. 呼吸道隔离　　　D. 严密隔离
　　E. 接触隔离

4-262* AIDS主要损害人体的
　　A. 呼吸系统　　　B. 消化系统

C. 神经系统　　D. 免疫系统
E. 造血系统

(4-263~4-264 共用题干)

患儿,女性,4月龄。咳嗽2周,痉挛性咳1周,以百日咳收治入院。

4-263* 百日咳的传播途径是
A. 虫媒传播　　B. 接触传播
C. 消化道传播　D. 血液传播
E. 呼吸道传播

4-264 对百日咳患儿不恰当的护理措施是下列哪项
A. 尽量让患儿多进食
B. 保持口腔清洁
C. 避免寒冷的刺激
D. 保持室内空气新鲜
E. 保持呼吸道通畅

(4-265~4-266 共用题干)

病人,男性,25岁,在职职员。反复发热4天伴寒战1天。病人8天前由非洲某国出差回国,有蚊虫叮咬史。以疑似疟疾收治入院。

4-265* 疟疾的传播途径是
A. 呼吸道传播　B. 接触传播
C. 消化道传播　D. 虫媒传播
E. 血液传播

4-266 疟疾凶险发作的常见类型下列哪项除外
A. 输血型　　B. 厥冷型
C. 过高热型　D. 胃肠型
E. 脑型

(4-267~4-268 共用题干)

患儿,女性,12岁。体温38.8℃,头昏、呕吐2天,双耳下肿痛。诊断为流行性腮腺炎入院治疗。

4-267 流行性腮腺炎的传播途径是
A. 垂直传播
B. 血液传播
C. 呼吸道传播
D. 虫媒传播
E. 消化道传播

4-268 下列对于该患儿的健康指导中不正确的是
A. 为自限性疾病,如无并发症可在家中观察
B. 忌酸、辣、硬而干燥的食物
C. 鼓励患儿多饮水
D. 如患儿能耐受病情,可继续到学校上课
E. 保持口腔清洁,勤漱口

(4-269~4-270 共用题干)

病人,女,56岁。因患乙型肝炎入传染科治疗,食欲差,皮肤黄染,护士遵医嘱给予输液治疗。

4-269* 下列护士脱隔离衣的方法不正确的是
A. 解腰带再解袖口
B. 洗手后先解领口
C. 隔离衣挂在走廊时,污染面向外
D. 避免污染隔离衣的内面和衣领
E. 隔离衣如脱下备洗时,清洁面向外

4-270 护士洗手时刷手的正确顺序是
A. 前臂、腕部、手背、手掌、指缝、指甲
B. 手指、手背、手掌、腕部、前臂
C. 前臂、手、手腕、指甲
D. 手掌、腕部、手指、前臂
E. 腕部、前臂、手

名词解释题(4-271~4-302)

4-271 医院感染
4-272 内源性感染
4-273 外源性感染
4-274 易感宿主
4-275 清洁
4-276 消毒
4-277 灭菌
4-278 高压蒸汽灭菌法
4-279 光照消毒法
4-280 医院消毒
4-281 预防性消毒

4-282 疫源地消毒
4-283 终末消毒
4-284 浸泡法
4-285 喷雾法
4-286 熏蒸法
4-287 无菌技术
4-288 无菌物品
4-289 无菌区域
4-290 隔离
4-291 清洁区
4-292 半污染区
4-293 污染区
4-294 手卫生
4-295 标准预防
4-296 负压病区
4-297 接触传播
4-298 空气传播
4-299 飞沫传播
4-300 血液-体液传播
4-301 母婴垂直传播
4-302 生物媒介传播

简述问答题(4-303~4-322)

4-303 护士在进行导尿管插管操作时应严格执行无菌操作,戴无菌手套前要用七步洗手法洗手,摘掉手套后不必洗手。这种说法是对是错?为什么?
4-304 医院感染是如何形成的?
4-305 传播途径作为医院感染发生的必备条件之一,主要有哪几种方式?并请举例(不少于5个)。
4-306 简述预防医院感染发生的措施。
4-307 简述医院感染常见的易感人群(不少于5类)。
4-308 简述医院感染发生的促发因素(不少于5个)。
4-309 如何建立医院感染管理的监控体系?
4-310 简述消毒与灭菌的区别。
4-311 简述煮沸消毒法的注意事项。
4-312 使用紫外线消毒灯的注意事项有哪些?
4-313 常用的化学消毒剂一般分为哪4类?分别举例。
4-314 乙醇在使用过程中有哪些注意事项?
4-315 临床护理工作的重要核心是掌握无菌操作技术并且贯彻执行无菌观念,护士在操作过程中应如何保持无菌?
4-316 简述不同包装的无菌物品保存期限。
4-317 简述无菌持物钳使用方法。
4-318 简述保护性隔离的措施。
4-319 简述七步洗手法的操作方法。
4-320 简述穿、脱隔离衣的注意事项。
4-321 在无菌操作时,应遵循哪些原则?
4-322 简述标准预防的具体措施。

综合应用题(4-323~4-332)

4-323 病人,男性,40岁,自由职业。因发热、咳嗽1个月,胸闷、气促10天入院。体格检查:体温38.5℃,脉搏90次/分,呼吸35次/分,血压130/85 mmHg;神志清,精神差,呼吸促,消瘦;口腔黏膜未见白斑;双肺呼吸音粗,无明显干、湿啰音;心律齐,无病理性杂音;腹平软,无压痛,肝、脾肋下未及,移动性浊音阴性。实验室检查:动脉血氧饱和度(SaO_2)90%;抗HIV阳性。胸部CT片示两肺间质性肺炎。入院后进行抗感染、调节免疫及抗病毒治疗。

请解答:
(1)艾滋病的传播途径有哪些?
(2)具体隔离措施有哪些?
(3)护理艾滋病病人时,如不慎发生职业暴露,应如何处理?

4-324 病人,女性,25岁。因诊断为卵巢囊肿在一家医院妇科住院手术治疗,住院第2天同病房入住了一位支原体肺炎病人。第4天该病人出院后出现了喉咙干痒、咳嗽等症状,门诊诊断为支原体感染性肺炎。

第四章 医院感染的预防和控制

请解答：
(1) 该病人的支原体肺炎属于医院感染吗？
(2) 何为医院感染，如何界定医院感染的范围？

4-325 在医院举办的院内感染培训中，培训老师介绍了院内感染的相关情况。

请解答：
(1) 医院感染发生的主要原因有哪些？
(2) 控制院内感染的3个要点是什么？

4-326 小李是一名传染病房的护士，为了给病人腿部伤口换药，在治疗室准备无菌换药包，在取用一次性无菌包时发现包布潮湿。

请解答：
(1) 此时小李应该怎么做？
(2) 请简述无菌物品的保管原则。

4-327 护士小王在手术室准备一台手术，做洗手护士过程中发现其所戴无菌手套不小心被刀片划破，小王虽然看见但仍然继续使用这副手套。

请解答：
(1) 小王的做法对吗？如果不对，她应该怎么做？
(2) 戴、脱无菌手套的注意事项有哪些？

4-328 医院传染科病房新护士在进入传染病房工作前需要掌握相关的专业知识及操作技能。

请解答：
(1) 穿、脱隔离衣的操作方法。
(2) 使用隔离衣的注意事项。

4-329 病人，男性，49岁。因发热、食欲减退、恶心、皮肤黄染2周收治传染科病房。病人2周前无明显诱因发热达38℃，无发冷和寒战，不咳嗽，但全身不适、乏力、黄染，尿色较黄，无皮肤瘙痒，大便正常，睡眠稍差，体重无明显变化。既往体健，无药物过敏史。后确诊为甲型肝炎。

请解答：
(1) 护士接触该病人后如何进行手消毒？
(2) 病人治愈出院，应该进行哪些消毒处理？

4-330 医院感染已经成为全球瞩目的公共健康问题，不仅会导致医疗资源的浪费，显著延长病人住院时间，增加经济负担和社会负担，严重者还将导致病人死亡。医院感染管理关系到医护质量和病人安全。

请解答：
(1) 院内感染的特征。
(2) 院内感染鉴定原则有哪些？

答案与解析

选择题

A1型单项选择题

4-1 A	4-2 C	4-3 B	4-4 B	4-37 B	4-38 E	4-39 C	4-40 C
4-5 D	4-6 E	4-7 A	4-8 D	4-41 D	4-42 C	4-43 B	4-44 D
4-9 B	4-10 D	4-11 C	4-12 D	4-45 B	4-46 B	4-47 C	4-48 C
4-13 A	4-14 E	4-15 C	4-16 B	4-49 D	4-50 B	4-51 A	4-52
4-17 A	4-18 E	4-19 C	4-20	4-53	4-54	4-55	4-56
4-21 A	4-22 C	4-23 B	4-24 B	4-57 A	4-58	4-59	4-60
4-25 C	4-26 B	4-27 B	4-28	4-61	4-62	4-63	4-64
4-29 C	4-30 A	4-31 C	4-32 C	4-65 B	4-66	4-67	4-68
4-33 D	4-34 E	4-35 D	4-36 B	4-69 C	4-70	4-71	4-72
				4-73 D	4-74 C	4-75	4-76 A
				4-77 E	4-78	4-79	4-80 E
				4-81 E	4-82 A	4-83 C	4-84 D

4-85	B	4-86	D	4-87	C	4-88	E
4-89	C	4-90	C	4-91	C	4-92	E
4-93	B	4-94	E	4-95	D	4-96	B
4-97	C	4-98	D	4-99	B	4-100	D
4-101	E	4-102	E	4-103	D	4-104	A
4-105	C	4-106	C	4-107	D	4-108	B
4-109	E	4-110	C	4-111	B	4-112	D
4-113	B	4-114	C	4-115	B	4-116	C
4-117	C	4-118	C	4-119	C	4-120	A
4-121	C	4-122	C	4-123	C	4-124	D
4-125	C	4-126	E	4-127	C	4-128	C
4-129	B	4-130	C				

A2型单项选择题

4-131	E	4-132	C	4-133	B	4-134	A
4-135	C	4-136	B	4-137	E	4-138	D
4-139	A	4-140	A	4-141	B	4-142	E
4-143	C	4-144	D	4-145	D	4-146	D
4-147	E	4-148	B	4-149	D	4-150	A
4-151	B	4-152	C	4-153	A	4-154	A
4-155	E	4-156	A	4-157	B	4-158	A
4-159	E	4-160	E	4-161	A	4-162	C
4-163	D	4-164	C	4-165	B	4-166	B
4-167	C	4-168	B	4-169	B	4-170	A
4-171	C	4-172	E	4-173	A	4-174	E
4-175	B	4-176	D	4-177	C	4-178	D
4-179	E	4-180	A	4-181	B	4-182	E
4-183	C	4-184	A	4-185	E	4-186	B
4-187	E	4-188	C	4-189	D	4-190	E
4-191	E	4-192	B	4-193	A	4-194	A
4-195	E	4-196	D	4-197	C	4-198	B
4-199	D	4-200	B	4-201	B	4-202	D
4-203	C	4-204	A	4-205	A	4-206	C
4-207	B	4-208	C	4-209	E	4-210	D
4-211	B	4-212	E	4-213	D	4-214	A
4-215	D	4-216	A	4-217	A	4-218	D
4-219	E	4-220	A	4-221	A	4-222	E
4-223	E	4-224	D	4-225	A	4-226	B
4-227	B	4-228	A	4-229	B	4-230	A

A3型单项选择题

4-231	C	4-232	B	4-233	D	4-234	E
4-235	E	4-236	A	4-237	A	4-238	C
4-239	D	4-240	A	4-241	B	4-242	D
4-243	B	4-244	C	4-245	C	4-246	B
4-247	C	4-248	C	4-249	A	4-250	A
4-251	A	4-252	C	4-253	E	4-254	C
4-255	C	4-256	C	4-257	D	4-258	A
4-259	C	4-260	C	4-261	A	4-262	C
4-263	E	4-264	C	4-265	D	4-266	A
4-267	C	4-268	D	4-269	C	4-270	A

部分选择题解析

4-2解析： 医院感染暴发是指在医疗机构或其科室的病人中，短时间内发生3例以上同种同源感染病例的现象。

4-3解析： 燃烧法灭菌对物品破坏性较大，贵重器械和锐器（如剪刀）禁用此法灭菌，以免损坏器械或使锋刃变钝。

4-4解析： 医院感染的发生必须同时具备感染源、传播途径和易感宿主3个基本条件，当三者同时存在并相互联系时就构成了感染链。

4-5解析： 接触传播是指病原体通过手、媒介物直接或间接接触导致的传播，是医院感染中最常见也是最重要的传播方式之一。

4-6解析： 焚烧法常用于无保留价值的污纸、特殊感染（如破伤风、气性坏疽、铜绿假单胞菌感染）敷料的灭菌处理。

4-7解析： 引起医院感染的促发因素包括：①医护人员对医院感染的危害性认识不足；②医院感染管理制度不健全；③介入性诊治手段增多；④大量新型抗生素的应用不当；⑤环境污染严重；⑥易感病人增多；⑦医院布局不合理和隔离措施不健全或执行不力。

4-8解析： 医院感染常见的易感人群主要有：①婴幼儿及老年人；②机体免疫功能严重受损者；③营养不良者；④接受各种免疫抑制剂治疗者；⑤不合理使用抗生素者；⑥接受各种侵入性诊疗者；⑦手术时间长者；⑧住院时间长

第四章 医院感染的预防和控制

者;⑨精神状态差、缺乏主观能动性者。

4-9 解析: 灭菌是指用物理或化学的方法杀灭物品中的一切微生物,包括致病的和非致病的微生物及细菌芽孢的过程。

4-17 解析: 煮沸消毒灭菌操作:①煮沸消毒前,污染物品必须刷洗干净,管腔器械须先在腔内灌水,带有轴节及带盖的容器应将轴节或盖打开后放入水中,水面应至少高于物品最高处3 cm,煮锅加盖煮沸。②物品不宜放置过多,一般不超过消毒容器容量的3/4,大小相同的碗盆不能重叠。③橡胶类物品用纱布包好,待水沸腾后放入,3~5分钟后取出。④玻璃类物品用纱布包裹,应在冷水或温水时放入。⑤高山地区由于气压低,沸点也低,应延长消毒时间。⑥刀、剪等锐器应用纱布包裹,以免在水中相互碰撞而变钝;针头、缝针等细小锐器物品在煮沸消毒时也应用纱布包好,以便放、取;棉织品在水沸腾后应适当搅拌。⑦消毒后应将物品及时取出,置于无菌容器内,及时应用,4小时内未使用者需要重煮消毒。⑧应监测、记录每次消毒的时间和温度。监测方法、结果应符合规范的要求。

4-23 解析: 浸泡法属于化学灭菌消毒方法。

4-30 解析: 使用紫外线消毒灯的注意事项:①保持灯管外表清洁,关灯后,待灯管冷却3~4分钟再开灯或移动灯管,以免灯管受损。②治疗室内应保持清洁、干燥,温度和相对湿度适宜。③使用紫外线灯直接照射消毒,人不得在室内,照射后应开窗通风3~4分钟。④紫外线灯的消毒时间须从灯亮5~7分钟后开始计时,有效照射距离不超过2 m。建立时间登记卡,若使用时间超过1 000小时,需要更换灯管。⑤定时监测紫外线灯管照射强度。

4-37 解析: 电离辐射灭菌是冷灭菌,具有广谱灭菌作用,适用于不耐高温物品的灭菌,如橡胶、金属、塑料、高分子聚合物(如一次性注射器、输液器、输血器、聚乙烯心瓣膜等)、精密医疗器械、生物医学制品及节育用具等。

4-47 解析: 食醋用于空气熏蒸、喷雾消毒时,使用的剂量为5~10 ml/m³,加热水1~2倍,加热熏蒸,密闭门窗30~120分钟,用于流感、流行性脑脊髓膜炎、H1N1感染病人病室的消毒。

4-70 解析: 无菌操作:①应面向无菌区域,手臂须保持在腰部或治疗台面以上,未经消毒的用物、手、臂不可触及无菌物品,不可跨越无菌区域。操作时,不可面对无菌区谈笑、咳嗽、打喷嚏。②无菌物品应用无菌持物钳拿取。无菌物品一经取出,即使未使用,也不可放回无菌容器内。1套无菌物品仅供1位病人使用,防止交叉感染。③无菌物品疑有污染或已被污染,不可使用,应予更换或重新灭菌。

4-71 解析: 无菌物品保存期一般为7~14天,如符合存放环境要求,使用纺织品材料包装的无菌物品有效期为14天;医用一次性纸袋包装的无菌物品,有效期为1个月;使用一次性医用皱纹纸、一次性纸塑袋、医用无纺布或硬质容器包装的无菌物品,有效期为6个月;由医疗器械生产厂家提供的一次性使用无菌物品遵循包装上标识的有效期。无菌包过期或包布受潮均应重新灭菌。

4-89 解析: 对于免疫力低下的病人隔离称为保护性隔离。保护性隔离的措施一般有:①病人住单间病室或隔离单元内。②接触病人前,戴帽子、口罩,穿隔离衣。③病室内空气、地面、家具等均应严格消毒。④患呼吸道疾病或咽部带病原菌者,避免接触病人;接触或护理病人前、后均应洗手。⑤禁止探视病人。

4-93 解析: 半污染区是指有可能被病原微生物污染的区域。

4-94 解析: 清洁区是指未与病人直接接触、未被病原微生物污染的区域。

4-95 解析: 污染区是指病人直接或间接接触、被病原微生物污染的区域。

4-113 解析: 根据《中华人民共和国传染病防治法》的相关规定,基于目前对新型冠状病毒肺炎(简称新冠肺炎)的病原、流行病学、临床特征等特点的认识,报国务院批准同意,国家卫生健康委决定将新冠肺炎纳入法定传染病乙类管理。考虑新型冠状病毒为新发现的病原,其传播力和毒力还需进一步观察,且新冠肺炎是以呼吸道传播为主的传染病,本着对人民健康高度负责的态度,采取病人隔离治疗、密切接触者隔离医学观察等甲类传染病的预防、控制措施,有利于迅速有效控制疫情。

4-123 解析:与发病病例(疑似和确诊病例)有以下情形之一者属于密切接触者。①与病例共同居住、学习、工作或其他有密切接触的人员;②诊疗、护理、探视病例时未采取有效防护措施的医护人员、家属或其他与病例有类似近距离接触的人员;③病例同病室的其他病人及其陪护人员;④与病例乘坐同一交通工具并有近距离接触人员;⑤现场调查人员经评估认定为符合条件的人员。

4-126 解析:穿、脱隔离衣的注意事项:①隔离衣长短要合适,须全部遮盖工作服,有破洞者不可使用。②保持衣领清洁,穿、脱时要避免污染衣领及清洁面。③隔离衣每天更换,如有潮湿或污染,应立即更换。④隔离衣挂在半污染区,清洁面向外;挂在污染区,则污染面朝外。⑤穿隔离衣后不得进入清洁区。

4-131 解析:维生素C又称为抗坏血酸,具有还原性,高锰酸钾具有强氧化性,因此维生素C溶液和高锰酸钾溶液发生反应可致高锰酸钾溶液退色。

4-132 解析:医院发现疑似感染应首先报告医院感染管理部门。

4-133 解析:手消毒后应用手巾自上而下擦干双手,或用烘干机吹干。

4-134 解析:该病人为肺结核病人,应安置在隔离病房进行治疗。口罩摘下后,将污染面向内折叠,放入小袋内,再放入衣服口袋内,不能挂在胸前反复使用;穿隔离衣后只限在规定区域内进行工作,不允许进入清洁区及外走廊;治疗室属于清洁区;使用避污纸时,应从上面抓取,不可掀页撕取,用后应放进污物桶内,以便集中焚烧处理。

4-135 解析:疟疾是经按蚊叮咬或输入带疟原虫者的血液而感染疟原虫所引起的虫媒传染病,主要表现为周期性全身发冷、发热、多汗,长期多次发作后,可引起贫血和脾大。入院后应按虫媒传染病做好隔离,病人所用的注射器要洗净消毒。

4-136 解析:破伤风病人的衣物应先灭菌再清洗。

4-137 解析:环氧乙烷气体密闭消毒灭菌法适用于电子仪器,光学仪器,医疗器械,化纤织物,皮毛、棉、塑料制品,书籍,一次性使用的诊疗用品等的消毒灭菌。

4-138 解析:护理人员在临床工作中感染血源性传染病,最常见的原因是针刺伤。

4-139 解析:被破伤风杆菌污染的辅料可采用焚烧法处理。

4-140 解析:不可将物品伸到无菌溶液瓶中蘸取溶液;已经倒出的溶液不可再倒回瓶内。

4-141 解析:过氧乙酸适用于耐腐蚀物品、皮肤及环境等的消毒与灭菌。

4-142 解析:消化道隔离适用于由病人的排泄物直接或间接污染了食物或水源而引起传播的疾病,如伤寒、甲型肝炎、细菌性痢疾等。

4-143 解析:燃烧法属于干热法,是一种简单、迅速、彻底的灭菌方法,用于金属器械及搪瓷类物品急用且无条件使用其他方法消毒时。

4-144 解析:保护性隔离亦称反向隔离,是指为防止易感者受周围环境中的微生物感染而设计的隔离,烧伤病人应采取保护性隔离。

4-145 解析:肺结核可经呼吸道传播,尽管不与病人直接接触,护士也不可摘除口罩。

4-146 解析:该病人可能是肝炎病人,应立即转入隔离门诊诊治。

4-147 解析:熏蒸法是将消毒剂加热或加入氧化剂,使其产生气体进行消毒的方法。如手术室、病室的空间消毒。在消毒间或密闭容器内,也可用熏蒸法对污染物品进行消毒灭菌。临床常用甲醛、环氧乙烷气体进行消毒灭菌。

4-148 解析:预消毒、清洗、消毒灭菌为感染病

第四章 医院感染的预防和控制

人所用医疗器材消毒程序。

4-149 解析：急性黄疸型肝炎是通过粪-口途径传播，病人的排泄物不能直接倒入马桶冲洗，以免造成周围环境的污染；应该进行适当的消毒处理后再弃去。

4-150 解析：最简便的方法是焚烧带有痰液的卫生纸。

4-151 解析：病人接触过的物品或落地的物品应视为污染，消毒后方可给他人使用；病人的衣物、书信、钱币等经熏蒸消毒后方可带出病区。

4-152 解析：燃烧法是一种简单、迅速、彻底的灭菌方法。常用于无保留价值的污染物品，如污染纸张、带脓性分泌物的敷料，尤其是被破伤风、气性坏疽等特殊感染污染的敷料。

4-153 解析：保护性隔离也称反向隔离，适用于抵抗力低下或极易感染的病人，如早产儿及严重烧伤、白血病、脏器移植、免疫缺陷等病人。

4-154 解析：碘酒为含碘的乙醇溶液，可用乙醇脱碘，去碘渍。

4-155 解析：麻疹的主要传播途径是呼吸道，应采取呼吸道隔离，病人应避免去人多拥挤处，减少传播。

4-156 解析：该白血病病人在化疗期间，白细胞计数低于 $1×10^9/L$，应采取保护性隔离措施。

4-157 解析：污染区是指常与病人接触、经常被病原微生物污染的区域，包括病室、病人洗浴间、厕所、处置间等。

4-158 解析：戴无菌手套时，未戴手套的手只能接触手套的内面（反折部分），已经戴上手套的手只能接触手套的外面。

4-159 解析：每立方米空间需食醋 5～10 ml，所以需要 300～600 ml。

4-160 解析：全身感染的治疗原则包括处理原发感染灶、控制感染、全身支持疗法、足够剂量的抗生素等。

4-161 解析：单层底铺盘法：①打开无菌巾包，用无菌持物钳夹取一块治疗巾放在治疗盘内。剩余的治疗巾，按要求包好无菌包，并注明开包日期和时间。②双手捏住无菌治疗巾一边外面两角，轻轻抖开，双折铺于治疗盘上，将上层折成扇形，开口边缘向外，治疗巾内面构成无菌区。注意手不可触及治疗巾内面。③放入无菌物品后，展开上层折叠层，遮盖无菌物品，上下层边缘对齐。将治疗巾开口处向上折 2 次，两侧边缘分别向下折 1 次，露出治疗盘边缘。注意保持无菌治疗巾内物品的无菌。铺好的无菌盘 4 小时内有效，未能立即使用的应注明铺盘时间。

4-162 解析：湿热法由于水传导热的能力比空气强，且渗透性大，因而热疗的效果比干热法更好。所以，使用湿热法时，水温应低于干热法。

4-163 解析：预消毒、清洗、消毒灭菌为感染病人所用医疗器材的消毒程序。

4-164 解析：在非紧急情况下，医护人员在进入和离开病房前；接触清洁物品前、处理污染物品后；上厕所前、后；无菌操作前、后；护理特殊易感病人前、后；接触伤口前、后；护理感染病人或可能携带病原微生物的病人后均应认真洗手。戴无菌手套后为无菌状态，不能洗手。

4-165 解析：倒置溶液检查有无沉淀物、浑浊、絮状物及变色。

4-166 解析：预防破伤风最有效、最可靠的方法是注射破伤风抗毒素（TAT）。

4-167 解析：凡是受到感染病人的血液污染的器械和物品、排泄物、分泌物等，应先预消毒、清洗，再根据物品污染后危险性种类，选择合理的消毒、灭菌方法进行消毒灭菌。

4-168 解析：药液外渗 24 小时可以局部给予冷湿敷以减轻疼痛和预防组织坏死，可以使血管收缩，减少药液向周围组织扩散。

4-169 解析：艾滋病病人和 HIV 携带者均为艾滋病传染源。其外周血液、组织液、精液、阴道分泌物、乳汁、脑脊液、骨髓、中枢神经系统和皮肤均可分离到病毒，传染给他人。

4-170 解析：记忆性题目，考查消毒、灭菌的方法，需掌握。

4-171 解析：考查消毒、灭菌的方法：①物品需全部浸没于水中,物品盖子打开,轴结打开,空腔导管预先灌水,各种大小及形状相同的容器不能重叠;②玻璃类物品需用纱布包裹,并在冷水或温水中放入;③橡胶类物品需用纱布包好,水沸后放入;④如中途加入其他物品,需等再次水沸后开始计时;⑤高原地区气压低,沸点低,需适当延长煮沸时间,一般海拔每增高300 m,煮沸时间延长2分钟。

4-172 解析:肺结核为呼吸道传染病,主要通过飞沫传播,可引发咳嗽、咳痰、低热、盗汗、倦怠等症状,需实施呼吸道隔离。

4-173 解析:脱手套时一手捏住另一只腕部外面,翻转脱下;再以脱下的手插入另一手套内,将其翻转脱下;打开无菌手套袋前检查号码及灭菌日期;用戴好手套的手捏住另一只手套的外面;手套袋的系带缝好后放在手套袋的外面。

4-174 解析:碘酊的作用原理是,碘可直接卤化菌体蛋白质,使其变性,以杀灭微生物。对细菌、真菌、病毒均有杀灭作用,而碘附通过破坏细胞膜的通透性屏障,杀灭细菌、病毒等。

4-175 解析:落地物品为污染物,消毒后方可使用。

4-176 解析:纤维内镜属于精密仪器,不耐热,所以不能用压力蒸汽灭菌法;煮沸法、焚烧法、乙醇浸泡法因不能杀灭芽孢,不用于检查时的消毒。

4-177 解析:乙醇使菌体蛋白凝固变性,但对肝炎病毒及芽孢无效;碘酊中的碘可直接卤化蛋白质,使其变形,以杀灭微生物,对细菌、病毒均有杀灭作用;碘附与酶蛋白起碘化反应而使之失活,能杀灭细菌、病毒等;过氧乙酸能产生新生态氧,将蛋白质氧化,能杀灭细菌、芽孢、真菌和病毒;戊二醛通过与蛋白质反应,使之灭活,能杀灭细菌、真菌、芽孢和病毒。

4-178 解析:病人的信件、钱币等物品不耐湿,不耐高温,应选用化学消毒灭菌法中的熏蒸法,将消毒剂加热或加入氧化剂,使其产生气体进行消毒。临床上常用的有甲醛气体或环氧乙烷气体。

4-179 解析:监测方法包括:微生物监测法,为最可靠的监测方法,但出结果比较慢,操作麻烦;化学监测法,比较简便;物理监测法。

4-180 解析:艾滋病可以通过血液传播,接触艾滋病感染者血液可被传染,所以首先应尽量挤出损伤处的血液,然后进行伤口的清洁、消毒。

4-182 解析:内源性感染是指病原体来自于病人自身所引起的感染。主要是指在病人体内或体表定植、寄生的正常菌群,正常情况下对人体无感染力而不致病;当人体的健康状况不佳、免疫功能受损、正常菌群失调或不合理应用抗生素时引起感染。

4-183 解析:过氧乙酸稳定性差,应贮存于通风阴凉避光处,防高温引起爆炸,并定期检测其浓度。对金属有腐蚀性,对织物有漂白作用。易分解而降低杀菌力,需现用现配,配制时忌与碱或有机物相混合。2%的过氧乙酸用于空气消毒。

4-184 解析:燃烧法常用于无保留价值的污染物品,如污染的纸张、特殊感染(如气性坏疽、破伤风、绿脓杆菌感染)敷料的处理。在病区被破伤风病人污染的敷料应装袋标记后焚烧处理。

4-185 解析:胃镜的消毒宜采用高效消毒法,宜使用2%戊二醛。0.2%过氧乙酸用于皮肤消毒。

4-186 解析:对结核病人痰液处理最为简单有效的方法是将痰吐在纸袋内用火焚烧。

4-187 解析:燃烧法适用于无保留价值的污染物品或某些器械和搪瓷类物品在急用或无条件用其他方法消毒时。器械可放在火焰上烧灼20秒;搪瓷容器,倒入少量95%乙醇使其分布均匀后点燃,燃烧至熄灭;无保留价值的物品置于焚化炉内,燃至灰烬。

4-188 解析:新冠肺炎确证病例的密切接触者出现症状,在就医时应注意:①前往医院的路上,应佩戴医用口罩。②避免搭乘公共交通工具,应呼叫救护车或者使用私人车辆运送病人。

第四章 医院感染的预防和控制

路上打开车窗。③生病的密切接触者应时刻保持呼吸道卫生和进行双手清洁。④在路上和医院站着或坐着时,尽可能远离其他人(至少1m)。⑤任何被呼吸道分泌物或体液污染的物体表面都应该用含有稀释漂白剂的消毒剂清洁、消毒。

4-189 解析: 为艾滋病病人护理时应严格执行消毒隔离制度,操作时戴手套,操作后洗手消毒。

4-190 解析: 《医院感染管理规范》中规定,被血液、体液污染的衣物洗涤应遵循的原则是单独清洗、消毒。

4-191 解析: 疟疾、乙型脑炎主要由蚊子传播,应采取昆虫隔离。

4-192 解析: 传染性分泌物、排泄物3次培养结果均为阴性或已度过隔离期,医生开出医嘱后方可解除隔离。

4-193 解析: 发现手套破裂,应立即更换无菌手套。

4-195 解析: 被服类消毒后清洗。

4-196 解析: 环氧乙烷气体消毒用于精密仪器、医疗器械、化纤织物、塑料制品等。

4-197 解析: 喷洒法:一般物品表面用含0.05%有效氯的消毒液均匀喷洒,时间30分钟以上;被肝炎病毒、结核杆菌污染的物品表面,用含0.2%有效氯的消毒液均匀喷洒,时间60分钟以上。

4-198 解析: 布类物品应放在金属、搪瓷类物品的上面。

4-199 解析: 高度危险性物品是穿过皮肤、黏膜进入无菌组织或器官内部的器械或与破损组织、皮肤及黏膜密切接触的器材和用品,如手术器械、输液器、血液及血液制品、注射器、脏器移植物等。

4-200 解析: 微波消毒灭菌法常用于化验单据票证的消毒,医疗药品、耐热非金属材料及器械的消毒灭菌。而生物医学制品、高分子聚合物、橡胶塑料制品、精密医疗仪器的消毒或灭菌宜采用电离辐射灭菌法。

4-201 解析: 熏蒸法对污染物品进行消毒灭菌。临床常用甲醛、环氧乙烷气体进行消毒灭菌。

4-202 解析: 检验高压蒸汽灭菌效果有化学监测和生物监测两种方法,其中目前常用的方法是化学监测方法。即利用化学指示卡(通常在灭菌包内)或化学指示胶带(通常在灭菌包表面)颜色的改变来判定灭菌是否合格。

4-203 解析: 为防止交叉感染,1份无菌物品只供1位病人使用。

4-204 解析: 漂白粉用于粪便消毒的比例是粪便5份加漂白粉1份搅拌,放置2 h。

4-205 解析: 甲型肝炎传播主要是经粪-口传播途径,所以采取消化道隔离防止病毒传播。

4-206 解析: 无菌物品一经取出,即使未用,也不可放回无菌容器内。

4-208 解析: 中度危险物品是仅与皮肤、黏膜相接触,而不进入无菌组织内部的物品,如血压计袖带、体温计、鼻镜、耳镜、音叉、压舌板、便器等。

4-210 解析: 耳后、颈部及上胸部出现分布均匀的丘疹,舌头肿胀,呈杨梅舌,为猩红热典型症状。猩红热为呼吸道传播疾病,应进行呼吸道隔离。

4-211 解析: 过滤除菌为烧伤病房、器官移植病房、手术室等空气消毒的最佳方法。

4-212 解析: 拒绝隔离治疗或隔离期未满擅自脱离隔离治疗的,可以由公安机关协助医疗机构采取强制隔离治疗措施。

4-213 解析: 某些搪瓷类物品等在急用或无条件时可应用燃烧法,因为这是一种简单、迅速、彻底的灭菌方法。

4-214 解析: HIV主要通过血液、性接触和母婴途径3种途径传播。

4-215 解析: 无菌物品若未使用,保存时间夏季为1周,冬季为2周;若已使用,使用期限为24小时。

4-216 解析: 铺好的无菌盘有效期为4小时,其余均为24小时。

4-217 解析： 传染病区工作人员刷手是用刷子蘸肥皂乳按前臂、腕关节、手背、手掌、指缝及指甲处顺序仔细刷洗，每只手刷30秒，用流动水冲净，再重复一遍，共刷2分钟。

4-220 解析： 肺结核是经过飞沫传播，故应给予呼吸道隔离。

4-221 解析： 使用无菌持物钳（镊）时，钳端不可倒转向上，以免消毒液倒流至钳手柄后再向下反流污染钳前端。

4-222 解析： 冲洗破伤风伤口可用3%过氧化氢溶液，敞开伤口，并充分引流。

4-223 解析： 避污纸是备用的清洁纸片，用于暂时接触污染物。取避污纸时，应从页面抓取，不可接触下面的纸片，不可掀开撕取；避污纸用后随即丢入污物桶，集中焚烧处理。

4-224 解析： 取用无菌溶液时注意：①检查、核对瓶签，检查瓶盖有无松动、瓶身有无裂缝、溶液有无沉淀物、浑浊、变色、絮状物等；②揭开瓶盖；③先倒少量溶液冲洗瓶口，再由原处倒出溶液至无菌容器中；④盖瓶塞，注明开瓶日期及时间，24小时内有效。

4-225 解析： 取用无菌溶液时，主要核对的内容是标签（包括名称、剂量、浓度、有效期），无病人姓名。

4-227 解析： 破伤风伤口内的一切坏死组织、异物等均须清除，应在抗毒素治疗后，在良好麻醉、控制痉挛下进行伤口处理，彻底清创、充分引流，局部可用3%过氧化氢溶液冲洗，清创后伤口不必缝合包扎。

4-228 解析： 清洁区：凡未被病原微生物污染的区域称为清洁区，如更衣室、配膳室、值班室及库房等。半污染区：凡有可能被病原微生物污染的区域称为半污染区，如医护办公室、化验室、病区内走廊等。污染区：凡病人直接接触或间接接触、被病原微生物污染的区域称为污染区，如病室、厕所、浴室等。

4-229 解析： 炭疽杆菌经体表或伤口直接或间接接触而导致炭疽病，对此类病人需采取接触隔离。凡病人接触过的一切物品，如被单、衣物、换药器械均应先灭菌，然后再进行清洁。

4-230 解析： 厌氧菌感染应彻底清除坏死组织和异物，用3%过氧化氢溶液冲洗，敞开伤口，充分引流。

4-231 解析： 无菌包被浸湿后不可作为无菌物品使用，应重新灭菌。

4-232 解析： 无菌包打开后，如包内物品一次未用完，应按原折痕包扎好，注明开包日期及时间，有效期为24小时，如无菌包内无菌物品被污染或被浸湿，则应重新灭菌。

4-235 解析： 猩红热是急性呼吸道传染病，传染性极强，应采取呼吸道隔离。

4-236 解析： 猩红热为A群溶血性链球菌感染引起的急性呼吸道传染病，临床特征为发热、咽炎、全身弥漫性鲜红色皮疹和疹退后明显的脱屑。少数病人患病后由于变态反应而出现心、肾、关节的损害。2～3周后应检测尿液，以便了解是否有肾损害。

4-237 解析： 消化道隔离适用于由病人的排泄物直接或间接污染了食物或水源而引起传播的疾病，如伤寒、菌痢、甲肝等。

4-243 解析： 病毒性肝炎病人使用过的体温计、血压计、听诊器、止血带等，用含氯消毒剂或过氧乙酸进行消毒。

4-249 解析： 手套外面为无菌区，未戴手套的手不可触及手套外面；已戴手套的手不可接触未戴手套的手及手套的内面。

4-250 解析： 保持隔离衣内面及领部清洁，系领口时衣袖勿触及面部、衣领及工作帽。

4-251 解析： 无菌包被浸湿后不可作为无菌物品使用，应重新灭菌。

4-252 解析： 无菌物品取出后，不可再放回无菌容器中。

4-253 解析： 冷藏血液制品应自然复温，在室温下放置15～20分钟后再输入。

4-254 解析： 防止交叉感染的针对性最强措施是1份无菌物品仅供1位病人使用。

4-257 解析： 无菌包打开后，如包内物品一次未用完，应按原折痕包扎好，注明开包日期及时间,其有效期为 24 小时。

4-258 解析:铺好的无菌盘应尽快使用,有效期不得超过 4 小时。

4-259 解析:接触隔离适用于经体表或伤口直接或间接接触而感染的疾病,如破伤风、气性坏疽等。

4-260 解析:被病人污染的敷料应装袋,做好标记后送焚烧处理。

4-261 解析:血液-体液隔离措施适用于病毒性肝炎(乙型、丙型),艾滋病,第 1、2 期梅毒(具有皮肤、黏膜病灶者),疟疾,钩端螺旋体病,回归热,登革热,鼠咬热等疾病隔离。

4-262 解析:艾滋病主要攻击人体的免疫系统。

4-263 解析:百日咳是由百日咳杆菌所引起的急性呼吸道传染病。

4-265 解析:疟疾是经按蚊叮咬或输入含疟原虫的血液而感染疟原虫所引起的虫媒传染病。

4-269 解析:麻疹的流行病学认为,病人为唯一传染源。一般认为出疹前后 5 天均有传染性。

名词解释题

4-271 医院感染又称医院内获得性感染,是指病人、探视者及医院工作人员等在医院活动期间遭受病原体的侵袭而引起的任何诊断明确的感染或疾病。

4-272 内源性感染又称难预防性感染或自身感染,指各种原因引起的病人在医院内遭受自身固有病原体侵袭而发生的医院感染。

4-273 外源性感染又称可预防性感染或交叉感染,病原体主要来自病人体外,是指各种原因引起的病人在医院内遭受非自身固有病原体侵袭而发生的医院感染。

4-274 易感宿主是指对某种疾病或传染病缺乏免疫力的人。

4-275 清洁是指用清水、去污剂等清除物体表面的污垢及部分微生物和有机物的过程。

4-276 消毒是指用物理或化学的方法清除或杀灭除芽孢以外的所有病原微生物,使其数量减少到无害程度的过程。

4-277 灭菌是指用物理或化学的方法杀灭物品中的一切微生物,包括致病的和非致病的微生物及细菌芽孢的过程。

4-278 高压蒸汽灭菌法是热力消毒灭菌方法中效果最好的一种,属于湿热灭菌,使被灭菌物品达到无菌状态。主要用于耐高温、耐高压、耐潮湿物品。

4-279 光照消毒法主要利用紫外线照射,使菌体蛋白发生光解、变性而导致细菌死亡来达到消毒目的的方法。

4-280 医院消毒是指杀灭或清除医院环境中和媒介物上污染的病原微生物的过程。

4-281 预防性消毒是指对可能受到病原微生物污染的物品和场所进行的消毒。

4-282 疫源地消毒是指对医院内存在着或曾经存在着感染性疾病传染源的场所进行的消毒,目的是杀灭或清除传染源排出的病原体,包括随时消毒和终末消毒。

4-283 终末消毒是指传染源离开疫源地后进行的彻底消毒。

4-284 浸泡法是将需消毒的物品完全浸泡在消毒液中的方法。按被消毒物品和消毒液的种类不同,确定消毒液浓度和浸泡时间。适用于耐湿不耐热物品的消毒。

4-285 喷雾法是用喷雾器将化学消毒剂均匀喷洒在空气中和物体表面进行消毒的方法。常用于空气和物品表面的消毒。

4-286 熏蒸法是指对空气、衣物、精密贵重仪器和不能蒸煮、浸泡物品的消毒。将消毒剂加热或加入氧化剂,使其呈气体,在标准浓度和时间内达到消毒灭菌的作用。常用于换药室、手术室、病室的空气消毒。

4-287 无菌技术是指在医疗、护理操作中,防止一切微生物侵入人体和防止无菌物品、无菌区域被污染的操作技术。

4-288 无菌物品是指经过物理或化学方法灭菌后保持无菌状态的物品。用于需进入人体内部,包括进入血液、组织、体腔的医疗器材,要求绝对无菌。

4-289　无菌区域是指经过灭菌处理后未被污染的区域。

4-290　隔离是指将传染病病人或高度易感人群安置在指定的地点和特殊环境中,以暂时避免和周围人群接触的措施。对传染病病人采取的隔离称传染病隔离;对易感人群的隔离称为保护性隔离。

4-291　清洁区是指未与病人直接接触、未被病原微生物污染的区域。

4-292　半污染区是指有可能被病原微生物污染的区域。

4-293　污染区是指病人直接或间接接触、被病原微生物污染的区域。

4-294　手卫生是指医护人员用肥皂或者皂液和流动水洗手,去除手部皮肤污垢、碎屑和部分致病菌的过程。

4-295　标准预防是针对医院所有病人使用的一种预防。将病人的血液、体液、分泌物、排泄物均视为具有传染性,在接触上述物质及病人的黏膜与非完整皮肤时必须采取相应的隔离措施。

4-296　负压病区是指通过特殊通风装置,使病区的空气按照清洁区向污染区流动,使病区内的压力低于室外压力。负压病区排出的空气需经过处理,确保对环境无害。

4-297　接触传播是指病原体通过手、媒介物直接或间接接触导致的传播,是医院感染中最常见也是最重要的传播方式之一,包括直接接触传播和间接接触传播。

4-298　空气传播是指带有病原微生物的微粒子(≤5 μm)能够长时间浮游于空气中,做长距离的移动,通过空气流动导致的疾病传播。

4-299　飞沫传播是指带有病原微生物的飞沫核(>5 μm)在空气中短距离(1 m以内)移动到易感人群的口、鼻黏膜或眼结膜导致的传播。

4-300　血液-体液传播是指主要通过污染的血液、血液制品、伤口、注射、输液、输血器具及医疗器械等,将疾病传递至另一个个体身上的过程。

4-301　母婴垂直传播是指胎儿由母体获得的疾病,病原体多为病毒和活动力高的小型寄生虫,经血液输送或通过胎盘在胎儿体内传染。

4-302　生物媒介传播是指以动物或昆虫携带的病原微生物作为人类感染性疾病传播的中间宿主的传播方式。

简述问答题

4-303　这种说法是错误的。在无菌操作后,更应该用肥皂水清洁双手,避免在操作过程中污染了双手导致不必要的感染。

4-304　医院感染的形成必须具备3个环节,即感染源、传播途径和易感宿主。当三者同时存在并互相联系,就构成了感染链,感染链的存在导致医院感染的发生。

4-305　传播途径包括:①接触传播,例如沙眼、破伤风。②空气传播,例如流行性感冒、肺结核。③飞沫传播,例如猩红热、麻疹。④消化道传播,例如甲型肝炎、蛔虫病。⑤血液-体液传播,例如艾滋病、梅毒、乙肝。⑥母婴垂直传播,例如艾滋病、乙肝。⑦生物媒介传播,例如乙型脑炎、登革热。

4-306　预防医院感染发生的措施:①避免扰乱、破坏病人机体的正常防御机制;②合理使用抗生素;③治疗潜在病灶和带菌状态;④采取保护性隔离和选择性去污染措施。

4-307　医院感染常见的易感人群:①婴幼儿及老年人;②机体免疫功能严重受损者;③营养不良者;④接受各种免疫抑制剂治疗者;⑤不合理使用抗生素者;⑥接受各种侵入性诊疗操作者;⑦手术时间长者;⑧住院时间长者;⑨精神状态差、缺乏主观能动性者。

4-308　医院感染发生的促发因素:①医护人员对医院感染的危害性认识不足;②医院感染管理制度不健全;③侵入性诊治手段增多;④大量新型抗生素的应用不当;⑤环境污染严重;⑥易感病人增加;⑦医院布局不合理和隔

离措施不健全或执行不力。

4-309 医院成立院内感染管理委员会,组建三级监控体系:一级是病区护士长或兼职监控护士,二级是科护士长,三级是护理部主任。医院各科室成立感染管理小组,由各科主任、护士长和监控医生、护士组成。监控体系要在院内感染管理委员会领导下,建立由专职医生、护士为主体的医院感染监控办公室及层级分明的三级医院感染监测网,及时评估医院感染发生的危险性,及时发现问题,及时处理。

4-310 消毒是指清除或杀灭物体上除细菌芽孢以外的所有病原微生物。灭菌是指杀灭物体上全部微生物,包括细菌芽孢。灭菌是一个绝对的概念。

4-311 煮沸消毒法的注意事项:①煮沸消毒前,污染物品必须刷洗干净,管腔器械须先在腔内灌水,带有轴节及带盖的容器应将轴节或盖打开后放入水中,水面应至少高于物品最高处3 cm,煮锅加盖煮沸。②物品不宜放置过多,一般不超过消毒容器容量的3/4,大小相同的碗盆不能重叠。③橡胶类物品用纱布包好,待水沸腾后放入,3~5分钟后取出。④玻璃类物品用纱布包裹,应在冷水或温水时放入。⑤高山地区由于气压低,沸点也低,应延长消毒时间。⑥刀、剪等锐器应用纱布包裹,以免在水中相互碰撞而变钝;针头、缝针等细小锐器物品在煮沸消毒时也应用纱布包好,以便放、取;棉织品在水沸腾后应适当搅拌。⑦消毒后应将物品及时取出,置于无菌容器内,及时应用,4小时内未使用需要重煮消毒。⑧应监测、记录每次消毒的时间和温度。监测方法、结果应符合消毒规范的要求。

4-312 使用紫外线消毒灯的注意事项见4-30解析。

4-313 常用的化学消毒剂:①灭菌剂,能杀灭一切微生物包括芽孢以达到灭菌的消毒剂,如戊二醛、过氧乙酸。②高效消毒剂,能杀灭一切细菌繁殖体、病毒、真菌及其孢子,并对细菌芽孢有显著杀灭作用的消毒剂,如过氧化氢、过氧乙酸。③中效消毒剂,能杀灭细菌繁殖体、真菌、病毒等除细菌芽孢以外的各种微生物的消毒剂,如乙醇、碘附。④低效消毒剂,只能杀灭细菌繁殖体、亲脂病毒和某些真菌,不能杀灭结核杆菌、亲水性病毒和芽孢的消毒剂,如苯扎溴铵、氯己定。

4-314 使用乙醇的注意事项:①乙醇易挥发,不稳定,须加盖保存,定期监测,保持体积浓度不低于75%。②有刺激性,不宜用于黏膜及创面的消毒。③易燃,忌明火,密闭保存于避火处。④不适用于手术器械灭菌,使用浓度勿超过80%。

4-315 无菌操作:①应面向无菌区域,手臂须保持在腰部或治疗台面以上,未经消毒的用物、手、臂不可触及无菌物品,不可跨越无菌区域。操作时,不可面对无菌区谈笑、咳嗽、打喷嚏。②无菌物品应用无菌持物钳拿取。无菌物品一经取出,即使未使用,也不可放回无菌容器内。1套无菌物品仅供1位病人使用,防止交叉感染。③无菌物品疑有污染或已被污染,不可使用,应予更换或重新灭菌。

4-316 无菌物品保存期一般为7~14天,如符合存放环境要求,使用纺织品材料包装的无菌物品有效期为14天;医用一次性纸袋包装的无菌物品,有效期为1个月;使用一次性医用皱纹纸、一次性纸塑袋、医用无纺布或硬质容器包装的无菌物品,有效期为6个月;由医疗器械生产厂家提供的一次性使用无菌物品,遵循包装上标识的有效期。无菌包过期或包布受潮均应重新灭菌。

4-317 无菌持物钳使用方法:①洗手备物,用七步洗手法洗手,戴口罩,将用物合理放置于洁净的操作台面上;②检查标识,检查并核对名称、有效期、灭菌标识;③开盖取钳,打开盛放无菌持物钳的容器盖,手持持物钳上1/3处,闭合钳端,将钳移至容器中央,垂直取出,关闭容器盖;④规范用钳,使用时保持钳端向下,在腰部以上视线范围内活动,不可倒转向上,不可随意甩动;⑤放钳盖盖,使用后闭合钳端,打开容器盖,快速垂直放回容器中,盖好容器盖。

4-318 保护性隔离的措施见 4-89 解析。

4-319 七步洗手法的操作方法:①掌心搓掌心;②手指交错掌心搓手背,两手互换;③手指交错掌心搓掌心;④两手互握互擦指背;⑤拇指在掌中转动,两手互换;⑥指尖摩擦掌心,两手互换;⑦一手旋转揉搓另一手的腕部、前臂,直至肘部,交替进行。

4-320 见 4-126 解析。

4-321 无菌操作时应遵循的原则:①操作前准备。无菌操作前 30 分钟通风,停止清扫地面,减少走动,以降低室内空气中的尘埃,操作区域要清洁、宽敞;操作者应修剪指甲,洗手,戴好帽子、口罩,必要时穿无菌衣,戴无菌手套。②操作中保持无菌。工作人员应面向无菌区域,手臂须保持在腰部水平以上,不可跨越无菌区。操作时,不可面对无菌区讲话、咳嗽、打喷嚏。用无菌钳取无菌物品,无菌物品一经取出,即使未使用,也不可放回无菌容器内,1 套无菌物品仅供 1 位病人使用,防止交叉感染。无菌物品疑有污染或已被污染,不可使用,应予更换或重新灭菌。③无菌物品的保管。无菌物品和非无菌物品应分别放置;无菌物品必须存放在无菌容器或无菌包内,无菌包外要注明物品的名称、灭菌日期,物品按日期先后顺序放置;定期检查无菌物品保存情况,无菌包在未污染的情况下,保存期一般以 7 天为宜,过期或包布受潮应重新灭菌。

4-322 标准预防的具体措施:①手的清洁与消毒是切断接触传播的重要措施,手的清洁与消毒应当符合《医护人员手卫生规范》的要求。②接触病人的血液、体液、排泄物、分泌物等物质以及被其污染的物品时应当戴手套。③脱去手套后应立即洗手。④医护人员的工作服、脸部及眼睛有可能被病人的血液、体液、分泌物等物质喷溅污染时,应戴外科口罩、防护眼镜或者面罩,穿隔离衣或防水围裙。⑤处理所有的锐器时应当特别注意安全,防止被刺伤。⑥对病人使用后的医疗器械、器具应当采取正确的消毒与灭菌措施。

综合应用题

4-323 (1)艾滋病的传播途径:①经注射、输血和应用血液制品传播;②性接触传播;③母婴传播,感染的孕妇可在怀孕期间、产程中及产后传染给婴儿;④其他途径,用病毒携带者的器官移植或人工授精可被传染。

(2)具体隔离措施:①同种病原体感染者可同时隔离,必要时单人隔离。②若病人的血液或体液可能污染工作服时需穿隔离衣。③接触血液或体液时应戴手套。④注意洗手,严防针头刺伤,若手被血液、体液污染或可能污染,应立即用消毒液洗手,护理另一个病人前也应洗手。⑤被血液或体液污染的物品,应装袋标记后送消毒或焚烧;病人用过的针头应放入防水、防刺破并有标记的容器内,直接送焚烧处理。⑥被血液或体液污染的室内表面物品,立即用消毒液擦拭或喷洒。⑦陪护人员应采取相应的隔离措施。

(3)护理艾滋病病人时,如不慎发生职业暴露,应该:①用肥皂液和流动水清洗污染的皮肤,用 0.9% 氯化钠溶液冲洗黏膜。②如有伤口,应当在伤口旁边轻轻挤压,尽可能挤出损伤处的血液,用肥皂液清洗后再用 0.9% 氯化钠溶液或流动水进行冲洗;禁止进行伤口的局部挤压。③受伤部位的伤口冲洗后,应用消毒液,如 75% 乙醇或 0.5% 碘酊进行消毒,并包扎伤口;被暴露的黏膜,应当反复用 0.9% 氯化钠溶液冲洗干净。④对其暴露的级别和暴露源的病毒载量水平进行评估,确定预防性用药方案。最好在暴露后 2 小时内实施,最迟不得超过 24 小时。⑤填写职业暴露登记表,并向医院感染科及相关科室报告。⑥随访。在暴露后的第 4 周、第 8 周、第 12 周及第 6 个月时检测艾滋病抗体。

4-324 (1)属于医院感染。

(2)医院感染又称医院内获得性感染,是指病人、探视者及医院工作人员等在医院活动期间遭受病原体的侵袭而引起的任何诊断明确的感染或疾病。包括在住院期间发生的感染和在医院内获得出院后发生的感染；但不包括入院前已经开始或入院时已经处于潜伏期的感染或疾病。感染的对象包括一切在医院活动的人群，如医生、护士及病人家属，但主要是住院病人。

4-325　（1）医院感染发生的主要原因：①个体抵抗力下降，免疫功能受损；②侵入性诊疗机会增加；③抗生素滥用；④医院管理机制不完善。

（2）控制医院感染的3个要点：①严格执行清洁、消毒、灭菌、隔离技术；②中心供应室等保证无菌、灭菌质量；③合理使用抗生素。

4-326　（1）小李应该更换干燥且在保质期内的无菌换药包。

（2）无菌物品保管原则：①无菌物品应放在清洁、干燥、固定、通风处，应与非无菌物品分别放置，并有明显标志。②无菌物品必须存放在无菌包或无菌容器内，无菌包或无菌容器外要注明灭菌日期，物品名称物品按有效期或失效期先后顺序摆放。③定期检查无菌物品保存情况。保存期一般为7～14天，如符合存放环境要求，使用纺织品材料包装的无菌物品，有效期为14天，否则一般为7天。医用一次性纸袋包装的无菌物品有效期为1个月。使用一次性医用皱纹纸、一次性纸塑袋医用无纺布或硬质容器包装的无菌物品，有效期为6个月，由医疗器械生产厂家提供的一次性使用无菌物品，遵循包装上标识的有效期，无菌包过期或包布受潮，均应重新灭菌。

4-327　（1）小王的做法不对，她应该脱掉手套重新消毒后更换佩戴新的无菌手套。

（2）戴、脱无菌手套的注意事项：①戴手套后双手应始终保持在腰部或操作台面以上视线范围内的水平；如发现有破损或可疑污染应立即更换。②脱手套时，应翻转脱下，避免强拉，注意勿使手套外面（污染面）接触到皮肤；脱手套后应洗手。③诊疗护理不同病人之间应更换手套；一次性手套应一次性使用；戴手套不能替代洗手，必要时进行手消毒。

4-328　（1）穿、脱隔离衣的操作方法：①穿隔离衣。备齐操作用物；戴帽子、口罩，取下手表，卷袖过肘；手持衣领取下隔离衣，清洁面向自己将衣领两端向外折齐，露出袖内口；右手持衣领，左手伸入袖内，右手将衣领向上拉，使左手露出；换左手持衣领，右手伸入袖内，举手将袖抖上；两手持衣领，由领子中央顺着边缘至领后扣领扣；扣肩扣、袖扣；解开腰带活结，将隔离衣一边（约腰下5 cm处）渐向前拉，捏住衣外面边缘，同法捏住另一侧；双手在背后将衣边缘对齐，向一侧折叠将腰带在背后交叉，回到前面系一活结。②脱隔离衣。解松隔离衣后侧边缘下部的扣子，解开腰带，在前面打一活结；解开袖口及肩部扣子，在肘部将部分衣袖塞入工作服袖下，然后消毒双手；解开领扣，一手伸入一侧衣袖内，拉下衣袖过手，再用衣袖遮住的手握住另一衣袖的外面将袖拉下，两手轮换拉下袖子，渐从袖管中退至衣肩；双手握住衣领，将隔离衣两边对齐，挂在衣钩上。如脱下的隔离衣需更换，应清洁面向外卷好，投入污物袋中。

（2）使用隔离衣的注意事项：①穿隔离衣时，隔离衣的长短要合适，应全部盖住工作服。②隔离衣不能有破损。③系领子时，袖口不可触及衣领、肩部、帽子和面部、耳部。④后侧边缘须对齐，折叠处不能松散。⑤隔离衣清洁面向外时挂半污染区，污染面向外时挂在污染区。⑥隔离衣每天更换，如有潮湿或污染应立即更换。⑦穿隔离衣后，只限在规定区域内进行活动，不得进入清洁区。

4-329　（1）接触传染病病人后的手应该：双手浸泡于消毒液中，用手刷刷手，按前臂、腕部、手掌、手背、指甲、指缝顺序刷洗，左、右手均刷30秒，用流动水冲洗后重复刷洗1次，前后共2分钟。双手经流动水冲洗干净后擦干。

（2）病人治愈出院应进行终末消毒：①病人的终末处理。出院前应沐浴，换上清洁衣服，个人用物须消毒后一并带出。②病室单位的终末消毒。关闭病室门窗，打开床旁桌，摊开棉被,竖起床垫,用消毒液或用紫外线灯消毒,然后打开门窗,用消毒液擦拭家具、地面;体温表用消毒剂浸泡;血压计及听诊器放入熏蒸箱消毒;被服类消毒后再清洗;床垫、棉被和枕芯可日光暴晒和用紫外线灯消毒。

4-330 (1)院内感染的特征:院内感染又称医院获得性感染,是指病人在住院期间获得的感染。①感染发生的地点是在医院内,排除在医院外已受到感染而在住院期间才发病的病人,但包括在医院内感染而出院后才发病的病人;②感染和发病在不同阶段发生,顺序是感染→潜伏→发病;③感染对象包括一切在医院活动的人群,如住院病人、门诊病人、陪护者、探视者及医院工作人员,其中主要是住院病人和医院工作人员。

(2)院内感染鉴定原则:①入院时无这种感染,也无处于这种感染的潜伏期病人;②发生感染,其潜伏期不明;③发生感染与上次住院有关;④在新的部位发生具有临床表现的感染;⑤在原来的感染部位分离出新的病原体。

(杨　蕾　陈婷婷　沈磊莹)

第五章

病人清洁护理

选择题(5-1～5-109)

A1型单项选择题(5-1～5-34)

5-1* 需要特殊口腔护理的病人除外下列哪种
 A. 昏迷病人　　B. 腹泻病人
 C. 鼻饲病人　　D. 禁食病人
 E. 高热病人

5-2 下列需要进行特殊口腔护理病人的是
 A. 下肢骨折病人
 B. 急性肠胃炎病人
 C. 胆囊切除术前病人
 D. 脑出血昏睡状态病人
 E. 阑尾切除术后4天病人

5-3* 病人有口臭,宜选用的漱口液是
 A. 0.9%氯化钠溶液
 B. 0.1%醋酸溶液
 C. 复方硼酸溶液
 D. 2%～3%硼酸溶液
 E. 1%～4%碳酸氢钠溶液

5-4* 病人口腔内pH值中性时,可选用的漱口液为
 A. 0.9%氯化钠溶液
 B. 2%～3%硼酸溶液
 C. 0.1%醋酸溶液
 D. 1%～3%过氧化氢溶液
 E. 1%～4%碳酸氢钠溶液

5-5* 1%～3%过氧化氢溶液用于口腔护理时,下列叙述中正确的是
 A. 用于真菌感染

 B. 用于口腔pH值为碱性时
 C. 可消除口臭,轻微抑菌
 D. 用于铜绿假单胞菌感染
 E. 遇有机物时,可释放新生氧抗菌

5-6* 为长期应用抗生素的病人进行口腔护理时,应特别注意观察口腔有无
 A. 异味　　　　B. 牙龈出血
 C. 真菌感染　　D. 牙龈肿胀
 E. 黏膜溃疡

5-7* 为长期应用激素的病人进行口腔护理时,应特别注意观察
 A. 口唇有无干裂
 B. 口腔黏膜有无溃疡
 C. 口腔有无特殊的气味
 D. 口腔黏膜有无出血点
 E. 口腔黏膜有无真菌感染

5-8* 病人口腔内有真菌感染时应选用的漱口液是
 A. 0.9%氯化钠溶液
 B. 醋酸溶液
 C. 1%～4%碳酸氢钠溶液
 D. 过氧化氢溶液
 E. 氯己定溶液

5-9* 为危重病人进行口腔护理时,取下的活动性义齿应浸泡于
 A. 复方硼酸溶液中备用
 B. 碳酸氢钠溶液中备用
 C. 热水中备用
 D. 清水中备用
 E. 乙醇溶液中备用

5-10* 为昏迷病人进行口腔护理时,不需要准备的用物是
 A. 手电筒   B. 血管钳
 C. 开口器   D. 吸水管
 E. 棉签

5-11* 为昏迷病人进行口腔护理时,开口器应从
 A. 门齿处放入   B. 尖齿处放入
 C. 臼齿处放入   D. 双唇处放入
 E. 上下腭处放入

5-12* 为昏迷病人进行口腔护理时,下列操作中正确的是
 A. 协助病人漱口
 B. 用开口器时,从门齿处放入
 C. 活动义齿可放于乙醇中浸泡备用
 D. 从门齿至臼齿擦净牙齿各面
 E. 血管钳夹紧棉球,棉球干湿度适宜

5-13* 为口唇干裂病人进行口腔护理后可涂擦
 A. 西瓜霜   B. 锡类散
 C. 冰硼散   D. 金霉素软膏
 E. 液状石蜡

5-14 为卧床病人床上洗头时,适宜的水温是
 A. 20~22℃   B. 28~32℃
 C. 40~45℃   D. 45~50℃
 E. 50℃以上

5-15* 病人头发纠结成团,可湿润梳通头发的溶液是
 A. 温水   B. 油剂
 C. 百部酊溶液   D. 30%乙醇溶液
 E. 0.9%氯化钠溶液

5-16* 下列灭头虱用物的处理方法中不妥的是
 A. 隔离衣用高压蒸汽灭菌
 B. 治疗巾用高压蒸汽灭菌
 C. 剪下的头发直接弃去
 D. 梳子浸泡于消毒液中
 E. 病人衣服煮沸消毒

5-17* 灭头虱正确的方法是
 A. 病人剪短头发后再涂药
 B. 涂抹灭虱药后揉搓头发6分钟
 C. 涂药揉搓头发后保持12小时
 D. 取帽后立即清洗头发
 E. 将病人的衣裤暴晒

5-18* 护士接诊时发现病人有头虱,给予灭头虱处理。下列操作中哪项正确
 A. 穿隔离衣,戴手套
 B. 应动员女性病人剃去头发
 C. 12小时后取下包裹头发的帽子
 D. 更换病人衣裤,进行压力蒸汽灭菌处理
 E. 灭虱药擦遍头发,用手反复揉搓头发5分钟

5-19* 下列不宜进行盆浴的是
 A. 高血压病病人   B. 糖尿病病人
 C. 传染病病人   D. 急性肾炎病人
 E. 妊娠7个月孕妇

5-20* 病人沐浴的最佳时间是
 A. 饭后30分钟   B. 饭前60分钟
 C. 饭前30分钟   D. 饭后60分钟
 E. 活动后15分钟

5-21* 为卧床病人床上擦浴时,下列操作中错误的是
 A. 调节室温至24℃左右
 B. 脱衣应先脱对侧后脱近侧
 C. 为外伤病人先脱健侧后脱患侧
 D. 遮挡病人,按需要给予便盆
 E. 擦浴后骨突处用50%乙醇做按摩

5-22* 压疮发生的原因不包括
 A. 全身营养缺乏
 B. 肌肉软弱萎缩
 C. 局部组织长期受压
 D. 使用石膏绷带衬垫不当
 E. 局部皮肤经常受排泄物刺激

5-23* 下列哪项不是压疮发生的原因
 A. 年龄   B. 营养状况
 C. 心理因素   D. 体温升高
 E. 垂直压力

5-24* 下列最容易发生压疮的部位是
　A. 头部　　　　B. 背部
　C. 腹部　　　　D. 髋部
　E. 骶尾部

5-25* 为长期卧床的病人进行局部皮肤按摩时,使用50%乙醇的目的是
　A. 去除污垢　　B. 消毒皮肤
　C. 降低体温　　D. 润滑皮肤
　E. 促进血液循环

5-26* 压疮发生的最主要原因是
　A. 全身营养缺乏
　B. 局部皮肤破损
　C. 局部组织长期受压
　D. 病原菌侵入皮肤组织
　E. 皮肤受潮湿、摩擦的刺激

5-27* 长期侧卧位的病人最易发生压疮的部位是
　A. 足跟　　　　B. 肩胛
　C. 耳郭　　　　D. 髂前上棘
　E. 坐骨结节处

5-28* 预防压疮、缓解局部的压迫不宜使用
　A. 水褥　　　　B. 海绵褥
　C. 海绵垫　　　D. 气垫褥
　E. 橡胶气圈

5-29* 卧床病人使用气垫褥、水褥的目的是
　A. 防止坠床
　B. 安全防护
　C. 固定体位
　D. 减少皮肤的摩擦刺激
　E. 降低骨突处所受的压力

5-30* 压疮淤血红润期的特点是
　A. 表皮有水疱　B. 皮下产生硬结
　C. 局部组织坏死　D. 浅层组织感染
　E. 局部皮肤出现红、肿、热、触痛

5-31 压疮淤血红润期的主要表现是
　A. 溃疡形成　　B. 皮下产生硬结
　C. 局部皮肤红肿　D. 表皮出现水疱
　E. 受压皮肤颜色紫红

5-32* 晨间护理的目的不包括

　A. 预防压疮　　B. 增进护患交流
　C. 使病人清洁舒适　D. 减轻伤口疼痛
　E. 保持病床及病室整洁

5-33* 晚间护理的内容不包括
　A. 观察病情　　B. 饮食指导
　C. 帮助病人入睡　D. 进行生活护理
　E. 必要时给病人加盖被

5-34* 护士为一级护理的病人进行晨、晚间护理的适宜时间分别是
　A. 诊疗开始前,晚饭后
　B. 诊疗开始后,晚饭前
　C. 诊疗开始后,晚饭后
　D. 诊疗开始前,下午4点后
　E. 诊疗间隙中进行,临睡前

A2型单项选择题(5-35～5-70)

5-35* 病人,男性,30岁。因外伤致昏迷,需鼻饲。护士在晨、晚间为其进行口腔护理的目的不包括
　A. 保持口腔清洁
　B. 预防并发症
　C. 观察口腔黏膜
　D. 清除口臭、口垢
　E. 清除口腔内一切细菌

5-36* 病人,女性,51岁。因长期卧床口腔有铜绿假单胞菌感染,应选用的漱口液是
　A. 复方硼酸溶液
　B. 0.1%醋酸溶液
　C. 0.02%呋喃西林溶液
　D. 1%～3%过氧化氢溶液
　E. 1%～4%碳酸氢钠溶液

5-37* 患儿,女性,早产,出生20天。因患肺炎使用抗生素治疗7天,今晨发现患儿口腔黏膜有小片状白色乳凝块样物,诊断为鹅口疮。给该患儿清洗口腔时最宜使用
　A. 0.9%氯化钠溶液
　B. 复方硼酸溶液
　C. 2%碳酸氢钠溶液

D. 5%碳酸氢钠溶液

E. 3%过氧化氢溶液

5-38* 患儿,男性,6个月。因间歇发热、咳嗽半个月,拟诊支气管炎,给予口服头孢拉定治疗。近2天发现口腔有白色乳凝块样物,不易拭去。护士在为患儿进行口腔护理时,宜选择的溶液是

A. 来苏水

B. 0.9%氯化钠溶液

C. 3%过氧化氢溶液

D. 2%碳酸氢钠溶液

E. 0.1%依沙吖啶溶液

5-39* 病人,男性,87岁,身高160 cm,体重40 kg。因腹部隐痛来院就诊,门诊以腹痛待查收入院。病人意识清醒,生活基本不能自理。护士在晨间为其进行口腔护理时发现病人口腔黏膜充血糜烂、舌苔增厚、有假膜。此时护士应

A. 提供0.9%氯化钠溶液漱口

B. 要求病人每次饭后均要刷牙龈

C. 提供3%碳酸氢钠溶液漱口

D. 要求家属加强照护,注意口腔清洁

E. 允许病人在不适时自行清除假膜

5-40 病人,男性,44岁。诊断为伤寒,入院2周,口腔铜绿假单胞菌感染。进行口腔护理时,为病人选用的最佳漱口液为

A. 0.9%氯化钠溶液

B. 1%~2%碳酸氢钠溶液

C. 0.1%醋酸溶液

D. 复方硼砂溶液

E. 2%~3%硼酸溶液

5-41* 病人,男性,24岁。体温39.6℃,护士观察其口腔时,发现有口腔黏膜溃烂和口臭。为其做口腔护理时应选择的口腔护理液是

A. 3%硼酸溶液

B. 0.1%醋酸溶液

C. 0.9%氯化钠溶液

D. 3%过氧化氢溶液

E. 4%碳酸氢钠溶液

5-42* 病人,女性,32岁。诊断为再生障碍性贫血,近日检查发现唇及口腔黏膜有散在淤点,轻触出血。护士为其行口腔护理应特别注意

A. 禁忌漱口　　　B. 夹紧棉球

C. 动作轻柔　　　D. 先取下义齿

E. 患处涂冰硼散

5-43* 病人,女性,23岁。诊断为血小板减少性紫癜,检查时发现口腔黏膜有散在淤点,右侧下牙龈有淤斑。护士为病人做口腔护理时应特别注意

A. 禁忌漱口

B. 先擦拭淤斑处

C. 夹紧棉球

D. 擦洗动作要轻柔

E. 所有物品要清洁

5-44* 病人,男性,62岁。有活动义齿。护士为其做口腔护理时,应将义齿取下放在

A. 乙醇溶液中　　B. 热水中

C. 冷开水中　　　D. 清洗消毒液中

E. 复方硼酸溶液

5-45* 病人,女性,53岁。住院期间应用抗生素3个月。其口腔黏膜出现创面可考虑为

A. 寄生虫病　　　B. 真菌感染

C. 病毒感染　　　D. 个人卫生差

E. 口腔白斑病

5-46* 病人,男性,54岁。患糖尿病酮症酸中毒,处于昏迷状态。护士在为其做口腔护理时应特别注意

A. 动作轻柔　　　B. 禁忌漱口

C. 观察异味　　　D. 夹紧棉球

E. 先取下义齿

5-47* 病人,男性,60岁。因白血病住院治疗。护士为其做口腔护理时,发现舌尖有一小血痂。下列护理方法中错误的是

A. 将血痂皮去除,涂药

B. 观察口腔黏膜变化
C. 用过氧化氢溶液漱口
D. 轻轻地擦拭口腔各面
E. 观察舌苔情况

5-48* 病人,女性,32 岁。因剖宫产后卧床多日造成长发打结成团。护士帮其湿润疏通头发宜选用
A. 清水
B. 油剂
C. 百部酊
D. 0.9%氯化钠溶液
E. 30%乙醇溶液

5-49* 病人,女性,67 岁。因脑出血致右侧肢体瘫痪。护士为她梳发时,下列操作中错误的是
A. 脱落的头发置于纸袋中
B. 将头发从中间分为两股,分股梳理
C. 梳发时由发梢梳至发根
D. 打结的头发用甘油湿润后慢慢梳理
E. 协助病人抬头,将治疗巾铺于枕头上

5-50* 病人,女性,66 岁。因股骨颈骨折卧床治疗1 周。护士为其床上洗发时,病人突然感到心慌、气促、面色苍白且冷汗,护士应立即
A. 听轻音乐
B. 嘱病人忍一忍
C. 加速完成洗发
D. 停止操作,通知医生
E. 请病人做深呼吸,放松

5-51 病人,女性,76 岁。右侧肢体偏瘫。护士为其床上洗发时,发现其面色苍白、出冷汗、呼吸急促,应立即
A. 通知医生及时处理
B. 加快动作完成洗发
C. 鼓励病人坚持片刻
D. 停止操作,及时处理
E. 加强沟通,了解感受

5-52* 病人,男性,66 岁。诊断为冠心病入

院。病人自行沐浴时,下列哪项措施不妥
A. 调节浴室室温在 22～24℃
B. 沐浴应于餐后 1 小时进行
C. 门外挂牌以示室内有人
D. 用物准备齐全
E. 浴室应闩门

5-53* 病人,女性,46 岁。因乳腺癌行右侧乳房切除术后 1 天。护士协助其更换上衣时应
A. 先脱患侧,先穿健侧
B. 先脱患侧,先穿患侧
C. 先脱健侧,先穿患侧
D. 先脱健侧,先穿健侧
E. 双侧衣袖同时穿上

5-54 病人,男性,66 岁。因左股骨干骨折入院治疗。协助其更衣时,下列护士的做法中错误的是
A. 抬高患肢
B. 观察指端皮肤的颜色
C. 脱衣时,先健侧再患侧
D. 穿衣时,先健侧再患侧
E. 术后即指导患肢锻炼左侧手指、手腕

5-55 病人,男性,26 岁。从高处摔下引起右上肢骨折。护士在为其换衣服时,正确的穿脱方法是
A. 按病人意愿做
B. 先脱右肢,先穿左肢
C. 先脱左肢,先穿右肢
D. 先脱右肢,先穿右肢
E. 先脱左肢,先穿左肢

5-56* 病人,女性,65 岁。车祸致左侧上、下肢骨折,术后护士为其床上擦浴。下列哪项操作错误
A. 热水温度为 50～52℃
B. 擦浴前按需要给予便器
C. 擦浴时应注意观察病情
D. 擦浴应在 15～30 分钟内完成

E. 洗脸时由外眦向内眦擦拭眼部

5-57* 病人,男性,58岁。车祸致左上肢外伤,护士为其进行床上擦浴。下列操作中正确的是
A. 擦浴动作要轻、慢
B. 脱上衣时先脱左肢
C. 穿上衣时先穿右肢
D. 擦浴后按摩骨隆突处
E. 由外眦向内眦擦拭眼部

5-58 病人,女性,78岁。在全麻下行膝关节置换术,术后当晚排便于床上。值班护士下列操作中正确的是
A. 让家属更换床单
B. 评估后再进行擦洗处理
C. 让病人自行更换病号服
D. 用75%乙醇溶液擦洗局部皮肤
E. 告诉病人以后不能再发生类似的事

5-59* 病人,女性,67岁。腰椎骨折术后第2天,因伤口疼痛不愿翻身,长时间处于侧卧位。病人易发生压疮的部位是
A. 肋骨、足跟
B. 骶尾部、外踝
C. 坐骨结节、耳郭
D. 肩胛部、髂前上棘
E. 膝关节内外侧、髋部

5-60* 病人,女性,72岁。患扩张型心肌病伴慢性右心衰竭5年,长期卧床。皮肤护理时,应着重预防压疮发生的部位是
A. 枕部　　B. 肩胛部
C. 骶尾部　D. 胫前部
E. 足踝部

5-61* 病人,女性,82岁。因高血压脑出血后肢体瘫痪,生活无法自理。住院期间护士给予50%乙醇溶液按摩受压皮肤,其目的是
A. 降低体温
B. 减轻局部受压
C. 促进血液循环
D. 增强机体抵抗力

5-62* 病人,女性,78岁。因股骨干骨折入院。护士交接班时发现病人肩胛部及骶尾部各有2.5 cm×3 cm发红处,局部疼痛,轻度肿胀。护士判断病人局部的状况是
A. 过敏引起的皮疹
B. 压疮的淤血红润期
C. 压疮的炎性浸润期
D. 压疮的浅层溃疡期
E. 压疮的深层溃疡期

5-63 病人,男性,79岁。因偏瘫长期卧床。近日发现其骶尾部出现红、肿、热、麻木,有触痛,皮肤无破损。该病人的压疮临床分期是
A. 淤血红润期　B. 炎性浸润期
C. 炎性红润期　D. 淤血浸润期
E. 溃疡期

5-64* 病人,男性,60岁。车祸致颅脑损伤伴下肢粉碎性骨折。深昏迷,营养状况差,轻度水肿。评估见骶尾部皮肤紫红色,有皮下硬结,并有小水疱。病人骶尾部皮肤状况处于
A. 正常
B. 压疮坏死溃疡期
C. 压疮炎性浸润期
D. 压疮浅度溃疡期
E. 压疮淤血红润期

5-65 病人,男性,63岁。因心力衰竭在家卧床4周,近日骶尾部疼痛,护士家庭访视时仔细观察后认为是炎性浸润期的压疮。支持其判断的典型表现是
A. 伤口周围有坏死组织
B. 病人骶尾部疼痛、麻木感
C. 创面湿润,有少量脓性分泌物
D. 局部皮肤发红、水肿
E. 骶尾部皮肤呈紫色,有皮下硬结,并出现水疱

5-66* 病人,男性,67岁。因外伤入院,卧床

不起且不能控制排便,多次污染床单。其护理重点是
A. 补充营养
B. 提供隐蔽的排便环境
C. 保护肛周皮肤,防止压疮
D. 指导病人摄入足够的液体
E. 观察粪便的性质、颜色与量

5-67* 病人,男性,49岁。因车祸外伤致瘫痪卧床3个月,一般状况差,骶尾部可见2 cm×4 cm较深的创面,有脓液流出,创面周围可见少量黑色坏死组织。下列护理措施中最适合的是
A. 用50%乙醇溶液按摩创面及周围皮肤
B. 用厚层滑石粉包扎
C. 用0.9%氯化钠溶液冲洗,自然干燥
D. 仅用红外线照射即可
E. 剪去坏死组织,用0.02%呋喃西林溶液冲洗,外敷药物

5-68* 病人,女性,42岁。急性胆囊炎术后第2天。护士为其进行晨间护理的内容不包括
A. 漱口　　　　B. 洗脸
C. 梳头　　　　D. 会阴冲洗
E. 检查局部伤口

5-69* 病人,女性,45岁。急性胆囊炎术后第2天。护士为其进行晨间护理的内容不包括
A. 观察睡眠情况　B. 检查局部伤口
C. 洗脸　　　　D. 梳头
E. 漱口

5-70 病人,女性,76岁。左股骨颈骨折,术后生活不能自理。护士为其进行晨间护理的最佳顺序是
A. 用便器→皮肤护理→扫床→口腔护理
B. 口腔护理→用便器→皮肤护理→整理病床单位
C. 扫床→用便器→皮肤护理→口腔护理
D. 皮肤护理→扫床→口腔护理→用便器
E. 用便器→口腔护理→皮肤护理→整理病床单位

A3型单项选择题(5-71～5-109)

(5-71～5-72共用题干)
病人,男性,67岁。3周前因脑血管意外导致左侧肢体瘫痪。病人神志清楚,说话口齿不清,体质瘦弱,大小便失禁。

5-71* 护士帮助其更换上衣的步骤是
A. 先脱左侧,后穿左侧
B. 先脱左侧,不穿左侧
C. 先脱左侧,后穿右侧
D. 先脱右侧,后穿右侧
E. 先脱右侧,后穿左侧

5-72* 近日发现病人骶尾部皮肤呈紫红色,皮下可触及硬结,有小水疱。判断为
A. 压疮前期
B. 压疮溃疡期
C. 局部皮肤感染
D. 压疮炎性浸润期
E. 压疮淤血红润期

(5-73～5-74共用题干)
病人,女性,56岁。双下肢瘫痪卧床1年。2天前骶尾部出现4 cm×5 cm的红色斑,局部麻木、疼痛,每2小时翻身1次无缓解。

5-73 发生功能障碍的是
A. 皮肤　　　　B. 泌尿系统
C. 骨骼关节　　D. 新陈代谢
E. 循环系统

5-74 病人局部出现的情况是
A. 疖肿　　　　B. 挫伤
C. 烫伤　　　　D. 压疮
E. 炎症

(5-75～5-77共用题干)
病人,男性,59岁。因心力衰竭卧床3周,

现骶尾部疼痛,护士仔细观察后确认是压疮的炎性浸润期。

5-75 压疮炎性浸润期的典型表现是
  A. 伤口周围有坏死组织
  B. 创面湿润,有脓液流出
  C. 骶尾部局部皮肤发红、水肿
  D. 病人尾骶部疼痛、麻木感
  E. 骶尾部皮肤呈现紫色,有皮下硬结,并出现水疱

5-76* 下列护理措施中错误的是
  A. 定时协助翻身
  B. 身体空隙处垫软枕
  C. 将水疱表皮轻轻剪去
  D. 在无菌操作下抽出水疱内液体
  E. 创面涂消毒液,用无菌纱布包扎

5-77* 对病人进行晨间护理时应特别注意
  A. 卫生宣教 B. 心理护理
  C. 是否舒适 D. 病床单位整理
  E. 观察局部皮肤情况

(5-78～5-79 共用题干)
  病人,女性,66 岁。因脑血管意外导致肢体瘫痪。住院 1 个月后,护士发现其骶尾部皮肤发红,并伴有肿胀、发热、麻木,但是皮肤未出现破损。

5-78 该病人骶尾部的压疮属于哪期
  A. 淤血红润期
  B. 炎性浸润期
  C. 浅度溃疡期
  D. 深度溃疡期
  E. 坏死溃疡期

5-79 针对该病人的情况,护士不应采取的护理措施是
  A. 增加翻身次数 B. 保持床单平整
  C. 局部皮肤按摩 D. 无菌纱布包扎
  E. 改善全身营养状况

(5-80～5-81 共用题干)
  病人,男性,65 岁。因脑出血已在家卧床 2 个月,不能自行翻身,近日骶尾部皮肤呈红色,压力去除后不褪色。

5-80 该病人压疮临床分期是
  A. 溃疡期 B. 炎性红润期
  C. 炎性浸润期 D. 淤血浸润期
  E. 淤血红润期

5-81* 护理重点是定期为病人翻身,确定翻身间隔时间是根据
  A. 病人要求 B. 医嘱
  C. 家属的提议 D. 护理人员情况
  E. 病情和受压情况

(5-82～5-83 共用题干)
  病人,男性,47 岁。脊髓损伤致腰部以下截瘫,1 周后转院。病人意识清醒,大小便失禁。

5-82 为预防病人发生压疮,按摩时可用
  A. 50%乙醇溶液 B. 70%乙醇溶液
  C. 90%乙醇溶液 D. 松节油
  E. 温水

5-83* 有关按摩的方法,下列哪项是错误的
  A. 由轻→重→轻
  B. 每次 1～2 分钟
  C. 以手掌大、小鱼际部分紧贴皮肤
  D. 询问病人的感受,观察病情变化
  E. 从骶尾部开始,沿脊柱两侧以环状动作向上按摩

(5-84～5-86 共用题干)
  病人,女性,32 岁。患白血病,长期用抗生素治疗。护士在评估口腔的过程中,发现病人口腔黏膜有乳白色分泌物。

5-84 病人口腔病变的原因是
  A. 真菌感染 B. 口腔不洁
  C. 免疫力低下 D. 抵抗力低下
  E. 长期使用抗生素

5-85 该病人最适宜的漱口液是
  A. 0.9%氯化钠溶液
  B. 复方硼酸溶液
  C. 0.1%醋酸溶液
  D. 1%～4%碳酸氢钠溶液
  E. 1%～3%过氧化氢溶液

5-86* 护士为该病人做口腔护理时,下列操作

中哪项错误
A. 擦洗颊部时由外向内
B. 口唇干裂可涂液状石蜡
C. 擦洗舌头时勿触及咽部
D. 观察口腔情况,取下义齿
E. 每擦洗1个部位更换1个棉球

(5-87~5-90共用题干)

病人,男性,63岁。因脑外伤昏迷入院,给予降颅压及抗生素治疗。2周后出现口腔颊部黏膜破溃,创面有白色膜状物,用棉签拭去附着物后创面有轻微出血。

5-87 该病人口腔病变的原因可能是
A. 病毒感染　　B. 真菌感染
C. 维生素缺乏　D. 凝血功能障碍
E. 铜绿假单胞菌感染

5-88 为病人做口腔护理时,应选择的漱口液是
A. 0.9%氯化钠溶液
B. 0.02%呋喃西林溶液
C. 1%~3%过氧化氢溶液
D. 1%~4%碳酸氢钠溶液
E. 复方硼酸溶液

5-89* 口腔护理时开口器应从
A. 门齿放入　　B. 舌下放入
C. 尖牙处放入　D. 臼齿处放入
E. 侧切牙放入

5-90* 该病人有活动义齿,正确的处理方法是清洗后
A. 放入冷水中　B. 放入热水中
C. 放入乙醇溶液中 D. 放入碘酊中
E. 放入过氧乙酸溶液中

(5-91~5-92共用题干)

病人,女性,72岁。右股骨颈骨折,术后生活不能自理。护士为其床上擦浴。

5-91* 为该病人床上擦浴时,下列操作中错误的是
A. 调节室温至24℃左右
B. 水温调节至60~62℃
C. 脱上衣时先右侧后左侧

D. 遮挡病人,按需要给予便盆
E. 先洗脸和擦洗颈部,再擦洗上肢

5-92* 在为病人做床上擦浴时,病人突然感到寒战、心慌,且面色苍白,出冷汗,护士应立即
A. 请家属协助擦浴
B. 边擦洗,边通知医生
C. 鼓励病人做张口呼吸
D. 停止操作,让病人平卧
E. 加快速度,边保暖,边完成擦浴

(5-93~5-94共用题干)

病人,男性,70岁。脑血栓导致偏瘫。入院后发现其骶尾部皮肤有4 cm×4 cm呈紫红色,触之较硬。第2天发现此处皮肤出现一大水疱。

5-93* 该病人骶尾部的压疮分期为
A. Ⅰ期　　　　B. Ⅱ期
C. Ⅲ期　　　　D. Ⅳ期
E. 不可分期

5-94* 对局部皮肤应采取的护理措施是
A. 涂厚层滑石粉包扎
B. 揭去表皮,贴敷新鲜鸡蛋内膜
C. 剪去表层皮肤,用无菌纱布包扎
D. 用1∶5 000呋喃西林溶液清洁创面
E. 用无菌注射器抽出疱内液体后消毒,无菌敷料包扎

(5-95~5-96共用题干)

病人,男性,65岁。因高血压脑出血后肢体偏瘫。病人长期卧床,近期发现其骶尾部皮肤呈紫色,皮下有硬结,表皮出现小水疱。

5-95* 病人最主要的护理问题是
A. 知识缺乏　　B. 生活自理缺陷
C. 个人应对无效 D. 躯体移动障碍
E. 皮肤完整性受损

5-96* 下列护理措施中正确的是
A. 外敷抗生素
B. 清除坏死组织
C. 剪破表皮,引流

D. 0.9%氯化钠溶液冲洗受损皮肤

E. 无菌纱布包裹,减少摩擦,促进其自行吸收

(5-97～5-99共用题干)

病人,男性,73岁。因脑室出血入院,体温39℃,神志不清。

5-97* 病人最容易发生压疮的部位是

A. 枕后　　　　B. 骶尾部

C. 肘关节　　　D. 膝关节

E. 足跟部

5-98* 下列护理措施中不恰当的是

A. 做好口腔护理

B. 用床栏保护病人

C. 保持头高足低位

D. 对骶尾部进行按摩

E. 为病人沐浴,保持清洁

5-99* 2天后病人病情进一步恶化,检查时发现臀部皮肤红、肿、热,皮肤表面无破损。病人的压疮处于

A. 淤血红润期　　B. 淤血坏死期

C. 炎性浸润期　　D. 溃疡形成期

E. 溃疡坏死期

(5-100～5-102共用题干)

病人,女性,65岁。长期卧床,护士为其做生活护理。

5-100* 病人为长发,下列床上梳发的方法中错误的是

A. 发辫不宜扎得太紧,以免引起疼痛

B. 长发者应沿发梢到发根的方向进行梳理

C. 床上梳发可以去除头皮污秽,减少感染的机会

D. 头发梳理过程中可用指腹按摩头皮,促进头部血液循环

E. 对于将头发编成发辫者,可2～3天松开发辫1次,经梳理后再编好

5-101* 如为病人进行背部按摩,使用乙醇溶液的浓度是

A. 20%　　　　B. 50%

C. 75%　　　　D. 90%

E. 100%

5-102* 如协助病人进行床上大、小便,下列操作中哪项错误

A. 及时倒掉排泄物

B. 不可强行塞、拉便盆

C. 取出便盆时,应先抬起臀部

D. 冬天时金属便盆应加热后使用

E. 即使病人能够自理,也应协助病人擦净肛门

(5-103～5-104共用题干)

病人,女性,61岁。因心力衰竭在家卧床已3周,近日病人诉骶尾部有疼痛感,家庭病床的责任护士仔细观察后认为是炎性浸润期压疮。

5-103* 支持其判断的典型表现是

A. 病人骶尾部疼痛、麻木感

B. 伤口周围有坏死组织

C. 创面湿润,有少量脓性分泌物

D. 尾骶部皮肤呈紫红色,有皮下硬结,并出现水疱

E. 局部皮肤发红、水肿

5-104* 该病人因右心衰竭引起双下肢水肿,体质虚弱、消瘦,宜采取的饮食为

A. 高热量、低蛋白、低盐

B. 高热量、高蛋白、高脂肪

C. 低盐、高蛋白、高纤维素

D. 高脂肪、低蛋白、高纤维素

E. 高热量、高脂肪、高纤维素

(5-105～5-109共用题干)

病人,男性,46岁。2个月前因车祸导致脑外伤昏迷入院,经积极抢救,目前生命体征平稳,但仍然处于昏迷状态,大小便失禁。

5-105* 护士为该病人进行口腔护理时,下列哪项操作是错误的

A. 禁忌漱口

B. 每次用2个棉球擦洗

C. 观察口腔黏膜及舌苔变化

D. 擦洗时需用血管钳夹紧棉球

E. 需用开口器时,应从臼齿处放入

5-106* 护士给该病人更换床单,下列哪项操作是错误的
A. 必要时使用床档
B. 减少过多暴露病人
C. 松开床尾盖被,协助病人翻身
D. 操作过程中注意观察病人的情况
E. 松开近侧大单、中单、橡胶单,一起卷入病人身下

5-107* 护士给该病人清扫床上的渣屑,下列哪种做法是正确的
A. 用手拍除渣屑
B. 直接用床刷扫床
C. 撤出床单,抖渣
D. 用换下的枕套扫床
E. 用蘸有消毒液的微湿布套床刷刷床

5-108 若近日护士观察到病人骶尾部皮肤呈紫色,皮下有硬结,表皮出现小水疱,此表现属哪期压疮
A. 淤血红润期   B. 淤血浸润期
C. 炎性浸润期   D. 浅度溃疡期
E. 深度溃疡期

5-109* 下列护士对该病人的皮肤护理操作中哪项不妥
A. 床上铺气垫褥
B. 剪破小水疱引流
C. 不让病人直接卧于橡胶单上
D. 避免潮湿、摩擦、尿便等刺激
E. 用红外线照射骶尾部皮肤,促进局部血液循环

❀ 名词解释题(5-110～5-115)

5-110 口腔护理
5-111 压疮
5-112 压力
5-113 摩擦力
5-114 剪切力
5-115 晨晚间护理

❀ 简述问答题(5-116～5-142)

5-116 患病时为什么要进行口腔护理?
5-117 特殊口腔护理的目的是什么?
5-118 简述特殊口腔护理适应证。
5-119 口腔护理常用的漱口液有哪几种?其作用及适用范围是什么?
5-120 简述特殊口腔护理的擦洗顺序。
5-121 简述昏迷病人口腔护理注意事项。
5-122 为病人进行口腔护理时,如病人有活动性义齿应如何处理?
5-123 简述床上洗发的目的。
5-124 简述床上洗发的注意事项。
5-125 简述30%含酸百部酊的配制方法。
5-126 简述灭虱操作方法。
5-127 简述灭虱注意事项。
5-128 简述床上擦浴适应证。
5-129 简述床上擦浴目的。
5-130 简述床上擦浴的擦洗顺序。
5-131 简述床上擦浴的注意事项。
5-132 简述协助卧床病人更衣时,脱衣和穿衣的顺序。
5-133 简述压疮的发生原因。
5-134 简述发生压疮的高危人群。
5-135 简述压疮的好发部位。
5-136 简述压疮的分期及临床表现。
5-137 简述压疮的预防措施。
5-138 简述压疮的护理措施。
5-139 简述晨间护理的目的。
5-140 简述晚间护理的目的。
5-141 简述晨间护理的内容。
5-142 简述晚间护理的内容。

❀ 综合应用题(5-143～5-147)

5-143 病人,男性,50岁。2个月前因车祸导致脑外伤昏迷入院,经积极抢救,目前生命体征

平稳,仍然处于昏迷状态,大小便失禁。已使用头孢类抗生素3周,今天护士在评估口腔的过程中,发现病人口腔黏膜有乳白色分泌物。

请解答:

(1) 该病人出现了哪种并发症?

(2) 为该病人进行口腔护理时应选择哪种漱口液?

(3) 为该病人进行口腔护理的注意事项有哪些?

5-144 病人,女性,32岁。因剖宫产术后卧床多日,长发打结成团,为除去污秽和脱落的头屑,保持头发清洁,需要帮助其床上洗发、梳发。

请解答:

(1) 护士应如何帮助其湿润、疏通头发?

(2) 床上洗发注意事项有哪些?

5-145 患儿,男性,12岁。放羊时不慎从山上摔下,致左下肢骨折,入院时发现有头虱。护士为该患儿做灭虱处理。

请解答:

(1) 30%含酸百部酊如何配制?

(2) 灭虱的操作方法。

(3) 灭虱的注意事项。

5-146 病人,男性,78岁。右上肺叶切除术后卧床多日,活动受限,生活不能自理。护士为其进行床上擦浴。

请解答:

(1) 擦浴前如何调节室温、水温?

(2) 脱衣、穿衣顺序。

(3) 床上擦浴顺序。

(4) 为该病人进行全背按摩时,按摩液的选择和操作方法。

(5) 擦洗过程中如病人出现寒战、面色苍白等表现应如何处理?

5-147 病人,男性,62岁。因心力衰竭卧床3周,护理体检发现该病人双下肢水肿,体质虚弱、十分消瘦。病人臀部疼痛,护士检查后发现其骶尾部皮肤呈紫红色,有皮下硬结,并出现水疱。

请解答:

(1) 病人该处出现了哪种并发症?属哪期?

(2) 该并发症的主要护理措施有哪些?

(3) 该病人宜采取哪种治疗饮食?

答案与解析

选择题

A1型单项选择题

5-1	B	5-2	D	5-3	C	5-4	A
5-5	E	5-6	C	5-7	E	5-8	C
5-9	D	5-10	D	5-11	C	5-12	E
5-13	E	5-14	C	5-15	D	5-16	C
5-17	A	5-18	A	5-19	E	5-20	D
5-21	B	5-22	B	5-23	C	5-24	E
5-25	C	5-26	C	5-27	C	5-28	C
5-29	E	5-30	E	5-31	C	5-32	D
5-33	B	5-34	A				

A2型单项选择题

5-35	E	5-36	B	5-37	C	5-38	D
5-39	C	5-40	C	5-41	D	5-42	C
5-43	D	5-44	C	5-45	C	5-46	B
5-47	A	5-48	C	5-49	D	5-50	D
5-51	C	5-52	C	5-53	C	5-54	C
5-55	C	5-56	C	5-57	D	5-58	B
5-59	C	5-60	C	5-61	D	5-62	C
5-63	A	5-64	C	5-65	E	5-66	C
5-67	E	5-68	D	5-69	A	5-70	E

A3型单项选择题

5-71	D	5-72	D	5-73	A	5-74	D

5-75 E	5-76 C	5-77 E	5-78 A
5-79 D	5-80 E	5-81 E	5-82 A
5-83 B	5-84 A	5-85 D	5-86 A
5-87 B	5-88 D	5-89 D	5-90 A
5-91 A	5-92 D	5-93 B	5-94 E
5-95 E	5-96 E	5-97 B	5-98 E
5-99 A	5-100 E	5-101 B	5-102 E
5-103 D	5-104 C	5-105 B	5-106 E
5-107 E	5-108 C	5-109 B	

部分选择题解析

5-1 解析:特殊口腔护理适用于高热、昏迷、禁食、鼻饲、口腔有疾病及生活不能自理的病人。

5-3 解析:复方硼酸溶液又称朵贝尔溶液,有轻度抑菌和除臭作用,口腔 pH 值为中性时适用。

5-4 解析:0.9%氯化钠溶液有清洁口腔、预防感染作用,口腔 pH 值为中性时适用。

5-5 解析:1%~3%过氧化氢溶液遇有机物时产生新生氧,有抗菌、防臭作用,用于口腔感染有溃烂、坏死组织、口腔 pH 值偏酸性者。

5-6 解析:对于长期使用抗生素的病人,口腔护理时应注意观察口腔内有无真菌感染。

5-7 解析:对于长期使用激素的病人,口腔护理时应注意观察口腔内有无真菌感染。

5-8 解析:1%~4%碳酸氢钠溶液属碱性药剂,用于真菌感染,口腔 pH 值偏酸性时。

5-9 解析:口腔护理时,如病人有活动性义齿,应先取下用牙刷刷洗各面,用冷水冲洗干净,等病人漱口后再戴上。暂时不用的义齿,浸于冷水杯中备用,每天更换 1 次清水。不可将义齿泡在热水或乙醇溶液内,以免义齿变色、变形和老化。

5-10 解析:为昏迷病人进行口腔护理时禁止漱口,以免引起误吸。

5-11 解析:为昏迷病人进行口腔护理时需用开口器,应从臼齿处放入,对牙关紧闭者不可用暴力使其开口。

5-12 解析:为昏迷病人进行口腔护理时使用的棉球不可过湿,以不能挤出液体为宜,防止因水分过多造成误吸。注意夹紧棉球,每次 1 个,勿将其留在口腔内。

5-13 解析:口腔护理擦洗完毕再次观察口腔黏膜,如有黏膜溃疡可酌情涂药,口唇干裂可涂液状石蜡或唇膏。

5-15 解析:为病人梳头时,若长发或头发打结不易梳理应沿发梢到发根的方向进行梳理。可将头发绕在手指上,用 30%乙醇湿润打结处,再慢慢梳顺,避免过度牵拉使病人感到疼痛。

5-16 解析:剪下的头发可用纸包裹焚烧,以便彻底灭虱、预防传染病的传播。

5-17 解析:应动员女病人头发剪短后再行灭虱。

5-18 解析:灭头虱时,工作人员穿隔离衣、戴口罩;动员女性病人剪短头发;换下的污染衣裤和被服放入布口袋内,扎紧袋口,用压力蒸汽灭菌;护士穿隔离衣、戴手套,以免虱、虮传播。

5-19 解析:妊娠 7 个月以上的孕妇不宜进行盆浴,以防早产及感染。

5-20 解析:沐浴应在饭后 1 小时进行,以免影响消化功能。

5-21 解析:清洁上臂和胸部时,首先协助病人脱下近侧或健侧。先脱近侧使护士操作时省力,先脱健侧可避免患侧关节过度活动,减少病人脱衣服时的不适。

5-22 解析:压疮发生的原因有力学因素、理化因素刺激、全身营养不良或水肿、肢体活动受限制。肌肉软弱萎缩不是压疮发生的原因。

5-23 解析:压疮发生的原因主要有 4 个方面:①力学因素,主要是压力、摩擦力、剪切力。②理化因素刺激,主要是潮湿、摩擦、排泄物等理化因素的刺激。③全身营养不良或水肿。④肢体活动受限制,如使用石膏绷带、夹板及牵引时松紧不适、衬垫不当等。心理因素不是压疮发生的原因。

5-24 解析:病人仰卧时最常发生压疮的部位是骶尾部。

5-25 解析:为长期卧床的病人进行局部皮肤

按摩时,使用50%乙醇的目的是促进皮肤血液循环。

5-26 解析:发生压疮的力学因素有压力、摩擦力和剪切力,其中垂直压力是造成压疮的最主要因素。

5-27 解析:长期侧卧位的病人,压疮好发于耳郭、肩峰、肋骨、肘部、髋部、膝关节内外侧及内外踝处。

5-28 解析:在预防压疮、缓解局部压迫时,以往常用的橡胶气圈因易造成局部环形压迫,导致周围组织血液循环障碍,且橡胶材料不透气,不利于汗液蒸发,对皮肤刺激性大,易引起皮肤损伤。因而橡胶气圈不适用于压疮减压,已不推荐采用。

5-29 解析:避免局部组织长期受压、保护骨隆突处,通常采用软枕或表面支撑性产品垫于身体空隙处,使支撑面积加大,压力分散并受力均匀,从而减少骨突处所承受的压力,保护骨隆突处皮肤。

5-30 解析:根据压疮的发展过程及轻重程度不同,可分为3期:淤血红润期、炎性浸润期和溃疡期。淤血红润期的皮肤出现红、肿、热、痛或麻木,解除压力30分钟后皮肤颜色不能恢复正常。

5-32 解析:晨间护理的目的:①使病人清洁、舒适,预防压疮及肺炎等并发症;②观察了解病情,满足其身心需求,促进护患沟通;③保持病床和病室整洁。减轻伤口引起的疼痛不是晨间护理的目的。

5-33 解析:晚间护理的内容主要有:①排便、协助梳发、洗漱(口腔护理、泡脚、女性病人清洁会阴);②协助翻身、皮肤检查、擦背、预防压疮;③整理病床单位,必要时增加毛毯及盖被;④酌情关闭门窗,保持病室安静,调节室内光线(关大灯,开地灯),保持室内光线暗淡;⑤经常巡视,了解病人睡眠情况,进行病情观察并酌情处理。晚间护理的内容不包括饮食指导。

5-34 解析:晨间护理一般于晨间诊疗工作前完成,晚间护理一般于晚饭后、临睡前完成。

5-35 解析:口腔护理的目的:①保持口腔清洁、湿润,预防口腔感染等并发症;②预防或减轻口腔异味,清除牙垢,增进食欲,确保病人舒适;③评估口腔的变化(如黏膜、舌苔及牙龈),提供病人病情动态变化的信息。其目的不是清除口腔内一切细菌。

5-36 解析:0.1%醋酸溶液适用于铜绿假单胞菌感染,口腔pH值偏碱性时。

5-37 解析:鹅口疮又称雪口病,为白色念珠菌感染所致,多见于新生儿和营养不良、腹泻、长期应用广谱抗生素或激素的患儿。新生儿多由产道感染或使用不洁奶具、哺乳时乳头不洁所致。鹅口疮患儿宜用2%碳酸氢钠溶液清洁口腔。

5-38 解析:根据该患儿的用药史及口腔黏膜表面出现白色乳凝块样物,确诊为鹅口疮。为患儿进行口腔护理时用2%碳酸氢钠溶液。

5-39 解析:该病人口腔黏膜充血糜烂,舌苔增厚,有假膜,考虑为真菌感染,可选用1%~4%碳酸氢钠溶液进行治疗。

5-41 解析:该病人口腔黏膜溃烂和口臭,可选用1%~3%过氧化氢溶液。1%~3%过氧化氢溶液遇有机物时产生新生氧,有抗菌、防臭作用,适用于口腔感染有溃烂、坏死组织的病人。

5-42 解析:该病人患有再生障碍性贫血,检查发现口唇及口腔黏膜有散在淤点,轻触易出血,有凝血功能障碍。因此,擦洗过程中动作应轻柔,防止碰伤口唇、口腔黏膜和牙龈引起出血。

5-43 解析:该病人患有血小板减少性紫癜,检查时发现口腔黏膜有散在淤点、右侧下牙龈有淤斑,口腔护理过程中动作应轻柔,防止口腔黏膜及牙龈碰伤出血不止。

5-44 解析:该病人有活动义齿,进行口腔护理时,应帮助其取下,清洁后再给病人戴上;暂时不用的义齿,浸泡于清水内备用,每天更换一次清水。不可将义齿泡在热水或乙醇溶液内,以免义齿变色、变形和老化。

5-45 解析:该病人住院期间应用抗生素3个

月,应注意观察其口腔内有无真菌感染。

5-46 解析: 该病人目前处于昏迷状态,在为其做口腔护理时应禁止漱口,以免引起误吸。

5-47 解析: 病人患有白血病,临床表现以发热、出血、贫血和不同程度肝、脾、淋巴结肿大,并伴外周血中白细胞质和量的异常为特征。出血最主要原因是血小板减少。因此,在为该病人进行口腔护理时,不能将血痂去除,以免舌尖处出血不止。

5-48 解析: 梳发时遇有头发打结,可用30%乙醇溶液湿润后再小心梳顺。

5-49 解析: 梳发时遇有头发打结,可用30%乙醇溶液湿润后再小心梳顺,不能用甘油湿润打结头发。

5-50 解析: 洗发过程中应随时注意观察病情变化,如面色、脉搏、呼吸异常时应立即停止操作,并通知医生。

5-52 解析: 进行淋浴或盆浴时调节好室温和水温后浴室不宜闩门,可在门外挂牌示意,以便发生意外时医护人员进入抢救。该冠心病病人自行沐浴时,浴室闩门不妥。

5-53 解析: 在擦洗上肢和胸、腹部时,为病人脱、穿衣服的顺序是:脱衣时,先脱近侧后脱远侧,如有外伤则先脱健侧后脱患侧;穿衣时,先穿远侧再穿近侧,如有外伤先穿患侧后穿健侧。

5-56 解析: 用温水擦洗病人眼部,由内眦至外眦,使用毛巾不同部位轻轻擦干。

5-57 解析: 床上擦浴后酌情在骨隆突部位用50%乙醇按摩,预防压疮的发生。

5-59 解析: 侧卧位时,耳郭、肩峰、肋骨、髋部、膝关节内外侧、内外踝易发生压疮。

5-60 解析: 仰卧位时压疮最常发生于骶尾部。该病人长期卧床,皮肤护理时,应着重预防压疮发生的部位是骶尾部。

5-61 解析: 该病人因脑出血后肢体瘫痪,无生活自理能力,住院期间护士给予50%乙醇按摩受压皮肤,其目的是促进局部血液循环。

5-62 解析: 压疮淤血红润期受压皮肤出现红、

肿、热、痛或麻木,解除压力30分钟后皮肤颜色不能恢复正常。该病人肩胛部及骶尾部各有约2.5 cm×3 cm发红处,局部疼痛,轻度肿胀,并无破溃和水疱,属压疮的淤血红润期。

5-64 解析: 压疮的炎性浸润期,受压皮肤表面颜色转为紫色,皮下有硬结,表皮出现水疱。该病人骶尾部皮肤紫红色,有皮下硬结,并有小水疱,属炎性浸润期。

5-66 解析: 该病人卧床不起且不能控制排便,多次污染床单,主要应注意避免局部理化因素的刺激。护理重点应放在保护肛周皮肤,防止压疮。

5-67 解析: 该病人骶尾部可见2 cm×4 cm较深的创面,有脓液流出,创面周围可见少量黑色坏死组织,属压疮的坏死溃疡期。可进行创面清创处理,护理措施最合适的是剪去坏死组织,用0.02%呋喃西林冲洗后外敷药物。

5-68 解析: 晨间护理主要内容:①问候病人;②协助病人排便,留取标本,更换引流瓶,必要时关闭门窗,遮挡病人;③放平床上支架,协助病人进行口腔护理、洗脸、洗手,帮助病人梳头,协助病人翻身,并检查皮肤受压情况,擦洗并用50%乙醇按摩背部;④整理病床单位,酌情更换床单、被套、枕套及衣裤;⑤注意观察病情,了解病人夜间睡眠情况,并进行心理护理,开展健康教育;⑥整理病室,酌情开窗通风,保持病室空气清新。晨间护理的内容不包括会阴冲洗。

5-69 解析: 该病人急性胆囊炎术后第2天,晨间护理时应注意观察病情,了解病人夜间睡眠情况,并进行心理护理,开展健康教育,而不是观察睡眠情况。

5-71 解析: 帮助该病人更换上衣的步骤:①脱衣时,应先协助脱下近侧或健侧的衣袖,这样可使护士操作时省力,减少病人脱衣服时患侧的不适;②穿衣时,先协助病人穿上远侧或患侧衣袖,再协助病人穿上近侧或健侧的衣袖。因患侧活动困难,后脱先穿患侧衣袖可减少患侧活动与牵拉程度,避免疼痛和影响治疗。

5-72 解析: 压疮炎性浸润期受压皮肤表面颜色转为紫红,皮下产生硬结,表皮出现水疱。水疱极易破溃,显露出潮湿红润的创面,病人感觉疼痛。

5-76 解析: 炎性浸润期水疱的处理:对未破的小水疱可用无菌纱布包扎,并减少摩擦,预防感染,促进其自行吸收;对大水疱应先消毒局部皮肤,再用无菌注射器抽出水疱内的液体,不可剪去表皮,表面涂以消毒液,并用无菌敷料包扎。如水疱已经破溃,应消毒创面及周围皮肤,再用无菌敷料包扎。

5-77 解析: 因该病人目前处于压疮炎性浸润期,晨间护理的内容中应特别注意观察局部皮肤情况。

5-81 解析: 该病人压疮临床分期是淤血红润期。护理要点是:及时去除病因,积极采取各种措施,防止局部继续受压,增加翻身次数,避免摩擦、潮湿等刺激,保持局部清洁、干燥,促进局部血液循环,改善全身营养状况。因此翻身的间隔时间可根据病情和局部皮肤情况及时调整,必要时每小时翻身1次,并建立床头翻身卡。

5-83 解析: 压疮的预防要做到"七勤",即勤观察、勤翻身、勤擦洗、勤按摩、勤整理、勤更换、勤交班。勤按摩中手法按摩又分为全背按摩和局部按摩。局部按摩时蘸少许50%乙醇溶液,以手掌大、小鱼肌紧贴病人皮肤,做压力均匀的环形按摩,压力由轻到重,再由重到轻,每次3~5分钟。

5-86 解析: 擦洗颊部时嘱病人咬合上、下牙列,用压舌板轻轻撑开一侧颊部,用弯钳夹夹紧含有漱口液的棉球,拧干后,弧形擦洗一侧颊部。擦洗颊部时护士的操作手法由外向内是错误的。

5-89 解析: 为昏迷病人进行口腔护理时禁忌漱口;开口器应从臼齿处放入,对牙关紧闭者不可用暴力使其开口;擦洗时棉球不可过湿,以防溶液误吸入呼吸道;棉球要用止血钳夹紧,每次1个,防止遗留在口腔,必要时要清点棉球数量。

5-90 解析: 病人有活动性义齿,应先取下用牙刷刷洗各面,用冷水冲洗干净,浸于冷水杯中备用,每天更换1次清水。不可将义齿泡在热水、乙醇溶液或其他消毒液内,以免义齿变色、变形和老化。

5-91 解析: 护士为病人床上擦浴时,水温调节应根据季节和病人个人的习惯,一般水温调至50~52℃。

5-92 解析: 护士为病人床上擦浴时应注意病情变化及全身皮肤情况,如病人出现寒战、面色苍白等表现,应立即停止擦浴,给予适当处理。

5-93 解析:《护士执业资格考试指导》中,根据压疮的发展过程及轻重程度不同将压疮分为3期:淤血红润期、炎性浸润期和溃疡期。人民卫生出版社出版的供本科护理学专业用《基础护理学》教材则将压疮分为4期:Ⅰ期(淤血红润期)、Ⅱ期(炎性浸润期)、Ⅲ期(浅度溃疡期)、Ⅳ期(坏死溃疡)。根据该病人骶尾部皮肤的改变,可判定为Ⅱ期。

5-94 解析: 大水疱要先消毒局部皮肤,再用无菌注射器抽出水疱内液体,不可剪去表皮,表面涂以消毒液,并用无菌敷料包扎。

5-95 解析: 该病人因高血压脑出血后肢体偏瘫,长期卧床,近期发现其骶尾部皮肤呈紫色,皮下有硬结,表皮出现小水疱。所以最主要的护理问题是皮肤完整性受损。

5-96 解析: 未破的小水疱可用无菌纱布包扎,并减少摩擦,预防感染,促进其自行吸收。

5-97 解析: 该病人因脑室出血入院,体温39℃,神志不清。被动体位为仰卧位时病人最容易发生压疮的部位是骶尾部。

5-98 解析: 脑出血病人应绝对卧床休息,发病24~48小时内避免搬动病人,病人侧卧,头部稍抬高,有利于颅内静脉回流,从而减轻脑水肿。该病人脑室出血入院,体温39℃,神志不清,目前不宜进行沐浴。

5-99 解析: 根据压疮的发展过程及轻重程度可分为3期:淤血红润期、炎性浸润期和溃疡期。压疮淤血红润期皮肤出现红、肿、热、痛或麻木,解除压力30分钟后皮肤颜色不能恢复正常。该病人2天后病情进一步恶化,检查发现皮肤红、肿、热,皮肤表面无破损,应处于淤血红润期。

5-100 解析: 对于将头发编成辫的病人,每天至少松开1次,经梳理后再编好。

5-101 解析: 背部按摩时用50%乙醇可促进皮肤血液循环,改善局部营养,增强皮肤抵抗力的目的。

5-102 解析: 在临床护理和社区护理中,用护理理论指导护士科学地评估病人,合理设计护理系统,安排护理计划,从而提高护理质量。针对该病人进行床上大、小便,方法错误的是:即使病人能够自理,也应协助病人擦净肛门。

5-103 解析: 压疮炎性浸润期的典型表现是皮肤呈紫红色,有皮下硬结和水疱。

5-104 解析: 该病人因右心衰竭,有双下肢水肿,可给予低盐清淡饮食,以减轻水肿,减轻心脏负担;压疮炎性浸润期,可给予高蛋白饮食,有利于皮肤、皮下组织生长和修复;长期卧床,应给予适量高纤维素饮食,以防便秘。

5-105 解析: 见5-89解析。

5-106 解析: 护士给病人更换床单时应松开近侧各层被单,将中单污染面向内卷入病人身下,扫净橡胶单搭于病人身上,再将大单污染面向内卷入身下,扫净床褥,再铺清洁大单。

5-107 解析: 保证病人舒适、安全,为防止交叉感染,采用一床一消毒巾湿扫法,必要时使用床档,以防止变换体位时病人坠床。

5-109 解析: 未破的小水疱可用无菌纱布包扎,并减少摩擦,预防感染,促进其自行吸收。

名词解释题

5-110 口腔护理是指为保持口腔清洁卫生、预防口腔疾病所实施的护理措施。口腔内易留有食物的残渣,且湿度、温度均适宜细菌繁殖,机体抵抗力下降时易引起感染。护理内容有口腔卫生指导、义齿的清洁护理和特殊口腔护理。

5-111 压疮是指局部组织长期受压,血液循环障碍,持续缺血、缺氧,营养不良而致组织溃烂、坏死,又称压力性溃疡。

5-112 压力是指当人坐、卧在某一物体上时人体的重力作用于该物体并产生对该物体的压力,而物体也同时对人体产生大小相等、方向相反的压力。这种压力是引起压疮的主要原因,压力越大,持续时间越长,发生压疮的概率就越高。

5-113 摩擦力是指相互接触的两物体在接触面上发生的阻碍相对运动的力。摩擦力可直接损伤皮肤角质层,使皮肤抵抗力下降;同时,摩擦力产生的应力可拉长或缩短到皮肤的肌肉穿支血管,导致继发性局部缺血坏死。

5-114 剪切力是由两层物质相邻表面间的滑行产生进行性相对移位时所产生的一种力。剪切力与卧位有密切关系,如半卧位时,骨骼及深层组织由于重力关系向下滑行,皮肤和表层组织由于摩擦力仍停留在原位,两层组织发生相对移位产生剪切力。剪切力与体位的关系最为密切,当病人从床上起来或躺下时以及半卧位时,背部、骶尾部、足踝部均可受到该力的作用。

5-115 晨、晚间护理是优质护理服务的重要组成内容,是根据人们的日常生活习惯,为满足病人日常清洁和舒适需要而于晨起和晚间就寝前执行的护理措施。

简述问答题

5-116 个体处于疾病状态时机体防御功能下降,并可能伴有进食或饮水障碍等造成的自我口腔清洁能力下降,导致口腔内致病菌大量繁殖,引起口腔卫生不洁,甚至出现口腔局部炎症和溃疡等口腔疾病。口腔出现问题时会导致个体食欲下降,影响营养物质消化吸收,造成局部疼痛,甚至引发全身性疾病;牙齿破损、缺失或不洁会影响个体自尊与自我形象;口腔异味会给个体社会交往带来消极影响。因此,口腔卫生对保持病人的健康十分重要。

5-117 特殊口腔护理的目的：①保持口腔清洁、湿润，使病人舒适，预防口腔感染等并发症；②防止口臭、口垢，增进食欲，保持口腔正常功能；③观察口腔黏膜、舌苔的变化，以及有无特殊口腔气味，以提供病情观察的动态信息。

5-118 特殊口腔护理适用于高热、昏迷、禁食、鼻饲、口腔有疾病、大手术后及其他生活不能自理的病人。

5-119 口腔护理常用的漱口液作用及适用范围：①0.9%氯化钠溶液，清洁口腔预防感染，口腔 pH 值为中性时适用。②复方硼酸溶液，轻微抑菌、消除口臭，口腔 pH 值为中性时适用。③0.02%呋喃西林溶液，清洁口腔，有广谱抗菌作用，口腔 pH 值为中性时适用。④1%～3%过氧化氢溶液，遇有机物时产生新生氧，有抗菌、防臭作用，口腔 pH 值偏酸性时适用。⑤1%～4%碳酸氢钠溶液，属碱性药剂，用于真菌感染，口腔 pH 值偏酸性时适用。⑥2%～3%硼酸溶液，属酸性防腐剂，可改变细菌的酸碱平衡，起抑菌作用，口腔 pH 值偏碱性时适用。⑦0.1%醋酸溶液，用于铜绿假单胞菌感染时，口腔 pH 值偏碱性时适用。

5-120 特殊口腔护理的擦洗顺序：湿润口唇与口角→弧形擦洗一侧颊部→擦洗左外侧面（沿牙缝纵向由上至下，由臼齿至门齿）→同法擦洗右侧→嘱病人张口依次擦洗左侧上内面→下内面→咬合面→同法擦洗右侧→擦洗上颚→舌面→舌下（勿触及咽部，以免引起恶心）。每擦洗1个部位，更换1个棉球。

5-121 昏迷病人口腔护理注意事项见 5-89 解析。

5-122 如病人有活动性义齿，应先取下用牙刷刷洗各面，用冷水冲洗干净，等病人漱口后再戴上。暂时不用的义齿，浸于冷水杯中备用，每天更换1次清水。不可将义齿泡在热水或乙醇溶液内，以免义齿变色、变形和老化。

5-123 床上洗发的目的：①可按摩头皮，促进头皮血液循环，促进头发的生长与代谢。②去除污秽和脱落的头屑，保持头发清洁，使病人舒适；③维护病人自尊、自信，建立良好护患关系；④预防和灭虱、虮，防止疾病传播。

5-124 床上洗发的注意事项：①洗发过程中，应随时注意观察病情变化，如发现面色、脉搏、呼吸异常应立即停止操作；②身体极度虚弱的病人不宜床上洗发；③注意调节水温与室温，注意保暖，及时擦干头发以免着凉；④洗发过程中，应注意防止污水溅入眼、耳内，并避免沾湿衣服及床单；⑤洗发时间不宜过长，以免引起头部充血、疲劳，造成病人不适；⑥保持与病人的沟通，及时了解其感受并酌情处理。

5-125 30%含酸百部酊配制：百部 30 g，加 50%乙醇 100 ml，再加纯乙酸 1 ml，盖严，放置 48 小时后可用。

5-126 灭虱操作方法：①穿隔离衣，戴手套，将用物携至床旁，向病人解释以取得合作。②病人若为男性或儿童应动员剃去头发，女病人应将头发剪短。剪下的头发用纸包好烧毁，以便彻底灭虱，预防传染病的传播。③按洗头法做好准备，将头发分为若干小股，用纱布蘸灭虱药，按顺序擦遍头发，并用手反复揉搓头发，时间为 10 分钟，再戴帽子或用治疗巾严密包裹头发。④24 小时后取下帽子，用箆子去除死虱和虮。⑤清洗头发。⑥更换床单、被服、病人衣裤，按隔离原则进行消毒处理。

5-127 灭虱注意事项：①操作中应防止灭虱药沾污面部及眼部；②用药后，应注意观察病人局部及全身有无反应；③严格执行消毒隔离制度，以防感染发生。

5-128 床上擦浴适用于病情较重、长期卧床、活动受限、生活不能自理的病人。

5-129 床上擦浴的目的：①去除污垢，保持皮肤清洁，使病人舒适，满足病人需要；②促进皮肤血液循环，增强其排泄功能，预防皮肤感染及压疮等并发症；③观察全身皮肤有无异常，提供疾病信息；④活动肢体，使肌肉放松，防止肌肉挛缩和关节僵硬等并发症，保持良好的精神状态。

5-130 床上擦浴的擦洗顺序：洗脸、洗颈→清洗上肢和胸、腹部→擦颈、背、臀部→擦洗双下肢、踝部,清洗双足→擦洗会阴。

5-131 床上擦浴的注意事项:①操作过程中,护士应遵循节力原则,两脚稍分开,降低身体重心,端水盆时,水盆尽量靠近身体,以减少体力消耗;②掌握擦浴的步骤,及时更换温水,腋窝、腹股沟等皮肤皱褶处应擦洗干净;③动作轻柔、敏捷,防止受凉,并注意遮挡,以保护病人自尊;④注意观察病情变化及全身皮肤情况,如病人出现寒战、面色苍白等表现应立即停止操作,给予适当处理。

5-132 为卧床病人脱衣时,先脱近侧,后脱远侧;如有外伤则先脱健肢,后脱患肢。穿衣时,先穿远侧,再穿近侧;如有外伤则先穿患肢,再穿健肢。

5-133 压疮的发生原因:①力学因素,如压力、摩擦力、剪切力;②理化因素,皮肤经常受潮、摩擦、排泄物等理化因素的刺激,如大量汗液、大小便失禁、床单皱褶、床上碎屑等损害皮肤;③全身营养不良,营养不良是导致压疮的内因,全身营养不良或水肿的病人皮肤组织较薄,抵抗力弱,一旦受压缺血缺氧更为严重,易导致皮肤损伤。常见于长期发热、年老体弱、水肿、瘫痪、昏迷及恶病质等病人。

5-134 易发生压疮的高危人群:①神经系统疾病病人,如昏迷、瘫痪者,其自主活动能力丧失及感觉障碍,长期卧床导致身体局部组织长期受压。②老年病人,老年人因老化过程导致皮肤的解剖结构、生理功能及免疫功能等方面均出现衰退现象,表现为皮肤松弛、干燥、缺乏弹性,皮下脂肪萎缩、变薄,皮肤抵抗力下降,对外部环境反应迟钝,皮肤血流速度下降,且血管脆性增加,最终导致皮肤易损伤性增加。③肥胖病人,过重的机体使承重部位压力增加。④身体衰弱、营养不良病人,受压处缺乏肌肉、脂肪组织保护。⑤水肿病人,水肿降低皮肤抵抗力,并增加承重部位压力。⑥疼痛病人,为避免疼痛而处于强迫体位,机体活动减少。⑦使用矫形器械病人,如石膏固定、牵引及应用夹板的病人,其翻身、活动受限。⑧大小便失禁病人,皮肤经常受到污物、潮湿的刺激。⑨发热病人,高热的退热期表现为病人大量出汗、皮肤潮湿,可刺激皮肤。⑩使用镇静剂的病人,自主活动减少。

5-135 压疮的好发部位:①仰卧位时好发于枕骨粗隆、肩胛、肘部、骶尾部、足根等处,最常发生于骶尾部。②侧卧位时好发于耳郭、肩峰、肋骨、髋部、膝关节内外侧、内外踝等处。③俯卧位时好发于面颊、耳郭、肩峰、髂前上棘、肋缘突出部、膝前部、足尖等处。④坐位时发生于坐骨结节处。

5-136 压疮的分期及临床表现:①淤血红润期,为压疮初期,受压的局部皮肤出现红、肿、热、麻木或触痛,但皮肤表面无破损,为可逆性改变。②炎性浸润期,红肿部位继续受压,血液循环仍旧得不到改善,静脉回流受阻,受压皮肤表面颜色转为紫红,皮下产生硬结,表皮出现水疱。水疱极易破溃,显露出潮湿、红润的创面,病人感觉疼痛。③溃疡期,静脉血液回流严重受阻,局部淤血导致血栓形成,组织缺血、缺氧。轻者浅层组织感染,脓液流出,溃疡形成,病人感觉疼痛加重;重者坏死组织发黑,脓性分泌物增多,有臭味。感染可向周围及深部扩展,常达骨骼,甚至造成败血症。

5-137 控制压疮发生的关键是预防,预防压疮的关键是去除病因,对危重和长期卧床等易发生压疮的病人,应经常观察受压皮肤情况,严格交班,以有效的护理措施预防和杜绝压疮的发生。因此要做到"七勤",即勤观察、勤翻身、勤擦洗、勤按摩、勤整理、勤更换、勤交班。避免局部组织长期受压的方法:①鼓励和协助长期卧床的病人经常更换体位,一般每2小时翻身1次,翻身间隔时间可根据病情和局部皮肤情况及时调整,必要时每1小时翻身1次,建立床头翻身记录卡。翻身时尽量将病人身体抬起,避免拖、拉、推等动作,以防擦伤皮肤。②保护骨隆突处和支持身体空隙处,可在身体空隙处垫软枕或海绵垫,有条件时,可使用喷气式气垫、交替充气式床垫、水垫、羊皮垫、翻身床等。对受压部位如足部，必要时可用支架抬高被毯，避免局部受压。③使用石膏、夹板、绷带固定的病人，衬垫应平整、松紧适度、位置合适，尤其要注意骨骼突起部位的衬垫，应仔细观察局部皮肤和肢端皮肤颜色的变化情况，认真听取病人的主诉。一旦发现石膏绷带凹凸不平或过紧，立即通知医生，及时给予调整。

避免局部理化因素刺激的方法：①保持皮肤干燥，有大小便失禁、出汗、呕吐及分泌物多者，应及时擦洗干净，以保护皮肤免受刺激；被服污染应及时更换；不可让病人直接卧于橡胶单上；小儿要勤更换尿布。②床单、被褥要保持清洁、干燥、无碎屑。③便器无破损，使用时抬起病人腰骶部，避免强塞、硬拉，必要时可在便器边缘垫上纸或柔软的布垫，以免擦伤皮肤。促进局部血液循环的方法：对易发生压疮的病人，应经常检查受压部位，进行温水湿浴，定时用50%乙醇溶液进行局部或全背按摩，达到促进血液循环、改善局部营养、增强皮肤抵抗力的目的。手法全背按摩：协助病人俯卧或侧卧，暴露背部；先用温水进行擦洗，再将少许50%乙醇溶液倒入手掌内湿润双手，由骶尾部开始，沿脊柱旁向上按摩，至肩部后环形向下至尾骨止，如此反复有节奏地按摩数次，再用拇指指腹由骶尾部开始沿脊按摩至第7颈椎处。手法局部按摩：蘸少许50%乙醇溶液，以手掌大、小鱼肌紧贴病人皮肤，做压力均匀的环形按摩，压力由轻到重，再由重到轻，每次3～5分钟。电动按摩器按摩：操作者手持按摩器，根据部位不同，选择合适的按摩头，紧贴皮肤进行按摩。改善营养状况的方法：根据病情给予高蛋白、高维生素膳食以增强机体抵抗力及组织修复能力；适当补充矿物质，如口服硫酸锌，促进慢性溃疡的愈合。

5-138 压疮的护理措施：①淤血红润期，应及时去除病因，积极采取各种措施防止局部继续受压，增加翻身次数，避免摩擦、潮湿等刺激，保持局部清洁干燥，促进局部血液循环，改善全身营养状况。②炎性浸润期，应保护皮肤，避免感染。除继续加强上述措施外，对未破的小水疱可用无菌纱布包扎，并减少摩擦，预防感染，促进其自行吸收；大水疱应先消毒局部皮肤，再用无菌注射器抽出水疱内液体（不可剪去表皮），表面涂以消毒液，并用无菌敷料包扎。如水疱已破溃，应消毒创面及其周围皮肤，再用无菌敷料包扎。③溃疡期，应解除压迫，清洁创面，祛腐生新，促进愈合。根据伤口情况，按外科换药法给予相应处理。常用0.9%氯化钠溶液、3%过氧化氢溶液冲洗创面，去除坏死组织，再外敷抗生素（根据创面细菌培养和药物敏感试验结果选用），并用无菌敷料包扎。同时也可辅以物理疗法，如红外线灯照射、鸡蛋内膜覆盖、白糖覆盖、局部氧疗等，促进创面愈合。对大面积、深达骨质的压疮，如上述治疗不理想时，可采用外科治疗，如手术修刮、引流、清除坏死组织、植皮修补缺损组织等，加速压疮愈合，缩短病程，减轻痛苦，提高治愈率。

5-139 晨间护理的目的：①使病人清洁舒适，预防压疮及肺炎等并发症；②保持病室及病床的整洁、舒适、美观；③观察和了解病情，为明确护理诊断、治疗和制订护理计划提供依据；④进行心理护理及卫生宣传，满足病人的身心需要。

5-140 晚间护理的目的：①保持病室安静，病床整洁，使病人清洁、舒适，易于入睡；②注意观察病情，了解病人心理需求，做好身心护理，预防并发症。

5-141 晨间护理内容：①问候病人；②协助病人排便，留取标本，更换引流瓶，必要时关闭门窗，遮挡病人；③放平床上支架，协助病人进行口腔护理、洗脸、洗手，帮助病人梳发，协助病人翻身，并检查皮肤受压情况，擦洗并用50%乙醇按摩背部；④整理病床单位，酌情更换床单、被套、枕套及衣裤；⑤注意观察病情，了解病人夜间睡眠情况，并进行心理护理，开展健康教育；⑥整理病室，酌情开窗通风，保持病室空气清新。

5-142　晚间护理的内容有：①协助病人排便,进行口腔护理、洗脸、洗手,帮助病人梳发,热水泡脚,为女病人清洁会阴部；②检查病人皮肤受压情况,擦洗并用50%乙醇按摩背部及骨隆突处,协助病人翻身,安置舒适体位；③整理病床单位,需要时更换床单、被套、枕套及衣裤,必要时增减毛毯及盖被；④创造良好的睡眠环境,酌情开、关门窗,保持病室安静,消除噪声,调节室内光线(关大灯,开地灯),保持病室光线暗淡；⑤经常巡视病房,了解病人睡眠情况,注意观察病情并酌情处理。

综合应用题

5-143　(1)该病人出现的并发症是口腔真菌感染。

(2)为该病人进行口腔护理时应选择的漱口液是1‰~4‰碳酸氢钠溶液。

(3)为该病人进行口腔护理的注意事项：①禁忌漱口；②开口器应从白齿处放入,对牙关紧闭者不可用暴力使其开口；③擦洗时棉球不宜过湿,以防溶液吸入呼吸道；④棉球要用止血钳夹紧,每次1个,防止遗留在口腔,必要时清点棉球数量。

5-144　(1)护士为该病人梳发时遇有头发打结时,可用30%乙醇溶液湿润后再小心梳顺。

(2)床上洗发的注意事项：①洗发过程中应随时注意观察病情变化,如发现面色、脉搏、呼吸异常应立即停止操作；②身体极度虚弱的病人不宜床上洗发；③注意调节水温与室温,注意保暖,及时擦干头发,以免着凉；④洗发过程中,应注意防止污水溅入眼、耳内,并避免沾湿衣服及床单；⑤洗发时间不宜过长,以免引起头部充血、疲劳,造成病人不适；⑥保持与病人的沟通,及时了解其感受并酌情处理。

5-145　(1)30%含酸百部酊配制方法:百部30 g,加50%乙醇溶液100 ml,再加纯乙酸1 ml,盖严,放置48小时后可用。

(2)灭虱操作方法：①穿隔离衣,戴手套,将用物携至床旁,向病人解释以取得合作；②病人若为男性或儿童应动员剃去头发,女病人应将头发剪短。剪下的头发用纸包好烧毁,以便彻底灭虱,预防传染病的传播。③按洗头法做好准备,将头发分为若干小股,用纱布蘸灭虱药,按顺序擦遍头发,并用手反复揉搓头发,时间为10分钟,再戴帽子或用治疗巾严密包裹头发。④24小时后取下帽子,用篦子去除死虱和蚤。⑤清洗头发。⑥更换床单、被服、病人衣裤,按隔离原则进行消毒处理。

(3)灭虱注意事项：①操作中应防止灭虱药沾污面部及眼部；②用药后,应注意观察病人局部及全身有无反应；③严格执行消毒隔离制度,以防感染发生。

5-146　(1)擦洗前调节室温至24℃,调节水温根据季节和个人习惯,一般调节水温至50~52℃。

(2)为该病人脱衣时,先脱左上肢,后脱右上肢。穿衣时,先穿右上肢,再穿左上肢。

(3)床上擦浴、擦洗顺序:洗脸、洗颈→清洗上肢和胸腹部→擦颈、背、臀部→擦洗双下肢、踝部,清洗双足→擦洗会阴。

(4)为该病人进行全背按摩时,按摩液可选择50%乙醇溶液。协助病人俯卧或侧卧,暴露背部；先用温水进行擦洗,再将少许50%乙醇溶液倒入手掌内湿润双手,由骶尾部开始,沿脊柱旁向上按摩,至肩部后环形向下至尾骨止,如此反复有节奏地按摩数次,再用拇指指腹由骶尾部开始沿脊柱按摩至第7颈椎处。

(5)擦洗过程中如病人出现寒战、面色苍白等表现应立即停止操作,给予适当处理。

5-147　(1)病人该处出现的并发症是压疮,处于炎性浸润期。

(2)压疮炎性浸润期的护理要点:保护皮肤,避免感染。除继续加强上述措施外,对未破的小水疱可用无菌纱布包扎,并减少摩擦,预防感染,促进其自行吸收；对大水疱应先消毒局部皮肤,再用无菌注射器抽出水疱内液体(不可剪去表皮),表面涂以消毒液,并用无菌敷料包扎。如水疱已破溃,应消毒创面及其周围皮肤,再用无菌敷料包扎。

(3) 该病人因有右心衰竭伴双下肢水肿,应给予低盐清淡饮食,以减轻水肿,减轻心脏负担;压疮炎性浸润期可给予高蛋白饮食,有利于皮肤和皮下组织生长和修复;长期卧床时可给予适量高纤维素饮食,以防便秘。

(黄一凡)

第六章

休息与活动

选择题(6-1～6-58)

A1 型题单项选择题(6-1～6-41)

6-1* 下列关于休息形式的叙述中哪项错误
　　A. 休息是指机体活动量的减少
　　B. 休息的形式多种多样
　　C. 休息是从一种紧张的工作状态转为轻松、愉悦的状态
　　D. 休息是指运动后的静止
　　E. 对不同的人而言,休息的形式是不一样的

6-2 下列与睡眠无关的表现是
　　A. 瞳孔散大　　B. 体温下降
　　C. 呼吸变慢　　D. 感觉功能减退
　　E. 尿量减少

6-3 获得真正休息的最基本先决条件是
　　A. 充足的睡眠
　　B. 良好的物理环境
　　C. 心理上的放松
　　D. 生理上的舒适
　　E. 良好的社会环境

6-4 睡眠中,肾上腺素大量分泌,除眼肌外,全身肌肉松弛,很难唤醒。该表现属于睡眠分期的哪期
　　A. 慢波睡眠Ⅰ期　　B. 慢波睡眠Ⅱ期
　　C. 慢波睡眠Ⅲ期　　D. 慢波睡眠Ⅳ期
　　E. 快波睡眠期

6-5 睡眠中,全身松弛,无任何活动,体内分泌大量生长激素。该表现属于睡眠分期的哪期

　　A. 慢波睡眠Ⅰ期　　B. 慢波睡眠Ⅱ期
　　C. 慢波睡眠Ⅲ期　　D. 慢波睡眠Ⅳ期
　　E. 快波睡眠期

6-6 睡眠中,脑电图的特点是梭状波与δ波交替出现。该表现属于睡眠分期的哪期
　　A. 慢波睡眠Ⅰ期　　B. 慢波睡眠Ⅱ期
　　C. 慢波睡眠Ⅲ期　　D. 慢波睡眠Ⅳ期
　　E. 快波睡眠期

6-7* 下列关于休息的意义的叙述中哪项是错误的
　　A. 休息可以消除疲劳
　　B. 休息合理会缩短病程,使机体功能保持最佳状态
　　C. 休息可以促进机体生长发育
　　D. 休息可以预防疾病
　　E. 休息可以使工作和生活处于最佳状态

6-8 随着年龄的增加,下列关于睡眠特点的叙述中正确的是
　　A. 慢波睡眠Ⅰ、Ⅱ期所占的睡眠时间增加
　　B. 慢波睡眠Ⅳ期时间增加
　　C. 睡眠过程中醒来的次数减少
　　D. 慢波睡眠Ⅰ期所占睡眠时间减少
　　E. 总的睡眠时间减少

6-9 成人睡眠时间一般需要多少小时
　　A. 12～13 小时　　B. 13～14 小时
　　C. 8～10 小时　　D. 7～8 小时
　　E. 6～7 小时

6-10 睡眠中枢位于

A. 上行抑制系统　　B. 第3脑室
C. 大脑皮层　　　　D. 下丘脑
E. 脑干尾端

6-11 下列关于睡眠的叙述中错误的是
A. 是一种特殊的知觉状态
B. 对周围环境失去反应能力
C. 睡眠是维持生命活动所必需的
D. 是一种周期现象
E. 是最自然的休息方式

6-12 关于快波睡眠,下列哪种生理表现是错误的
A. 眼球转动加快
B. 骨骼肌反射增强
C. 血压升高
D. 心率加快
E. 眼肌活跃

6-13 下列关于睡眠时相的叙述中哪项正确
A. 慢波睡眠有助于促进生长和机体恢复
B. 慢波睡眠又称为异相睡眠
C. 只有快波睡眠可直接转为觉醒状态
D. 在觉醒状态下可进入快波睡眠
E. 越接近睡眠的后期,慢波睡眠的持续时间越长

6-14* 下列关于慢波睡眠的叙述中哪项错误
A. 慢波睡眠分为4期
B. 入睡期是所有睡眠期中睡得最浅的一期
C. 入睡期为清醒与睡眠之间的过渡时期
D. 中度睡眠期生命体征不规则
E. 深度睡眠期极难被唤醒

6-15 下列关于快波睡眠的叙述中哪项正确
A. 脑的耗氧量减少
B. 各种感觉进一步减退
C. 生长激素分泌减少
D. 与慢波睡眠相比,快波睡眠的唤醒阈降低
E. 快波睡眠不是正常人所必需的

6-16 每一个睡眠周期的时间是
A. 10~60分钟　　B. 30~90分钟
C. 50~80分钟　　D. 60~120分钟
E. 80~150分钟

6-17* 下列关于睡眠周期的叙述中哪项错误
A. 睡眠周期是慢波睡眠与快波睡眠不断重复的形态
B. 刚入睡时,慢波睡眠的中度和深度睡眠各占90分钟
C. 如果在任何一个时期将个体唤醒,再继续睡眠时,会回到将其唤醒的那个睡眠时相中
D. 下午午睡,慢波睡眠所占的比例增大
E. 上午小睡,快波睡眠所占的比例较大

6-18 下列关于睡眠需要的叙述中哪项错误
A. 体力劳动者比脑力劳动者需要的睡眠时间少
B. 肥胖者对睡眠的需要高于瘦者
C. 深度睡眠的时间随着年龄的增长而减少
D. 随着年龄的增加,总的睡眠时间减少
E. 在患病时,个体的睡眠需要量会增加

6-19 下列哪项因素与睡眠无关
A. 年龄因素　　B. 性别因素
C. 生理因素　　D. 情绪因素
E. 食物因素

6-20 下列关于失眠的叙述中哪项错误
A. 失眠是临床上最常见的睡眠障碍
B. 根据引起失眠原因的不同,失眠可分为原发性失眠与继发性失眠
C. 原发性失眠就是失眠症
D. 长期不适当地使用安眠药不会造成药物依赖性失眠
E. 继发性失眠是由心理、生理或环境因素引起的短暂失眠

6-21 下列关于影响睡眠因素的叙述中哪项错误
A. 随着年龄的增长,个体的睡眠时间逐渐减少
B. 内分泌的变化会影响睡眠
C. 少量饮酒能促进放松和睡眠
D. 过度疲劳有助于入睡
E. 补充激素可以改善绝经期妇女的睡眠质量

6-22 下列哪种睡眠障碍临床上最常见
A. 睡眠剥夺 B. 失眠
C. 睡眠过多 D. 发作性睡眠
E. 睡眠呼吸暂停综合征(SAS)

6-23 睡眠周期中哪个阶段有利于个体精力的恢复
A. 慢波睡眠Ⅰ期
B. 慢波睡眠Ⅱ期
C. 慢波睡眠Ⅲ期
D. 慢波睡眠Ⅳ期
E. 快波睡眠期

6-24 下列关于发作性睡眠的叙述中哪项正确
A. 发作性睡眠属于慢波睡眠障碍
B. 发作性睡眠的睡眠程度极深,不易唤醒
C. 猝倒症是最危险的并发症
D. 对发作性睡眠的病人不应使用药物治疗
E. 发作性睡眠与正常睡眠相差极大

6-25* 下列关于SAS的叙述中哪项错误
A. SAS是以睡眠中呼吸反复停顿为特征的一组综合征
B. 临床上表现为时睡时醒
C. 打鼾可能提示阻塞性呼吸暂停
D. 睡眠呼吸暂停与高血压无关
E. 催眠剂能加重打鼾

6-26 下列关于梦游症的叙述中哪项正确
A. 在活动过程中不可被强烈的刺激惊醒
B. 随着年龄的增长,症状逐渐严重

C. 梦游过程中能准确回答他人的问题
D. 主要见于成年女性
E. 醒后对所发生的活动不能回忆

6-27 下列哪项不是梦魇发生的因素
A. 白天受到惊吓 B. 过度疲劳
C. 晚餐过饱 D. 过度兴奋
E. 呼吸道不畅

6-28 下列哪项不是引起遗尿的因素
A. 遗传因素
B. 睡眠机制障碍
C. 年龄因素
D. 泌尿系统功能障碍
E. 控制排尿的中枢神经系统功能发育迟缓

6-29 下列哪项不是睡眠评估的方法
A. 量表测量 B. 问诊
C. 观察 D. 触诊
E. 脑电图测量

6-30 下列对于住院病人睡眠特点的叙述中哪项正确
A. 睡眠持续时间延长
B. 对住院病人睡眠质量的影响主要是失眠症、睡眠剥夺和睡眠中断
C. 睡眠中断、睡眠时相转换次数减少
D. 慢波睡眠的Ⅲ、Ⅳ期和快波睡眠减少时,会在下一个睡眠周期得到补偿
E. 睡眠的节律性不会发生改变

6-31 下列关于昼夜节律去同步化表现的叙述中哪项错误
A. 白天昏昏欲睡
B. 重新获得同步化的时间通常需要3天以上
C. 夜间觉醒阈值明显降低
D. 容易被惊醒
E. 重新获得同步化的过程中病人感觉舒适

6-32 下列关于促进睡眠的护理措施中哪项错误

A. 满足病人身体舒适的需要
B. 减轻病人的心理压力
C. 创造良好的睡眠环境
D. 建立良好的睡眠习惯
E. 做好晨间护理

6-33 护士在指导病人服用地西泮时,下列叙述中错误的是
A. 服药期间不可同时服用其他中枢抑制药,否则会导致中枢抑制加重
B. 服用地西泮期间饮茶会降低药效
C. 该药属于苯二氮䓬类
D. 服药期间饮酒可降低地西泮的中枢抑制作用
E. 吸烟可使地西泮在体内的半衰期缩短,镇静作用减弱

6-34 下列哪项不是活动受限的原因
A. 疼痛
B. 运动神经功能受损
C. 个人习惯不良
D. 极度忧郁
E. 严重营养不良

6-35 活动受限时机体最常出现的并发症是
A. 泌尿系统感染　　B. 坠积性肺炎
C. 体位性低血压　　D. 压力性溃疡
E. 消化道溃疡

6-36 医生检查某病人左上肢,见肢体能在床面上移动位置但不能抬起,该病人肌力为
A. 1级　　　　　　B. 2级
C. 3级　　　　　　D. 4级
E. 5级

6-37 下列哪项是肌力3级的标准
A. 可见肌肉轻微收缩,但无肢体运动
B. 肢体可移动位置,但不能抬起
C. 肢体能抬离床面,但不能对抗阻力
D. 能做对抗阻力的运动,但肌力减弱
E. 肌力完全丧失

6-38 下列哪项是活动功能2度的标准
A. 需要使用拐杖
B. 需要他人的帮助、监护和教育
C. 既需要他人的帮助,又需要设备和器械
D. 完全不能独立
E. 不能参加活动

6-39 肌肉等长运动练习时,肌肉的张力和长度的变化是
A. 肌肉的长度、张力均不变
B. 肌肉的长度、张力均改变
C. 肌肉的长度增加、张力不变
D. 肌肉的张力增加、长度不变
E. 肌肉的长度缩短、张力不变

6-40 下列关于肌肉等长练习的叙述中哪项错误
A. 等长练习又称为静力练习
B. 可以对抗一定的负荷做关节的活动锻炼,同时也锻炼肌肉收缩
C. 可以采用tens法则
D. 固定膝关节的股四头肌锻炼属于等长练习
E. 可在肢体被固定时早期应用

6-41 下列关于肌肉等张练习的叙述中哪项错误
A. 可选用渐进抗阻练习法
B. 又称动力练习
C. 有关节角度的特异性,只对增强关节处于该角度时的肌肉有效
D. 动态运动比较符合大多数日常活动的肌肉运动方式
E. 优点是有利于改善肌肉的神经控制

✏️ A2型单项选择题(6-42~6-47)

6-42 患儿,男性,4岁。睡眠中时常出现遗尿,此现象常出现在
A. 慢波睡眠Ⅰ期　　B. 慢波睡眠Ⅱ期
C. 慢波睡眠Ⅲ期　　D. 慢波睡眠Ⅳ期
E. 快波睡眠期

6-43 患儿,男性,10岁。家属诉说患儿经常夜间睡眠时突然在床上爬动,甚至到室

第六章 休息与活动

外走动,喃喃自语。医生判断患儿最可能发生的睡眠障碍是
A. 失眠　　　　B. 发作性睡眠
C. 睡眠剥夺　　D. 梦游症
E. 梦魇

6-44 病人,男性,20岁。家属诉说病人常常从睡梦中突然惊醒,伴有呼吸急促、大声喊叫,早晨醒来后,对发作完全不能回忆。医生判断病人最可能发生的睡眠障碍是
A. 睡眠呼吸暂停　B. 发作性睡眠
C. 夜惊症　　　　D. 睡眠过渡
E. 梦魇

6-45 病人,女性,60岁。因高血压合并脑出血收治入院,现病人卧床休息。医生为病人检查肌力,发现其肢体能抬离床面但不能对抗阻力。该病人的肌力程度为
A. 0级　　　　B. 1级
C. 2级　　　　D. 3级
E. 4级

6-46 病人,女性,45岁。2个月前骑自行车摔伤,造成左股骨颈骨折,后进行了内固定,目前病人能独立使用拐杖行走。其活动能力为
A. 0度　　　　B. 1度
C. 2度　　　　D. 3度
E. 4度

6-47* 病人,男性,28岁。因外伤导致左股骨干骨折,今天进行石膏固定后卧床休息。为防止病人左大腿肌肉萎缩,下列护士为病人制订的锻炼计划中不妥的是
A. 选择合适的卧位
B. 定时活动和按摩受压部位,以防压疮
C. 进行肌力训练,指导病人做肌肉等长练习
D. 进行肌力训练,指导病人做肌肉等张练习

E. 维持关节的功能位

A3型单项选择题(6-48～6-58)

(6-48～6-49共用题干)

病人,男性,35岁,IT行业工作者。近期由于工作繁忙压力大,经常加班加点,昼夜颠倒,导致睡眠型态紊乱,表现为难以入睡、易醒多梦、早醒、面容憔悴、常打呵欠。医生诊断病人发生了失眠症。

6-48 护士对病人进行健康教育时,应嘱其在睡前几小时内避免饮用咖啡和浓茶
A. 1～2小时　　B. 2～3小时
C. 3～4小时　　D. 4～5小时
E. 5～6小时

6-49* 针对其症状,下列护士对病人进行的入睡指导中不妥的是
A. 可以取舒适的体位
B. 睡前根据自身爱好选择短时间的阅读、听音乐等方式促进睡眠
C. 每晚口服地西泮 10 mg
D. 白天应适当锻炼
E. 睡前喝少量牛奶

(6-50～6-53共用题干)

病人,男性,65岁。近日常感疲乏无力,日间时有出现不能控制的短暂突发性睡眠,发作时出现幻觉及幻听,肌张力突然丧失,就地躺下入睡,事后感到精力恢复。

6-50 医生判断病人最可能是下列哪种睡眠型态紊乱
A. 失眠　　　　　B. 睡眠过多
C. 癫痫发作　　　D. 发作性睡眠
E. 睡眠性呼吸暂停

6-51 此睡眠型态紊乱与哪项睡眠时相的减少有关
A. 慢波睡眠Ⅰ期　B. 慢波睡眠Ⅱ期
C. 慢波睡眠Ⅲ期　D. 慢波睡眠Ⅳ期
E. 快波睡眠期

6-52 该病人最严重的并发症是
A. 骨折　　　　　B. 损伤

C. 睡眠不足　　D. 坠积性肺炎
E. 猝倒症

6-53 该病人护理的重点是
A. 诱导睡眠
B. 减轻心理压力
C. 指导自我防护
D. 合理使用安眠药
E. 指导采取正确的睡眠姿势

(6-54~6-55 共用题干)

病人，男性，40岁。入院前睡眠状况良好，入院后2天向医生反映入睡困难、容易醒、多梦。经询问得知，病室温度较高，夜间有时病室不熄灯，开门次数多，邻床的病人经常晚上打电话，担心说出这些问题会影响医护人员对他的态度，进而影响治疗与护理。

6-54* 医生判断病人可能发生下列哪种睡眠障碍
A. 失眠　　　　B. 发作性睡眠
C. 夜惊症　　　D. 梦游症
E. 梦魇

6-55* 护士了解到病人的情况，决定改善病人的睡眠质量，下列措施中哪项不妥
A. 调节好病室温度、相对湿度
B. 进行各项操作和夜间巡视病房时，需做到"四轻"，保持病室安静
C. 为便于夜间操作，病室内应开大灯
D. 与邻床的病人沟通，希望保持晚间病室安静
E. 多与病人沟通，与病人建立良好的信任关系，避免医源性损伤

(6-56~6-58 共用题干)

病人，女性，50岁。丈夫1年前因车祸去世。入睡困难，难以持续睡眠，且睡眠质量较差，此情况已持续4个月，还伴有焦虑、心悸、暴躁易怒、面容憔悴，难以坚持日常工作和生活。

6-56* 医生判断病人可能发生了下列哪种睡眠型态紊乱
A. 梦游症　　　B. 睡眠剥夺
C. 失眠　　　　D. 夜惊症

E. 梦魇

6-57* 该病人失眠的主要原因是
A. 躯体因素　　B. 情绪因素
C. 药物因素　　D. 疾病因素
E. 环境因素

6-58 针对该病人的情况，下列措施中最合适的是
A. 创造良好的睡眠环境
B. 安排作息时间
C. 减轻心理压力
D. 保持身体舒适
E. 建立良好的睡眠习惯

名词解释题(6-59~6-71)

6-59 休息
6-60 睡眠障碍
6-61 失眠
6-62 发作性睡眠
6-63 睡眠过度
6-64 睡眠呼吸暂停综合征
6-65 睡眠剥夺
6-66 遗尿
6-67 关节活动范围(ROM)
6-68 关节活动度练习
6-69 等长练习
6-70 等张练习
6-71 诱发补偿现象

简述问答题(6-72~6-81)

6-72 休息的意义是什么？
6-73 休息的条件有哪些？
6-74 协助病人休息的措施有哪些？
6-75 睡眠分哪几期？各有什么特点和生理表现？
6-76 住院病人的睡眠特点是什么？
6-77 促进睡眠的措施有哪些？
6-78 服用地西泮的注意事项有哪些？

6-79 活动受限的原因有哪些？

6-80 活动受限对机体有哪些影响？

6-81 机体肌肉锻炼的注意事项有哪些？

综合应用题(6-82)

6-82 病人，男性，80岁。因脑梗死发作住院治疗，卧床休息1周，偏瘫、失语症状已经得到改善。病人右侧肢体无力，左侧肢体可移动位置和抬起，但不能对抗阻力。

请解答：

（1）该病人目前左侧肢体的肌力为几级？如何评估？

（2）病人目前的状况对机体的主要影响有哪些？

（3）护士应该采取哪些护理措施以提高病人的活动能力？

答案与解析

选择题

A1型题单项选择题

6-1	D	6-2	A	6-3	A	6-4	E
6-5	D	6-6	C	6-7	D	6-8	E
6-9	D	6-10	E	6-11	B	6-12	B
6-13	A	6-14	B	6-15	B	6-16	D
6-17	C	6-18	A	6-19	B	6-20	D
6-21	D	6-22	B	6-23	B	6-24	C
6-25	D	6-26	E	6-27	B	6-28	C
6-29	D	6-30	C	6-31	B	6-32	E
6-33	D	6-34	C	6-35	C	6-36	B
6-37	C	6-38	B	6-39	D	6-40	C
6-41	C						

A2型单项选择题

6-42	D	6-43	D	6-44	C	6-45	D
6-46	B	6-47	D				

A3型单项选择题

6-48	D	6-49	C	6-50	D	6-51	E
6-52	E	6-53	C	6-54	A	6-55	C
6-56	C	6-57	B	6-58	C		

部分选择题解析

6-1 解析：休息只是指机体活动量的减少，是一种轻松、愉快的状态，并不是静止。

6-7 解析：休息可以促进蛋白质的合成及组织修复，但是不能预防疾病。

6-14 解析：此期肌肉完全放松，生命体征数值下降，但仍然规则。

6-17 解析：在睡眠周期的交替进行中，如果在任何一个时期将个体唤醒，再继续睡眠时，不会回到将其唤醒的那个睡眠时相中，而是从睡眠的最初状态开始。

6-25 解析：研究表明，睡眠呼吸暂停综合征是心血管疾病的危险因素，与高血压之间存在因果关系。

6-47 解析：等张练习是指对抗一定的负荷做关节的活动锻炼，优点是有利于改善肌肉的神经控制，并不是预防肌肉萎缩。

6-49 解析：使用安眠药的原则是当所有促进睡眠的方法无效时才考虑使用。

6-54 解析：失眠表现为难以入睡、容易醒、多梦等。

6-55 解析：夜间可使用壁灯或地灯，既能保证巡视工作的进行，又不会干扰病人睡眠。

6-56 解析：入睡困难，难以持续睡眠，睡眠质量较差，焦虑、心悸、暴躁易怒，面容憔悴，难以坚持日常工作和生活这些都是失眠的症状。

6-57 解析：病人因丈夫过世才出现一系列症状，所以是情绪因素。

名词解释题

6-59 休息是指通过改变当前的生活方式,使身心放松,处于一种没有紧张和焦虑的松弛状态。

6-60 睡眠障碍是指睡眠量及质的异常,或在睡眠时出现某些临床症状,也包括影响入睡或保持正常睡眠能力的障碍,如睡眠减少或睡眠过多,以及异常的睡眠相关行为。

6-61 失眠是睡眠型态紊乱最常见的一种,表现为难以入睡、容易醒、多梦、睡不深或早醒等。

6-62 发作性睡眠是指不可抗拒的突然发生的睡眠,并伴有猝倒症、睡眠瘫痪和入睡幻觉,是一种特殊的睡眠障碍。

6-63 睡眠过度表现为过多的睡眠,可持续数小时或数天,难以唤醒。

6-64 睡眠呼吸暂停综合征是以睡眠中呼吸反复停顿为特征的一组综合征,每次停顿≥10秒,同时每小时停顿次数≥20次,临床上表现为时睡时醒,并伴有动脉血氧饱和度降低、低氧血症、高血压及肺动脉高压。

6-65 睡眠剥夺是睡眠时间和睡眠时相的减少或损失。

6-66 遗尿是指5岁以上的儿童仍不能控制排尿,在日间或夜间反复出现不自主的排尿。

6-67 关节活动范围(ROM)是指关节运动时所通过的运动弧,常以度数表示,亦称关节活动度。

6-68 关节活动度练习简称为ROM练习,是根据每一特定关节可活动的范围,通过应用主动或被动的练习方法,维持关节正常的活动度,恢复和改善关节功能的锻炼方法。

6-69 等长练习是指可增加肌肉张力而不改变肌肉长度的练习,因不伴有明显的关节运动,又称静力练习。

6-70 等张练习是指对抗一定的负荷做关节的活动锻炼,同时也可锻炼肌肉收缩,最为常用。

6-71 诱发补偿现象是指慢波睡眠的Ⅲ、Ⅳ期和快波睡眠减少时,会在下一个睡眠周期中得到补偿,特别是慢波睡眠的Ⅳ期优先得到补偿,同时分泌大量生长激素,以弥补因觉醒时间增加造成的能量消耗。但快波睡眠不足时症状更为严重,病人会出现知觉及人格方面的紊乱。

简述问答题

6-72 休息的意义:①减轻或消除疲劳,缓解精神紧张和压力;②维持机体生理调节的规律性;③促进机体正常的生长发育;④减少能量的消耗;⑤促进蛋白质的合成及组织修复。

6-73 休息的条件:①身体方面。身体舒适是保证有效休息的重要条件,各组织器官功能良好;皮肤完整,无破损;关节肌肉活动正常;身体各部位清洁、无异味、无疼痛、无感觉异常;卧位舒适才能得到真正的休息。②心理方面。个体的心理和情绪状态同样会影响休息的质量。③环境方面。医院环境中的空间、温度、相对湿度、光线、色彩、空气、声音等对病人的休息、疾病有不同程度的影响。医疗卫生服务机构在设计病区时应全面考虑这些因素,积极为病人创造一个和谐、舒适的环境。④睡眠方面。住院后的继发性睡眠障碍可以引起睡眠数量的不足或质量的下降,影响病人的休息和康复。

6-74 协助病人休息的措施:①增加身体的舒适。身体舒适对促进休息非常重要,在休息之前应当把病人身体方面的不适降至最低程度。因此,及时评估并减轻身体的不适,包括疼痛、恶心、呕吐、咳嗽、饥饿、口渴、姿势与体位、个人卫生等方面,是保证病人休息的基础。②促进心理的放松。心情愉快、精神放松是保证休息质量的关键,护士可以从引起病人焦虑和紧张的因素入手,调动病人家庭和社会支持系统,如家人、朋友、同事等,帮助病人排解心中的苦闷和压抑,指导病人以积极的心态正确面对疾病,也可以帮助病人在病友中建立新的支持网络,及时调节不良情绪,保持健康的心理状态。③保证环境的和谐。医疗环境的安排、布置、工作程序都要以病人为中心,充分考虑病人的舒适与方便，以协助病人得到良好的休息。医护人员需做到走路轻、说话轻、关门轻、操作轻。对病人的医疗及护理活动应相对集中，除特殊情况外，各种治疗及护理项目应集中在白天进行，尽量避免占用病人的休息时间。多个病人居住的大房间应提示每个病人注意保持安静，尊重其他病人的正当权利和生活习惯，合理安排探视及陪伴时间。④保证足够的睡眠。护士在协助病人休息的过程中，要全面评估影响病人睡眠的因素及病人个人的睡眠习惯，综合制订促进睡眠的措施，保证病人睡眠的时间和质量，以达到有效的休息。

6-75 睡眠分期及各期的特点和生理表现见表6-1。

表6-1 睡眠分期及各期的特点和生理表现

睡眠分期	特点	生理表现
慢波睡眠Ⅰ期（入睡期）	入睡过渡期，很容易被外界声响惊醒	全身肌肉松弛，呼吸均匀，脉搏减慢
慢波睡眠Ⅱ期（浅睡期）	进入睡眠，仍易醒	肌肉进一步松弛，心率、呼吸减慢，血压、体温下降
慢波睡眠Ⅲ期（中度睡期）	睡眠加深，需要巨大声响才能被惊醒	肌肉十分松弛，血压、体温继续下降，心率、呼吸缓慢且规律
慢波睡眠Ⅳ期（深度睡期）	沉睡期，很难唤醒，可出现梦游和遗尿	全身松弛，心率、血压下降，呼吸均匀、缓慢（腺垂体分泌生长素，人体组织器官愈合加快）
快波睡眠	阵发性眼球快速运动，出现梦境，很难唤醒	全身肌肉极度松弛，心率、血压、呼吸大幅度波动

6-76 住院病人的睡眠特点：①睡眠节律改变。表现为昼夜性节律去同步化，又称节律移位，是指病人正常的昼夜性节律遭到破坏，睡眠与昼夜性节律不协调。根据疾病的发展和变化，临床住院病人的各项诊疗活动可能会在一天24小时内的任何时间进行。②睡眠质量改变。睡眠质量是各睡眠时相持续的时间、睡眠深度及睡眠效果三方面协调一致的综合体现。对住院病人睡眠质量的影响主要是睡眠剥夺、睡眠中断和诱发补偿现象。

6-77 促进睡眠的措施：①满足病人身体舒适的需要。人只有在舒适和放松的前提下才能保持正常的睡眠，因此，护士应积极采取措施从根本上消除影响病人身体舒适和睡眠的因素。在睡前帮助病人完成个人卫生护理，避免衣服对病人身体的刺激和束缚，避免床褥对病人舒适的影响，选择合适的卧位，放松关节和肌肉，保证呼吸的通畅，控制疼痛及减轻各种躯体症状等。②减轻病人的心理压力。轻松愉快的心情有助于睡眠，而焦虑、不安、恐惧、忧愁等情绪会影响睡眠，护士要善于观察并掌握观察的方法和技巧，及时发现和了解病人的心理变化，与病人共同讨论影响睡眠的原因，解决病人的睡眠问题。③创造良好的睡眠环境。控制病区的温度、相对湿度、空气、光线及声音，减少外界环境对病人感官的不良刺激。④合理使用药物。护士必须掌握安眠药的种类、性能、使用方法、对睡眠的影响及不良反应，并注意观察病人在服药期间的睡眠情况及身心反应，及时报告医生予以处理。⑤建立良好的睡眠习惯。护士与病人共同讨论分析影响睡眠的生理、心理、环境、生活方式等因素，鼓励病人建立良好的生活方式和睡眠习惯，帮助病人消除影响睡眠的自身因素。⑥做好晚间护理。为促进病人舒适入睡，就寝前应做好晚间护理。

6-78 服用地西泮的注意事项：①服药期间，病人不宜饮酒或同时服用其他中枢抑制药，否则会导致中枢抑制加重；②茶叶和咖啡中含有咖啡因，与地西泮同时服可发生拮抗作用而降低药效；③吸烟可使地西泮在体内的半衰期缩短，镇静作用减弱，吸烟越多，疗效越差。

6-79 活动受限的原因：①疼痛。许多疾病引起的疼痛都会限制病人的活动，最常见的是手术后病人因切口疼痛而主动或被动地限制活动以减轻疼痛。②运动、神经系统功能受损。

可造成暂时的或永久的运动功能障碍。③运动系统的改变。肢体的先天畸形或残障等直接或间接地限制了正常活动。④营养状态改变。由于疾病造成严重营养不良、缺氧、虚弱无力等症状的病人因不能提供身体活动所需的能量而限制了活动。反之,过度肥胖的病人也会出现身体活动受限。⑤损伤。肌肉、骨骼、关节的器质性损伤都伴有身体活动能力的下降。⑥精神心理因素。极度忧郁或某些精神病病人在思维异常的同时伴有活动能力下降。⑦医疗护理措施的实施。为治疗某些疾病而采取的医护措施有时也会限制病人的活动。

6-80 活动受限对机体的影响:①对皮肤的影响。活动受限或长期卧床病人,对皮肤最主要的影响是形成压疮。②对运动系统的影响。对某些病人来说,限制活动的范围和强度是必要的,但如果骨骼、关节和肌肉组织长期处于活动受限的状态,会导致腰背痛、肌张力减弱、肌肉萎缩;骨质疏松、骨骼变形,严重者可发生病理性骨折;关节僵硬、挛缩、变形,出现垂足、垂腕、髋关节外旋及关节活动范围缩小。③对心血管系统的影响。长期卧床对心血管系统的影响主要是体位性低血压和深静脉血栓形成。体位性低血压是病人从卧位到坐位或直立位时,或长时间站立,出现收缩压突然下降超过20 mmHg,并伴有头昏、头晕、视物模糊、乏力、恶心等表现。深静脉血栓形成是指血液在深静脉内不正常地凝结,阻塞管腔,导致静脉血液回流障碍,并伴有继发性血管腔内血栓形成的疾病。④对呼吸系统的影响。长期卧床对呼吸系统的影响主要表现为限制有效通气和影响呼吸道分泌物的排出,最终导致坠积性肺炎的发生。⑤对消化系统的影响。由于活动量的减少和疾病的消耗,病人常出现食欲下降、厌食,摄入的营养物质减少,不能满足机体需要量,导致负氮平衡,甚至会出现严重的营养不良。⑥对泌尿系统的影响。长期卧床的病人,由于其排尿姿势的改变,会影响正常的排尿活动。⑦对心理状态的影响。长期卧床往往会给病人带来一些

社会-心理方面的问题,病人出现焦虑、恐惧、失眠、自尊的改变、愤怒、挫折感等。

6-81 机体肌肉锻炼的注意事项:①以病人的病情及运动需要为依据,制订适合病人的运动计划,帮助病人认识活动与疾病的关系,使病人能够积极配合练习,达到运动的目的。对病人在练习过程中取得的进步和成绩,应及时给予赞扬和鼓励,以增强其康复的信心。②肌肉锻炼前后应做充分的准备及放松运动,避免出现肌肉损伤。③严格掌握运动的量与频率,以达到肌肉适度疲劳而不出现明显疼痛为原则。每次练习中间有适当的间歇让肌肉得到放松和复原,一般每天1次或隔天练习1次。④如锻炼中出现严重疼痛、不适,或伴有血压、脉搏、心率、呼吸、意识、情绪等方面的变化,应及时停止锻炼,并报告医生给予必要的处理。⑤注意肌肉等长收缩引起的升压反应及增加心血管负荷的作用,高血压、冠心病及其他心血管疾病的病人慎用肌力练习,严重者禁做肌力练习。

综合应用题

6-82 (1)该病人左侧肢体的肌力为3级。肌力是指肌肉收缩力量,可以通过收缩特定肌肉群的能力来判断肌力。3级的肌力标准为肢体能抬离床面,但不能对抗阻力。

(2)病人目前的状况对机体的主要影响:①对皮肤的影响。最主要的影响是形成压疮。病人卧床休息1周,而且右侧肢体无力,可能出现压疮。②对运动系统的影响。骨骼、关节和肌肉组织长期处于活动受限的状态,会导致腰背痛、肌张力减弱、肌肉萎缩;骨质疏松、骨骼变形,严重者可发生病理性骨折;关节僵硬、挛缩、变形,出现垂足、垂腕、髋关节外旋及关节活动范围缩小。③对心血管系统的影响。长期卧床对心血管系统的影响主要是体位性低血压和深静脉血栓形成。④对呼吸系统的影响。长期卧床对呼吸系统的影响主要表现为限制有效通气和影响呼吸道分泌物的排出,最终导致坠积性肺炎的发生。⑤对消化系统的影响。由于活动

量的减少和疾病的消耗,病人常出现食欲下降、厌食,摄入的营养物质减少,不能满足机体需要量,导致负氮平衡,甚至会出现严重的营养不良。⑥对泌尿系统的影响。长期卧床的病人,由于其排尿姿势的改变,会影响正常的排尿活动。⑦对心理状态的影响。长期卧床往往会给病人带来一些社会-心理方面的问题,病人出现焦虑、恐惧、失眠、自尊的改变、愤怒、挫折感等。

(3) 护士应该采取以下护理措施提高病人的活动能力:①协助病人变换体位。如病情允许,应经常变换体位,并给予背部护理,按摩受压肌肉,并协助病人进行关节和肌肉的功能活动,促进局部血液循环,帮助放松、减轻疼痛、保持关节和肌肉的正常生理功能和活动范围。②关节活动度练习。对于活动受限的病人应根据病情尽快进行 ROM 练习,开始可由医护人员完全协助或部分协助完成,随后逐渐过渡到病人能独立完成。被动性 ROM 练习可于护士为病人进行清洁护理、翻身和更换卧位时完成,既节省时间,又可观察病人的病情变化。

(张伊倩)

第七章

生命体征的观察与护理

选择题(7-1～7-231)

A1型单项选择题(7-1～7-100)

7-1 影响人体蒸发散热的最主要因素是
　　A. 环境湿度大　　B. 环境温度高
　　C. 汗腺发育障碍　D. 空气对流差
　　E. 体温调节中枢紊乱

7-2 在安静状态下,机体主要的散热方式是
　　A. 辐射　　　　　B. 传导
　　C. 对流　　　　　D. 蒸发
　　E. 折射

7-3* 可造成所测血压值偏低的因素是
　　A. 充气过高　　　B. 充气过猛
　　C. 袖带过紧　　　D. 袖带过窄
　　E. 袖带过松

7-4 以肱动脉血压为标准,在安静状态下,正常成人收缩压为
　　A. 90～119 mmHg
　　B. 90～120 mmHg
　　C. 90～139 mmHg
　　D. 90～140 mmHg
　　E. 91～140 mmHg

7-5 下列不可测量肛温的人群是
　　A. 精神异常病人
　　B. 大面积烧伤病人
　　C. 心肌梗死病人
　　D. 婴幼儿
　　E. 昏迷病人

7-6 下列会出现体温过低的病人是
　　A. 肿瘤病人　　　B. 甲亢病人
　　C. 晕厥病人　　　D. 全心衰竭病人
　　E. 感冒病人

7-7 测血压时,血压计0点应与心脏、肱动脉在同一水平位置。坐位时肱动脉的位置应
　　A. 平第2肋软骨　B. 平第3肋软骨
　　C. 平第4肋软骨　D. 平第5肋软骨
　　E. 平第6肋软骨

7-8 关于血压的生理性变化,下列叙述中哪项错误
　　A. 紧张恐惧可致血压增高
　　B. 傍晚血压比清晨血压偏高
　　C. 血压随年龄的增长而增高
　　D. 一般左上肢血压高于右上肢
　　E. 在寒冷刺激下血压可略升高

7-9 成人腋温的正常范围是
　　A. 35.0～36.0℃　B. 36.0～37.0℃
　　C. 36.3～37.2℃　D. 36.5～37.5℃
　　E. 36.5～36.7℃

7-10 可以测量病人肛温的情况是
　　A. 阿米巴痢疾　　B. 痔疮术后
　　C. 肝性脑病　　　D. 心肌梗死
　　E. 直肠术后

7-11 心动过缓是指心率每分钟少于
　　A. 40次　　　　　B. 45次
　　C. 50次　　　　　D. 55次
　　E. 60次

7-12 下列测量血压的方法中错误的是
　　A. 测量前安静休息20～30分钟
　　B. 袖带松弛以1指为宜

C. 打气至 240 mmHg
D. 放气速度以 4 mmHg/s 为宜
E. 测量时肱动脉、心脏处于同一水平

7-13 以口温为标准,中等度热的体温范围是
A. 37.3~38.0℃   B. 37.5~38.4℃
C. 38.1~39.0℃   D. 38.4~39.3℃
E. 39.0~39.9℃

7-14* 病情与呼吸异常不符的是
A. 高热:呼吸过速
B. 脑肿瘤:呼吸过慢
C. 酸中毒:呼吸浅快
D. 胸膜炎:腹式呼吸增强
E. 疼痛:呼吸过速

7-15 吸气性呼吸困难常见于
A. 哮喘   B. 肺气肿
C. 气管异物   D. 颅内压增高
E. 酮症酸中毒

7-16 测出的血压值偏低可能是因为
A. 袖带太窄
B. 血压计水银不足
C. 肢体位置过低
D. 袖带过松
E. 视线向上读数

7-17 测量的血压值偏高可见于
A. 袖带过宽时   B. 袖带过紧时
C. 水银不足时   D. 输气球漏气时
E. 视线低于水银柱弯月面时

7-18 测腋下温度时,测量时间应是
A. 3分钟   B. 5分钟
C. 10分钟   D. 15分钟
E. 20分钟

7-19 护士给病人测脉搏时,下列操作中哪项不妥
A. 可用拇指测脉搏
B. 正常脉搏计数 30 秒
C. 瘫痪病人应选健侧肢体
D. 病人有剧烈活动时,应休息 20~30 分钟
E. 如有脉搏短绌,应由 2 位护士同时测量,测量 1 分钟

7-20 测量直肠温度时,将肛表插入肛门的深度应为
A. 1~2 cm   B. 3~4 cm
C. 5~6 cm   D. 7~8 cm
E. 9~10 cm

7-21 发现听不清或异常,重测血压时下列操作中哪项错误
A. 将袖带内气体驱尽
B. 使水银柱降到 0 点
C. 稍等片刻后重测
D. 连续加压到 200 mmHg
E. 测量值先读收缩压,后读舒张压

7-22 呼吸减慢是指呼吸少于
A. 5次/分   B. 12次/分
C. 15次/分   D. 18次/分
E. 20次/分

7-23 下列哪项成人生命体征测量值是在正常范围内
A. 体温37℃、脉搏102次/分、呼吸22次/分、血压120/75 mmHg
B. 体温38℃、脉搏98次/分、呼吸24次/分、血压112/67 mmHg
C. 体温36℃、脉搏88次/分、呼吸20次/分、血压128/83 mmHg
D. 体温35.8℃、脉搏58次/分、呼吸15次/分、血压105/64 mmHg
E. 体温36.5℃、脉搏70次/分、呼吸18次/分、血压143/98 mmHg

7-24* 下列测量血压的注意事项中正确的是
A. 小儿、成人可共用血压计及袖带
B. 记录血压为舒张压/收缩压
C. 听不清应立即重测
D. 长期测量者应做到"四定"
E. 血压计水银不足不影响测量结果

7-25* 脉压增大常见于
A. 主动脉瓣关闭不全
B. 心包积液
C. 缩窄性心包炎

D. 主动脉瓣狭窄
E. 末梢循环衰竭

7-26 丝脉常见于
A. 洋地黄中毒病人
B. 甲亢病人
C. 发热病人
D. 房室传导阻滞病人
E. 大出血病人

7-27 速脉是指安静状态下成人脉率超过
A. 100次/分 B. 110次/分
C. 120次/分 D. 130次/分
E. 140次/分

7-28 吸气性呼吸困难的特点不正确的是
A. 呼吸深而慢
B. 严重时出现三凹征
C. 吸气时间长于呼气时间
D. 呼吸频率增加
E. 高调的吸气性哮鸣音

7-29 潮式呼吸的呼吸型态特点是
A. 呼吸暂停,变为减弱,逐渐延长加深,如此周而复始
B. 呼吸减弱,逐渐增强,然后变为呼吸暂停,如此周而复始
C. 呼吸浅慢,逐渐加深加快再变浅慢,然后呼吸暂停,如此周而复始
D. 呼吸深快,逐渐变为浅慢,以至呼吸暂停,如此周而复始
E. 呼吸浅慢,逐渐呼吸暂停,然后加深加快再变浅慢,如此周而复始

7-30* 属于节律异常的脉搏是
A. 速脉   B. 短绌脉
C. 细脉   D. 缓脉
E. 洪脉

7-31 间歇热多见于
A. 肺结核   B. 肿瘤
C. 感冒   D. 疟疾
E. 脓毒血症

7-32 二联律属于
A. 心率异常

B. 心律异常
C. 脉搏强度异常
D. 脉搏紧张度异常
E. 动脉血管壁异常

7-33* 根据血压水平的定义和分类,血压130/88 mmHg属于
A. 正常血压   B. 正常高值
C. 1级高血压 D. 2级高血压
E. 3级高血压

7-34 三凹征是指
A. 胸骨上窝、锁骨上窝、肋间隙在吸气时明显下陷
B. 胸骨上窝、锁骨上窝、肋间隙在呼气时明显下陷
C. 胸骨上窝、锁骨上窝、纵隔在吸气时明显下陷
D. 胸骨上窝、锁骨上窝、纵隔在呼气时明显下陷
E. 胸骨上窝、锁骨下窝、肋间隙在吸气时明显下陷

7-35 适宜测量口腔温度的是
A. 幼儿   B. 躁狂者
C. 呼吸困难者 D. 极度消瘦者
E. 口鼻手术者

7-36 肿瘤性发热常见热型为
A. 稽留热   B. 弛张热
C. 间歇热   D. 超高热
E. 不规则热

7-37 混合性呼吸困难多见于
A. 喉头水肿 B. 哮喘
C. 喉头异物 D. 肺部感染
E. 呼吸中枢衰竭

7-38 测血压时,血压计袖带下缘距肘窝的距离应为
A. 1~1.5 cm B. 2~3 cm
C. 1~1.5 mm D. 2~3 mm
E. 4~5 cm

7-39* 引起呼气性呼吸困难最常见的病因是
A. 支气管异物 B. 肺栓塞

C. 肺动脉高压　　D. 气胸
E. 小支气管痉挛

7-40 下列关于脉搏的叙述中不正确的是
A. 速脉可见于血容量减少
B. 交替脉见于室性期前收缩
C. 脉搏短绌见于心房颤动
D. 奇脉见于心包积液
E. 水冲脉见于甲亢

7-41 高热是指口腔温度在
A. 37.3～38.0℃　　B. 38.1～39.0℃
C. 37℃以上　　D. 39.1～41.0℃
E. 41℃以上

7-42 可发生缓脉的疾病是
A. 发热　　B. 休克
C. 颅内压增高　　D. 甲亢
E. 大出血前期

7-43 呼吸中枢兴奋性显著降低可出现
A. 潮式呼吸　　B. 间停呼吸
C. 叹气样呼吸　　D. 蝉鸣样呼吸
E. 库斯莫呼吸

7-44 脉压减小可见于
A. 严重贫血　　B. 甲亢
C. 原发性高血压　　D. 冠心病
E. 心包积液

7-45 体温调节中枢位于
A. 延髓上部　　B. 小脑蝶部
C. 脊髓颈段　　D. 大脑枕叶
E. 下丘脑

7-46 高热持续期的特点是
A. 产热大于散热
B. 产热持续增加
C. 散热持续减少
D. 散热增加而产热趋于正常
E. 产热和散热在较高水平上趋于平衡

7-47 下列关于体温生理性变化的叙述中错误的是
A. 新生儿体温易受环境温度的影响
B. 老年人因代谢率低，体温在正常范围内的低值

C. 体温的昼夜波动与人体的活动、代谢的周期性变化有关
D. 女性经前和妊娠早期受黄体酮的影响体温升高
E. 饥饿、紧张均可使体温一过性增高

7-48 消毒体温计的消毒溶液应
A. 每天更换1次　　B. 每周更换1次
C. 隔周更换1次　　D. 每周更换2次
E. 每月更换1次

7-49 体温每升高1℃时，成人脉率约增加
A. 10次/分　　B. 15次/分
C. 20次/分　　D. 25次/分
E. 5次/分

7-50 测口温时将水银计的汞端置于
A. 颊部　　B. 舌下热窝
C. 上颚　　D. 舌根处
E. 舌面

7-51 下列关于呼吸生理性变化的叙述中哪项错误
A. 睡眠时呼吸频率减慢
B. 呼吸是受意识控制的
C. 休息时呼吸频率减慢
D. 小儿、老人的呼吸频率较快
E. 活动时呼吸频率加快

7-52* 乙醇擦浴的降温作用是
A. 辐射散热　　B. 蒸发散热
C. 对流散热　　D. 传导散热
E. 折射散热

7-53 理想的血压是
A. 收缩压＜90 mmHg，舒张压＜60 mmHg
B. 收缩压＜120 mmHg，舒张压＜80 mmHg
C. 收缩压＜130 mmHg，舒张压＜85 mmHg
D. 收缩压130～190 mmHg，舒张压～89 mmHg
E. 收缩压140～159 mmHg，舒张压～99 mmHg

7-54* 血管的外周阻力增加,可使
    A. 收缩压增大   B. 舒张压增大
    C. 收缩压降低   D. 舒张压降低
    E. 脉压增加

7-55 测量下肢血压,下列操作中哪项错误
    A. 病人可采取侧卧位
    B. 将听诊器胸件放入袖带内
    C. 袖带应比上肢袖带宽 2 cm
    D. 袖带下缘距离腘窝 3~5 cm
    E. 病人平卧或俯卧

7-56* 蝉鸣样呼吸常见于
    A. 颅内感染   B. 安眠药中毒
    C. 呼吸中枢衰竭 D. 喉头水肿
    E. 大叶性肺炎

7-57 感染性发热的疾病是
    A. 中枢   B. 脑震荡
    C. 恶性肿瘤   D. 风湿热
    E. 败血症

7-58 呼吸增快常见于
    A. 高热   B. 颅内疾病
    C. 安眠药中毒   D. 呼吸中枢衰竭
    E. 老年人

7-59 发热时,体温上升期不可能出现的是
    A. 畏寒   B. 皮肤苍白
    C. 出冷汗   D. 体温上升
    E. 体内产热大于散热

7-60* 被测肢体高于心脏水平,测得的血压值
    A. 偏高   B. 偏低
    C. 脉压过大   D. 脉压过小
    E. 收缩压升高,舒张压无变化

7-61 下列关于呼吸的叙述中不正确的是
    A. 成人安静时每分钟呼吸 16~20 次
    B. 每分钟呼吸超过 24 次称呼吸增快
    C. 潮式呼吸和间歇呼吸是属于节律异常的呼吸
    D. 呼气时发出鼾声是由于喉头痉挛引起
    E. 呼吸困难分为吸气性、呼气性、混合性 3 类

7-62 异常脉搏应测量
    A. 30 秒   B. 15 秒
    C. 1 分钟   D. 2 分钟
    E. 10 秒

7-63 测量脉搏首选
    A. 颞动脉   B. 桡动脉
    C. 颈动脉   D. 肱动脉
    E. 足背动脉

7-64 人体主要的散热器官是
    A. 肝脏   B. 心脏
    C. 肺脏   D. 皮肤
    E. 肌肤

7-65 人体体温正常生理波动范围是
    A. 0.1~0.2℃   B. 0.3~0.6℃
    C. 0.5~1℃   D. 1~1.5℃
    E. 1.5~2℃

7-66 测量正常脉搏常用的时间为
    A. 15 秒   B. 20 秒
    C. 30 秒   D. 45 秒
    E. 60 秒

7-67 摄氏温度(℃)与华氏温度(℉)的换算公式为
    A. ℉ = ℃ × 5/9 + 32
    B. ℉ = ℃ × 9/5 + 32
    C. ℃ = ℉ × 5/9 + 32
    D. ℉ = (℃ − 32) × 5/9
    E. ℉ = ℃ + 32 × 5/9

7-68* 脉搏的强弱主要取决于
    A. 动脉管壁的弹性
    B. 动脉充盈度和周围血管的阻力
    C. 心率
    D. 心肌的收缩力
    E. 动脉管壁厚度

7-69* 当外界温度高于人体皮肤温度时,人体散热的主要方式是
    A. 对流   B. 传导
    C. 辐射   D. 蒸发
    E. 散发

7-70 下列关于血压的叙述中正确的是

A. 女性血压高于男性

B. 右臂血压高于左臂 10～20 mmHg

C. 运动时血压降低

D. 下肢血压高于上肢 50～60 mmHg

E. 血压在傍晚时较清晨稍低

7-71 测体温时,下列做法中错误的是

A. 测腋温时体温计需紧贴腋窝皮肤

B. 测腋温时擦拭腋窝要用冷毛巾

C. 测口温时嘱病人勿说话,勿用牙咬体温计

D. 测肛温时插入肛门表时动作要轻柔

E. 测耳温时 1 岁以内小儿外耳应向上提

7-72 属于节律改变的呼吸是

A. 潮式呼吸　　B. 呼吸缓慢

C. 蝉鸣样呼吸　D. 鼾声呼吸

E. 库斯莫呼吸

7-73 高热病人头敷冰袋降温,其散热的机制是

A. 辐射　　　　B. 对流

C. 蒸发　　　　D. 传导

E. 传递

7-74 下列关于高热病人的护理措施中错误的是

A. 每天测量体温 2 次

B. 冰袋冷敷头部

C. 给予高热量、高蛋白、高维生素的流质饮食

D. 鼓励病人多饮水

E. 在晨起、餐后、睡前协助病人漱口

7-75* 间歇脉多见于

A. 发热　　　　B. 房室传导阻滞

C. 洋地黄中毒　D. 休克

E. 大出血

7-76 测量呼吸时护士的手不离开诊脉部位的目的是

A. 保持病人体位不变

B. 转移病人的注意力

C. 易于计时

D. 对照呼吸与脉搏的频率

E. 观察病人面色

7-77* 呼吸中枢衰竭病人可出现

A. 呼吸增快　　B. 呼吸减慢

C. 潮式呼吸　　D. 间停呼吸

E. 深大呼吸

7-78 当从听诊器中听到第 1 声搏动时,袖带内压力

A. 等于心脏收缩压

B. 大于心脏收缩压

C. 小于心脏收缩压

D. 等于心脏舒张压

E. 小于心脏舒张压

7-79 检测体温计不合格的误差是

A. 0.1℃以上　　B. 0.2℃以上

C. 0.3℃以上　　D. 0.4℃以上

E. 0.5℃以上

7-80 下列关于检测体温计的方法中错误的是

A. 将体温计水银甩至 35℃以下

B. 分别放入 40℃水中 3 分钟后取出检视

C. 同时放入 40℃水中 3 分钟后取出检视

D. 误差 0.2℃以上者不能再用

E. 玻璃棒有裂缝不可使用

7-81* 为高热病人进行护理,不宜采取

A. 卧床休息

B. 口腔护理每天 2～3 次

C. 测体温每隔 4 小时 1 次

D. 冰袋放置枕后部

E. 鼓励病人多饮水,每天饮水 2 500～3 000 ml

7-82 超高热病人必有的临床表现是体温高于

A. 38℃　　　　B. 39℃

C. 40℃　　　　D. 40.5℃

E. 41℃

7-83 评估病人呼吸功能时,最恰当的评估内

容是

A. 呼吸的频率、节律及深度

B. 脉搏、血压、体温是否正常

C. 胸廓、上腹部有无起伏

D. 两侧胸廓起伏是否对称

E. 呼吸有无生理性变化

7-84 排卵后可使基础体温升高

A. 0.1～0.3℃　　B. 0.2～0.4℃

C. 0.3～0.5℃　　D. 0.4～0.6℃

E. 0.5～0.7℃

7-85* 体温过低见于

A. 无菌性炎症　　B. 极度衰竭

C. 组织破坏　　　D. 恶性肿瘤

E. 变态反应

7-86 下列脉搏变化不符合生理变化的是

A. 成人脉率比小儿快

B. 老人脉率比儿童慢

C. 同龄的女性脉率比男性快

D. 活动时脉率要增快

E. 禁食、使用镇静剂可使脉率减慢

7-87 奇脉的特点是

A. 单位时间内脉率小于心率

B. 脉搏强弱交替出现

C. 吸气时脉搏明显减弱,甚至消失

D. 脉搏强大有力

E. 是左心衰竭的重要特征

7-88 缩窄性心包炎的脉搏可表现为

A. 间歇脉　　　B. 奇脉

C. 丝脉　　　　D. 洪脉

E. 交替脉

7-89 脉搏搏动骤起骤落、急促而有力,称为

A. 间歇脉　　　B. 奇脉

C. 水冲脉　　　D. 洪脉

E. 交替脉

7-90 下列病情与呼吸异常不符的一项是

A. 高热病人呼吸浅而快

B. 脑水肿病人呼吸深而慢

C. 巴比妥中毒病人呼吸浅而快

D. 酸中毒病人呼吸深而大

E. 颅内压增高病人呼吸减慢

7-91* 潮式呼吸病人出现呼吸暂停后,引起再次呼吸的原因是

A. 血氧分压(PaO$_2$)增高通过化学感受器引起呼吸中枢兴奋

B. 血二氧化碳分压(PaCO$_2$)增高通过化学感受器引起呼吸中枢兴奋

C. 高浓度氧引起呼吸中枢兴奋

D. 低浓度氧引起呼吸中枢兴奋

E. 缺氧时就会刺激呼吸中枢,使呼吸恢复或加强

7-92 下呼吸道梗阻的临床表现不包括

A. 呼吸困难

B. 哮鸣音

C. 三凹征和鼻翼翕动

D. 呼气时间延长

E. 呼气费力

7-93* 下列哪种疾病能测到水冲脉

A. 颅内压增高

B. 房室传导阻滞

C. 主动脉瓣关闭不全

D. 高血压性心脏病(简称高心病)

E. 高热

7-94 流行性感冒最常见的热型是

A. 稽留热　　　B. 弛张热

C. 间歇热　　　D. 不规则热

E. 波浪热

7-95* 下列高血压病人的健康教育中错误的是

A. 适当运动,减轻体重

B. 定时门诊复查,根据血压调整用药

C. 血压降至正常,便可停药

D. 突发高血压时,应静卧,全身放松

E. 保持心情舒畅,注意控制情绪

7-96 高血压的诊断标准是

A. 收缩压≥130 mmHg 和(或)舒张压≥90 mmHg

B. 收缩压≥140 mmHg 和(或)舒张压≥100 mmHg

C. 收缩压≥150 mmHg 和（或）舒张压≥100 mmHg

D. 收缩压≥140 mmHg 和（或）舒张压≥90 mmHg

E. 收缩压≥139 mmHg 和（或）舒张压≥89 mmHg

7-97 下列哪项可使血压测量值增高
 A. 测儿童血压，袖带宽 12 cm
 B. 袖带过松
 C. 坐位时肱动脉平第 5 肋软骨
 D. 血压计内水银不足
 E. 测成人下肢血压，袖带宽 12 cm

7-98 发现病情与体温不相符应
 A. 检查病人的全身状况
 B. 检查体温计的准确性
 C. 检查测量方法是否正确
 D. 检查病室的温度
 E. 重新测量

7-99 测血压时听见搏动音突然变弱或消失，此时袖带内压力
 A. 大于心脏收缩压
 B. 等于心脏收缩压
 C. 小于心脏收缩压
 D. 等于心脏舒张压
 E. 大于心脏舒张压

7-100 败血症病人发热的常见热型为
 A. 稽留热　　B. 弛张热
 C. 间歇热　　D. 不规则热
 E. 以上都不是

A2 型单项选择题（7-101～7-198）

7-101 病人，男性，65 岁。因原发性高血压入院，右侧肢体偏瘫。下列为其测量血压的操作正确的是
 A. 固定专人测量
 B. 测量左上肢血压
 C. 袖带下缘平肘窝
 D. 听诊器胸件置于袖带内
 E. 充气至水银刻度达 10 mmHg

7-102 病人，男性，60 岁。因风湿性心脏病入院，住院期间曾出现心房颤动。护士为其测量脉搏时，错误的方法是
 A. 应由 2 名护士同时测量心率和脉率
 B. 测量前使病人安静
 C. 病人手臂放于舒适位置
 D. 将手指指端按压在桡动脉处
 E. 计数 30 秒，测得的数值乘以 2

7-103* 病人，男性，70 岁。高血压病病史 20 年，糖尿病病史 15 年。平时血压控制在 160～170/100～105 mmHg 之间。病人的高血压危险度分层属于
 A. 无危险组　　B. 低度危险组
 C. 中度危险组　　D. 高度危险组
 E. 极高危险组

7-104 病人，男性，72 岁。患风湿性心脏病、主动脉瓣关闭不全和心房颤动。可见
 A. 间歇脉　　B. 短绌脉
 C. 水冲脉　　D. 交替脉
 E. 奇脉

7-105 病人，女性，30 岁。体温持续升高达 39～40℃，持续数日，24 小时波动不超过 1℃，属于
 A. 弛张热　　B. 稽留热
 C. 间歇热　　D. 不规则热
 E. 超高热

7-106 病人，男性，57 岁。因严重肝病导致昏迷，呼吸微弱、浅而慢。护士为其测量呼吸的正确方法是
 A. 以 1/4 脉率计算
 B. 测脉率后观察胸腹起伏次数
 C. 计算所听到的呼吸音次数
 D. 用手感觉呼吸气流通过的次数
 E. 用少许棉花置病人鼻孔处观察棉花飘动次数

7-107 病人，男性，37 岁。出差中感染了疟疾，发作时明显寒战，全身发抖，面色苍白，口唇发绀，寒战持续约 10 分钟；

体温骤升至40℃,面色潮红,皮肤干热,烦躁不安,持续约3小时;体温又骤降至正常。经过几天的间歇期后,又再次发作。该病人发热的热型是
A. 波浪热　　　B. 稽留热
C. 弛张热　　　D. 间歇热
E. 不规则热

7-108 病人,女性,56岁。支气管哮喘病史10年。因受凉后喘憋加重,呼吸困难,夜间不能平卧,自行吸入 β₂ 受体激动剂效果不佳。血气分析:PaO_2 70 mmHg。该病人可能出现了
A. 吸气性呼吸困难
B. 呼气性呼吸困难
C. 混合性呼吸困难
D. 心源性呼吸困难
E. 神经精神性呼吸困难

7-109 病人,男性,45岁。2周以来体温持续在39～40℃。下列疾病中最可能的是
A. 疟疾　　　B. 伤寒
C. 流感　　　D. 败血症
E. 肿瘤热

7-110* 病人,女性,42岁。住院期间发生血源性感染。护士上午6点测体温40.2℃,中午12点测体温38.3℃,次日上午8点测体温39.5℃。此热型可能为
A. 稽留热　　　B. 弛张热
C. 间歇热　　　D. 不规则热
E. 回归热

7-111 病人,男性,30岁。因急性胃肠炎出现体温升高,达39℃。该发热病人降温可首选
A. 乙醇擦浴　　　B. 腹股沟冷敷
C. 头部冷敷　　　D. 冷盐水灌肠
E. 服用退热药物

7-112* 病人,男性,59岁。收缩压165 mmHg,舒张压80 mmHg,病人所患疾病下列最可能的是

A. 心包积液　　　B. 心肌梗死
C. 心动过快　　　D. 动脉硬化
E. 休克

7-113 病人,女性,36岁。诊断为肾病综合征,水肿已消退,为进一步明确诊断欲行肾穿刺活检术。病人术日晨测量血压150/85 mmHg,较以往升高。下列哪项因素与血压值升高无关
A. 月经来潮　　　B. 睡眠不佳
C. 精神紧张　　　D. 吸烟、饮酒
E. 血压计袖带过窄

7-114* 病人,男性,52岁。因脑出血入院治疗,现意识模糊,左侧肢体瘫痪。护士为其测量体温、血压的正确方法是
A. 测量口腔温度,右上肢血压
B. 测量腋下温度,右上肢血压
C. 测量腋下温度,左上肢血压
D. 测量直肠温度,左上肢血压
E. 测量口腔温度,左上肢血压

7-115 病人,男性。诊断为肺炎球菌肺炎。口腔温度40℃,脉搏120次/分,口唇干燥。下列护理措施中不妥的是
A. 卧床休息
B. 鼓励喝水
C. 测体温每4小时1次
D. 冰袋放于头顶、足底
E. 每天口腔护理2～3次

7-116 病人,男性,29岁。因心力衰竭入院,入院后呼吸节律不整,先浅慢后深快,继而又浅慢。属于哪种呼吸形式
A. 潮式呼吸　　　B. 间停呼吸
C. 呼吸过缓　　　D. 呼吸过速
E. 呼吸困难

7-117 病人,男性,48岁。患急性脑膜炎,其可能出现的异常呼吸是
A. 潮式呼吸
B. 深度呼吸
C. 吸气性呼吸困难
D. 呼气性呼吸困难

E. 浮浅呼吸

7-118* 患儿,女性,5岁。无明显诱因出现高热,体温38.6℃,无咳嗽、流涕等症状,给予该患儿乙醇擦浴降温。下列操作中不正确的是
A. 足部放冰袋,头部放热水袋
B. 擦浴时以离心方向进行
C. 擦浴后整理病床单位及用物
D. 擦浴结束30分钟后测量体温并记录
E. 发生寒战应停止擦浴

7-119 病人,男性,24岁。因腹痛待查入院,在测口腔温度时,病人不慎咬破体温计,吞下少量水银。护士首先应
A. 催吐或洗胃
B. 口服蛋清液或牛奶
C. 立即清除玻璃碎屑
D. 服解毒药物
E. 大量补液,冲洗有毒物质

7-120* 病人,男性。因病毒感染导致发热、发冷、疲乏无力,体温38.5℃。此时的特点为
A. 产热与散热平衡
B. 产热大于散热
C. 产热小于散热
D. 体温在较高水平上趋于平衡
E. 产热、散热不平衡

7-121 病人,女性,40岁。自感头晕,诊断为低血压。符合低血压诊断标准的是
A. 收缩压<90 mmHg
B. 舒张压<95 mmHg
C. 收缩压91～94 mmHg
D. 脉压≤40 mmHg
E. 脉压≥40 mmHg

7-122 患儿,女性,8岁。课间不慎将笔帽吸入气管。不可能出现的表现是
A. 锁骨上窝凹陷
B. 呼气费力
C. 吸气时间长于呼气

D. 胸骨上窝凹陷
E. 鼻翼翕动

7-123 病人,男性,35岁。因脑梗死入院。病人昏迷,呼吸道有较多分泌物储积时可出现
A. 鼾声呼吸   B. 叹息样呼吸
C. 蝉鸣样呼吸   D. 库斯莫呼吸
E. 潮式呼吸

7-124 病人,女性,26岁。因近2年月经周期不规律就诊,医嘱自测基础体温,病人咨询自测体温的方法。下列哪项陈诉说明其尚未充分理解护士的指导
A. "我睡觉前先把体温表甩到36℃以下。"
B. "我用一个记事本来记体温,要是有什么特殊的情况也记在上面。"
C. "早上一睁眼就先测体温,测完再起床。"
D. "我把体温计放到床头柜上,一伸手就拿到了。"
E. "要坚持1个月,都记录完整了再来复诊。"

7-125* 病人,男性,50岁。入院时面容憔悴,面色灰白,表情淡漠,眼眶凹陷,目光无神,对疾病治疗失去信心,有轻生的念头。经测量该病人的血压140/100 mmHg,属于
A. 正常血压   B. 正常高值
C. 临界高血压   D. 1级高血压
E. 高血压2级

7-126 病人,女性,42岁。下班后感到心慌,数脉搏时发现每隔2个正常的搏动后出现1次过早的搏动。此脉搏是
A. 二联律   B. 三联律
C. 奔马律   D. 间歇脉
E. 短绌脉

7-127 病人,女性,40岁。患心脏病多年,最近服用洋地黄类药物治疗,出现黄视现象。此时病人最容易出现的脉搏是

A. 速脉　　　　B. 间歇脉

C. 洪脉　　　　D. 奇脉

E. 丝脉

7-128 病人,男性,25岁。因中暑体温上升至40.5℃左右,面色潮红,皮肤灼热,无汗,呼吸、脉搏增快。护士为其进行物理降温,再次测量体温的时间是

A. 15分钟后　　B. 20分钟后

C. 30分钟后　　D. 40分钟后

E. 60分钟后

7-129 病人,男性,20岁。患肺结核。护士为其测量体温后,应使用下列哪种方法消毒体温计

A. 煮沸消毒

B. 2%碘酊擦拭

C. 75%乙醇溶液浸泡

D. 0.1%氯己定浸泡

E. 戊二醛溶液浸泡

7-130 病人,女性,50岁。在田间干农活时突然体温升高达40.5℃,面色潮红,皮肤灼热,无汗,呼吸、脉搏增快,立即被送往医院。此时最好的降温方法是

A. 冰槽头部冷敷

B. 冰袋头部冷敷

C. 化学冰袋头部冷敷

D. 10℃温水全身擦浴

E. 30%乙醇溶液全身擦浴

7-131 病人,女性,58岁。胃大部切除术后3天,口温41℃。下列对该病人的护理措施中不妥的是

A. 0.9%氯化钠溶液口腔护理

B. 测量体温每6小时1次

C. 保持皮肤清洁

D. 遵医嘱用退热药

E. 60分钟后再测体温

7-132 病人,男性,60岁。因肺炎入院。体温39.5℃,在退热过程中护士应注意监测病人情况。提示可能发生虚脱的症状是

A. 皮肤苍白,寒战,出汗

B. 头晕,恶心,无汗

C. 脉搏、呼吸渐慢,无汗

D. 脉速,四肢湿冷,出汗

E. 脉速,面部潮红,无汗

7-133* 病人,男性,66岁。入院诊断为心包积液。该病人脉搏的特征性表现是

A. 脉搏下降期有一上升的脉搏波

B. 吸气时脉搏有明显的减弱或消失

C. 脉搏节律正常,强弱交替出现

D. 脉搏骤起骤落,急促而有力

E. 脉搏细弱无力,扪之如细丝

7-134 病人,男性,50岁。诊断为慢性细菌性痢疾。5分钟前用温水服药,护士前来测量体温,了解情况后应该

A. 暂停测量

B. 参照上一次测量值记录

C. 改测量直肠温度

D. 嘱其用冷开水漱口后再测量

E. 嘱病人30分钟后再测量口腔温度

7-135 病人,男性。高血压病病史10年,血压188/136 mmHg,经治疗后血压稍有下降,但时有波动,病人紧张焦虑。当测得血压值偏高时,下列护士做法中不妥的是

A. 向病人讲解治疗原则,给予保健指导

B. 如实告诉测量结果,使病人掌握病情

C. 与基础血压做对照后向病人做合理解释

D. 测得血压值偏高时,应保持镇静

E. 安慰病人保持情绪乐观

7-136 某病人口腔手术后第2天,护士为其测量腋温,检视读数在水银柱35℃以下,分析原因可以排除的一项是

A. 病情变化

B. 腋下汗液未擦干

C. 测量时病人未夹紧体温表

D. 体温计失灵

E. 测量时间少于3分钟

7-137 病人,女性,38岁。平素体健,因甲状腺肿物行单纯静脉全麻手术,术后出现高热、全身肌肉紧绷,给予病人冰袋物理降温。采用冰袋为高热病人降温的主要作用是

A. 辐射散热　　B. 蒸发散热

C. 对流散热　　D. 传导散热

E. 抑制产热中枢

7-138 病人,男性,30岁。因急性胃肠炎出现体温升高,达39℃。该发热病人降温可首选

A. 乙醇擦浴　　B. 腹股沟冷敷

C. 头部冷敷　　D. 冷盐水灌肠

E. 服用退热药物

7-139 病人,女性,65岁。被"120"救护车送到急诊,病人处于昏迷状态,体温高,根据家属提供的信息,医生怀疑病人是因天气炎热而中暑。中暑发热的机制是

A. 物理因素造成体温调节紊乱

B. 化学因素导致体温调节紊乱

C. 细菌毒素影响体温调节功能

D. 病毒感染所致中枢神经系统病变

E. 机械性因素引起体温调节中枢损害

7-140 病人,女性,45岁。做家务时感到心慌,数脉搏时发现每隔1个正常的搏动后出现1次过早的搏动。此脉搏是

A. 二联律　　B. 三联律

C. 奔马律　　D. 短绌脉

E. 交替脉

7-141 病人,女性,50岁。因肺炎入院,体温39.5℃。在退热过程中护士应注意监测病人下列哪种情况

A. 低温　　B. 虚脱

C. 皮肤潮红　　D. 短绌脉

E. 畏寒

7-142 病人,女性,25岁。连续3天测得的血压为80/50 mmHg。该病人的血压属于

A. 低血压

B. 正常血压

C. 临界低血压

D. 收缩压正常,舒张压降低

E. 收缩压降低,舒张压正常

7-143 患儿,女性,6岁。因喉头异物入院。体格检查:面色青紫,呼吸费力,伴明显的三凹征。其呼吸类型属于

A. 深度呼吸

B. 潮式呼吸

C. 吸气性呼吸困难

D. 呼气性呼吸困难

E. 混合性呼吸困难

7-144 病人,女性,67岁。因结肠癌入院2个月,近1周出现癌性发热。该病人出现的发热热型是

A. 稽留热　　B. 弛张热

C. 回归热　　D. 间歇热

E. 不规则热

7-145 病人,男性,29岁。持续高热3周,护士在评估过程中,发现病人体温降至36.6C,神志清醒。退热期的特点是

A. 产热多于散热

B. 散热大而产热少

C. 产热和散热趋于平衡

D. 散热增加,产热趋于正常

E. 散热和产热在较高水平上平衡

7-146* 病人,女性,38岁。因外伤致脊髓损伤,口温34.5℃。下列对该病人的护理措施中不妥的是

A. 足部放热水袋

B. 提高室温

C. 饮热饮料

D. 给予电热毯、热水袋

E. 监测体温变化,至少每4小时测量1次

7-147 病人,男性,48岁。诊断为细菌性痢疾。护士测量体温时得知5分钟前病人饮过热开水。下列操作正确的是
A. 暂停测量
B. 参照上次测量值记录
C. 改测直肠温度
D. 告知30分钟后再测口腔温度
E. 用冷开水漱口后再测口腔温度

7-148 病人,男性。患糖尿病20年,近日出现糖尿病酮症酸中毒。其呼吸特点为
A. 呼吸频率异常　B. 呼吸节律异常
C. 呼吸音响异常　D. 深度呼吸
E. 浅快呼吸

7-149 病人,男性,66岁。护士为其测血压,为与第1次测量辨别,需再次测量。下列哪项做法错误
A. 将袖带内气体驱尽
B. 使水银柱降至0点
C. 稍等片刻后重测
D. 连续加压直到听不到动脉搏动音为止
E. 连续测量2～3次,取其最低值

7-150 病人,男性,52岁。收缩压值持续为160 mmHg,应考虑是
A. 高血压　　　B. 正常血压
C. 低血压　　　D. 临界血压
E. 正常高值

7-151 病人,女性,45岁。连续3天测血压160/80 mmHg,属于
A. 单纯收缩期高血压
B. 正常血压
C. 高血压1级
D. 高血压2级
E. 高血压3级

7-152 病人,男性,70岁。今晨护士为其测得血压为150/75 mmHg,其血压单位转换成千帕,血压应为
A. 12/8 kPa　　B. 15/9 kPa
C. 18/10 kPa　 D. 20/10 kPa

E. 16/8 kPa

7-153 病人,女性,69岁。患高血压,间断服用降压药物,血压控制在120～150/70～90 mmHg。今晨测血压120/80 mmHg。下列对其健康教育的内容中不正确的是
A. 适当运动
B. 血压控制理想,可暂时停药
C. 服药后卧床片刻,防止体位性低血压
D. 低盐、低脂、低胆固醇饮食
E. 养成定时排便的习惯

7-154 病人,男性,70岁。高血压病病史10余年,左侧肢体偏瘫,医嘱测血压4次/天。下列做法中哪项不妥
A. 固定血压计
B. 测右上肢血压
C. 仰卧位测量,使肱动脉平腋中线
D. 必须固定专人测量
E. 坐位测量,肱动脉平第4肋

7-155 病人,女性,37岁。阑尾炎手术后第1天14点时测体温39℃。应该如何为这个病人测量体温
A. 每天2次连续测3天,正常后改为1次/天
B. 每天3次连续测3天,正常后改为1次/天
C. 每天4次连续测3天,正常后改为1次/天
D. 4小时后复测,直至降至38℃后每天3次连续3天,正常后改为1次/天
E. 4小时1次,连续测3天,正常后改为1次/天

7-156 病人,女性,55岁。腹膜透析过程中发生腹膜炎,体温升高。下列病人在发热持续期的主要症状中正确的是
A. 畏寒、皮肤苍白、无汗,严重者有寒战

B. 颜面潮红、呼吸和脉搏加快、全身酸痛、乏力、食欲缺乏
C. 血压下降、脉搏细数、四肢冰冷等虚脱现象
D. 脉搏、呼吸减慢，大量出汗
E. 脉搏细弱、面色苍白、头晕

7-157 某病人患肺炎入院，入院时体温40℃。为观察其体温的变化，护士常规测量其体温的时间为
A. 8小时1次 B. 6小时1次
C. 4小时1次 D. 每天1次
E. 每小时1次

7-158 病人，女性。患糖尿病3年，近日出现糖尿病酮症酸中毒。其呼吸特点为
A. 潮式呼吸 B. 间停呼吸
C. 蝉鸣样呼吸 D. 库斯莫呼吸
E. 浮浅呼吸

7-159 病人，女性，27岁。诊断为甲亢。其常测到的脉搏为
A. 间歇脉 B. 二联律
C. 三联律 D. 短绌脉
E. 洪脉

7-160 病人，女性，76岁。患高血压病。为其测量血压时正确的做法是
A. 听到变音即为舒张压
B. 若采取立位测量，手臂应平第6肋间
C. 听到舒张压后保持放气速度，直到水银柱回到0位
D. 放气时听到的最强音即为收缩压
E. 缓慢放气，速度4 mmHg/s

7-161 病人，女性，57岁。患高血压病。护士为其测量血压时发现测得的血压值偏低。分析原因可能是
A. 病人进餐后立即测量血压
B. 用宽12 cm袖带测下肢血压
C. 测量时，放气速度太慢
D. 血压计位置远低于心脏水平
E. 袖带过紧

7-162* 病人，男性，29岁。因外伤导致失血性休克。测量脉搏时其脉率增加的原因是
A. 心肌收缩力减弱
B. 机体代谢率增高
C. 心输出量降低
D. 机体代谢率降低
E. 心肌收缩力增强

7-163* 病人，男性，58岁。因急性脑梗死致右侧肢体偏瘫。为其测量血压时选择健肢测量的主要原因是
A. 使操作简单迅速
B. 健侧肢体能配合操作
C. 没有任何原因
D. 患侧循环不良可致血压不准
E. 减轻病人患侧的疼痛

7-164 病人，男性，56岁。因巴比妥类药物中毒入院治疗。其呼吸特点正确的是
A. 规律呼吸-呼吸暂停-反复
B. 浅表不规则
C. 深而规则
D. 呼气时发出鼾声
E. 呼吸浅慢-呼吸加深，加快-呼吸暂停-反复

7-165 病人，女性，58岁。护士为其测量呼吸时，发现其呼吸和呼吸暂停交替出现。此种异常呼吸称为
A. 库斯莫呼吸 B. 间停呼吸
C. 潮式呼吸 D. 浮浅呼吸
E. 鼾声呼吸

7-166 病人，男性，59岁。肝硬化致消化道大出血。护士触诊其脉搏，呈细弱无力。此脉象称为
A. 缓脉 B. 丝脉
C. 洪脉 D. 短绌脉
E. 间歇脉

7-167 病人，男性，47岁。护士为其测量脉率时发现为每分钟40次。该病人的诊断可能为

A. 颅内压增高　　B. 大出血前期
C. 甲亢　　　　　D. 休克
E. 发热

7-168 病人,女性,55岁。因颅内压增高出现喷射性呕吐。该病人可出现的脉搏异常是
A. 间歇脉　　　　B. 缓脉
C. 速脉　　　　　D. 短绌脉
E. 三联律

7-169 病人,女性,63岁。烈日下从事田间劳动约1小时后,感觉口渴、头晕、胸闷、恶心、四肢无力,被紧急送往医院治疗。测体温37.9℃,脉搏102次/分,未发现其他异常,休息约半小时后症状消失。该病人出现上述症状,应首先考虑的原因是
A. 身体虚弱　　　B. 高温环境
C. 饮食过饱　　　D. 过度劳累
E. 睡眠不足

7-170 病人,女性,48岁。术后第1天体温升至37.6℃,2天后恢复正常。最可能的原因是
A. 泌尿系统感染　B. 血栓性静脉炎
C. 肺部感染　　　D. 切口感染
E. 手术热

7-171* 病人,男性,43岁。因在高热环境下持续工作12小时后出现头痛、头晕、乏力、多汗等症状,不久体温迅速升高到41℃,并出现颜面潮红、昏迷、休克。此时最佳的降温措施应为
A. 冬眠合剂
B. 冰帽
C. 冰盐水灌肠
D. 静脉滴注葡萄糖盐水
E. 物理降温+药物降温

7-172 病人,女性,32岁。因淋雨导致大叶性肺炎持续发热而就诊。测体温104.2 ℉,相当于摄氏温度
A. 39.1℃　　　　B. 38.1℃

C. 38.6℃　　　　D. 40.1℃
E. 39.6℃

7-173 病人,女性,49岁。因肺炎入院。体格检查:体温39.9℃,脉搏105次/分,呼吸27次/分;咳嗽,痰不易咳出,颜面潮红。护理诊断"体温过高"的主要诊断依据是
A. 皮肤发红,触之有热感
B. 呼吸、心跳均加快
C. 不能出汗
D. 痰液不易排出
E. 体温39.8℃,高于正常范围

7-174* 患儿,1岁。体温40.5℃。下列物理降温的方法哪项是错误的
A. 放置冷袋
B. 75%乙醇溶液擦浴
C. 降温灌肠
D. 温水浴
E. 冷湿敷

7-175 病人,男性,42岁。因工作压力过大产生轻生思想,在家中服用大量安眠药,被家人发现后送往医院。病人呼吸减慢。呼吸减慢是指呼吸少于
A. 5次/分　　　　B. 12次/分
C. 15次/分　　　D. 18次/分
E. 20次/分

7-176 病人,男性,34岁。表情紧张、颜面发红、呼吸增快并自诉体温升高。其中呼吸增快是指安静状态下,成人呼吸频率超过
A. 18次/分　　　B. 20次/分
C. 22次/分　　　D. 24次/分
E. 26次/分

7-177 病人,女性,45岁。诊断为细菌性痢疾。护士测量体温时得知其口腔内有3处溃疡,此时最宜测量
A. 口温　　　　　B. 肛温
C. 腋温　　　　　D. 手心温度
E. 耳后温度

7-178 病人,女性,52岁。因眩晕、头痛到医院就诊。由于天气炎热,病人到达医院时大汗淋漓。此时病人机体主要的散热方式是
A. 辐射　　　　B. 传导
C. 对流　　　　D. 蒸发
E. 折射

7-179 病人,男性,46岁。1小时前测体温为38℃,目前测体温为38.5℃。则该病人此阶段
A. 散热大而产热少
B. 产热多于散热
C. 散热增加和产热趋于正常
D. 产热和散热趋于平衡
E. 散热和产热在较高水平上平衡

7-180 病人,男性,30岁。因发热待查入院。入院后查体温39.8℃,脉搏112次/分,呼吸24次/分,24小时体温波动在1℃以上,最低体温仍超过正常水平,持续3天不退热。病人的热型是
A. 弛张热　　　B. 间歇热
C. 稽留热　　　D. 不规则热
E. 双峰热

7-181* 病人,男性,57岁。因胸膜炎致胸腔大量积液,出现浅而快的呼吸。其机制是
A. 支气管痉挛
B. 肺组织实变
C. 呼吸中枢兴奋性降低
D. 肺泡和支气管黏膜充血
E. 患侧肺受压后,呼吸运动受限

7-182 病人,男性,45岁。多次测得血压均为125/85 mmHg,应考虑病人为
A. 高血压　　　B. 正常血压
C. 临界高血压　D. 高血压
E. 脉压大

7-183 病人,男性。因发热、胸痛、咳嗽2天入院。体格检查:体温40℃;右下肺闻及湿啰音。血白细胞计数12.0×10⁹/L。入院诊断为肺炎。该病人的护理问题是
A. 发热待查
B. 白细胞计数增高
C. 肺部啰音
D. 肺炎
E. 体温过高

7-184 病人,男性,60岁。血压140/90 mmHg,诊断为高血压1级,遵医嘱给予非药物治疗。下列病人行为中不正确的是
A. 参加举重活动
B. 气功及其他行为疗法
C. 合理膳食
D. 减轻体重
E. 保持健康心态

7-185 病人,男性,64岁。因头晕、头痛就医,测血压165/105 mmHg。可考虑为
A. 正常高值　　B. 临界高血压
C. 高血压1级　D. 高血压2级
E. 高血压3级

7-186 病人,女性,58岁。因高血压来医院就诊,经用药症状好转,但不愿坚持用药,护士向其进行宣教达到理想血压要坚持治疗。成人理想血压是指
A. 收缩压＜100 mmHg,舒张压＜70 mmHg
B. 收缩压＜110 mmHg,舒张压＜75 mmHg
C. 收缩压＜120 mmHg,舒张压＜80 mmHg
D. 收缩压＜130 mmHg,舒张压＜85 mmHg
E. 收缩压＜140 mmHg,舒张压＜90 mmHg

7-187 病人,女性,50岁。近日诊断为高血压病。饮食护理中食盐摄入量应是
A. ＜1 g/d　　B. ＜3 g/d
C. ＜6 g/d　　D. ＜7 g/d
E. ＜8 g/d

7-188 病人,男性,体重90 kg。近日体检发现血压明显高于正常,而且观察1周仍然高于正常范围。护士应指导病人选择的饮食是

A. 低纤维素饮食　B. 低钠饮食
C. 低蛋白饮食　　D. 高糖饮食
E. 低盐、低脂饮食

7-189 护士在为下列人群测量体温时,应考虑属于病理性体温升高的是

A. 妊娠期妇女
B. 剧烈运动的运动员
C. 心理性应激者
D. 甲亢病人
E. 刚进食的病人

7-190 病人,女性,42岁。近日体检血压160/90 mmHg。对其的健康教育主要是

A. 卧床休息,不宜活动
B. 尽早应用降压药
C. 应用药物为主,身心休息为辅
D. 以促进身心休息为主
E. 通知家人防止病情变化

7-191 病人,男性,23岁。突然寒战、高热、咳嗽、咳痰,痰呈铁锈色,左胸痛3天。体格检查:体温39.6℃;面色潮红,左肺叩诊浊音,呼吸音低。诊断为肺炎球菌肺炎。若绘制该病人体温曲线,热型最可能是

A. 弛张热　　B. 间歇热
C. 稽留热　　D. 反复热
E. 不规则热

7-192* 病人,男性,68岁。患肺脓肿。其热型常呈

A. 稽留热　　B. 弛张热
C. 间歇热　　D. 波状热
E. 不规则热

7-193 病人,男性,40岁。出现休克症状。休克病人早期会出现下列哪种脉搏

A. 洪脉　　　B. 间歇脉

C. 水冲脉　　D. 短绌脉
E. 速脉

7-194* 患儿,2岁。因流感入院,高热、呼吸急促。护士为患儿降温的同时,为其测量呼吸。下列测量呼吸的操作中不正确的是

A. 测量30秒,测得数值乘以2
B. 观察患儿胸部或腹部的起伏
C. 不管该患儿呼吸是否规则,均测量1分钟
D. 为该患儿测量生命体征的顺序为:呼吸—脉搏—体温—血压
E. 测量呼吸频率的同时还应注意呼吸节律、深度、声音、型态及有无呼吸困难

7-195 病人,男性,63岁。因慢性充血性心力衰竭入院,进行强心治疗。服药期间出现恶心、头痛、头晕、黄视,测心率48次/分,测脉搏时发现每隔2个正常脉搏出现1次期前收缩。该病人发生的情况可能是

A. 洋地黄中毒
B. 酚妥拉明中毒
C. 阿托品中毒
D. 硝普钠中毒
E. 氨茶碱中毒

7-196 病人,男性,40岁。上呼吸道感染,肛温39.7℃,脉搏110次/分,呼吸25次/分。下列判断正确的是

A. 中度热,速脉,呼吸增快
B. 中度热,速脉,洪脉,呼吸增快
C. 高热,速脉,洪脉,呼吸增快
D. 高热,速脉,呼吸在正常范围内
E. 超高热,速脉,洪脉,呼吸增快

7-197 病人,男性,66岁。因风湿性二尖瓣狭窄、心房颤动入院。听诊心率121次/分,心音强弱不等,心律不规则,测脉搏65次/分且极不规则,脉搏短绌。测量的正确时间和记录方式为

A. 脉率/心率,1分钟
B. 脉率/心率,30秒
C. 心率/脉率,1分钟
D. 心率/脉率,30秒
E. 心率/脉率,50秒

7-198 病人,男性,44岁。上午8点体温骤升至39.2℃,持续6小时后降至36.9℃,2天后体温又升至39℃,此热型可能为
A. 弛张热 B. 间歇热
C. 稽留热 D. 反复热
E. 不规则热

A3型单项选择题(7-199～7-215)

(7-199～7-201共用题干)
病人,女性,35岁。在流感季节因流鼻涕、咳嗽、发热入院,护士为其测量体温,测得的口温为38.6℃。

7-199* 当护士为其测量体温时,所指的体温是
A. 皮肤的温度
B. 紧靠皮肤的体表温度
C. 机体深部的温度
D. 体核温度
E. 机体任一部位的温度

7-200 若护士为病人测肛温,肛门体温比口腔体温
A. 低1℃ B. 低0.5℃
C. 相同 D. 高0.5℃
E. 高1℃

7-201 下列护士测量体温的方法中不妥的是
A. 若病人不慎咬破体温计,尽快清除口腔内的玻璃碎屑
B. 测量时间:口腔3分钟,腋下10分钟,直肠3分钟
C. 若病人有呼吸困难则不测口腔温度
D. 口腔测温时嘱病人勿用牙咬,勿说话,用鼻呼吸
E. 发现口腔温度与病情不相符时,改测腋下温度

(7-202～7-203共用题干)
一育龄妇女在备孕期间每天监测自身体温变化。

7-202 排卵期至月经前期,其体温变化为
A. 升高0.1～0.3℃
B. 升高0.2～0.5℃
C. 升高0.5～0.7℃
D. 下降0.1～0.3℃
E. 下降0.2～0.5℃

7-203 使该女子体温调节中枢兴奋、体温升高的激素是
A. 雌激素 B. 孕激素
C. 卵泡刺激素 D. 黄体生成素
E. 催乳素

(7-204～7-205共用题干)
病人,男性,34岁。因下肢蜂窝织炎,近几天全身无力、头痛,一天中体温忽高忽低,波动在37.8～40℃之间,脉搏增快,血白细胞计数增加。

7-204 该病人的热型属于
A. 稽留热 B. 弛张热
C. 间歇热 D. 波浪热
E. 不规则热

7-205 对该病人应定时测量体温、脉搏和呼吸,一般要求
A. 每天2次 B. 每天4次
C. 每小时1次 D. 每4小时1次
E. 每6小时1次

(7-206～7-208共用题干)
病人,女性,62岁。因先天性心脏病、心房颤动、左侧肢体偏瘫收入院。

7-206 该病人常见的脉搏是
A. 洪脉 B. 速脉
C. 短细脉 D. 缓脉
E. 丝脉

7-207 此脉搏为
A. 动脉壁弹性异常
B. 波形异常
C. 强弱异常
D. 频率异常

E. 节律异常

7-208 护士为其测量脉搏的时间不得少于
　　A. 15秒　　　　B. 30秒
　　C. 45秒　　　　D. 1分钟
　　E. 1分30秒

(7-209～7-210共用题干)

病人,男性,58岁。因高血压入院。入院血压178/104 mmHg。

7-209 该病人高血压的分级为
　　A. 正常高值　　B. 临界高血压
　　C. 高血压1级　D. 高血压2级
　　E. 高血压3级

7-210* 下列对该病人的健康教育中错误的是
　　A. 生活有规律,情绪稳定
　　B. 进清淡易消化的食物,戒烟戒酒
　　C. 避免高脂、高胆固醇饮食
　　D. 保持大便通畅,少进食含粗纤维的蔬菜
　　E. 学会自己观察并发症先兆

(7-211～7-212共用题干)

病人,男性,40岁。近日来头痛、恶心,有时呕吐,无发热;血压150/97 mmHg,脉搏46次/分,心率55次/分,呼吸25次/分。

7-211 根据所得的资料,该病人的生命体征发生了哪些异常
　　A. 缓脉、呼吸减慢
　　B. 高血压、短绌脉
　　C. 丝脉、短绌脉
　　D. 高血压、间歇脉
　　E. 间歇脉、呼吸过快

7-212 为其测血压时,应做到
　　A. 定血压计、定部位、定时间、定护士
　　B. 定血压计、定部位、定时间、定听诊器
　　C. 定听诊器、定部位、定时间、定体位
　　D. 定血压计、定部位、定时间、定体位
　　E. 定护士、定部位、定时间、定体位

(7-213～7-215共用题干)

病人,女性,28岁。高热3天后入院。入院后体温波动在39～39.9℃之间,脉搏110次/分,呼吸25次/分;意识清醒,口唇干裂,皮肤苍白、干燥,畏寒,偶尔出现寒战。

7-213 该病人的发热属于
　　A. 超高热　　　B. 稽留热
　　C. 弛张热　　　D. 不规则热
　　E. 间歇热

7-214 此热型常见于下列哪种疾病
　　A. 败血症　　　B. 风湿热
　　C. 疟疾　　　　D. 伤寒
　　E. 流感

7-215 应首先采取下列哪项护理措施
　　A. 心理护理　　B. 卧床休息
　　C. 口腔护理　　D. 物理降温
　　E. 皮肤护理

✎ A4型单项选择题(7-216～7-231)

(7-216～7-219共用题干)

患儿,8岁。因白血病并发肺部感染入院。上午10点体温39.8℃,给予降温。

7-216 该患儿的发热程度为
　　A. 低热　　　　B. 中等热
　　C. 高热　　　　D. 超高热
　　E. 依据测量部位而定

7-217 给予患儿的降温方式是
　　A. 冰袋　　　　B. 冰帽
　　C. 冰槽　　　　D. 乙醇溶液擦浴
　　E. 温水擦浴

7-218 该患儿宜进食的食物是
　　A. 馒头　　　　B. 油条
　　C. 饺子　　　　D. 包子
　　E. 稀粥

7-219 将物理降温的效果体现在体温单上,下述哪项操作是错误的
　　A. 物理降温后体温用红圈表示
　　B. 将降温前、后的符号绘制在同一纵格内
　　C. 用红虚线将降温前、后的温度相连
　　D. 用蓝虚线将降温前、后的温度相连

E. 相邻 2 次体温用蓝线相连

(7-220~7-223 共用题干)

病人,男性,62 岁。诊断为风湿性心脏病。心率 114 次/分,脉搏 78 次/分,心音强弱不等,心律不规则,心率快慢不一,脉细弱且极不规则。

7-220 该病人的脉搏为
A. 洪脉 B. 奇脉
C. 间歇脉 D. 交替脉
E. 短绌脉

7-221 此脉搏常见于
A. 心力衰竭病人 B. 心房颤动病人
C. 心律失常病人 D. 瓣膜缺损病人
E. 心包积液病人

7-222 此时护士测量脉搏的正确方法是
A. 先测心率,后测脉率
B. 先测脉率,后测心率
C. 2 人分别测心率和脉率
D. 2 人同时分别测心率和脉率
E. 1 人测心率,另 1 人测脉率

7-223 下列护士测量脉搏的方法中错误的是
A. 由测量心率的护士说"开始"和"结束"
B. 测量前使病人安静
C. 病人手臂放于舒适位置
D. 将手指端按压在桡动脉搏动处
E. 记数 30 秒将所测得数值乘以 2

(7-224~7-227 共用题干)

病人,男性,35 岁。因巴比妥类药物中毒入院。体格检查:口唇发绀;呼吸呈周期性,由浅慢逐渐变为深快,再由深快变为浅慢,经过一段时间呼吸暂停后,又重复上述变化,其型态如潮水起伏。住院 1 周后,病人表现为呼吸与呼吸暂停现象交替出现,即有规律地呼吸几次后突然停止呼吸,间隔一段时间后又开始呼吸,如此反复交替出现。

7-224 在病人刚入院的呼吸节律中,呼吸逐渐变为深快的主要机制是
A. 二氧化碳(CO_2)浓度降低刺激主动脉体的化学感受器

B. 高度缺氧刺激呼吸中枢,使其兴奋性增强
C. 二氧化碳浓度增高刺激颈动脉体和主动脉体的化学感受器
D. 高度缺氧刺激颈动脉体化学感受器
E. 呼吸中枢兴奋性增强

7-225 该病人住院 1 周后的呼吸为
A. 潮式呼吸 B. 间停呼吸
C. 缓慢呼吸 D. 库斯莫呼吸
E. 浮浅呼吸

7-226 该病人的呼吸异常为
A. 频率异常 B. 节律异常
C. 深度异常 D. 型态异常
E. 呼吸困难

7-227* 下列哪个部位不是人体呼吸中枢所在的位置
A. 脊髓 B. 间脑
C. 小脑 D. 脑桥
E. 延髓

(7-228~7-231 共用题干)

病人,男性,56 岁。因持续性呼吸困难 1 周入院。检查发现病人呼气费力,呼气时间明显延长。

7-228 该病人可能患下列哪种疾病
A. 喉头水肿
B. 气管异物
C. 胸腔积液
D. 慢性阻塞性肺气肿
E. 肺不张

7-229 病人出现这些症状的原因是
A. 气流不能顺利进入肺部
B. 气流呼出不畅
C. 气流进出肺部困难
D. 气流不能顺利进出支气管
E. 肺部膨胀困难

7-230 该病人最适合采取哪种体位
A. 去枕仰卧位 B. 中凹卧位
C. 半坐卧位 D. 俯卧位

E. 侧卧位
7-231 正常人平静呼吸时呼吸运动的特点是
A. 吸气和呼气都是主动的
B. 呼气是主动的,吸气是被动的
C. 吸气时主动的,呼气是被动的
D. 吸气和呼气都是被动的
E. 平静呼吸主要表现为腹式呼吸

名词解释题(7-232~7-261)

7-232 生命体征
7-233 发热
7-234 体温过低
7-235 稽留热
7-236 弛张热
7-237 间歇热
7-238 不规则热
7-239 心动过速
7-240 心动过缓
7-241 洪脉
7-242 细脉
7-243 间歇脉
7-244 脉搏短绌
7-245 交替脉
7-246 水冲脉
7-247 奇脉
7-248 潮式呼吸
7-249 间停呼吸
7-250 叹气样呼吸
7-251 深度呼吸
7-252 蝉鸣样呼吸
7-253 鼾声呼吸
7-254 呼吸困难
7-255 吸气性呼吸困难
7-256 呼气性呼吸困难
7-257 高血压
7-258 低血压
7-259 收缩压
7-260 舒张压
7-261 脉压

简述问答题(7-262~7-287)

7-262 机体有哪些散热方式?
7-263 什么是热型?临床常见的热型有哪些?
7-264 以口腔温度为标准,发热的程度有哪些?
7-265 发热过程分为哪几期?各期的特点是什么?
7-266 如何护理体温过高的病人?
7-267 简述体温过低的概念、原因及临床表现。
7-268 如何护理体温过低的病人?
7-269 如何测量腋温、口温和肛温?
7-270 病人咬碎水银体温计后应该如何处理?
7-271 使用过的体温计如何清洁、消毒?
7-272 如何检查水银体温计?
7-273 测量体温的注意事项有哪些?
7-274 短绌脉的发生机制是什么?此脉搏的特点是什么?
7-275 如何正确测量和记录短绌脉?
7-276 哪些情况下需要用测心率代替测脉率?
7-277 简述脉搏测量的方法及异常脉搏的临床意义。
7-278 测量脉搏的注意事项有哪些?
7-279 高血压和低血压判断的标准是什么?
7-280 血压计量单位有哪两种?如何换算?
7-281 测量血压时影响血压正确性的因素有哪些?
7-282 简述血压的测量方法。
7-283 测量血压的注意事项有哪些?
7-284 异常呼吸的护理措施有哪些?
7-285 测量呼吸的注意事项有哪些?
7-286 简述体温、脉搏、呼吸、血压的正常值。
7-287 简述体温、脉搏、呼吸、血压的生理变化。

综合应用题(7-288~7-292)

7-288 病人,男性,32岁。发热1周,体温持续在39.0~40.5℃,拟诊发热待查,于上午8点入院。体格检查:体温40.3℃,脉搏110次/分,呼吸28次/分,血压135/90 mmHg;神志清楚,面色潮红,口唇干裂,口角疱疹,体质消瘦,卧床不起,食欲差。上午8点20分给予退热剂后,体温降至38.9℃,大量出汗,口干,下午2点体温升至39.8℃。

请解答:
(1) 该病人的发热呈哪种热型?
(2) 入院时病人的发热程度如何?
(3) 根据病人的情况提出护理措施。

7-289 病人,男性,49岁。入院诊断为脑膜炎。入院后检查发现病人口唇发绀,呼吸呈周期性变化,呼吸由浅慢逐渐变为深快,然后再由深快转为浅慢,经过一段呼吸暂停后,又开始上述变化,其型态如潮水起伏。

请解答:
(1) 该病人的呼吸属于哪种呼吸类型?
(2) 为什么会出现这种呼吸?

7-290 病人,女性,70岁。因心房颤动收治入院。体格检查:心率180次/分,脉搏125次/分。

请解答:
(1) 该病人出现了哪种脉搏?为什么?
(2) 此脉搏的特点是什么?
(3) 如何正确测量与记录?

7-291 病人,男性,67岁。高血压、冠心病病史5年,入院血压186/130 mmHg,经治疗后稍有下降,但时有波动,病人精神紧张、焦虑,睡眠质量差。

请解答:
(1) 根据病人的临床表现评估其血压的类别。
(2) 护士如何对病人实施护理措施?
(3) 护士测量血压时应注意什么?

7-292 病人,男性,65岁。术后医嘱:测量血压每30分钟1次,共4次。护士第1次测量血压90/60 mmHg,脉搏96次/分;第2次测量血压78/49 mmHg,脉搏110次/分。

请解答:
(1) 护士是否继续按医嘱测量血压?为什么?
(2) 护士应该如何做?

答案与解析

选择题

A1型单项选择题

7-1	B	7-2	A	7-3	C	7-4	C
7-5	C	7-6	D	7-7	C	7-8	D
7-9	B	7-10	C	7-11	E	7-12	C
7-13	C	7-14	C	7-15	C	7-16	B
7-17	E	7-18	C	7-19	A	7-20	B
7-21	D	7-22	B	7-23	C	7-24	E
7-25	A	7-26	E	7-27	A	7-28	B
7-29	C	7-30	B	7-31	D	7-32	C
7-33	B	7-34	A	7-35	D	7-36	E
7-37	D	7-38	B	7-39	E	7-40	B
7-41	D	7-42	C	7-43	B	7-44	E
7-45	E	7-46	E	7-47	E	7-48	A
7-49	A	7-50	B	7-51	D	7-52	B
7-53	C	7-54	D	7-55	E	7-56	D
7-57	E	7-58	A	7-59	C	7-60	B
7-61	D	7-62	D	7-63	B	7-64	C
7-65	C	7-66	C	7-67	B	7-68	B
7-69	D	7-70	B	7-71	C	7-72	A
7-73	D	7-74	C	7-75	C	7-76	B
7-77	D	7-78	C	7-79	B	7-80	D
7-81	D	7-82	E	7-83	A	7-84	C

7-85	B	7-86	A	7-87	C	7-88	B
7-89	C	7-90	C	7-91	B	7-92	C
7-93	C	7-94	D	7-95	C	7-96	D
7-97	B	7-98	E	7-99	D	7-100	B

A2型单项选择题

7-101	B	7-102	E	7-103	E	7-104	B
7-105	B	7-106	E	7-107	D	7-108	B
7-109	A	7-110	B	7-111	C	7-112	D
7-113	A	7-114	B	7-115	D	7-116	A
7-117	A	7-118	A	7-119	C	7-120	B
7-121	A	7-122	B	7-123	A	7-124	A
7-125	E	7-126	B	7-127	B	7-128	C
7-129	C	7-130	B	7-131	B	7-132	D
7-133	B	7-134	E	7-135	B	7-136	B
7-137	C	7-138	C	7-139	A	7-140	A
7-141	B	7-142	A	7-143	C	7-144	E
7-145	A	7-146	B	7-147	B	7-148	B
7-149	D	7-150	A	7-151	A	7-152	D
7-153	B	7-154	E	7-155	D	7-156	B
7-157	C	7-158	D	7-159	C	7-160	E
7-161	B	7-162	C	7-163	B	7-164	E
7-165	B	7-166	B	7-167	A	7-168	B
7-169	B	7-170	E	7-171	B	7-172	D
7-173	E	7-174	B	7-175	B	7-176	D
7-177	B	7-178	C	7-179	B	7-180	A
7-181	E	7-182	B	7-183	E	7-184	A
7-185	D	7-186	C	7-187	C	7-188	E
7-189	D	7-190	B	7-191	B	7-192	B
7-193	E	7-194	A	7-195	A	7-196	C
7-197	C	7-198	B				

A3型单项选择题

7-199	C	7-200	D	7-201	E	7-202	B
7-203	B	7-204	B	7-205	D	7-206	C
7-207	E	7-208	D	7-209	D	7-210	D
7-211	B	7-212	C	7-213	B	7-214	D
7-215	D						

A4型单项选择题

7-216	C	7-217	D	7-218	E	7-219	D
7-220	E	7-221	B	7-222	D	7-223	E
7-224	C	7-225	B	7-226	B	7-227	C
7-228	D	7-229	B	7-230	C	7-231	A

部分选择题解析

7-3 解析: 袖带缠得过紧,未充气前血管已受压,使得测得血压值偏低;过松,可使袖带呈气球状,导致有效测量面积变窄,测得收缩压偏高。袖带太窄,需要加大力量才能阻断血流,测得血压值偏高;袖带太宽,大段血流受阻,测得数值偏低。充气过高过猛,容易使水银溢出。

7-14 解析: 高热、疼痛病人呼吸增快。脑肿瘤病人颅内压升高,呼吸减慢。酸中毒病人由于刺激呼吸中枢使呼吸加深,通过深大呼吸排出体内过多的二氧化碳。胸膜炎病人由于胸部疼痛使得胸式呼吸减弱、腹式呼吸增强。

7-24 解析: 袖带过宽、过窄都会影响测量血压值的准确性。小儿、成人肘部粗细不同,不可共用血压计及袖带。血压记录格式为收缩压/舒张压。当血压听不清需重新测量时,需待病人稍休息片刻再测量。测量者为保证测量结果的准确性、可比性,需做到"四定",即定时间、定部位、定体位、定血压计。血压计水银不足可使测得值偏小。

7-25 解析: 主动脉关闭不全者的收缩压增大、舒张压减小,故脉压增大。心包积液、缩窄性心包炎、主动脉瓣狭窄者以收缩压减小为主,舒张压变化不大,故脉压减小。末梢循环衰竭者脉压减小。

7-30 解析: 速脉、缓脉属于频率异常的脉搏。细脉、洪脉属于强弱异常的脉搏。短细脉的特点是脉搏极不规则,心率快慢不一,心律完全不规则,属于节律异常的脉搏。

7-33 解析: 正常血压范围为收缩压 <120 mmHg 和舒张压 <80 mmHg,正常高值是指收缩压为 $120\sim139$ mmHg 和(或)舒张压为 $80\sim89$ mmHg。故 130/88 mmHg 属于血压

第七章 生命体征的观察与护理

的正常高值。

7-39 解析: 气管内异物属于上呼吸道梗阻,导致吸气性呼吸困难。气胸使得肺部扩张、收缩都受限,影响换气功能,症状为混合性呼吸困难。肺栓塞、肺动脉高压属于肺源性心脏病。

7-52 解析: 乙醇擦浴降温即通过乙醇和水分的蒸发,起到降温作用。

7-54 解析: 在心输出量不变时,当外周阻力增加,血液向外周流动的速度减慢,舒张期内存留的血流量增多,因而舒张压明显升高。舒张压的高低可以反映外周阻力的大小。

7-56 解析: 喉头水肿时由于细支气管阻塞,使空气吸入困难,导致吸气时发生高调的似蝉鸣样的声响。

7-60 解析: 肱动脉位置高于心脏水平,由于重力原因,使得测得血压值偏低。

7-68 解析: 脉搏的强弱是指触诊时对血流冲击血管壁所产生力量强度的主观感觉。脉搏的强弱主要取决于每搏输出量、外周血管阻力、动脉充盈度。当每搏输出量大,外周血管阻力小,动脉充盈度高,触诊到的脉搏就强。

7-69 解析: 影响蒸发散热的主要因素是环境温度和湿度。当外界温度高于人体温度时,机体大量出汗,汗液蒸发带走大量热量,达到散热的目的。

7-75 解析: 间歇脉是指在一系列正常均匀的脉搏中,出现一次提前而较弱的脉搏,其后有一较正常延长的间歇,包括二联律、三联律。洋地黄中毒的病人常见的反应是室性期前收缩,多呈二联律、三联律。

7-77 解析: 间停呼吸又称比奥呼吸,表现为呼吸与呼吸暂停现象交替出现。其特点是有规律地呼吸几次后,突然停止呼吸,间隔短时间后又开始呼吸,如此周而复始。为呼吸中枢兴奋性显著降低的表现,常见于颅内病变或呼吸中枢衰竭的病人。

7-81 解析: 枕后禁忌用冰袋,以防冻伤。

7-85 解析: 无菌性炎症、恶性肿瘤、变态反应是非感染性发热的原因。极度衰竭的病人由于

产热减少,可见体温过低。

7-91 解析: 潮式呼吸的特点是呼吸由浅慢逐渐变为深快,然后再由深快逐渐变为浅慢,经过一段时间的呼吸暂停(5~20秒)后,又开始重复如上变化的周期性呼吸。产生机制是由于呼吸中枢的兴奋性降低,只有当缺氧严重,二氧化碳积聚到一定程度,才能刺激呼吸中枢,使呼吸恢复或加强;当积聚的二氧化碳呼出后,呼吸中枢失去了有效的刺激,呼吸又再次减弱继而暂停。

7-93 解析: 水冲脉是指脉搏骤起骤落,犹如潮水涨落,急促而有力。主要由于心输出量大,收缩压偏高,舒张压偏低使脉压增大所致。由于主动脉瓣膜关闭不全,舒张期主动脉内血液回流到左心室,使舒张压减小,而收缩压增大,故脉压增大,可见水冲脉。

7-95 解析: 高血压病人应按时服药,不是血压降至正常便可停药。

7-103 解析: 高血压分层定义及依据:①根据高血压病人的血压分级,结合危险因素、靶器官损害以及并存的临床情况等影响预后的因素确定危险分层。②按危险因素、靶器官损伤及并存临床情况的合并作用,将危险量化为低、中、高、极高危险组。低度危险组:高血压1级、无其他危险因素。中度危险组:高血压2级或1~2级同时有1~2个危险因素。高度危险组:高血压1~2级同时有3种或更多危险因素或兼患糖尿病或靶器官损伤;或高血压3级而无其他危险因素。极高危险组:高血压3级同时有1种以上危险因素或靶器官损害,或高血压1~3级并有临床相关疾病。该病人高血压2级+糖尿病(靶器官损害)+年龄,属于极高危险组。

7-110 解析: 弛张热是指体温在39℃以上,波动幅度大,24小时内温差可以达到1℃以上,体温最低时仍高于正常水平。该病人3次测量的体温为40.2℃、38.3℃、39.5℃,温差波动在1℃以上,故该病人的热型为弛张热。

7-112 解析: 该病人的收缩压为165 mmHg,舒张压为80 mmHg,脉压为165-80=85 mmHg,

大于脉压的正常范围30~40 mmHg。脉压增大常见于主动脉硬化、主动脉关闭不全和甲亢等。

7-114 解析：该病人意识模糊，无法配合，不宜测口温。左侧肢体瘫痪，血液循环不良影响血压值准确性，只能测右上肢血压。

7-118 解析：为发热病人乙醇擦浴过程中，在头部放冰袋不仅有助降温，还可防止擦浴时表皮血管收缩、头部充血而引起头晕、头痛。此外，擦浴过程中在足底放热水袋，可促进足底血管扩张，减轻头部充血，并使病人感觉舒适。

7-120 解析：病人此时发冷、疲乏无力，反应为体温上升期的表现。体温上升期的特点是产热大于散热。

7-125 解析：该病人的血压为140/100 mmHg，收缩压属于高血压1级，舒张压属于高血压2级。当病人收缩压、舒张压属于不同级别时，按两者中较高的级别分类。故该病人的血压分级为高血压2级。

7-133 解析：奇脉是指在平静吸气时脉搏明显减弱或消失，常见于心包积液、缩窄性心包炎。

7-146 解析：体温过低的病人需持续监测体温变化，至少每小时测量1次，直至体温恢复正常且稳定。

7-162 解析：失血性休克导致机体循环血容量不足，身体器官组织缺血，机体出现应激反应，加快心脏的射血以达到机体器官组织对血液供氧的需要，于是心率加快以弥补脏器供血的不足。

7-163 解析：偏瘫侧的肢体血液循环不良，测量的血压不准确，故对肢体偏瘫的病人应选择健侧肢体测量血压。

7-171 解析：病人出现了中暑，快速降温是治疗的首要措施，应采用物理降温、药物降温联合降温。应迅速脱离高温、高湿环境，转移至通风阴凉处；采用冰水或乙醇擦浴物理降温；还可用氯丙嗪静脉输注等药物降温。

7-174 解析：为高热病人乙醇擦浴进行物理降温，乙醇的浓度为25%~35%。

7-181 解析：胸腔积液使患侧肺脏受压，肺脏扩张受限，呼吸运动受限，呼吸变得浅快。

7-192 解析：肺脓肿病人肺部严重感染，多有全身脓毒血症的表现，出现畏寒、高热，为弛张热。弛张热多见于败血症、风湿热、严重化脓性疾病。

7-194 解析：婴儿或异常呼吸者呼吸应测1分钟。

7-199 解析：体温也称体核温度，是指人体内胸腔、腹腔和中枢神经系统的温度，是机体深部的温度。

7-210 解析：纤维素能调节血糖水平，能促使胆固醇和脂肪排出体外，有助降低血中胆固醇及预防心脏病。此外，由于食物纤维热量低，易饱肚，能有助控制体重。纤维素对高血压病人是有益的。

7-227 解析：人体呼吸中枢分布在脊髓、延髓、脑桥、间脑及大脑皮质。

名词解释题

7-232 生命体征是体温、脉搏、呼吸和血压的总称，它是机体内在活动的一种客观反映，是衡量机体身心状况的可靠指标。

7-233 发热又称体温过高，是指机体在致热源的作用下，体温调节中枢的调定点上移，产热增加、散热减少，引起体温升高超过正常范围。

7-234 体温过低是指体温降低至35℃以下。

7-235 稽留热是指体温维持在39℃以上，持续数天或数周，24小时内波动范围不超过1℃。多见于肺炎球菌肺炎、伤寒等。

7-236 弛张热是指体温在39℃以上，波动幅度大，24小时内温差可以达到1℃以上，体温最低仍高于正常水平。多见于败血症、风湿热、严重化脓性疾病等。

7-237 间歇热是指体温骤然升至39℃以上，持续数小时或更长，然后下降至正常或正常下列，经过一个间歇，体温再次升高，并反复发作，即高热期和无热期交替出现。多见于疟疾等。

7-238 不规则热是指发热时体温波动的范围

极不规则,持续时间也不一定,体温曲线毫无规律。

7-239 成人在安静状态下脉率超过100次/分,称为心动过速或速脉。常见于发热、甲亢、心力衰竭、血容量不足、疼痛等病人。一般体温每升高1℃,成人脉率增加约10次/分,儿童增加约15次/分。

7-240 成人在安静状态下脉率低于60次/分,称为心动过缓或缓脉。常见于颅内压增高、房室传导阻滞、甲状腺功能减退症等病人。

7-241 当心输出量增加,周围动脉阻力较小,动脉充盈度高,脉压较大时,则脉搏变得强大有力,称为洪脉。常见于高热、甲亢、主动脉瓣关闭不全等病人。

7-242 当心输出量减少,周围动脉阻力较大,动脉充盈度降低,脉压较小时,脉搏细弱无力,触之如细丝,称细脉,也可称丝脉。常见于大出血、主动脉瓣狭窄、休克、全心衰竭的病人,是一种危险的脉象。

7-243 在一系列正常均匀的脉搏中,出现一次提前而较弱的脉搏,其后有一较正常延长的间歇(代偿间歇),称间歇脉。如每隔1个正常脉搏出现1次期前收缩,称为二联律;如每隔2个正常脉搏出现1次期前收缩,称为三联律。发生机制是心脏异位起搏点过早发出冲动。常见于各种器质性心脏病,如心肌病、心肌梗死等,也可见于洋地黄中毒。正常人在过度疲劳、精神兴奋、体位改变时也会偶尔出现间歇脉。

7-244 在单位时间内脉率少于心率,称为脉搏短绌,简称短绌脉。触诊时可感知脉率极不规则;听诊时心率快慢不一,心律完全不规则,心音强弱不等。发生机制是心肌收缩力强弱不等,有些心输出量少的心脏搏动可产生心音,但不能引起周围血管的搏动,导致脉率少于心率。常见于心房颤动病人。

7-245 交替脉是指脉搏节律正常而强弱交替出现所致,是心肌受损的一种表现,为左心衰竭的重要体征。常见于高心病、冠心病等病人。

7-246 水冲脉是指脉搏骤起骤落,犹如潮水涨落,急促而有力。主要由于心输出量大,收缩压偏高,舒张压偏低使脉压增大所致。常见于主动脉瓣关闭不全、先天性动脉导管未闭、甲亢等病人。触诊时,让病人手臂抬高过头,检查者用手紧握其手腕掌面可明显感到急促有力的冲击。

7-247 奇脉是指在平静吸气时脉搏明显减弱或消失。主要是由于吸气时左心室的搏出量减少,是心包填塞的重要体征之一。常见于心包积液和缩窄性心包炎病人。

7-248 潮式呼吸又称陈-施式呼吸,特点是呼吸由浅慢逐渐变为深快,然后再由深快逐渐变为浅慢,经过一段时间的呼吸暂停(5~20秒)后,又开始重复如上变化的周期性呼吸,其型态就如潮水起伏。潮式呼吸的周期可达30秒至2分钟。产生机制是由于呼吸中枢的兴奋性降低。

7-249 间停呼吸又称比奥呼吸,特点是有规律的呼吸几次后突然停止呼吸,间隔一个短时期后又开始呼吸,如此反复交替,即呼吸和呼吸暂停现象交替出现。产生机制同潮式呼吸,但比潮式呼吸更为严重,预后更差,常在呼吸完全停止前发生。

7-250 叹气样呼吸是指在一段浅快的呼吸节律中插入一次深大的呼吸,并伴有叹息声。偶尔一次叹息属于正常情况,可扩张小肺泡,多见于精神紧张、神经衰弱的病人,若反复发作则是临终前的表现。

7-251 深度呼吸又称库斯莫呼吸,表现为呼吸深大而规则。多见于糖尿病、尿毒症等引起的代谢性酸中毒的病人,通过深大呼吸以排出体内过多的二氧化碳来调节酸碱平衡。

7-252 蝉鸣样呼吸是指由于细支气管、小支气管阻塞,使空气吸入发生困难,导致吸气时发出一种高音调的似蝉鸣样的声响。常见于喉头水肿、喉头异物等。

7-253 鼾声呼吸是指由于气管或支气管内有较多的分泌物储积,引起呼气时发出粗大的鼾声。多见于昏迷病人。

7-254　呼吸困难是指呼吸频率、节律、深浅度均出现异常，病人主观上感觉空气不足、胸闷，客观上表现为呼吸费力、烦躁不安，可出现发绀、鼻翼翕动及端坐呼吸。

7-255　吸气性呼吸困难是指吸气费力，吸气时间延长，有显著的三凹征（吸气时胸骨上窝、锁骨上窝、肋间隙出现凹陷）。主要原因是上呼吸道部分梗阻，气流进入肺部不畅，导致肺内负压极度增高。常见于气管异物、喉头水肿等。

7-256　呼气性呼吸困难是指呼气费力，呼气时间延长。主要原因是下呼吸道部分梗阻，气流呼出不畅所致。常见于支气管哮喘、阻塞性肺气肿等。

7-257　高血压是指在未使用降压药物的情况下，成人收缩压≥140 mmHg 和（或）舒张压≥90 mmHg。

7-258　低血压是指血压＜90/60 mmHg。常见于大量失血、休克、急性心力衰竭等疾病。

7-259　在一个心动周期中，动脉血压随着心室的收缩和舒张发生规律性的变化。当心室收缩时，动脉内的血液对动脉管壁所形成的最大压力称为收缩压。

7-260　当心室舒张时，动脉内的血液对动脉管壁所形成的最小压力称为舒张压。

7-261　收缩压与舒张压的差称为脉压，正常范围为 30～40 mmHg。

简述问答题

7-262　机体的散热方式：①辐射，是指热由一个物体表面通过电磁波的形式传到另一个与之不接触的物体表面的散热方式。在安静状态及低温环境中，辐射是主要的散热方式。②对流，是指通过气体或液体的流动来交换热量的一种散热方式。散热量与气体或液体的流动速度成正比。③蒸发，是指由液态变为气态，同时带走大量热量的一种散热方式。在环境温度等于或高于皮肤温度时，蒸发是主要的散热方式。如病人高热时用乙醇擦浴，就是利用乙醇的蒸发带走热量，以起到降低体温的作用。④传导，是指机体的热量直接传到另一个与其直接接触且温度较低的物体的一种散热方式。如高热时用冰袋、冰帽等降温，就是利用传导散热。

7-263　热型是根据绘制在体温单上的体温曲线波动的特点所分的类型。临床常见的热型：①稽留热，体温持续升高达39.0～40.0℃，持续数天或数周，24 小时波动范围不超过1℃。常见于伤寒、肺炎球菌性肺炎等。②弛张热，体温在39.0℃以上，但波动幅度大，24 小时内体温差达1℃以上，最低体温仍超过正常水平。常见于败血症等。③间歇热，高热与正常体温交替出现，发热时体温骤升达39℃以上，持续数小时或更长，然后很快下降至正常，经数小时、数天的间歇后又再次发作。常见于疟疾等。④不规则热，体温在 24 小时内变化不规则，持续时间不定。常见于流行性感冒、癌性发热等。

7-264　以口腔温度为标准，发热的程度：低热37.3～38.0℃，中等热 38.1～39.0℃，高热39.1～41.0℃，超高热41.0℃以上。

7-265　发热过程分期及特点：①体温上升期，特点为产热大于散热。主要表现是疲乏无力、皮肤苍白、畏寒、干燥无汗，严重者有寒战。体温上升有骤升和渐升2 种方式，前者是指体温突然升高，数小时内即升至高峰，多见于肺炎球菌肺炎、疟疾等；后者是指体温逐渐上升，数日内达到高峰，多无明显寒战，常见于伤寒等。②高热持续期，特点为产热和散热在较高水平上趋于平衡。主要表现是皮肤灼热、颜面潮红，呼吸、脉搏加快，口唇干燥，头痛、头晕，食欲缺乏，全身不适，软弱无力，严重者可出现谵妄、昏迷。③退热期，特点为散热增加而产热趋于正常，直至体温恢复至正常水平。主要表现是大量出汗、皮肤温度降低。退热方式有骤退和渐退2 种方式。骤退是指体温突然下降，在数小时内降至正常，多见于肺炎球菌肺炎、疟疾等，病人由于大量出汗、体液丢失过多，易出现血压下降、脉搏细速、四肢冰冷等虚脱或休克现象；渐退是指体温在数天内降至正常，多见于伤寒、风湿热等。

7-266 体温过高病人的护理措施：①密切观察。高热病人测量体温应每隔 4 小时 1 次，待体温恢复正常 3 天后，改为每天 2 次同时注意观察发热的临床过程、热型、伴随症状及治疗效果等。小儿高热易出现惊厥，应密切观察，如有异常应及时报告医生。②卧床休息。高热时新陈代谢增快、进食量少、消耗增加，病人又大多体质虚弱，因此应卧床休息，减少能量消耗，以利于机体的康复。护士还应为病人提供温度适宜、安静舒适、通风良好的室内环境。③物理降温。体温超过 39.0℃，可用冰袋冷敷头部；体温超过 39.5℃时，可用乙醇擦浴、温水擦浴或大动脉冷敷，药物或物理降温半小时后，应测量体温，并做好记录及交班。④保暖。体温上升期，病人如伴寒战，应及时调节室温、注意保暖，必要时可饮热饮料。⑤补充营养和水分。给予病人高热量、高蛋白、高维生素、易消化的流质或半流质饮食，鼓励病人少量多餐。鼓励病人多饮水，以补充大量消耗的水分，促进代谢产物的排出。对不能进食的病人，遵医嘱给予静脉输液或鼻饲，以补充水分、电解质和营养物质。⑥口腔护理。高热病人由于唾液分泌减少，口腔黏膜干燥，机体抵抗力下降，极易引起口腔炎症及溃疡，因此，护士应在晨起、餐后、睡前协助病人漱口，保持口腔清洁，防止口腔感染，如口唇干裂应涂润滑油保护。⑦皮肤清洁。病人在退热期常常大量出汗，应及时擦干汗液，更换衣服及床单、被套，以保持皮肤清洁、干燥、防止着凉。对长期高热卧床的病人，还应注意预防压疮的发生。⑧心理护理。观察了解发热各期病人的心理反应，对体温的变化、伴随的症状给予合理的解释，经常关心、体贴病人，满足病人的需要，以缓解其紧张情绪，消除躯体不适。⑨健康教育。教会病人及家属正确测量体温的方法、简易的物理降温方法，并告知病人及家属休息、营养、饮水、清洁的重要性。

7-267 体温在 30℃以下称体温过低。体温过低常见于早产儿及全身衰竭的危重病人。前者因体温调节中枢尚未发育完善，对外界温度变化不能自行调节；后者则由于末梢循环不良，特别是当环境温度较低、保暖措施不当时，机体散热大于产热，而导致体温下降。体温过低的临床表现为躁动、嗜睡，甚至昏迷，心跳和呼吸减慢，血压降低，轻度颤抖、皮肤苍白、四肢冰冷。

7-268 体温过低病人的护理：①密切观察生命体征。持续监测体温的变化，至少每小时测量 1 次，直至体温恢复正常且稳定，同时注意脉搏、呼吸、血压的监测及病情变化的观察。②提高环境温度。维持室温在 22～24℃，室内避免空气对流。③给予保暖措施。给予毛毯、棉被、电热毯、热水袋、暖箱等保暖措施，给病人热饮，以提高机体温度，操作中注意防止烫伤。④加强病因治疗。去除引起体温过低的原因，使体温恢复正常。⑤做好健康宣教。待病人好转后，向病人及家属讲解引起体温过低的原因及护理方法。

7-269 口温的测量方法：嘱病人张口，将体温计汞端斜放于舌下热窝处，嘱病人口唇紧闭，用鼻呼吸，测量 3 分钟，取出读数。腋温的测量方法：擦干病人腋下汗液，将体温计放于病人腋窝下，紧贴皮肤，嘱病人屈臂过胸夹紧体温表，测量 10 分钟，取出读数。肛温的测量方法：润滑汞端，插入肛门 3～4 cm，测量 3 分钟，取出读数。

7-270 病人咬碎体温计的处理：首先应立即消除口腔内玻璃碎屑，防止损伤口腔、食管及胃肠道黏膜。然后口服蛋清液或牛奶以延缓汞的吸收，病情允许的情况下可服用粗纤维食物促进汞的排泄。

7-271 体温计的清洁、消毒：①水银体温计使用后，全部浸泡于消毒容器内，5 分钟后取出，用冷开水冲洗后，将体温计的水银柱甩至 35℃以下再放入另一盛有消毒液容器内浸泡，30 分钟后取出，用冷开水冲洗，擦干后存放于清洁的容器内备用。②口表、腋表、肛表应分别消毒、清洗与存放。③消毒液和冷开水需每天更换，盛放的容器应每周消毒 1 次。

7-272 水银体温计的检查：将所有体温计的

水银柱甩至35℃以下,并放入已经测试过的40℃以下的温水内,3分钟后取出检视。读数相差0.2℃以上、玻璃管有裂隙、水银柱自动下降的体温计则取出,不再使用。

7-273 测量体温的注意事项:①测量前清点体温计数量,检查体温计有无破损,水银柱是否都在35℃以下。②避免影响体温测量的各种因素。测量前20~30分钟应避免剧烈运动、进食、进冷或热饮料、做冷热敷、洗澡、坐浴、灌肠等。测温前若有上述行为,应休息30分钟后再测量。③婴幼儿和精神异常、昏迷、口腔疾病、口鼻手术、呼吸困难的病人不宜测量口温。腋窝有创伤、手术、炎症、腋下出汗多、肩关节受伤或过度消瘦者,不宜测量腋温。直肠肛门部位疾病及手术、腹泻、心肌梗死病人不宜测肛温。心肌梗死病人会因肛表插入引起一过性迷走神经兴奋,导致心律不齐。④测口温时,如病人不慎咬碎体温计,首先应立即消除口腔内玻璃碎屑,防止损伤口腔、食管及胃肠道黏膜,然后口服蛋清液或牛奶以延缓汞的吸收,病情允许的情况下可服用粗纤维食物促进汞的排泄。⑤发现体温与病情不符时,应重新测量并在床旁监测。⑥集中测量多个病人的体温时,在测量前后均应仔细清点和检查体温计的数量及有无损坏,以免将体温计遗留在病人床上造成意外伤害。

7-274 短绌脉的发生机制是,由于心肌收缩力强弱不等,有些心输出量少的心脏搏动可产生心音,但不能引起周围血管的搏动,导致脉率少于心率,常见于心房颤动病人。脉搏特点是单位时间内脉率少于心率,触诊时可感知脉搏细数、极不规则;听诊时心率快慢不一,心律完全不规则,心音强弱不等。

7-275 若病人有短绌脉,应由2名护士同时测量,1人听心率,1人测脉率,由听心率者发出"开始"和"停止"口令,计数1分钟。短绌脉以分数式记录:心率/脉率/分。

7-276 当脉搏细弱而触摸不清时,可用听诊器听心率代替测脉搏。以测量心率代替测脉搏的情况常见于心脏病、心律不齐、服用洋地黄的病人和2岁以下幼儿。

7-277 脉搏的测量方法:病人取卧位或坐位,手腕伸展、放松,手掌向下。护士以示指、中指、无名指指腹按压桡动脉处,一般情况下测量30秒,测得数值乘以2;危重病人或脉搏异常者测量1分钟。同时注意脉率、脉搏强弱、动脉管壁弹性等情况。当病人出现短绌脉时,由2名护士同时测量,1人听心率,1人测脉率,由听心率者发出"开始"和"停止"口令,计时1分钟。

　　常见的异常脉搏及临床意义:①脉率异常。心动过速常见于发热、甲亢、心力衰竭、血容量不足、疼痛等病人;心动过缓常见于颅内压增高、房室传导阻滞、甲状腺功能减退症等病人。②节律异常。间歇脉常见于各种器质性心脏病,如心肌病、心肌梗死等,也可见于洋地黄中毒者;短绌脉常见于心房颤动病人。③强弱异常。洪脉常见于高热、甲亢、主动脉瓣关闭不全等病人;细脉常见于大出血、主动脉瓣狭窄、休克、全心衰竭病人;交替脉常见于高心病、冠心病等病人;水冲脉常见于主动脉瓣关闭不全、先天性动脉导管未闭、甲亢等病人;奇脉常见于心包积液和缩窄性心包炎等病人。④动脉壁异常,常见动脉硬化病人。

7-278 测量脉搏的注意事项:①诊脉前,如病人有剧烈活动或情绪激动,应休息20~30分钟后再测。②不可用拇指诊脉,以防将拇指小动脉搏动与病人脉搏相混淆。③为偏瘫病人测脉搏,应选择健侧肢体。④当脉搏细弱无法测量清楚时,可用听诊器听心率1分钟。

7-279 高血压的判断标准:在未使用降压药的情况下,成人收缩压≥140 mmHg和(或)舒张压≥90 mmHg。低血压的判断标准:血压<90/60 mmHg。

7-280 血压以mmHg(毫米汞柱)或kPa(千帕)为计量单位。两者换算公式为:1 kPa=7.5 mmHg;1 mmHg=0.133 kPa。

7-281 测量血压时影响血压正确性的因素:①被测者的年龄、性别、精神状态、测量的时间、环境、部位等生理性因素。②血压计的因素,如袖带松紧应适当;被测者的肱动脉搏动处与心脏在同一水平;偏瘫病人应在健侧测量血压;开放气门水银柱下降速度为 4 mmHg/s,仔细辨别搏动音,同时观察水银柱所指的刻度;如所测血压异常或动脉搏动音听不清时,应重复测量(即驱尽袖带内气体,使水银柱降至 0 点,稍等片刻再行第 2 次测量,一般连测 2~3 次取最低值)。

7-282 血压的测量方法:病人取坐位或仰卧位,坐位时手臂平第 4 肋,仰卧位时平腋中线。一般选择病人上臂测量。卷袖,露出上臂,肘部伸直,掌心向上,自然放置。放好血压计,开启水银槽开关,0 点与肱动脉、心脏位于同一水平。驱尽袖带内空气,平整地将袖带缠于病人上臂中部,下缘距肘窝 2~3 cm,松紧以能伸入 1 指为宜。将听诊器胸件放于肱动脉搏动最明显处,一手稍加固定,一手握输气球,关闭压力活门。充气至动脉搏动音消失后再往上打 20~30 mmHg。接着,缓慢放气,以每秒 4 mmHg 的速度放气,护士双眼平视水银柱所指刻度并注意动脉搏动音的变化。当听到第 1 声搏动音,此时水银柱所对应刻度即为收缩压;随后搏动音逐渐减弱,当搏动音突然减弱明显或消失,此时水银柱所对应刻度即为舒张压。

7-283 测量血压的注意事项:①测量前应检查血压计,符合要求方可使用。如水银量不足,可使血压值偏低。②需密切观察血压者,测血压应做到"四定",即定时间、定部位、定体位、定血压计,以确保所测血压的准确性及可比性。③测血压时,血压计 0 点应与心脏、肱动脉在同一水平位上。坐位时肱动脉平第 4 肋软骨,仰卧位时肱动脉平腋中线。④若测量前病人如有剧烈活动、剧烈情绪波动、吸烟、进食等情况,安静休息 30 分钟后再测。若病人膀胱充盈,请其排空膀胱后再测。⑤偏瘫、肢体有损伤的病人测血压时应选择健侧肢体。因患侧肢体血液循环障碍,不能真实地反映血压的动态变化。避免选择静脉输液一侧肢体以免影响液体输入。

⑥排除影响血压准确性的外界因素。设备因素:袖带过宽,大段血流受阻,测得血压值偏低;袖带过窄,需要加大力量才能阻断动脉血流,测得血压值偏高。橡胶管过长、水银量不足也可使测得血压值偏低。操作因素:肱动脉位置高于心脏水平,由于重力原因,会使得测得血压值偏低,反之则偏高。袖带过紧,未充气前血管已受压,会使得测得血压偏低;袖带过松,呈气球状,有效面积变窄,测得血压值偏高。视线水平:测量者视线高于水银柱弯月面,使得测得血压值偏低,反之则偏高。放气速度:放气速度太慢,静脉充血时间长,使得测得舒张压偏高;放气太快,不易看清数字,读数不准。⑦当搏动音听不清或有异常需要重新测量时,将袖带内气体驱尽,待水银降至 0 点,稍候片刻再测量。⑧打气不可过猛、过高,以免水银溢出,影响测量结果及病人舒适度。如水银出现气泡,应及时调节、检修。

7-284 异常呼吸的护理措施:①密切观察呼吸及相关症状、体征的变化。②采取舒适体位卧床休息,减少耗氧量,并调节室内温度、相对湿度,保持空气清新。③及时清除呼吸道分泌物,必要时给予吸痰。④酌情给予氧气吸入,必要时可用呼吸机辅助呼吸。⑤根据医嘱给药,注意观察疗效及不良反应。⑥根据病人反应,有针对性地做好病人的心理护理,消除恐惧与不安,使病人情绪稳定,有安全感,主动配合治疗及护理。

7-285 测量呼吸的注意事项:①若测量前病人有剧烈活动、情绪波动、哭闹等情况,应安静休息 30 分钟后再测。②由于呼吸受意识控制,所以测呼吸时不应让病人察觉,以保证测量的准确性。③小儿及呼吸异常者应测 1 分钟。④呼吸微弱或危重病人,可用少许棉花置于鼻孔前,观察棉花被吹动的次数。⑤在测量呼吸频率时,应同时注意观察呼吸的节律、深浅度、声音及气味等变化。

7-286 体温的正常值:①腋温 36.0~37.0℃;②口温 36.3~37.2℃;③肛温 36.5~37.7℃。

脉搏的正常值:正常成人安静状态下脉率为60~100次/分。呼吸的正常值:正常成人安静状态下呼吸为16~20次/分。血压的正常值:正常成人安静状态下收缩压90~139 mmHg,舒张压60~89 mmHg。

7-287 人体体温24小时内波动范围很小,一般不超过0.5~1℃。常见生理性变化:①昼夜。24小时内呈周期性波动,一般清晨2~6点最低,午后1~6点最高。②年龄。随着年龄的增长,体温有所降低,儿童略高于成年人,成年人略高于老年人。新生儿尤其是早产儿,由于体温调节中枢发育不完善,调节功能差,其体温变化易受外界环境的影响而发生变化。③性别。女性平均体温比男性约高0.3℃。成年女性随月经周期呈规律性变化,在排卵至经前期和妊娠早期受体内孕激素水平影响,体温略升高0.2~0.5℃。④环境。在环境温度较高的夏季,体温比冬季高。⑤药物。麻醉药物可抑制体温调节中枢并能扩张血管,增加散热。⑥其他。进食、运动、情绪激动、精神紧张时,会使体温升高。

脉搏的生理性变化:①年龄。一般新生儿、幼儿的脉率较快,随年龄的增长逐渐减慢,老年人稍增快。②性别。同龄的女性脉率比男性稍快,平均每分钟快7~8次。③体型。体表面积越大,脉率越慢,故身材细高者比矮胖者稍慢。④活动、情绪运动、情绪激动时脉率稍快,休息、睡眠时稍慢。⑤药物、食物影响。进食、服用兴奋剂、饮浓茶或咖啡时可使脉率增快,禁食、使用镇静剂和洋地黄类药物可使脉率减慢。

呼吸的生理性变化:①年龄。年龄越小,呼吸频率越快。新生儿呼吸可达44次/分。②性别。同年龄者的女性呼吸频率略快于男性。③活动。剧烈活动可以使呼吸运动加快加深;休息、睡眠时呼吸运动减慢。④情绪。强烈的情绪波动,如恐惧、愤怒、悲伤等情绪可以引起呼吸改变。⑤其他。高温环境或海拔增高等可以使呼吸加快加深。剧烈疼痛也会引起呼吸改变。

血压的生理性变化:①年龄。血压会随着年龄的增长而增高。②性别。女性在更年期前,血压低于男性;更年期后,与男性差别不大。③昼夜和睡眠。血压呈现明显的昼夜波动。夜间血压最低,清晨起床活动后血压迅速升高。大多数人的血压凌晨2~3点最低,上午6~10点和下午4点至晚上8点各有一个高峰,晚上8点后血压就逐渐下降,表现为"双峰双谷"。睡眠不佳、过度劳累时血压稍有升高。④环境。寒冷环境,血压可略有升高;高温环境,血压可略有下降。故冬天血压值略高于夏天,长时间泡热水澡易使血压下降。⑤体型。通常高大、肥胖者血压偏高。⑥体位。通常情况下,卧位血压高于坐位血压,坐位血压高于立位血压。长期卧床或使用某些降压药物的病人若突然由卧位改为立位时,可出现眩晕、血压下降等体位性低血压的表现。⑦身体部位。一般情况下,两上肢血压并不完全相等,右上肢血压比左上肢血压高10~20 mmHg,下肢血压高于上肢20~40 mmHg。⑧其他。剧烈运动、情绪激动、吸烟、饮酒、摄盐过多、疼痛、药物等对血压也有影响。

综合应用题

7-288 (1)病人发热的热型是稽留热。

(2)入院时发热程度是高热。

(3)护理措施:①心理护理。倾听病人诉说,了解其心理状态,对体温的变化应给予合理的解释,以缓解其紧张、焦虑的情绪。②密切观察体温。目前应每4小时测量体温1次,同时观察神志、脉搏、呼吸、血压等变化,做好记录。③降温措施。遵医嘱给予退热剂,根据病情选用物理降温法,如额部放置冰袋冷敷,乙醇溶液擦浴,物理降温30分钟后再测量体温观察疗效并记录。④补充营养和水分。给予营养丰富易消化的流质,鼓励病人多喝水。⑤促进舒适、预防并发症。加强口腔护理;退热期应及时擦干汗液,更换衣被;加强皮肤清洁护理,防止压疮。⑥安全护理。防止坠床、舌咬伤,必要时使用床档。

7-289 （1）病人呼吸类型属于潮式呼吸。

（2）潮式呼吸的发生机制：由于呼吸中枢的兴奋性降低，只有当缺氧严重、二氧化碳积聚到一定程度，才能刺激呼吸中枢，使呼吸恢复或加强，当积聚的二氧化碳呼出后，呼吸中枢又失去了有效的刺激，呼吸又再次减弱继而暂停，从而形成了周期变化。多见于中枢神经系统疾病。该病人就是由于脑膜炎导致的潮式呼吸。

7-290 （1）病人出现短绌脉。发生机制：由于心肌收缩力强弱不等，有些心输出量少的心脏搏动可产生心音，但不能引起周围血管的搏动，导致脉率少于心率。

（2）此脉搏特点是：触诊时可感知脉率极不规则；听诊时心率快慢不一，心律完全不规则，心音强弱不等。

（3）应由2名护士同时测量，1人听心率，1人测脉率，由听心率者发出"开始"和"停止"口令，计数1分钟。记录格式为：180/125/分。

7-291 （1）该病人的血压类别为高血压3级（重度）。

（2）护理措施：①加强观察。观察病人的血压变化，指导病人按时服药，并观察药物治疗效果和不良反应。②合理饮食。指导病人进食低盐、低脂、低胆固醇、高维生素、高纤维素饮食，避免辛辣刺激性食物。减少钠盐摄入，逐步降至WHO推荐的每人每天6 g食盐的要求。③生活规律。督促病人养成良好的生活习惯，这是保持健康和维持正常血压的重要条件。如保证足够的睡眠，养成定时排便的习惯，避免冷热环境刺激等。④坚持运动。指导病人积极参加力所能及的体力劳动和适当的体育运动，以改善血液循环，增强心血管功能。如步行、快走、慢跑、游泳、太极拳等，应注意量力而行，循序渐进。⑤控制情绪。精神紧张、情绪激动、烦躁、焦虑、忧愁等都是诱发高血压的精神因素。该病人目前精神紧张、焦虑，因此，应疏导病人情绪，指导病人保持心情舒畅，注意控制情绪。⑥健康教育。指导病人要按时服药，学会自我监测血压，学会观察药物的不良反应；保持情绪稳定，戒烟戒酒，饮食清淡，保持大便通畅，注意保暖，避免冷热刺激，养成规律良好的生活习惯。⑦合理解释病情。与病人基础血压对照后，给予解释、安慰，缓解病人心理负担和焦虑情绪。

（3）护士测量血压时应注意：①为保证测量的准确性和可比性应做到"四定"，即定时间、定部位、定体位、定血压计；②病人的情绪、运动影响血压的准确性，因此测血压前应休息20分钟再测；③袖带的宽窄、松紧会影响血压的准确性，所以袖带宽窄要合适，袖带松紧以能放1指为宜；④肱动脉搏动处与心脏是否在同一水平影响其准确性，所以坐位时病人的肱动脉平第4肋，卧位时所测肢体与腋中线平齐；⑤如一次测量未听清需要重新测量时，必须将袖带内气体驱尽，并使水银柱降至0点，稍等片刻再测量；⑥血压计本身误差影响测量血压的准确性，因此应定期检测血压计；⑦放气太慢可使测得的血压偏高，放气太快可使血压偏低。

7-292 （1）护士不应继续执行原来医嘱，因为第2次测得血压值较第1次降低，伴脉率增快，提示病人可能有术后出血或发生其他情况。

（2）护士应立即与医生联系，密切观察病人的生命体征、神志、尿量等，仔细检查伤口有否出血或渗血，注意引流液的性状，保持输液通畅，做好急救的准备，并给予积极配合。

（黄婷婷）

第八章

饮食护理

选择题(8-1~8-159)

A1型单项选择题(8-1~8-58)

8-1* 下列适合给予高膳食纤维饮食的病人是
A. 肝性脑病病人 B. 糖尿病病人
C. 肾炎病人   D. 痢疾病人
E. 伤寒病人

8-2* 下列哪项不需要记录排出量
A. 胸、腹腔吸出液 B. 胃肠减压液
C. 汗液   D. 呕吐液
E. 胆汁引流液

8-3 属于医院基本饮食的是
A. 高蛋白饮食 B. 软质饮食
C. 高热量饮食 D. 低盐饮食
E. 糖尿病饮食

8-4* 下列属于治疗饮食的是
A. 吸碘试验饮食 B. 软质饮食
C. 胆囊造影饮食 D. 流质饮食
E. 要素饮食

8-5 下列不适宜高热量饮食的人群是
A. 烧伤病人 B. 高热病人
C. 甲亢病人 D. 产妇
E. 糖尿病病人

8-6* 对鼻饲病人的护理,下述不妥的是
A. 每次灌注前回抽胃液
B. 每天进行口腔护理
C. 每次灌注流质饮食后应注入温开水
D. 每次鼻饲量500 ml
E. 每周更换鼻饲管

8-7 下列适宜肾病综合征病人的饮食是

A. 低脂肪饮食
B. 正常量蛋白质饮食
C. 低胆固醇饮食
D. 高热量饮食
E. 低盐饮食

8-8* 连续2次鼻饲的间隔时间应不少于
A. 1.0小时 B. 1.5小时
C. 2.0小时 D. 2.5小时
E. 3.0小时

8-9 禁止食用含铁丰富的药物、肉类、肝类、绿色蔬菜的试验饮食为
A. 隐血试验饮食
B. 甲状腺^{131}I试验饮食
C. 肌酐试验饮食
D. 胆囊造影饮食
E. 尿浓缩试验饮食

8-10* 下列关于无盐低钠的饮食原则中错误的是
A. 适用于重度高血压、水肿较重者
B. 每天控制食物中含钠量<0.7 g
C. 禁用腌制品
D. 必须控制食物中自然存在的含钠量
E. 禁用含钠食物和药物

8-11 在为昏迷病人行鼻饲插管时,为提高插管成功率,应重点采取的措施是
A. 病人取平卧位,利于胃管插入
B. 先稍向上而后平行再向后下缓慢轻轻地插入
C. 边插边用注射器抽吸有无胃液,检验胃管是否在胃内

D. 插入 15 cm 时,托起病人头部使下颌靠近胸骨柄
E. 插管时动作要准确,让胃管快速通过咽部

8-12 营养评估不包括
A. 饮食评估　　　B. 生化评估
C. 影响因素的评估　D. 身体评估
E. 摄入评估

8-13* 下列饮食中用于治疗的饮食是
A. 普通饮食　　　B. 半流质饮食
C. 低蛋白饮食　　D. 忌碘饮食
E. 高脂肪饮食

8-14 可影响饮食和营养的生理因素是
A. 食物过敏　　　B. 食物的色香味
C. 饮食习惯　　　D. 活动量
E. 营养知识

8-15* 胆囊造影前1天午餐应给予哪种饮食
A. 高膳食纤维饮食　B. 高脂肪饮食
C. 高热量饮食　　D. 高蛋白饮食
E. 要素饮食

8-16 最适宜高热病人的饮食是
A. 普通饮食　　　B. 软质饮食
C. 高热量饮食　　D. 流质饮食
E. 半流质饮食

8-17* 胆囊造影前1天晚餐应给予下列哪种饮食
A. 高脂肪、高蛋白饮食
B. 低蛋白、低糖饮食
C. 高热量、低糖饮食
D. 无脂肪、低蛋白饮食
E. 高热量、高蛋白饮食

8-18 流质饮食适用于
A. 口腔、急性消化道疾病病人
B. 低热者
C. 老年人、幼儿
D. 体弱者
E. 术后恢复期病人

8-19* 下列属于试验饮食的是
A. 高蛋白饮食　　B. 糖尿病饮食
C. 胆囊造影饮食　D. 流质饮食
E. 软质饮食

8-20 溶血性贫血病人应多补充
A. 维生素 K　　　B. 维生素 B_1
C. 维生素 E　　　D. 维生素 B_{12}
E. 维生素 C

8-21* 下列病人应给予鼻饲饮食的是
A. 婴幼儿　　　　B. 经常呕吐者
C. 拔牙者　　　　D. 食欲缺乏者
E. 拒绝进食者

8-22 干眼症、夜盲症多因为缺乏
A. 维生素 B_6　　B. 维生素 A
C. 维生素 B_1　　D. 维生素 B_2
E. 维生素 E

8-23 口腔炎和舌炎多因为缺乏
A. 维生素 K　　　B. 维生素 B_1
C. 维生素 A　　　D. 维生素 D
E. 维生素 B_2

8-24* 成人胃管插入胃内的长度为
A. 40 cm　　　　B. 45～50 cm
C. 45～55 cm　　D. 60 cm
E. 70 cm

8-25* 不属于缺锌表现的是
A. 食欲减退　　　B. 伤口不易愈合
C. 生长发育迟缓　D. 性成熟障碍
E. 坏血病

8-26 下列食物中维生素 B_1 含量多的是
A. 未加工的谷类　B. 发酵豆制品
C. 水果　　　　　D. 胡萝卜
E. 奶油

8-27* 长期鼻饲的病人定期更换胃管的时间是
A. 1 天　　　　　B. 3 天
C. 7 天　　　　　D. 10 天
E. 14 天

8-28 缺乏维生素 C 可引起
A. 夜盲症　　　　B. 脚气病
C. 佝偻病　　　　D. 坏血病
E. 骨质疏松症

8-29 下列属于治疗性饮食的是
　　A. 普通饮食　　　B. 半流质饮食
　　C. 低盐饮食　　　D. 高脂肪饮食
　　E. 甲状腺^{131}I试验饮食

8-30 下列不属于治疗性饮食的是
　　A. 流质饮食　　　B. 低胆固醇饮食
　　C. 低盐饮食　　　D. 高热量饮食
　　E. 高蛋白饮食

8-31 下列有关饮食护理的说法中错误的是
　　A. 对禁食或限制饮食的病人,应讲解原因,取得配合
　　B. 按医嘱确定饮食种类,向病人指导可选择的食物和不可选择的食物
　　C. 帮助病人纠正错误的饮食习惯和饮食行为
　　D. 对食管胃底静脉曲张病人插胃管提供胃肠内营养
　　E. 为病人创造清洁、整齐、安静、空气清新、舒适的就餐环境

8-32 关于治疗性饮食,下列叙述中正确的是
　　A. 高热量饮食,热量 10.88 MJ/d
　　B. 低盐饮食,食盐<3 g/d
　　C. 低蛋白饮食,蛋白质<40 g/d
　　D. 高蛋白饮食,蛋白质 90～140 g/d
　　E. 低胆固醇饮食,胆固醇<500 mg/d

8-33 低蛋白饮食适用于
　　A. 高血压病人
　　B. 肾病综合征病人
　　C. 冠心病病人
　　D. 肝硬化病人
　　E. 急性肾炎病人

8-34 甲状腺^{131}I测定,检查前 2 周,应禁食
　　A. 花菜　　　　　B. 紫菜
　　C. 西蓝花　　　　D. 西红柿
　　E. 芹菜

8-35 高蛋白饮食蛋白的摄入总量要求不超过
　　A. 70 g/d　　　　B. 110 g/d
　　C. 90 g/d　　　　D. 80 g/d
　　E. 120 g/d

8-36 下列哪种病人适用高蛋白饮食
　　A. 高血压病人　　B. 胆囊炎病人
　　C. 冠心病病人　　D. 贫血病人
　　E. 尿毒症病人

8-37 低盐饮食指每天食盐量不超过
　　A. 1 g　　　　　　B. 2 g
　　C. 6 g　　　　　　D. 8 g
　　E. 10 g

8-38* 伤寒病人的饮食种类是
　　A. 无盐低钠饮食
　　B. 低糖饮食
　　C. 高纤维素饮食
　　D. 高蛋白饮食
　　E. 少渣饮食

8-39 肥胖症病人适用的饮食是
　　A. 禁食腌制食品
　　B. 低糖类饮食
　　C. 膳食纤维含量多的食物
　　D. 每天蛋白摄入量达 1.5～2.0 g/kg
　　E. 高能量饮食

8-40* 为昏迷病人插胃管,为提高插管的成功率,在插管至会厌部时应将病人的头
　　A. 后仰　　　　　B. 贴近胸骨
　　C. 侧向左侧　　　D. 侧向右侧
　　E. 保持原位

8-41 下列哪种疾病不需要高纤维素饮食
　　A. 糖尿病　　　　B. 高脂血症
　　C. 便秘　　　　　D. 伤寒
　　E. 肥胖症

8-42* 需要长期鼻饲的病人,下列护理操作中错误的是
　　A. 每天做口腔护理
　　B. 每次鼻饲量不超过 200 ml
　　C. 注入流质或药物前后,需注入少量温开水
　　D. 每次鼻饲间隔时间不少于 2 小时
　　E. 胃管应每天更换

8-43* 下列不用鼻饲饮食的病人是
　　A. 拒绝进食者　　B. 口腔疾患病人

C. 早产儿　　　D. 昏迷病人
E. 偏食者

8-44 为昏迷病人插胃管,插入15 cm时将病人的头部托起的目的是
A. 避免出现恶心,利于顺利插入
B. 加大咽喉部通道弧度,以利于顺利插入
C. 减轻痛苦
D. 避免损伤食管黏膜
E. 咽喉部肌肉放松,利于顺利插入

8-45* 禁用鼻饲法的病人是
A. 食管静脉曲张者　B. 口腔疾病者
C. 拒绝进食者　　D. 早产儿
E. 昏迷者

8-46* 鼻饲病人的护理中下列哪项不妥
A. 每次灌毕注入少量温开水
B. 鼻饲间隔时间不少于2小时
C. 每次灌食前抽取胃液,检查胃管是否在胃内
D. 灌注毕应协助病人翻身
E. 每天做好口腔护理

8-47* 下列鼻饲管的护理操作中错误的是
A. 要素饮食滴注前后需用温开水冲净管腔
B. 每次滴注要素饮食前需确定胃管在胃内
C. 每天口腔护理2次
D. 胃管应每天更换
E. 更换胃管时,晚间拔出,次晨再从另一侧鼻孔插入

8-48* 昏迷病人插鼻饲管时应采取
A. 右侧卧位　　B. 坐位
C. 去枕仰卧位　D. 半坐卧位
E. 左侧卧位

8-49 下列关于要素饮食的概念中不妥的是
A. 是一种化学精制食物
B. 需经小肠消化
C. 包含维生素、无机盐、微量元素
D. 包含游离氨基酸、单糖、主要脂肪酸
E. 含有人体需要的易于消化吸收的营养成分

8-50* 不需记录病人出入量的情况是
A. 肝硬化伴腹水　B. 大面积烧伤
C. 大叶性肺炎　　D. 肾功能不全
E. 心力衰竭伴下肢水肿

8-51 下列要素饮食的配制与保存方法中不妥的是
A. 口服温度一般为37℃左右
B. 溶液在4℃以下冷藏
C. 配制时需无菌操作
D. 配制好的要素饮食应保证在48小时内用完
E. 配制液由临床医生、责任护士和营养师共同制定

8-52 甲状腺^{131}I试验饮食,下列有关试验期的说法中不妥的是
A. 试验期为2周
B. 不需禁止局部皮肤碘消毒
C. 禁用含碘的食物
D. 协助诊断甲状腺功能
E. 2周后做^{131}I功能测定

8-53 需禁食绿色蔬菜的是
A. 隐血试验饮食
B. 甲状腺^{131}I试验饮食
C. 肌酐试验饮食
D. 胆囊造影饮食
E. 尿浓缩功能试验饮食

8-54* 做碘过敏试验的时间应在碘化物造影检查前
A. 3～5天　　　B. 1周
C. 2周　　　　D. 2～3天
E. 1～2天

8-55 需在检查前1天中午给予高脂肪饮食的是
A. 尿浓缩功能试验饮食
B. 胆囊造影饮食
C. 肌酐试验饮食
D. 隐血试验饮食

E. 甲状腺¹³¹I试验饮食

8-56 需在试验期控制全天饮水量的是
A. 隐血试验饮食
B. 甲状腺¹³¹I试验饮食
C. 肌酐试验饮食
D. 胆囊造影饮食
E. 尿浓缩功能试验饮食

8-57* 下列哪种疾病需要选要素饮食
A. 重度高血压   B. 肾病综合征
C. 急性胰腺炎   D. 肝胆疾病
E. 心力衰竭

8-58 病人进食前的护理工作不包括
A. 去除一切不良气味及不良视觉印象
B. 停止一切治疗护理工作
C. 做好病人的饮食指导和教育
D. 协助病人采取舒适的进食姿势
E. 协助病人洗手及清洁口腔

A2型单项选择题(8-59~8-121)

8-59* 病人,女性,76岁。确诊为肝硬化伴腹水。护士记录液体摄入量的项目不包括
A. 输液量   B. 输血量
C. 饮水量   D. 肌内注射药量
E. 水果的含水量

8-60 病人,女性,22岁。诊断为肺结核。为配合治疗,入院后应给予
A. 高蛋白、高热量饮食
B. 低盐、高蛋白饮食
C. 低脂肪、高热量饮食
D. 高脂肪、高热量饮食
E. 高热量、低蛋白饮食

8-61 病人,男性,65岁。患习惯性便秘多年。护士应指导该病人采用的饮食是
A. 高纤维素饮食   B. 低蛋白饮食
C. 高蛋白饮食   D. 低纤维素饮食
E. 低脂肪饮食

8-62 病人,女性,74岁。因怀疑消化道出血入院,需做大便隐血试验。试验期间可进食
A. 绿色蔬菜   B. 动物血
C. 动物肝脏   D. 豆制品
E. 肉类

8-63 病人,男性,60岁。因突发心肌梗死入院,经治疗症状好转,现处于恢复期。此时病人最适宜的饮食是
A. 高维生素、低脂肪饮食
B. 高膳食纤维、高蛋白饮食
C. 高热量、低脂肪饮食
D. 高热量、高蛋白饮食
E. 高膳食纤维、高热量饮食

8-64 病人,女性,58岁。诊断为肝硬化伴腹水。护士记录液体摄入量的项目不包括
A. 饮水量   B. 肌内注射药量
C. 输液量   D. 水果的含水量
E. 输血量

8-65* 病人,女性,56岁。因患慢性胆囊炎在门诊预约进行胆囊造影检查。护士为其讲解检查方法,其中错误的是
A. 晚餐后口服造影剂,禁食、禁烟
B. 检查前1天晚餐进无脂肪、低蛋白、高糖饮食
C. 检查前1天中午进高脂肪餐
D. 检查当天早餐进清淡饮食
E. 第1次摄片如胆囊显影良好则进高脂肪餐,30分钟后第2次摄片观察

8-66* 病人,男性,28岁。患甲亢,需进行¹³¹I试验。检查前,需禁食60天的是
A. 肝脏   B. 毛蚶
C. 牛肉   D. 海蜇
E. 带鱼

8-67 病人,女性,52岁。因急性胰腺炎住院,医嘱要求立即插胃管进行胃肠减压。在插管过程中病人出现恶心、呕吐,护士应首先
A. 立即拔出胃管以减轻反应
B. 嘱病人头向后仰

C. 加快插管速度以减轻反应
D. 继续插管并嘱病人做吞咽动作
E. 暂停插管并嘱病人深呼吸

8-68* 病人,女性,58岁。胃大部切除术后行空肠造瘘。该病人饮食应选择
A. 要素饮食　　B. 流质饮食
C. 半流质饮食　D. 少渣饮食
E. 低脂肪饮食

8-69 病人,女性,74岁。因心力衰竭入院,现双下肢水肿、消瘦、体质虚弱,之前在家卧床3周,骶尾部出现压疮。入院后应为其提供的饮食是
A. 低能量、高蛋白、低盐饮食
B. 高能量、低蛋白、低盐饮食
C. 低蛋白、低脂肪、低盐饮食
D. 高能量、高脂肪、高蛋白饮食
E. 高蛋白、高维生素、低盐饮食

8-70* 病人,女性,44岁。因火灾致全身重度烧伤,现不能经口进食,消化功能不良,需要补充营养,医嘱给予要素饮食。下列做法中不妥的是
A. 最大浓度不能超过25%
B. 滴注要素饮食时,液体温度为45~50℃
C. 定期检查血糖和尿糖
D. 为了保持管道通畅,护士应每天冲洗管腔1~2次
E. 在无菌条件下配制

8-71 病人,男性,67岁。患十二指肠溃疡出血,经手术治疗后病情缓解,在出院前需做大便隐血试验。下列适合试验前2天的食谱是
A. 菠菜、蛋汤、米饭
B. 豆腐汤、馒头、土豆丝
C. 土豆丝、红烧肉、蛋汤
D. 青菜炒猪肝、豆腐汤
E. 鱼、土豆丝、猪肝汤

8-72* 病人,女性,76岁。因消化道疾病入院。牙齿缺失严重,宜采用

A. 普通饮食　　B. 软质饮食
C. 半流质饮食　D. 流质饮食
E. 要素饮食

8-73 病人,女性,29岁。剖宫产术后1周出现便秘。应鼓励病人多食
A. 芹菜　　　　B. 肉类
C. 鱼汤　　　　D. 牛奶
E. 鸡蛋

8-74* 病人,男性,29岁。诊断为慢性肾小球肾炎入院,现病人全身水肿,医嘱记录24小时液体出入量,护士在记录病人每天的液体摄入量时不包括
A. 输血量　　　B. 鼻饲量
C. 输液量　　　D. 饮水量
E. 引流量

8-75* 病人,男性,55岁。因常年便秘,护理人员对其健康教育,嘱多吃水果,对排便有帮助。水果中通便的营养素为
A. 纤维素　　　B. 维生素E
C. 蛋白　　　　D. 果胶
E. 维生素C

8-76 病人,男性,28岁。Ⅱ度大面积烧伤后住院治疗。护士指导病人采取
A. 高能量、高蛋白饮食
B. 软质饮食
C. 普通饮食
D. 低脂肪饮食
E. 低盐饮食

8-77 病人,男性,55岁。确诊为甲亢,医嘱吸碘试验。护士指导其在检查前7天须忌食的是
A. 河鱼　　　　B. 鸡蛋
C. 目鱼　　　　D. 牛奶
E. 青菜

8-78* 病人,女性,54岁。患高胆固醇血症。护士要求病人每天胆固醇的摄入量不超过
A. 100 mg　　　B. 200 mg
C. 300 mg　　　D. 400 mg

E. 500 mg

8-79 病人,女性,70 岁。确诊为肺炎入院。病人有数颗牙齿缺失,护士对其宜采用
A. 要素饮食　　B. 软质饮食
C. 流质饮食　　D. 普通饮食
E. 半流质饮食

8-80* 病人,女性,66 岁。脑外伤昏迷。现病情稳定,需要通过鼻饲供给营养。下列操作中哪项不妥
A. 喂食前注入少量温开水,判断胃管位置
B. 每次喂食间隔不少于 2 小时
C. 灌注药物先将药片研碎、溶解
D. 每次鼻饲量不超过 200 ml
E. 应每天进行口腔护理

8-81 病人,男性,30 岁。确诊为急性肾小球肾炎后住院治疗,现严重水肿。下列最适宜的饮食是
A. 低盐饮食　　B. 低蛋白饮食
C. 高蛋白饮食　D. 无盐低钠饮食
E. 高热量饮食

8-82 病人,女性,32 岁。确诊为肝硬化伴腹水,医嘱低盐饮食。护士告知其禁止摄入的食品是
A. 挂面　　　　B. 皮蛋
C. 汽水　　　　D. 馒头
E. 油条

8-83 病人,女性,58 岁。因口腔疾病不能经口进食,给予鼻饲喂食。胃管插入后,为验证其在胃内,下列方法中正确的是
A. 注入少量温开水,听肠鸣音
B. 注入少量气体,在胃部听气过水声
C. 注入少量温开水,于胃部听气过水声
D. 将胃管末端放入水中,见有气泡逸出
E. 将胃管末端放在水中,见有黄色胆汁流出

8-84 病人,女性,70 岁。高血压、高脂血症、冠心病病史多年。下列饮食原则中不妥的是
A. 饮食易清淡
B. 禁用或少用动物内脏、蛋黄
C. 胆固醇摄入量<300 g/d
D. 可多食动物油
E. 多食膳食纤维

8-85 病人,男性,38 岁。确诊为重症肝炎。为减轻其肝脏负担应采用
A. 高蛋白饮食　B. 少渣饮食
C. 低脂肪饮食　D. 无盐饮食
E. 高膳食纤维饮食

8-86* 病人,女性,53 岁。患慢性胆囊炎。护理人员嘱病人应用的饮食是
A. 低胆固醇饮食　B. 低脂肪饮食
C. 低蛋白饮食　　D. 低盐饮食
E. 低糖类饮食

8-87 病人,男性,38 岁。因胃溃疡出血入院,经治疗后病情缓解,需做大便隐血试验。适合的食谱是
A. 芹菜炒肉丝、青椒豆腐干、蛋汤
B. 清蒸鲫鱼、菠菜、豆腐汤
C. 洋葱炒猪肝、青菜、榨菜肉丝汤
D. 豆腐、土豆丝、白菜汤
E. 红烧肉、西红柿炒鸡蛋、豆腐汤

8-88* 病人,女性,76 岁。因进食困难需经鼻饲补充营养,现病人生命体征平稳,意识清醒。插胃管出现呛咳、发绀,应采取的措施是
A. 立即拔出胃管,休息片刻后重插
B. 稍停片刻,等病人缓解再继续插入
C. 指导病人做吞咽动作,随病人吞咽的动作插入胃管
D. 嘱病人深呼吸,于吸气时迅速将胃管插入
E. 请病人坚持一下,迅速将胃管插入

8-89* 病人,女性,25 岁。确诊伤寒,体温 38.0 ℃。应禁食
A. 粥　　　　　B. 蒸鸡蛋

C. 豆腐　　　　D. 笋
E. 鱼汤

8-90* 病人,女性,47岁。口腔手术后鼻饲供给营养。在插管过程中,病人出现恶心时,护士应
A. 检查胃管是否盘在口中
B. 稍停插管,嘱病人深呼吸
C. 立即快速插入
D. 立即拔出胃管
E. 请病人坚持一下

8-91 消化科护士长提问:"消化内科有部分病人不能经口进食,需要进行鼻饲法,请问鼻饲法适用哪些病人?"正确的回答应排除下列哪项
A. 早产儿　　　B. 口腔疾病者
C. 高热者　　　D. 昏迷者
E. 食管气管瘘者

8-92* 病人,男性,58岁。因突发心肌梗死入院,经治疗症状好转,现处于恢复期。此时病人最适宜的饮食是
A. 高膳食纤维、高蛋白饮食
B. 高热量、低脂肪饮食
C. 高维生素、低脂肪饮食
D. 高热量、高蛋白饮食
E. 高膳食纤维、高热量饮食

8-93 病人,男性,78岁。患心脏病,血压200/110 mmHg,伴严重水肿。下列饮食中正确的是
A. 可适当饮用汽水、可乐饮料
B. 无盐饮食,不控制食物中自然含钠量
C. 无盐饮食,控制食物中自然含钠量
D. 每天可用食盐不超过2 g
E. 尽量多吃面条

8-94 病人,女性,65岁。诊断为食管气管瘘,为补充营养给予鼻饲饮食。下列护理措施中错误的是
A. 新鲜果汁与牛奶应分别灌入
B. 每次鼻饲量不超过300 ml

C. 每天协助病人做好口腔护理
D. 插管时动作要轻柔
E. 每次鼻饲完毕,注入少量温开水

8-95* 病人,男性,26岁。诊断为重症肝炎。为减轻其肝脏负担,应采用
A. 无盐饮食　　　B. 高蛋白饮食
C. 低脂肪饮食　　D. 少渣饮食
E. 高膳食纤维饮食

8-96 病人,女性,27岁。诊断为伤寒,体温39.5℃。护士指导不宜食用的食物是
A. 白米粥　　　　B. 芹菜
C. 鱼汤　　　　　D. 豆腐
E. 蒸鸡蛋

8-97 病人,男性,45岁。因胆管结石待查拟进行胆囊造影检查。下列指导中不妥的是
A. 造影检查当天,禁食早餐
B. 造影前1天晚餐进无脂肪、低蛋白、高糖、清淡饮食
C. 造影前1天晚餐后口服造影剂,禁食、禁水至次日上午
D. 造影前1天午餐进高脂肪饮食
E. 造影检查第1次胆囊显影良好,再让病人进食低脂肪餐

8-98* 病人,男性,43岁。诊断为风湿性心脏病伴心功能不全,双下肢及身体下垂部位严重水肿。该病人每天饮食中应控制
A. 摄入盐量不超过2 g
B. 摄入盐量不超过2 g
C. 摄入盐量不超过0.5 g
D. 摄入盐量不超过5 g
E. 摄入盐量不超过0.5 g

8-99 病人,女性,75岁。因呼吸道疾病入院,有数颗牙缺失,宜采用
A. 软质饮食　　　B. 低盐饮食
C. 半流质饮食　　D. 普通饮食
E. 要素饮食

8-100 病人,女性,31岁。确诊为胃癌,1天前

在全身麻醉下行胃大部切除术。护士按医嘱记录每天液体排出量,记录内容中不应包括

A. 呕吐液
B. 胃肠减压吸出液
C. 食物中的含水量
D. 尿量
E. 伤口渗出液

8-101 病人,女性,48岁。患抑郁症,现拒绝进食。下列护理操作中正确的是

A. 给予流质饮食,用吸水管吸吮
B. 给予鼻饲法
C. 协助病人进食高热量饮食
D. 协助病人进食普通饮食
E. 先约束后进食

8-102 病人,男性,28岁。确诊为急性肾炎,现轻度水肿。最适宜病人的饮食是

A. 低蛋白饮食   B. 无盐低钠饮食
C. 低盐饮食   D. 高蛋白饮食
E. 高能量饮食

8-103* 病人,男性,58岁。高血压病病史15年,药物控制。今晨跳舞时,突然感到头痛继而摔倒,意识丧失,住院治疗。现鼻饲管插管已1周,需要更换胃管。正确的方法是

A. 最后一次鼻饲饮食注入前拔管
B. 拔管至咽喉处时动作宜缓慢
C. 拔出胃管前应该夹紧其末端
D. 拔管前要检查胃管是否通畅
E. 拔管后立即在另一鼻孔插管

8-104 病人,女性,45岁。因口腔术后需进行鼻饲,现神志清醒。护士在插入胃管14～16 cm时,应注意

A. 嘱病人做吞咽动作
B. 检查口腔,观察胃管是否盘曲口中
C. 协助病人去枕、头后仰
D. 暂停插管,嘱病人做深呼吸
E. 休息片刻,再继续插入

8-105 病人,男性,22岁。因上呼吸道感染持续高热3天。为保证病人有足够的营养,宜选择的饮食是

A. 鼻饲饮食   B. 软质饮食
C. 流质饮食   D. 普通饮食
E. 半流质饮食

8-106* 病人,女性,48岁。入院诊断为肝硬化失代偿。入院次日出现呕血、黑便,医嘱要求暂禁食,并记录24小时液体排出量。记录项目正确的是

A. 胆汁、大便、尿量、呕吐液
B. 呕吐液、大便、尿量
C. 唾液、大便、尿量、痰液
D. 汗液、大便、尿量
E. 胰液、胆汁引流液、大便、尿量

8-107* 病人,男性,35岁。因交通意外严重烧伤行肾移植术后按医嘱经鼻饲给予要素饮食治疗。下列持续滴入要素饮食的温度和滴速叙述正确的是

A. 温度38～41℃,滴速50～70滴/分
B. 温度38～40℃,滴速70～90滴/分
C. 温度39～42℃,滴速60～80滴/分
D. 温度35～37℃,滴速80～90滴/分
E. 温度41～42℃,滴速40～60滴/分

8-108 病人,女性,68岁。确诊为冠心病4年。护士应指导病人摄入

A. 少渣饮食   B. 高热量饮食
C. 高蛋白饮食   D. 低胆固醇饮食
E. 低蛋白饮食

8-109* 病人,男性,34岁。因肠溃疡出血入院,经治疗病情缓解。现需做大便隐血试验,适宜的食谱是

A. 芹菜炒肉丝、青椒豆腐干、蛋汤
B. 鱼、菠菜、豆腐汤
C. 洋葱炒猪肝、青菜、榨菜肉丝汤

D. 鲶鱼烧豆腐、土豆丝、豆腐汤
E. 红烧肉、西红柿鸡蛋、蛋汤

8-110 病人,男性,43岁。因患甲亢需做碘过敏试验,试验前7~60天禁忌食用下列哪种食物
A. 动物血　　　B. 动物肝脏
C. 绿色蔬菜　　D. 紫菜
E. 肉类

8-111 病人,女性,60岁。因肝硬化致食管胃底静脉曲张。护士应指导病人采用
A. 低胆固醇饮食　B. 低盐饮食
C. 低脂饮食　　　D. 低蛋白饮食
E. 少渣饮食

8-112* 病人,男性,59岁。体温39.6℃,口腔糜烂,疼痛难忍。根据其病情,应给予的饮食是
A. 普通饮食　　B. 鼻饲饮食
C. 半流质饮食　D. 流质饮食
E. 软质饮食

8-113 病人,女性,48岁。胃溃疡病史3年,近日胃痛发作频繁来医院就诊,为明确诊断,需进行大便隐血试验。试验前3天应指导病人禁止摄入的食物是
A. 绿色蔬菜　　B. 面条
C. 豆制品　　　D. 土豆
E. 牛奶

8-114 病人,女性,45岁。口腔手术后1天,体温39.1℃。根据病情应给予
A. 半流质饮食　B. 软质饮食
C. 普通饮食　　D. 流质饮食
E. 要素饮食

8-115* 病人,女性,55岁。因胃癌手术后胃肠功能紊乱,重度营养不良入院,医嘱给予要素饮食补充营养。下列操作中错误的是
A. 滴速为40~60滴/分
B. 要素饮食只能经鼻饲给予,不可口服
C. 要素饮食的温度为38~40℃

D. 要素饮食须当天配制
E. 观察有无发生水、电解质紊乱

8-116 病人,男性,78岁。因胆囊炎、胆石症入院。体格检查:体温38℃,脉搏90次/分,呼吸21次/分,血压180/100 mmHg。应给予
A. 高蛋白、低脂肪饮食
B. 低盐、低脂肪饮食
C. 低蛋白、低脂肪饮食
D. 低盐、低蛋白饮食
E. 高蛋白、低盐饮食

8-117 病人,女性,68岁。确诊为动脉粥样硬化。其每天胆固醇摄入量应低于
A. 300 mg　　　B. 360 mg
C. 390 mg　　　D. 400 mg
E. 500 mg

8-118 病人,男性,38岁。诊断为巨幼红细胞性贫血。护士应指导病人多进食
A. 肉类　　　　B. 谷类
C. 动物肝脏　　D. 血
E. 花生

8-119 病人,男性,37岁。因脑外伤入院,为供给营养和水分需给予鼻饲,护士为病人插鼻胃管至15 cm时要将病人头部托起,目的是
A. 减轻病人恶心
B. 避免病人恶心
C. 避免损伤食管黏膜
D. 使喉管肌肉舒张,便于插入
E. 加大咽喉部通道的弧度

8-120* 病人,女性,58岁。肺癌晚期,卧床,生活无法自理,极度消瘦,需鼻饲管饮食,静脉营养。病人最可能出现的并发症是
A. 静脉炎　　　B. 肺部感染
C. 压疮　　　　D. 口腔感染
E. 双下肢血栓

8-121 病人,女性,36岁。因食物中毒导致腹泻,每天排泄7~8次。护士指导其采

用的饮食是

A. 高蛋白饮食　　B. 少渣饮食

C. 低脂肪饮食　　D. 无盐饮食

E. 高膳食纤维饮食

A3型单项选择题(8-122~8-155)

(8-122~8-123 共用题干)

病人,女性,17岁,身高171 cm,体重98 kg。确诊为肥胖症。医生建议控制饮食、减轻体重。

8-122 应给予的最佳饮食是

A. 低脂肪饮食　　B. 半流质饮食

C. 低盐饮食　　　D. 低纤维素饮食

E. 低蛋白饮食

8-123 进一步检查发现病人血压明显高于正常,观察1周后仍然高于正常范围,应为病人选择的饮食是

A. 高糖饮食

B. 低钠饮食

C. 低盐、低脂肪饮食

D. 低蛋白饮食

E. 低纤维素饮食

(8-124~8-125 共用题干)

病人,女性,38岁,身高156 cm,体重78 kg。因消化性溃疡少量出血入院。

8-124 应给予该病人的适宜饮食为

A. 流质饮食　　B. 软质饮食

C. 低脂肪饮食　D. 低蛋白饮食

E. 少渣饮食

8-125 经治疗,病人出血停止。体格检查:体温38℃,脉搏88次/分,呼吸21次/分,血压165/95 mmHg。护士应为病人选择的最适宜饮食为

A. 高纤维素、低脂肪饮食

B. 少渣、高热量饮食

C. 低脂肪、低盐饮食

D. 低蛋白、低盐饮食

E. 高蛋白、高纤维素饮食

(8-126~8-128 共用题干)

病人,男性,47岁。因重度营养不良住院,

现贫血、食欲差,需给予鼻饲要素饮食补充营养。

8-126 给病人插管时,下列操作中不妥的是

A. 插管前需测量胃管插入的长度

B. 取半坐卧位

C. 做好解释,取得配合

D. 插管时如有呛咳、呼吸困难,嘱病人张口做深呼吸

E. 检查胃管是否在胃内后再固定

8-127 利用营养泵输注要素饮食溶液,初始速度宜为

A. 10~20 ml/h　　B. 20~30 ml/h

C. 30~50 ml/h　　D. 40~60 ml/h

E. 100 ml/h

8-128 检查胃管是否在胃内的最好方法是

A. 用注射器抽出胃内容物

B. 将胃管末端放入盛水的碗中,观察有无气泡溢出

C. 用听诊器听胃管是否在胃内

D. 用注射器向胃内注入10 ml空气,听气过水声

E. 让病人感觉胃管是否在胃内

(8-129~8-131 共用题干)

病人,男性,58岁。心脏瓣膜置换术后第1天,神志清醒,肛门未排气,体温38.2℃。

8-129* 根据病情,应对其提供的饮食为

A. 半流质饮食　　B. 软质饮食

C. 流质饮食　　　D. 普通饮食

E. 鼻饲饮食

8-130* 可给予该病人的食物是

A. 米饭　　　B. 面条

C. 肉类　　　D. 米汤

E. 青菜

8-131* 下列饮食护理中错误的是

A. 给予无刺激性的食物

B. 给予易消化的食物

C. 鼓励每天进餐6~7次

D. 必要时辅助给予静脉营养

E. 此类别饮食宜长期给予

(8-132~8-135 共用题干)

病人,女性,58岁。确诊为贲门癌需手术治疗,术前行胃肠减压,术后需鼻饲供给营养。

8-132 插入胃管时病人出现呛咳、发绀,护士应
A. 立即拔出胃管
B. 安慰病人,稍作忍耐
C. 指导病人做吞咽动作
D. 嘱病人做深呼吸
E. 稍停片刻后重新插管

8-133 插管过程中,下列操作不妥的是
A. 插入14~16 cm时,嘱病人做吞咽动作
B. 测量插入长度为前发际至剑突的距离
C. 协助病人采取半坐卧位
D. 插入过程中出现恶心、呕吐,应立即将胃管拔出
E. 用注射器抽出胃液证明胃管在胃内

8-134 下列鼻饲饮食操作中错误的是
A. 鼻饲前,先注入0.9%氯化钠溶液20 ml后再听有无气过水声
B. 鼻饲完后,注入少量温开水冲净胃管
C. 每次鼻饲量为200 ml
D. 间隔时间不少于2小时
E. 鼻饲液温度为38~40℃

8-135 下列拔除胃管操作中错误的是
A. 向病人解释
B. 胃管末端夹紧,并置于弯盘内
C. 待病人吸气时向外拔管
D. 胃管至咽喉部时快速拔出
E. 及时记录拔管时间和病人反应

(8-136~8-137 共用题干)

病人,女性,55岁。确诊为门静脉高压症入院,行脾、肾静脉吻合术。

8-136 下列术前护理措施中正确的是
A. 禁止活动,减少出血机会

B. 失眠时可服用巴比妥类安眠药
C. 高糖、高脂肪饮食
D. 术前1天晚清洁灌肠
E. 术前常规插胃管

8-137* 该病人出院时护士需要对其进行预防上消化道出血的健康指导,最重要的是
A. 少吃脂肪和蛋白质类食物
B. 服用护肝药物
C. 经常服用维生素
D. 继续卧床休息
E. 饮食细软、不过烫

(8-138~8-139 共用题干)

患儿,男性,7月龄。因呕吐频繁、严重腹泻入院。

8-138 经医生诊断患儿属于重型腹泻,鉴于呕吐频繁,其禁食时间一般为
A. 6小时   B. 8小时
C. 9小时   D. 10小时
E. 12小时

8-139 经治疗后患儿的病情得到控制,但检查发现轻度贫血。在辅食方面,应指导家长为患儿添加
A. 粥   B. 蔬菜
C. 新鲜水果   D. 蛋黄
E. 牛奶

(8-140~8-143 共用题干)

病人,男性,45岁。因上腹部钝痛,伴反酸、腹胀、嗳气半年,近期出现消瘦、乏力入院。

8-140 为明确诊断,医嘱行大便隐血试验,其目的是
A. 检查粪便中有无异常代谢物
B. 检查粪便中有无血液
C. 检查粪便中有无寄生虫
D. 检查粪便性状
E. 检查粪便中有无致病菌

8-141 护士应告知病人留便的时间为入院后
A. 第1天   B. 第2天
C. 第3天   D. 第4天

E. 第 5 天

8-142 行大便隐血试验前正确的饮食是
    A. 进食新鲜绿色蔬菜,补充维生素
    B. 进食高脂肪饮食,刺激胆囊收缩排空
    C. 进食牛奶、豆制品及大白菜等清淡饮食
    D. 进食富含铁剂的食物,纠正机体贫血
    E. 进食动物高蛋白饮食,补充机体营养

8-143 经检查确诊为慢性胃溃疡,护士的饮食指导正确的是
    A. 食用易消化,富含热量、蛋白质及维生素食物
    B. 甜品可补充能量,宜多食
    C. 多食粗纤维的食品,促进胃肠消化
    D. 多喝牛奶,可修复受损组织,促进溃疡愈合
    E. 根据口味可食用辛辣食物,促进食欲

(8-144~8-146 共用题干)

病人,女性,65 岁。因肝硬化致食管胃底静脉曲张、腹水入院治疗。放腹水后出现幻觉、精神错乱,伴扑翼样震颤、脑电图异常等表现。

8-144* 该病人的护理措施中错误的是
    A. 低能量饮食
    B. 米醋加 0.9%氯化钠溶液灌肠
    C. 清除肠内积血
    D. 暂停蛋白质摄入
    E. 口服 50%硫酸镁溶液导泻

8-145* 目前给病人安排的饮食宜
    A. 给予富含粗纤维饮食
    B. 保证总能量和糖类摄入
    C. 补充大量维生素 A
    D. 给予高蛋白饮食
    E. 限制含钾食物的摄入

8-146* 经治疗,病人神志恢复后可逐渐给予蛋白质饮食,最适宜的选择是

A. 糖类
B. 蔬菜、水果
C. 动物蛋白质
D. 植物蛋白质
E. 每天蛋白质在 40 g 以上

(8-147~8-148 共用题干)

病人,女性,55 岁。确诊为急性胰腺炎,住院治疗。医嘱立即插胃管进行胃肠减压。

8-147* 护士携带用物到床边后,该病人拒绝插胃管,护士首先应
    A. 告诉其家属并请家属做病人的思想工作
    B. 把病人的拒绝转告给医生
    C. 告诉护士长并请护士长做病人的思想工作
    D. 接受该病人的拒绝
    E. 向该病人耐心解释插胃管的目的,并教她如何配合

8-148* 如果在插胃管过程中,该病人出现恶心、呕吐,护士首先应
    A. 加快插胃管速度以减轻反应
    B. 嘱病人头向后仰
    C. 立即拔出胃管以减轻反应
    D. 暂停插管并嘱病人深呼吸
    E. 继续插管并嘱病人做吞咽动作

(8-149~8-150 共用题干)

病人,男性,35 岁。因急性肾衰竭入院。

8-149 该病人的每天蛋白质供应需
    A. 低于 50 g   B. 低于 40 g
    C. 高于 40 g   D. 高于 50 g
    E. 高于 60 g

8-150* 下列肾衰竭少尿期或无尿期饮食的处理中不妥的是
    A. 能量供应以蛋白质为主
    B. 高维生素
    C. 可给予适量的脂肪乳剂
    D. 能量供应以糖类为主
    E. 高能量

第八章 饮食护理

(8-151～8-153 共用题干)

病人,男性,53岁,身高159 cm,体重78 kg。因消化道溃疡少量出血入院检查。

8-151 适宜病人的饮食是
A. 少渣饮食　　B. 流质饮食
C. 低脂肪饮食　D. 软质饮食
E. 低盐饮食

8-152 经治疗,病人出血停止。体格检查:体温36.5℃,脉搏84次/分,呼吸20次/分,血压170/95 mmHg。此时病人最适宜的饮食是
A. 高能量、少渣饮食
B. 高能量、高蛋白饮食
C. 高蛋白、高纤维素饮食
D. 低脂肪、低盐饮食
E. 低脂肪、少渣饮食

8-153 为进一步了解治疗效果,需做大便隐血试验,实验前1天病人可进食
A. 皮蛋　　　　B. 青菜
C. 土豆　　　　D. 牛肉
E. 火腿

(8-154～8-155 共用题干)

病人,男性,42岁。有胆石症病史3年。晚餐后突然出现右上腹阵发性剧烈疼痛,向右肩、背部放射,伴有恶心、呕吐、腹胀等症状。体格检查:体温38.9℃,脉搏112次/分,血压116/85 mmHg;右上腹部有压痛、肌紧张、反跳痛。实验室检查:白细胞计数$10.5×10^9$/L,中性粒细胞百分比0.79。

8-154 该病人突然腹痛最可能的原因是
A. 结石损伤十二指肠
B. 结石阻塞胆管下端,引起急性胰腺炎
C. 结石损伤胆囊黏膜
D. 胆囊收缩,结石排入十二指肠
E. 结石嵌顿于胆囊颈致胆囊强烈收缩

8-155 该病人非手术期间应采用的饮食是
A. 不忌油炸食品　B. 少量多餐
C. 低脂肪饮食　　D. 禁食
E. 清淡饮食

✎ **A4型单项选择题(8-156～8-159)**

(8-156～8-159 共用题干)

病人,男性,47岁。因蛛网膜下腔出血昏迷3天,经抢救病情渐稳定。现持续输液,鼻饲供给营养。

8-156 病人须行鼻饲进食,下列插管操作中哪项错误
A. 选择通气鼻腔,清洁鼻腔
B. 插管前,使病人去枕仰卧
C. 按从发际至剑突的长度插入胃管
D. 插到位后,注入少量温开水检查是否有气过水声
E. 用胶布固定胃管于鼻翼和面颊部

8-157 鼻饲前,食物应加热至
A. 30～35℃　　B. 35～37℃
C. 38～40℃　　D. 40～45℃
E. 45～50℃

8-158 下列鼻饲操作中正确的是
A. 每次鼻饲后应行口腔护理
B. 每次鼻饲至少间隔4小时
C. 普通胃管每月更换1次
D. 每次鼻饲量不超过300 ml
E. 更换鼻饲管应安排晚间拔管

8-159 治疗10天后,病人病情好转,已清醒,遵医嘱拔出胃管。下列操作中错误的是
A. 向病人解释以取得合作
B. 胃管末端夹紧置于弯盘内
C. 待病人吸气时拔管
D. 拔至咽喉处时快速拔出
E. 整理病床单位及用物

❋ **名词解释题(8-160～8-164)**

8-160 鼻饲法

8-161 基本饮食

8-162 治疗饮食
8-163 试验饮食
8-164 要素饮食

❋ 简述问答题(8-165～8-174)

8-165 什么是低盐饮食？适用于哪些病人？
8-166 为昏迷病人插胃管和拔管时应注意什么？
8-167 证实胃管在胃内有哪些方法？
8-168 什么是要素饮食？其应用方法有哪些？
8-169 低蛋白饮食的要求有哪些？适用于哪些病人？
8-170 使用要素饮食的注意事项有哪些？
8-171 高纤维素饮食宜选用哪些食物？
8-172 什么是无盐低钠饮食？有哪些要求？
8-173 少渣饮食有哪些要求？适用于哪些病人？
8-174 简述高蛋白饮食的饮食原则和用法。

❋ 综合应用题(8-175～8-177)

8-175 病人，女性，78岁。因胆石症、胆囊炎入院。体格检查：体温38℃，脉搏86次/分，呼吸20次/分；巩膜黄染，剑突下疼痛。

请解答：
(1) 该病人的饮食原则是什么？
(2) 3天后该病人需做胆囊造影，如何进行饮食指导。

8-176 病人，女性，53岁。有肝硬化病史10年，近日食欲明显减退，黄疸加重。今晨因剧烈咳嗽突然呕咖啡色液体约1 200 ml，排黑便2次，伴心悸、头晕、眼花，急诊入院。入院后4小时，病人突然出现嗜睡、神志恍惚。

请解答：
病人应采取哪种饮食？如何指导其家属为其准备适合的饮食？

8-177 病人，女性，35岁。因脑外伤入院。体格检查：体温37.9℃，脉搏82次/分，呼吸20次/分；意识不清，昏迷。

请解答：
(1) 病人不能由口进食，可采取哪种饮食护理？
(2) 如何测量胃管的长度？如何提高插管的成功率？
(3) 如给予要素饮食，怎样保证配制液不被污染、不变质？
(4) 应用要素饮食期间应如何做好监测？

答案与解析

选择题

A1型单项选择题

8-1	B	8-2	C	8-3	B	8-4	E
8-5	E	8-6	D	8-7	B	8-8	C
8-9	A	8-10	B	8-11	D	8-12	E
8-13	C	8-14	C	8-15	B	8-16	D
8-17	D	8-18	A	8-19	C	8-20	C
8-21	E	8-22	C	8-23	E	8-24	C
8-25	E	8-26	C	8-27	C	8-28	D
8-29	C	8-30	A	8-31	D	8-32	C
8-33	E	8-34	B	8-35	E	8-36	D
8-37	B	8-38	E	8-39	C	8-40	B
8-41	D	8-42	E	8-43	E	8-44	B
8-45	A	8-46	D	8-47	D	8-48	C
8-49	B	8-50	C	8-51	C	8-52	B
8-53	A	8-54	E	8-55	B	8-56	E
8-57	C	8-58	B				

A2型单项选择题

8-59	D	8-60	A	8-61	A	8-62	D
8-63	A	8-64	B	8-65	D	8-66	D

第八章 饮食护理

8-67	E	8-68	A	8-69	E	8-70	B
8-71	B	8-72	B	8-73	A	8-74	E
8-75	A	8-76	A	8-77	C	8-78	C
8-79	B	8-80	A	8-81	D	8-82	B
8-83	B	8-84	D	8-85	C	8-86	B
8-87	D	8-88	A	8-89	D	8-90	B
8-91	C	8-92	C	8-93	C	8-94	B
8-95	C	8-96	B	8-97	E	8-98	E
8-99	A	8-100	C	8-101	B	8-102	C
8-103	C	8-104	A	8-105	C	8-106	B
8-107	E	8-108	D	8-109	D	8-110	D
8-111	E	8-112	D	8-113	A	8-114	D
8-115	B	8-116	B	8-117	A	8-118	C
8-119	E	8-120	B	8-121	B		

A3型单项选择题

8-122	A	8-123	C	8-124	A	8-125	C
8-126	D	8-127	D	8-128	A	8-129	C
8-130	D	8-131	D	8-132	B	8-133	D
8-134	A	8-135	C	8-136	D	8-137	E
8-138	B	8-139	D	8-140	A	8-141	D
8-142	C	8-143	A	8-144	A	8-145	B
8-146	B	8-147	E	8-148	E	8-149	B
8-150	A	8-151	B	8-152	D	8-153	C
8-154	E	8-155	D				

A4型单项选择题

| 8-156 | D | 8-157 | C | 8-158 | E | 8-159 | C |

部分选择题解析

8-1 解析：高膳食纤维饮食适用于高脂血症、便秘、肥胖和糖尿病等病人。

8-2 解析：每天排出量包括尿量、粪便量以及其他排出液，如胸腔和（或）腹腔吸出液、胃肠减压吸出液、呕吐液、痰液、胆汁、伤口渗出液、引流液等。

8-4 解析：要素饮食又称要素膳、元素膳、化学膳，含有全部人体所需的营养，由人工配置，易于消化吸收，包含游离氨基酸、主要脂肪酸、单糖、维生素、无机盐类和微量元素。

8-6 解析：灌注饮食前后要注意观察胃管是否在胃中，每次鼻饲量不超过200 ml，每次鼻饲前应先回抽，间隔时间不少于2小时，鼻饲后用少量温水冲洗胃管。每天做口腔护理。

8-8 解析：两次鼻饲间隔时间不少于2小时，每次鼻饲量不超过200 ml。

8-10 解析：无盐低钠饮食，每天钠含量应<0.5 g。

8-13 解析：A、B为基本饮食。忌碘饮食用于进行甲状腺功能检查的病人，为检查试验饮食。高脂肪饮食用于胆囊造影的前1天，可使胆囊收缩、胆汁排空，有助于造影剂进入胆囊，为检查试验饮食。低蛋白饮食用于限制蛋白质摄入的病人，如尿毒症、急性肾炎、肝性脑病病人，为治疗饮食。

8-15 解析：胆囊造影前1天午餐给予高脂肪饮食，可使胆囊收缩、胆汁排空，有助于造影剂进入胆囊。

8-17 解析：胆囊造影的前1天晚餐进无脂肪、低蛋白、高糖类、清淡饮食，以减少胆汁分泌；胆囊造影前1天午餐给予高脂肪饮食，可使胆囊收缩、胆汁排空，有助于造影剂进入胆囊。

8-19 解析：A、B为治疗饮食，D、E为基本饮食。

8-21 解析：鼻饲饮食用于供给不能经口进食的病人流质食物、水分及药物。

8-24 解析：胃管插入的长度是耳垂到鼻尖的距离加上鼻尖到剑突的距离，成人一般是45～55 cm。

8-25 解析：锌能促进食欲、促进性器官和性功能的正常发育、促进机体发育和组织再生。而坏血病是缺乏维生素C的表现。

8-27 解析：鼻饲胃管要求每周更换，方法是晚上最后一次鼻饲后拔出胃管，次晨再由另一侧鼻孔插入。

8-38 解析：伤寒病人的病理改变在肠系膜，肠系膜水肿、充血，如进食生、硬、冷等刺激性食物，可增加肠蠕动，刺激肠壁造成出血、穿孔，可危及生命。

8-40 解析: 为昏迷病人插胃管至会厌部时,应将病人头部托起尽量将其的下颌贴近胸部,可增加咽喉部通道的弧度,有利于顺利地将胃管插入胃内。

8-42 解析: 长期鼻饲的病人无须每天更换胃管,橡胶类胃管一般每周更换 1 次,若胃管材质的组织相容性更好,如硅胶类可延长为 1 个月更换 1 次。

8-43 解析: 鼻饲饮食适用于昏迷、食管狭窄、口腔疾病、拒绝进食、食管气管瘘的病人,以及病情危重的婴幼儿、早产儿和某些手术后或肿瘤病人。

8-45 解析: 鼻饲法用于昏迷、不能由口进食的病人,以供给食物、药物,维持病人营养、治疗需要。但是食管胃底静脉曲张的病人插管时容易引起胃底静脉破裂而致大出血,故禁用。

8-46 解析: 鼻饲液灌完后,维持原卧位 20~30 分钟,可促进食物消化、吸收,防止呕吐。

8-47 解析: 长期鼻饲的病人应每天进行口腔护理,胃管每周更换。

8-48 解析: 插鼻饲管时为易于插管,清醒者可根据病情采取半坐卧位或坐位,无法坐起者取右侧卧位。昏迷病人可取去枕平卧位,头向后仰,避免胃管误入气管。

8-50 解析: 记录病人 24 小时液体出入量,可为明确诊断、确定治疗方案、制订护理计划提供依据。适用于休克、大手术后、大面积烧伤,以及心脏病、肝硬化伴腹水、肾病等病人。

8-54 解析: 碘造影检查在造影前 1~2 天须先做碘过敏试验,阴性者方可做碘造影检查。

8-57 解析: 要素饮食适用于低蛋白血症、严重烧伤、胃肠道瘘、急性胰腺炎、短肠综合征、晚期癌症等病人。

8-59 解析: 每天液体摄入量包括每天饮水量、输液量、输血量、食物中的含水量等。

8-65 解析: 胆囊造影饮食方法:造影前 1 天午餐进高脂肪饮食,使胆囊收缩、胆汁排空,有助于造影剂进入胆囊;造影前 1 天晚餐进无脂肪、低蛋白、高糖类、清淡的饮食,以减少胆汁分泌;晚餐后口服造影剂,禁食至次日上午。造影检查当天,禁食早餐,第 1 次摄 X 线片,如果胆囊显影良好,再嘱病人进食高脂肪餐;待 30 分钟后第 2 次摄 X 线片,观察胆囊的收缩情况。

8-66 解析: 治疗前 7~60 天,禁食含碘高的食物,需禁食 60 天的有海带、紫菜、海蜇、淡菜、苔菜等;需禁食 14 天的有海蜓、干贝、毛蚶、蛏子等;需禁食 7 天的有带鱼、鲳鱼、黄鱼、虾等。

8-68 解析: 要素饮食适用于低蛋白血症、胃肠道瘘、严重烧伤、短肠综合征、急性胰腺炎、晚期癌症等病人,由人工配制,含有全部人体生理需要的营养成分,是不需消化或很少消化即可吸收的无渣饮食。

8-70 解析: 要素饮食的饮食原则:温度保持在 38~40℃,可口服、鼻饲造瘘置管滴注,滴速 40~60 滴/分,最快不宜超过 150 ml/h。

8-72 解析: 医院饮食包括基本饮食、治疗饮食、试验饮食。其中基本饮食包括普通饮食、软质饮食、半流质饮食、流质饮食。本题为老年病人,有数颗牙缺失,显然应采用软质饮食。

8-74 解析: 每天液体摄入量包括每天饮水量、食物中的含水量、输液量、输血量等。引流量属于排出量,不应记录在摄入量内。

8-75 解析: 水果中通便的是纤维素,纤维素本身不被吸收,能使粪便膨胀,刺激结肠蠕动,改善症状。

8-78 解析: 低胆固醇饮食适用于高胆固醇血症、动脉粥样硬化、严重烧伤、冠心病等病人。饮食原则:成人胆固醇摄入量低于 300 mg/d,禁用或少用含胆固醇高的食物,如动物内脏、蛋黄、动物脑、鱼子等。

8-80 解析: 判断胃管在胃里的方法有 3 种:①用注射器回抽有胃液抽出;②将胃管末端放入水中无气体逸出;③胃管中打入 10 ml 空气有气过水声。护理过程中鼻饲量每次不超过 200 ml,每天进行口腔护理,每次喂食间隔不少于 2 小时。在没有确定胃管是否在胃内前不可以鼻饲。

第八章 饮食护理

8-86 解析: 低胆固醇饮食适用于冠心病、胆囊炎、高胆固醇血症、胆石症、肾病综合征等病人;低脂肪饮食适用于冠心病、胆道疾病、高胆固醇血症、胆囊炎、肝或胰疾病及腹泻病人;低蛋白饮食适用于急性肾炎、肝性脑病、尿毒症病人;低盐饮食适用于心脏病、肝硬化腹水、急性肾炎、重度高血压但水肿较轻的病人。患慢性胆囊炎时应忌油腻,所以只有低脂肪饮食是符合要求的。

8-88 解析: 插胃管时如出现呛咳、呼吸困难、发绀等现象,表示误入气管,应立即拔出,待病人休息片刻后,重新插入胃管。

8-89 解析: 该病人所患疾病为伤寒,笋为粗纤维食物,容易刺激和损伤伤寒病人的肠壁。

8-90 解析: 插管时如病人出现恶心,应暂停插管,嘱病人做深呼吸或吞咽动作。

8-92 解析: 高热量饮食适用于热量消耗较高的病人;高蛋白饮食适用于高代谢性疾病的病人;低脂肪饮食适用于高脂血症、冠心病、动脉粥样硬化、腹泻、肥胖病人及肝、胆、胰疾病病人;高膳食纤维饮食适用于肥胖、糖尿病、大便干结、习惯性便秘病人。维生素是维持和调节机体正常代谢的重要物质,高维生素饮食有助于病人机体修复和代谢的调节。

8-95 解析: 低脂肪饮食适用于肝、胆、胰疾病病人及高脂血症、冠心病、动脉粥样硬化、腹泻、肥胖病人。

8-98 解析: 对于风湿性心脏病(简称风心病)伴心功能不全、严重水肿病人,要求无盐低钠饮食(每天摄入盐低于 0.5 g)。

8-103 解析: 鼻饲管要求每周更换,方法是插管后第 7 天晚最后一次鼻饲后拔出胃管,次晨再由另一侧鼻孔插入。拔胃管时,应将弯盘置于病人下颌下,揭去固定的胶布,将胃管末端夹紧放于弯盘内,将纱布包裹近鼻孔处的胃管,边拔便用纱布擦胃管,到近咽喉处时应迅速将胃管拔出,以免液体滴入气管。拔出后将胃管盘起放在弯盘中,协助病人清洁口、鼻及面部。

8-106 解析: 每天液体排出量包括尿量、粪便量以及其他排出液,如痰液、胃肠减压吸出液、胸腔和(或)腹腔吸出液、伤口渗出液、呕吐液、胆汁引流液等。

8-107 解析: 要素饮食持续滴注时,需利用输液泵保持恒定速度,温度在 41~42℃,在 12~24 小时内持续滴入的速度由 40~60 滴/分,逐渐递增至 120 ml/h,最高可达 150 ml/h,以便胃肠适应对要素饮食的吸收。

8-109 解析: 大便隐血试验要求试验前 3 天禁食肉类、动物血和肝脏、含铁剂药物及绿色蔬菜以免产生假阳性反应,可食用豆制品、牛奶、冬瓜、土豆、白菜、粉丝、马铃薯等。

8-112 解析: 鼻饲导管对鼻腔、消化道会造成一定的刺激,所以能够经口进食的病人,尽量不选择鼻饲饮食。该病人口腔溃烂,疼痛难忍,且处于高热状态,应选择流质饮食。

8-115 解析: 要素饮食的饮食原则:可口服、鼻饲或造瘘置管滴注,温度保持在 38~40℃,滴速 40~60 滴/分,最快不宜超过 150 ml/h。

8-120 解析: 该病人年纪较大,为癌症晚期,极度消瘦,营养不良,机体抵抗力降低,长期卧床活动少,需要鼻饲喂食,呼吸道分泌物不易排出,易致肺部感染。

8-129 解析: 医院基本饮食包括普通饮食、软质饮食、半流质饮食及流质饮食。各种饮食区别见表 8-1。病人心脏大手术后,且有发热,故应选择流质饮食。

表 8-1 医院基本饮食

种类	适用范围	饮食原则	举例
普通饮食	病情较轻,疾病恢复期,无发热、消化道疾病病人	易消化、无刺激性食物,营养平衡	除外油煎、强烈调味品及易胀气食物
软质饮食	老、幼年病人,术后恢复期,咀嚼不便、消化不良和低热病人	以软、烂为主,易咀嚼消化	软饭、面条、切碎煮烂的菜、肉等

续 表

种类	适用范围	饮食原则	举例
半流质饮食	体弱、术后病人及发热、口腔疾病、咀嚼不便、消化不良等病人	少食多餐,半流质,食物无刺激性,易咀嚼、吞咽,纤维素含量少	粥、面条、蒸鸡蛋、馄饨、肉末、豆腐、碎菜叶等
流质饮食	病情危重、高热和各种大手术后病人	食物呈液态,易吞咽、消化	乳类、豆浆、藕粉、米汤、菜汁、果汁等

8-130 解析: 病情危重、高热和各种大手术后的病人饮食为流质饮食,食物有豆浆、菜汁、果汁、米汤等。肉类、米饭、青菜属于普通饮食,面条属于软质或半流质饮食。

8-131 解析: 流质饮食因所含热量及营养素不足,故只能短期应用。必要时需辅助静脉营养。A、B、C 选项为流质饮食的原则。流质饮食只能短期应用,随疾病康复应逐渐过渡至普通饮食或软质饮食。

8-137 解析: 门静脉高压症行脾、肾静脉分流术,术后病人食管下段曲张静脉虽然压力减低,但是仍然存在破裂出血的可能,因此饮食细软、不过烫,不食瓜子、核桃等较硬食物仍然是预防消化道出血的关键。

8-144 解析: 肝性脑病病人应以高糖补充能量,暂停蛋白质摄入以减少肠内氨的产生,清除肠内积血以减少氨的吸收,米醋加 0.9% 氯化钠溶液以减少氨的产生和吸收,口服 50% 硫酸镁溶液导泻,保持大便通畅,以减少肠道细菌产生氨。

8-145 解析: 肝性脑病病人机体消耗大,且需要限制蛋白质的摄入,应以高糖补充机体所需能量,而病人食管静脉曲张,应禁食富含粗纤维的食物,以免引起曲张血管破裂;病人可能发生低钾血症,因此限制含钾食物的摄入也不是恰当的。

8-146 解析: 肝性脑病病人必须严格控制蛋白质摄入量,以减少氨的生成。肝性脑病恢复期的病人供给蛋白质应从低量开始。因此,限制动物性蛋白质的摄入,从植物蛋白质开始。

8-147 解析: 胃肠减压是治疗急性胰腺炎的重要措施,通过胃肠减压吸出胃肠道内的气体和液体,减少胃肠道的刺激,减少胰腺分泌消化酶,减轻呕吐与腹胀。故护士应耐心解释插胃管的目的,取得病人的配合。

8-148 解析: 插管时如病人出现恶心,应暂停插管,嘱病人做深呼吸或吞咽动作。

8-150 解析: 肾衰竭病人应限制蛋白质摄入,选择优质低蛋白饮食;应多补充蔬菜和含糖量高的食物,维持正常能量摄入。

名词解释题

8-160 鼻饲法是将导管经鼻腔插入胃内,从管内灌注流质食物、水分和药物的方法。

8-161 基本饮食是对营养素的种类、摄入量不做限定性调整的一种饮食,包括普通饮食、软质饮食、半流质饮食和流质饮食。

8-162 治疗饮食是指在基本饮食的基础上,根据病情需要适当调整总能量和营养素,以达到改善和治疗疾病的目的。

8-163 试验饮食又称诊断饮食,即在特定时间内,通过对饮食内容的调整以协助疾病的诊断和提高试验检查结果的正确性。

8-164 要素饮食是一种化学精制食物,含有全部人体所需的易于消化、吸收的营养成分,无须经过消化过程即可直接被肠道吸收。

简述问答题

8-165 每天可用食盐不超过 2 g(不包括食物内自然存在的氯化钠),同时禁用腌制品,称为低盐饮食。可用于心脏病、急性或慢性肾炎、肝硬化腹水、重度高血压但水肿较轻病人。

8-166 为昏迷病人插胃管和拔管时应注意:①插管前先协助病人去枕、头后仰,当胃管插入 15 cm 时,左手将病人头部托起,使其下颌靠近胸骨柄,以增大咽喉部通道的弧度,提高插管成功率。②拔管时夹紧胃管末端,拔到咽喉处时快速拔出,以免液体滴入气管。

8-167 证实胃管在胃内的方法:①连接注射器抽出胃液;②将胃管末端置于盛水的治疗碗

内,无气泡逸出;③置听诊器于病人胃部,快速经胃管向胃内注入 10 ml 空气,听到气过水声。

8-168　要素饮食又称要素膳、化学膳、元素膳,是一种化学组成明确的精制食品,含有人体所必需的易于消化吸收的营养成分。其主要特点是无须消化过程即可直接被肠道吸收和利用,为人体提供能量和营养。应用方法有分次注入、间隙滴注、连续滴注 3 种。

8-169　低蛋白饮食应多补充蔬菜和含糖量高的食物,维持正常能量摄入。成人饮食中的蛋白质摄入量<40 g/d,视病情需要也可为 20～30 g/d。肾衰竭者应摄入动物性蛋白,忌用豆制品;肝病病人应以植物性蛋白为主。低蛋白饮食适用于需限制蛋白质摄入的病人,如急性肾炎、肝性脑病、尿毒症病人。

8-170　使用要素饮食的注意事项:①配制要素饮食时应严格执行无菌操作原则,所有配制用具均需消毒灭菌后使用。②每一种要素饮食的具体营养成分、用量、浓度、滴入速度应根据病人的具体病情由临床医生、责任护士和营养师共同商议而定。一般原则是由低、少、慢开始,逐步增加,待病人耐受后再稳定配餐标准、用量和速度。③要素饮食的口服温度一般为 37℃,鼻饲、经造瘘口注入的温度为 41～42℃。④已配制好的溶液应放在 4℃以下的冰箱内保存,防止细菌污染。配制好的要素饮食应保证于 24 小时内用完,防止放置时间过长而变质。⑤要素饮食滴注前后应用温开水冲净管腔,以防食物积滞在管腔中发生腐败变质。⑥停用要素饮食须逐渐减量,防止骤停引起低血糖反应。⑦应用要素饮食期间,定期检查血糖、尿糖、血尿素氮、电解质、肝功能等指标,观察尿量、大便次数及性状,并记录。⑧滴注过程中应经常巡视观察病人,如出现恶心、呕吐、腹胀、腹泻等症状,应及时查明原因并做相应处理。

8-171　高纤维素饮食宜选用的食物有韭菜、芹菜、卷心菜、豆类、粗粮、竹笋等。

8-172　无盐饮食是指除食物中自然含钠量外,不放食盐烹调,食物中含盐量<0.7 g/d。低钠饮食是指除无盐外,还须控制食物中自然存在的含盐量<0.5 g/d。两者均禁用腌制食品。无盐低钠饮食,还应禁用含钠的食物和药物,如含碱食品(油条、挂面)、汽水(含碳酸氢钠)和碳酸氢钠药物等。

8-173　少渣饮食是指控制食用含纤维素多的食物,如粗粮、韭菜、竹笋、芹菜等,不用强刺激调味品及坚硬带碎骨、鱼刺的食物,对肠道疾病病人还需少用油。少渣饮食适用于伤寒、痢疾、肠炎、腹泻、食管胃底静脉曲张、咽喉部及消化道手术的病人。

8-174　高蛋白饮食的饮食原则是在基本饮食的基础上增加蛋白质丰富的食物,如肉类、鱼类、蛋类、乳类、豆类等。蛋白质供应量为 $1.5～2$ g/(kg·d),但总量不超过 120 g/d,总热量为 $10.46～12.55$ MJ/d。

综合应用题

8-175　(1) 该病人的饮食原则:低脂肪饮食,少用油,禁用肥肉、蛋黄、动物脑。每天脂肪量少于 40 g,尤其要限制动物脂肪的摄入。

(2) 检查前 1 天中午进高脂肪餐刺激胆囊收缩和排空,有助于显影剂进入胆囊;晚餐进无脂肪、低蛋白、高糖类饮食;晚餐后服造影剂,禁食、禁水至次日上午。检查当天早晨禁食,第 1 次摄片后,如胆囊显影良好,可进高脂肪餐(2 只油煎荷包蛋或高脂肪方便餐),30 分钟后第 2 次摄片观察。

8-176　在饮食上,肝性脑病病人必须严格控制蛋白质摄入量以减少氨的生成,宜采取低蛋白饮食。肝性脑病恢复期病人供给蛋白质应从少量开始,视病情需要 20～30 g/d,从植物性蛋白开始,限制动物性蛋白质的摄入。该病人有食管胃底静脉曲张出血情况应禁食富含粗纤维的食物,以免再次引起曲张血管破裂。另外,病人也可因摄入钾少而发生低钾血症,应适当保证含钾食物的摄入。

8-177　(1) 采取鼻饲法。

(2) 胃管插入长度一般为前额发际至胸骨

剑突处,或由鼻尖经耳垂再至胸骨剑突处的距离,一般成人为 45～55 cm。插管前协助病人去枕、头后仰。当胃管插入 15 cm 时,左手将病人的头部托起使下颌靠近胸骨柄,缓缓插入胃管至预定长度,以提高插管的成功率。

(3) 配制要素饮食注意无菌操作,所有的用物均需消毒灭菌。配置好的要素饮食在 4℃以下冰箱内冷藏,并在 24 小时内用完,保证配制液不变质、不污染。

(4) 应用要素饮食期间要定期检查血糖、尿糖、血尿素氮、电解质、肝功能等指标,观察尿量、大便次数及性状,并记录体重,做好营养评估。

(张　默)

第九章

排泄护理

❋ 选择题(9-1~9-200)

✎ A1型单项选择题(9-1~9-85)

9-1 生成尿液的器官是
　　A. 膀胱　　　　B. 尿生殖膈
　　C. 输尿管　　　D. 肾脏
　　E. 尿道

9-2 人体的主要排泄系统是
　　A. 皮肤和泌尿系统
　　B. 泌尿系统和消化系统
　　C. 呼吸系统和消化系统
　　D. 皮肤和呼吸系统
　　E. 消化系统和皮肤

9-3 多尿是指24小时尿量
　　A. >2 500 ml　　B. <500 ml
　　C. 1 000~2 000 ml　D. <100 ml
　　E. <400 ml

9-4 少尿是指24小时尿量
　　A. <17 ml　　　B. <300 ml
　　C. 1 000~2 000 ml　D. <100 ml
　　E. <400 ml

9-5 少尿是指每小时尿量少于
　　A. 500 ml　　　B. 45 ml
　　C. 28 ml　　　 D. 100 ml
　　E. 17 ml

9-6* 病理情况下引起多尿的原因常见于
　　A. 神经系统发育不完善
　　B. 肾小管浓缩功能不全
　　C. 肾小球滤过增加
　　D. 泌尿系统发育不成熟

　　E. 抗利尿激素分泌增多

9-7 正常成人24小时尿量是
　　A. 1 500~2 500 ml
　　B. 2 000~2 500 ml
　　C. 500~2 500 ml
　　D. 1 000~2 000 ml
　　E. 2 500~3 000 ml

9-8 正常成人24小时平均尿量是
　　A. 2 500 ml左右　B. 1 000 ml左右
　　C. 500 ml左右　　D. 2 000 ml左右
　　E. 1 500 ml左右

9-9* 下列哪项情况有助于尿液排出
　　A. 膀胱逼尿肌舒张
　　B. 尿道内括约肌收缩
　　C. 尿道外括约肌舒张
　　D. 阴部神经兴奋
　　E. 盆神经抑制

9-10 膀胱肿瘤病人采取导尿术的目的是
　　A. 测量膀胱容量
　　B. 进行膀胱腔内治疗
　　C. 测量残余尿量
　　D. 取尿标本做细菌培养
　　E. 引流尿液,减轻痛苦

9-11* 下列对尿道结构和功能的叙述中错误的是
　　A. 男性尿道与生殖系统有关
　　B. 尿液排出体外的通道
　　C. 男性尿道长且有3个狭窄
　　D. 女性尿道短、直、粗,易发生感染
　　E. 括约肌受意志控制尿道的开闭

— 177 —

9-12 成人膀胱内尿液充盈达多少毫升可产生尿意
  A. 400～500 ml   B. 600～700 ml
  C. 200～300 ml   D. 800～900 ml
  E. 1 000～1 500 ml

9-13 反映肾脏功能的重要指标是
  A. 尿液颜色   B. 尿液的量
  C. 尿液气味   D. 尿液次数
  E. 尿液形态

9-14 下列正常情况下成人尿量与次数的叙述中哪项错误
  A. 夜间通常 2～3 次
  B. 24 小时平均尿量 1 500 ml
  C. 每次尿量 200～400 ml
  D. 24 小时尿量 1 000～2 000 ml
  E. 一般白天 3～5 次

9-15 儿童膀胱内尿液充盈达多少毫升可产生尿意
  A. 350～400 ml   B. 50～200 ml
  C. 200～300 ml   D. 400～450 ml
  E. 300～350 ml

9-16 真性尿失禁的原因是
  A. 膀胱括约肌张力减低
  B. 排尿活动失去大脑皮质的控制
  C. 膀胱内压增高
  D. 骨盆底部肌肉及韧带松弛
  E. 脊髓初级排尿中枢活动受抑制

9-17 下列哪项是动力性梗阻引起尿潴留的病因
  A. 疾病导致的不能用力排尿
  B. 尿液存留过多使膀胱收缩无力
  C. 肿瘤压迫尿道引起排尿困难
  D. 脊髓初级排尿中枢活动障碍
  E. 前列腺肥大压迫尿道引起排尿困难

9-18* 下列引起真性尿失禁的原因中错误的是
  A. 支配膀胱括约肌的神经损伤
  B. 膀胱括约肌损伤
  C. 骨盆底部韧带松弛
  D. 膀胱-阴道瘘
  E. 初级排尿中枢与大脑皮质联系受损

9-19 下列哪项是机械性梗阻引起尿潴留的病因
  A. 麻醉剂导致脊髓初级排尿中枢抑制
  B. 外伤引起的脊髓损伤
  C. 疾病因素导致的不能用力排尿
  D. 尿液存留过多使膀胱收缩无力
  E. 前列腺肥大压迫尿道引起排尿困难

9-20 假性尿失禁的原因是
  A. 骨盆底部肌肉松弛
  B. 膀胱括约肌张力降低
  C. 肥胖
  D. 脊髓初级排尿中枢活动受抑制
  E. 骨盆底部韧带松弛

9-21 膀胱刺激征的临床表现是
  A. 尿频、尿急、尿多
  B. 尿频、尿急、尿痛
  C. 尿急、尿频、尿少
  D. 尿频、尿多、尿痛
  E. 尿急、尿痛、尿少

9-22 压力性尿失禁多见于
  A. 老年男性   B. 中老年女性
  C. 盆腔手术后病人 D. 前列腺肥大者
  E. 全身麻醉后病人

9-23 膀胱三角区或后尿道的刺激可导致
  A. 尿急   B. 尿痛
  C. 尿频   D. 尿多
  E. 尿少

9-24 正常尿液呈
  A. 棕红色   B. 黄绿色
  C. 淡黄色   D. 乳白色
  E. 黄褐色

9-25 乳糜尿多见于
  A. 肾病综合征 B. 丝虫病
  C. 肾结核   D. 酮症酸中毒
  E. 泌尿系统感染

9-26 血尿多见于
  A. 恶性疟疾   B. 肝性脑病

C. 阻塞性黄疸　　D. 溶血
E. 泌尿系统肿瘤

9-27 红细胞含量多时尿液呈
A. 浓茶色　　B. 酱油色
C. 暗红色　　D. 洗肉水色
E. 黄褐色

9-28 溶血时尿液呈
A. 洗肉水色　　B. 深黄色
C. 暗红色　　D. 黄褐色
E. 酱油色

9-29 胆红素尿时尿液呈
A. 洗肉水色　　B. 深黄色
C. 酱油色　　D. 黄褐色
E. 浓茶色

9-30* 下列有关尿液透明度的叙述中不妥的是
A. 正常新鲜尿液清澈透明
B. 正常尿液出现沉淀物,加酸后澄清
C. 正常尿液放置后出现微量沉淀物
D. 蛋白尿可使尿液透明度降低
E. 正常尿液出现沉淀物,加热后澄清

9-31 恶性疟疾病人的尿液呈
A. 深黄色　　B. 浓茶色
C. 洗肉水色　　D. 红棕色
E. 乳白色

9-32* 胆总管被阻塞形成胆红素尿时尿液呈
A. 浓茶色　　B. 酱油色
C. 乳白色　　D. 深黄色
E. 浅黄色

9-33 下列对尿液酸碱反应的叙述中不妥的是
A. 酸中毒病人尿液呈强酸性
B. 进食大量肉类时尿液呈酸性
C. 正常尿液呈弱酸性
D. 进食大量蔬菜时尿液呈碱性
E. 严重呕吐病人尿液可呈弱酸性

9-34 尿比重正常波动范围是
A. 1.015~1.025　　B. 1.010~1.015
C. 1.005~1.010　　D. 1.030~1.035
E. 1.025~1.030

9-35 正常尿液 pH 值是
A. 4.5~7.0,平均为 5.5
B. 4.5~7.5,平均为 6.0
C. 5.5~7.0,平均为 6.0
D. 5.5~7.5,平均为 6.5
E. 6.0~7.5,平均为 6.5

9-36 尿液性状的评估内容不包括
A. 颜色　　B. 比重
C. 气味　　D. 糖含量
E. 透明度

9-37 下列影响排尿的因素中正确的是
A. 过度焦虑会出现尿频、尿急
B. 过度紧张可出现尿潴留
C. 酒精饮料易造成水钠潴留
D. 妇女月经开始,尿量增加
E. 夏季炎热可导致尿量减少

9-38 影响排尿的因素不包括下列哪项
A. 气候因素　　B. 心理因素
C. 职业因素　　D. 个人习惯
E. 文化因素

9-39* 若尿比重经常波动在 1.010 左右,提示
A. 酸碱平衡失调　　B. 电解质紊乱
C. 肾衰竭　　D. 血液循环不足
E. 泌尿系统感染

9-40 易造成水钠潴留、尿量减少的食物是
A. 咖啡　　B. 含盐高的饮料
C. 酒　　D. 茶
E. 水果、蔬菜

9-41 导尿术的目的不包括下列哪项
A. 测量膀胱容量　　B. 进行膀胱造影
C. 解除尿潴留　　D. 治疗尿路感染
E. 检查残余尿量

9-42* 下列影响排尿的生理因素中正确的是
A. 妊娠子宫压迫膀胱出现尿急
B. 老年男性前列腺肥大出现排尿困难
C. 婴儿没有控制排尿的能力
D. 老年人膀胱肌张力减弱出现尿频
E. 妇女月经前有尿量减少的现象

9-43 下列哪项与尿潴留无关
A. 前列腺肥大　　B. 应用抗生素
C. 应用麻醉剂　　D. 泌尿系统狭窄
E. 泌尿系统结石

9-44 婴幼儿能够自我控制排尿的年龄一般为
A. 1～2 岁　　　B. 3～4 岁后
C. 2～3 岁后　　D. 5～6 岁后
E. 4～5 岁后

9-45 留置导尿的病人尿常规检查应
A. 每周 1 次　　B. 每周 2 次
C. 每 2 周 1 次　D. 隔天 1 次
E. 每天 1 次

9-46 导尿时若需做尿培养，需用无菌试管接取中段尿
A. 6 ml　　　　B. 4 ml
C. 7 ml　　　　D. 3 ml
E. 5 ml

9-47 尿潴留病人第 1 次放尿不应超过
A. 1 000 ml　　B. 500 ml
C. 800 ml　　　D. 1 200 ml
E. 1 500 ml

9-48 为留置导尿的病人更换导尿管的频率为
A. 1 次/2 天　　B. 1 次/天
C. 1 次/周　　　D. 1 次/3 天
E. 1 次/2 周

9-49 糖尿病酮症酸中毒时尿液有
A. 氨臭味　　　B. 蒜味
B. 大蒜味　　　D. 苦味
E. 烂苹果味

9-50 不宜通过导尿术来解除的尿潴留是
A. 泌尿系统外伤
B. 前列腺肥大
C. 应用麻醉剂
D. 过度焦虑诱尿无效
E. 膀胱过度充盈致收缩无力

9-51 下列关于尿失禁病人的护理措施中错误的是
A. 保持会阴部清洁干燥
B. 理解与尊重病人
C. 控制饮水，减少尿量
D. 指导病人锻炼盆底部肌肉
E. 长期尿失禁的病人可留置导尿

9-52 下列预防留置导尿病人尿路感染的护理措施中错误的是
A. 每天定时更换集尿袋
B. 保持尿道口清洁，每天消毒 1～2 次
C. 每周更换导尿管 1 次
D. 持续引流尿液
E. 鼓励病人多饮水

9-53 为女性病人导尿时，导尿管插入的长度为
A. 2～3 cm　　B. 4～6 cm
C. 6～8 cm　　D. 3～4 cm
E. 8～10 cm

9-54 为男性病人导尿时，导尿管插入的长度为
A. 14～16 cm　B. 12～14 cm
C. 16～18 cm　D. 20～22 cm
E. 18～20 cm

9-55 为男性病人插导尿管时，应提起阴茎与腹壁成
A. 40°　　　　B. 90°
C. 60°　　　　D. 50°
E. 30°

9-56 宜用于膀胱冲洗的溶液是
A. 0.9%氯化钠溶液
B. 5%硼酸溶液
C. 0.2%呋喃西林溶液
D. 0.1%新霉素溶液
E. 1%新霉素溶液

9-57 下列关于女性病人导尿的操作中哪项错误
A. 病人取仰卧屈膝位
B. 脱下近侧裤腿盖到对侧腿上
C. 第 2 次消毒顺序自上而下、由内向外再向内
D. 初次消毒外阴的顺序为自上而下、由外向内

E. 导尿管插入尿道 4~6 cm，见尿再插 1~2 cm

9-58 为男病人导尿时，提起阴茎与腹壁呈 60°，其目的是
A. 使耻骨前弯消失
B. 使耻骨下弯消失
C. 使尿道口扩张
D. 使尿道膜部扩张
E. 使尿道外口扩张

9-59* 下列有关膀胱冲洗操作的注意事项中错误的是
A. 病人出现腹痛、腹胀暂停冲洗
B. 严格执行无菌操作
C. 引流量少于灌入量应用力回抽
D. 冲洗时嘱病人深呼吸以减轻疼痛
E. 出血较多或血压下降的报告医生

9-60 控制排便活动的部位是
A. 肛门内括约肌
B. 脊髓腰骶段
C. 大脑皮质
D. 肛门外括约肌
E. 直肠壁内感受器

9-61 属于排便次数异常的是
A. 每天超过 2 次
B. 每周少于 4 次
C. 每周少于 5 次
D. 每周少于 3 次
E. 每天少于 1 次

9-62* 导致排便失禁的常见疾病下列哪项除外
A. 胃肠道疾病
B. 甲状腺功能减退症
C. 情绪失调
D. 瘫痪
E. 精神障碍

9-63 下列对粪便颜色的叙述中哪项正确
A. 胆道梗阻时呈米泔水样
B. 婴幼儿的粪便呈黄色或金黄色
C. 肠套叠时呈暗绿色
D. 霍乱、副霍乱时呈陶土色
E. 上消化道出血时呈无光泽褐色

9-64 下列对粪便性状的叙述中哪项错误
A. 正常时为成形软便
B. 便秘时呈栗子样
C. 消化不良时呈坚硬栗子样
D. 急性肠炎时呈水样便
E. 直肠狭窄时呈带状便

9-65 可导致病人排便失禁的疾病是
A. 大肠癌
B. 脊髓损伤
C. 结肠炎
D. 脑卒中
E. 甲亢

9-66* 可导致便秘的药物是
A. 缓泻药
B. 维生素
C. 止泻药
D. 抗生素
E. 麻醉剂

9-67 大量不保留灌肠的目的不包括下列哪项
A. 肠镜检查前
B. 高热降温
C. 镇静催眠
D. 术前准备
E. 解除便秘

9-68 禁止灌肠的病人是下列哪种
A. 分娩前
B. 结肠炎感染
C. 粪便嵌塞
D. 术前准备
E. 急腹症

9-69* 下列消化系统常见症状的护理措施中不妥的是
A. 便秘时进食高纤维素食物
B. 肠胀气时腹部按摩
C. 粪便嵌塞时行油脂类灌肠
D. 腹泻时多饮梅子汁
E. 排便失禁者做盆底肌收缩运动

9-70 大量不保留灌肠过程中，不需要终止操作的情况是
A. 脉速
B. 心慌
C. 腹胀有便意
D. 气急
E. 剧烈腹痛

9-71 禁用 0.9% 氯化钠溶液灌肠的病人是
A. 肝性脑病病人
B. 高热中暑病人
C. 心力衰竭病人
D. 孕妇分娩前
E. 伤寒病人

9-72 0.1%~0.2% 肥皂水灌肠液禁用于
A. 高热病人
B. 便秘

C. 心力衰竭病人　　D. 肝性脑病病人
E. 肾炎病人

9-73* 小量不保留灌肠适用于
A. 高热降温　　　B. 镇静催眠
C. 急腹症　　　　D. 肠道X线检查
E. 腹部手术后肠胀气

9-74 保留灌肠时抬高臀部的目的是
A. 防止药液溢出　B. 尽快到达病灶
C. 减轻药液刺激　D. 促进药液吸收
E. 保证起效迅速

9-75 下列不适用保留灌肠的病人是
A. 阿米巴痢疾病人 B. 慢性痢疾病人
C. 高热惊厥病人　D. 肛裂术后病人
E. 失眠病人

9-76 下列适宜保留灌肠的病人是
A. 排便失禁病人
B. 结肠切除术后病人
C. 肠道感染病人
D. 肛裂手术后病人
E. 胃大部切除术后病人

9-77 下列不适宜使用肥皂栓简易通便的病人是
A. 年老体弱病人
B. 肛门黏膜溃疡病人
C. 腹部手术前病人
D. 腹部手术后病人
E. 孕妇和产妇

9-78 口服高渗溶液清洁肠道适用于
A. 解除便秘　　　B. 治疗肠道疾病
C. 分娩前准备　　D. 减轻水钠潴留
E. 结肠检查前肠道准备

9-79* 肛管排气时,长时间保留肛管可导致
A. 慢性难治性腹泻
B. 剧烈腹痛肠痉挛
C. 肛门周围黏膜充血
D. 腹内压减低虚脱
E. 肛门括约肌永久性松弛

9-80 下列灌肠操作中与尊重病人无关的是
A. 操作前告知灌肠目的
B. 尽量减少病人躯体暴露
C. 操作过程注意环境隐蔽
D. 感觉不适立即停止操作
E. 耐心认真告知注意事项

9-81 阿米巴痢疾或肠套叠病人的粪便呈
A. 黄褐色　　　　B. 果酱样
C. 柏油样　　　　D. 鲜红色
E. 陶土样

9-82 下列关于便秘病人健康教育中错误的是
A. 定时排便
B. 多吃蔬菜
C. 每天摄入液体1 500 ml
D. 卧床休息、减少活动
E. 适当摄入油脂类食物

9-83 下列对腹泻病人的护理操作中哪项不妥
A. 卧床休息,减少体力消耗
B. 少饮水,减少体力消耗
C. 遵医嘱补液
D. 观察排便情况
E. 做好健康教育

9-84 保留灌肠的溶液不宜超过
A. 50 ml　　　　　B. 100 ml
C. 150 ml　　　　D. 500 ml
E. 200 ml

9-85 肛管排气时,肛管保留的时间一般不超过
A. 30分钟　　　　B. 60分钟
C. 20分钟　　　　D. 120分钟
E. 5分钟

✏️ **A2型单项选择题(9-86～9-150)**

9-86 病人,男性,70岁。因慢性肾衰竭住院治疗,护士观察其24小时尿量为360 ml,该病人的排尿状况是
A. 尿量偏少　　　B. 少尿
C. 尿潴留　　　　D. 无尿
E. 正常

9-87 病人,女性,28岁。近日出现尿频、尿急、尿痛,排出的新鲜尿液有氨臭味,提示可能患
  A. 急性肾小球肾炎
  B. 尿毒症
  C. 肾盂肾炎
  D. 糖尿病酮症酸中毒
  E. 正常尿

9-88 病人,女性,34岁。患慢性肾衰竭,近2天来平均尿量为12 ml/h。考虑为
  A. 多尿   B. 少尿
  C. 尿潴留   D. 无尿
  E. 正常尿

9-89 病人,男性,49岁。因急性肾衰竭,给予留置导尿。目前病人每小时尿量为16 ml,属于
  A. 多尿   B. 正常尿
  C. 尿潴留   D. 无尿
  E. 少尿

9-90 病人,女性,32岁。尿毒症,无尿状态。其24小时尿量少于
  A. 200 ml   B. 400 ml
  C. 120 ml   D. 150 ml
  E. 100 ml

9-91 病人,男性,69岁。因膀胱肿瘤需进行化疗。插入导管前润滑溶液选用下列哪种
  A. 消毒滑石粉
  B. 无菌液状石蜡
  C. 无菌0.9%氯化钠溶液
  D. 医用凡士林
  E. 无菌蒸馏水

9-92 病人,女性,67岁。患尿潴留,膀胱高度膨胀且病人极虚弱。为该病人导尿第1次放尿不能超过
  A. 1 800 ml   B. 1 200 ml
  C. 2 000 ml   D. 1 500 ml
  E. 1 000 ml

9-93 病人,男性,79岁。护士为其插导尿管时提起阴茎与腹壁成60°的目的是
  A. 使耻骨下弯消失
  B. 使尿道外口扩张
  C. 使耻骨前弯消失
  D. 使尿道膜部扩张
  E. 使尿道内口扩张

9-94* 病人,男性,36岁。因其为Rh阴性血,输入Rh阳性血后发生溶血反应。该病人尿液可呈
  A. 鲜红色   B. 黄褐色
  C. 淡黄色   D. 酱油色
  E. 乳白色

9-95 病人,男性,34岁。患前列腺增生,饮酒后出现急性尿潴留。护士为该病人导尿的目的是
  A. 测量膀胱容量
  B. 放出尿液,减轻痛苦
  C. 检查残余尿量
  D. 进行膀胱腔内化疗
  E. 取未被污染的尿标本做细菌培养

9-96 病人,男性,46岁。运动时不自主地有少量尿液排出,为
  A. 充盈性尿失禁
  B. 压力性尿失禁
  C. 完全性尿失禁
  D. 真性尿失禁
  E. 假性尿失禁

9-97 病人,女性,25岁。因口腔溃疡服用维生素B_2。尿液的颜色可能呈现
  A. 砖红色   B. 黄褐色
  C. 深黄色   D. 浓茶色
  E. 酱油色

9-98 病人,男性,46岁。患恶性疟疾。该病人的尿液可呈
  A. 洗肉水样   B. 乳白色
  C. 深黄色   D. 黄褐色
  E. 浓茶色

9-99 病人,男性,28岁。车祸后休克,护士遵医嘱留置导尿。留置导尿的目的是

A. 引流尿液,减轻痛苦
B. 训练膀胱功能
C. 协助诊断
D. 保持会阴部清洁干燥
E. 记录尿量,观察病情变化

9-100 病人,男性,57岁。因外伤瘫痪导致尿失禁,给予留置导尿,护士巡视时发现病人尿液浑浊、色黄。护士应给予的措施是
A. 经常清洗尿道口
B. 观察尿量并记录
C. 及时更换导尿管
D. 进行膀胱冲洗
E. 促进膀胱功能恢复

9-101* 病人,女性,57岁。因子宫颈癌手术切除,给予留置导尿5天。拔出导尿管后发现病人尿液有氨臭味,提示
A. 子宫附件炎　　B. 盆腔炎
C. 急性肾炎　　　D. 肾结核
E. 泌尿系统感染

9-102 病人,男性,21岁。尿道损伤后出现排尿困难。护士遵医嘱为其留置导尿。病人表情紧张,问:"会不会很疼呀?"下列回答正确的是
A. "放心,一点儿也不疼。"
B. "当然会疼,谁让你受伤了呢。"
C. "不太清楚。"
D. "为了治病,疼也得忍着。"
E. "会有一些疼痛,我会尽量帮你减轻痛苦。"

9-103 病人,男性,78岁。因脑卒中呈昏迷状态。病人膀胱内有存尿,不自主流出属于
A. 假性尿失禁　　B. 急迫性尿失禁
C. 压力性尿失禁　D. 真性尿失禁
E. 充盈性尿失禁

9-104 病人,女性,48岁。咳嗽时不自主地有少量尿液排出。此现象属于
A. 真性尿失禁　　B. 假性尿失禁
C. 压力性尿失禁　D. 充盈性尿失禁
E. 完全性尿失禁

9-105* 下列影响排尿的心理因素的叙述中哪项错误
A. 任何听觉、视觉均可诱导排尿
B. 压力可影响会阴部肌肉的收缩和放松
C. 过度焦虑和紧张可出现膀胱刺激征
D. 压力可影响膀胱括约肌的收缩和放松
E. 过度紧张可导致尿频、尿急

9-106 护士对病人的排便习惯进行评估,下列哪项与个人排尿习惯相关
A. 便器、场所、心情
B. 环境、气候、体位
C. 时间、环境、气候
D. 环境、姿势、时间
E. 体位、心情、场所

9-107 病人,女性,42岁。因缺乏隐蔽环境而不能正常排便。影响其排尿的因素是
A. 心理因素　　　B. 疾病因素
C. 个人习惯　　　D. 生理因素
E. 社会-文化因素

9-108 病人,女性,66岁。因焦虑、紧张使得排尿不能及时进行,尿液潴留过多造成尿潴留。利用条件反射促进病人排尿的方法是
A. 屏风遮挡　　　B. 听流水声
C. 热敷按摩　　　D. 安慰解释
E. 健康教育

9-109 病人,女性,55岁。因不习惯卧床排尿而致尿潴留。要为病人解除尿潴留,下列可用的药物是
A. 氨苯蝶啶　　　B. 呋塞米
C. 卡巴胆碱　　　D. 氢氯噻嗪
E. 氯噻酮

9-110 病人,女性,49岁。因会阴部有伤口,为保持局部清洁、干燥需实施留置导

尿。为病人插导尿管前再次消毒外阴的顺序是

A. 自下而上、尿道口、小阴唇、尿道口
B. 自上而下、小阴唇、尿道口、小阴唇
C. 自下而上、小阴唇、尿道口、小阴唇
D. 自上而下、大阴唇、小阴唇、尿道口
E. 自上而下、尿道口、小阴唇、尿道口

9-111 病人，男性，36岁。高温环境下作业，大汗淋漓，口渴难忍需补充水分。下列哪些食物能减少尿量，保持人体水钠平衡

A. 茶
B. 水果、蔬菜
C. 酒
D. 含盐高的饮料
E. 咖啡

9-112 患儿，男性，2岁。患急性肺炎。该患儿时常尿床，可能的原因是

A. 神经系统发育尚未完善
B. 尿液浓缩功能不全
C. 排尿意识控制障碍
D. 肾小球滤过率增加
E. 膀胱肌张力较低

9-113 病人，男性，78岁。前列腺肥大切除术后，为其实施膀胱冲洗。应选择的灌洗液是

A. 冰硼酸溶液
B. 冰新霉素溶液
C. 冰0.9%氯化钠溶液
D. 冰双氧水溶液
E. 冰呋喃西林溶液

9-114* 病人，女性，36岁。现留置导尿，为预防泌尿系统感染，在病情允许情况下鼓励病人多饮水，每天尿量应保持在

A. 800 ml B. 500 ml
C. 1 000 ml D. 2 000 ml
E. 1 500 ml

9-115 病人，男性，80岁。脑卒中半身不遂，留置导尿。下列护理措施中错误的是

A. 每周更换导尿管1次
B. 每班更换集尿袋1次
C. 记录每次倾倒的尿量
D. 每周检查尿常规1次
E. 每天清洁外阴和尿道口

9-116 病人，女性，38岁。因高热后中暑，体温达40.5℃。护士遵医嘱为其灌肠降温，正确的做法是

A. 灌肠液量每次小于500 ml
B. 选用0.1%~0.2%肥皂水
C. 用4℃的0.9%氯化钠溶液
D. 灌肠后保留1小时排便
E. 灌肠时病人取右侧卧位

9-117 病人，女性，42岁。乳腺癌切除术后第3天，情绪低落，失眠。遵医嘱给予10%水合氯醛溶液保留灌肠。护士指导病人应保留的时间是

A. 60分钟 B. 10分钟
C. 20分钟 D. 30分钟
E. 40分钟

9-118 病人，女性，34岁。黏液脓血便伴里急后重，诊断为溃疡性结肠炎。近1周腹痛加重伴发热入院，护士遵医嘱为病人保留灌肠治疗。病人应采取的体位是

A. 右侧卧位 B. 俯卧位
C. 仰卧位 D. 左侧卧位
E. 半坐卧位

9-119 病人，女性，60岁。患阿米巴痢疾，护士灌肠时为其安置右侧卧位，其目的是

A. 方便操作 B. 减轻痛苦
C. 降低压力 D. 方便合作
E. 提高治疗效果

9-120 病人，男性，55岁。术前肠道准备，在灌肠过程中病人出现面色苍白、出冷汗、心慌气促。此时护士应采取的措施是

A. 转移病人注意力

B. 立即停止灌肠并通知医生
C. 边灌肠边通知医生
D. 降低灌肠筒高度以减轻压力
E. 边灌肠边指导病人深呼吸

9-121 病人,女性,56岁。术后尿潴留须实施留置导尿。为该病人导尿时导尿管插入的深度是
A. 4～6 cm   B. 3～5 cm
C. 7～9 cm   D. 8～10 cm
E. 6～8 cm

9-122 病人,男性,36岁。患十二指肠溃疡,经对症治疗后出血停止,大便隐血试验阳性。出血期间,病人大便呈
A. 黄褐色   B. 陶土色
C. 果酱样   D. 鲜红色
E. 柏油样

9-123 病人,男性,46岁。患胆道梗阻。该病人的粪便颜色呈
A. 金黄色   B. 暗红色
C. 陶土色   D. 黄褐色
E. 暗绿色

9-124* 病人,男性,25岁。因腹泻来医院就诊。下列与腹泻无关的原因是
A. 情绪紧张、焦虑   B. 排便习惯不良
C. 内分泌疾病   D. 胃肠道疾病
E. 使用泻剂不当

9-125 病人,男性,34岁。粪便呈暗红色。可能发生的疾病是
A. 肠息肉   B. 痔疮出血
C. 直肠癌   D. 下消化道出血
E. 阿米巴痢疾

9-126 病人,男性,50岁。粪便表面粘有鲜红色血液。可能的疾病是
A. 肠套叠   B. 上消化道出血
C. 痔疮或肛裂   D. 肠息肉
E. 细菌性痢疾

9-127 病人,男性,33岁。患急性肠炎。其粪便可呈
A. 不成形水样   B. 蛋花样

C. 羊粪样   D. 果酱样
E. 米泔水样

9-128* 病人,女性,41岁。患阿米巴痢疾。其保留灌肠应安置的卧位是
A. 左侧卧位   B. 右侧卧位
C. 半坐卧位   D. 头低足高位
E. 俯卧位

9-129 病人,女性,25岁。患肺炎球菌肺炎,体温40℃,脉搏124次/分,呼吸28次/分。为病人降温灌肠,下列操作中哪项不妥
A. 液体量为500～1 000 ml
B. 灌肠时抬高臀部10 cm
C. 液体温度为28～32℃
D. 排便后30分钟测量体温
E. 保留30分钟后再排便

9-130* 病人,男性,58岁。患肝性脑病,需术前灌肠,该病人灌肠禁用的溶液是
A. 0.1%～0.2%肥皂水
B. 0.9%氯化钠溶液
C. 3%硼酸溶液
D. 0.1%新霉素溶液
E. 0.02%呋喃西林溶液

9-131 病人,女性,46岁。粪便嵌塞早期。首选的护理措施是
A. 提供适宜的排便环境
B. 人工取便
C. 使用栓剂或口服缓泻剂
D. 保留灌肠
E. 清洁灌肠

9-132* 病人,女性,53岁。因腰椎骨折,卧床不起导致便秘。下列有关便秘的护理措施中错误的是
A. 人工取便
B. 腹部环形按摩
C. 选取适当排便姿势
D. 提供适当的排便环境
E. 坚持使用缓泻剂

9-133 病人,女性,39岁。患腹泻。下列护理

措施中不妥的是

A. 做好肛周护理

B. 必要时暂时禁食

C. 嘱病人卧位休息

D. 观察并记录病情进展

E. 指导病人做盆底肌收缩运动

9-134* 病人,男性,48岁。患便秘。下列预防便秘的膳食护理中错误的是

A. 禁食油脂类食物

B. 多食蔬菜和水果

C. 增加液体摄入量

D. 适当给予轻泻食物

E. 餐前给予热饮料

9-135 病人,男性,28岁。炎热的夏季因食用不洁食物出现严重腹泻。下列护理措施中正确的是

A. 鼓励多食蔬菜、水果

B. 高热量、高蛋白饮食

C. 便后给予温水坐浴

D. 留取粪便标本送检

E. 重建正常排便习惯

9-136 病人,男性,24岁。粪便中混有脓液和肉眼可见的黏液。提示病人可能出现

A. 肠胀气　　B. 便秘

C. 粪便嵌塞　D. 腹泻

E. 排便失禁

9-137 病人,男性,47岁。最近发现粪便呈扁条形或凹陷缺损。提示

A. 直肠腔内有肿物

B. 消化不良

C. 粪便干硬

D. 粪便嵌塞

E. 直肠炎症

9-138 患儿,男性,30月龄。时常不能控制排便。原因可能是

A. 胃肠蠕动慢

B. 神经、肌肉系统发育不全

C. 腹壁肌肉张力小

D. 肠道控制能力弱

E. 肛门括约肌松弛

9-139 病人,女性,47岁。肠镜检查前需口服高渗溶液清洁肠道。应选择下列哪种溶液

A. 高渗葡萄糖溶液

B. 高渗盐水

C. 稀释甘油

D. 山梨醇溶液

E. 甘露醇溶液

9-140 病人,男性,63岁。因慢性便秘导致粪便嵌塞。下列哪种临床表现可除外

A. 肛门疼痛

B. 排出带有鲜血的粪便

C. 腹部胀痛

D. 肛门处有少量液化粪便渗出

E. 有排便冲动

9-141 病人,女性,63岁。患肠胀气。下列护理措施中错误的是

A. 积极治疗肠道疾病

B. 必要时保留灌肠

C. 勿食产气类食物

D. 指导病人细嚼慢咽

E. 散步促进肠蠕动

9-142* 病人,男性,48岁。患慢性细菌性痢疾。为该病人保留灌肠时安置左侧卧位的目的是

A. 促进药物排出　B. 方便护士操作

C. 病人感觉舒适　D. 减轻不良反应

E. 提高治疗效果

9-143 病人,女性,33岁。排便失禁。相关的护理措施是

A. 鼓励环形按摩

B. 注意腹部保暖

C. 保护皮肤清洁干燥

D. 鼓励积极运动

E. 维持水及电解质平衡

9-144 病人,男性,23岁。患伤寒。为其实施大量不保留灌肠,溶液量不得超过

A. 500 ml　　B. 300 ml

C. 200 ml　　D. 1 000 ml

E. 800 ml

9-145 护士正在为肠道肿瘤病人做术前大量不保留灌肠,当病人腹胀有便意时,护士应采取的措施是
A. 抬高灌肠筒位置
B. 降低灌肠筒高度
C. 将肛管退出少许
D. 立即停止灌肠
E. 再插入肛管少许

9-146 病人,女性,40岁。患慢性肠炎。护士为其保留灌肠,需将臀部抬高
A. 20 cm   B. 20 cm
C. 10 cm   D. 5 cm
E. 15 cm

9-147 病人,男性,51岁。患结肠肿瘤。手术前大量不保留灌肠清洁肠道。对病人的饮食要求是
A. 术前3天连续半流质饮食
B. 术前3天连续流质饮食
C. 术前3天连续流质饮食,术前1天禁食
D. 术前3天连续半流质饮食,术前1天禁食
E. 术前3天半流质饮食,术前1天流质饮食

9-148 病人,女性,70岁。患肠胀气。实施肛管排气时肛管插入的深度为
A. 15~18 cm   B. 4~7 cm
C. 7~10 cm   D. 20~22 cm
E. 10~14 cm

9-149 病人,女性,74岁。患便秘,实施甘油栓简易通便法。甘油栓插入肛门至直肠内,抵住肛门处轻轻按摩,嘱病人保留时间为
A. 10~15分钟   B. 5~10分钟
C. 3~5分钟   D. 20~25分钟
E. 15~20分钟

9-150 病人,男性,68岁。患肠胀气。为该病人肛管排气,如排气不畅可实施的措施是
A. 嘱病人更换卧位
B. 嘱病人深呼吸
C. 延长肛管保留时间
D. 增加肛管插入深度
E. 更换肛管重新插入

✎ A3型单项选择题(9-151~9-200)
(9-151~9-154 共用题干)
病人,女性,66岁。卵巢癌术后,拔出导尿管后7小时未能自行排尿。体格检查:耻骨上部隆起,叩诊呈实音,有压痛。考虑尿潴留。

9-151 下列护理措施中维护病人自尊的是
A. 调整体位以协助排尿
B. 教育其养成良好的排尿习惯
C. 按摩其下腹部,使尿液排出
D. 温水冲洗会阴以诱导排尿
E. 耐心解释并提供隐蔽的排尿环境

9-152 为病人实施导尿时,第2次消毒的顺序是
A. 自下而上,由外向内
B. 自上而下,由内向外再向内
C. 自下而上,由内向外
D. 自上而下,由外向内
E. 自上而下,由内向外

9-153 首次导出尿液不应超过
A. 1 500 ml   B. 1 200 ml
C. 1 000 ml   D. 200 ml
E. 1 700 ml

9-154 如果首次导出尿液过多,将会发生
A. 诱发膀胱感染   B. 加重不舒适感
C. 导致膀胱痉挛   D. 血尿和虚脱
E. 膀胱反射功能恢复减慢

(9-155~9-156 共用题干)
病人,女性,64岁。胃癌晚期,骨转移。化疗后食欲极差,腹胀痛,夜间不能入睡。近3天常有粪水从肛门排出,有排便冲动,却不能排出大便。

9-155 病人最有可能出现的护理问题是

A. 肠胀气　　　B. 腹泻
C. 便秘　　　　D. 排便失禁
E. 粪便嵌塞

9-156　最恰当的护理措施是
A. 可给予口服导泻剂通便
B. 可给予小量不保留灌肠,必要时人工取便
C. 指导病人进行排便控制训练
D. 增加静脉输液量,防止水及电解质紊乱
E. 可适当减少饮食量,避免腹胀

(9-157～9-160 共用题干)

病人,男性,56 岁。进行性吞咽困难 1 个月,入院后诊断为食管癌。术前医生要求护士为病人大量不保留灌肠以清洁肠道。

9-157　肛管插入直肠的深度为
A. 15～18 cm　　B. 18～20 cm
C. 15～20 cm　　D. 20～30 cm
E. 7～10 cm

9-158　灌肠筒内液面距离肛门
A. 20～30 cm　　B. 40～60 cm
C. 60～80 cm　　D. 10～20 cm
E. 30～40 cm

9-159　当液体灌入 200 ml 时,病人感觉有便意,护士应
A. 转动肛管
B. 降低灌肠筒高度
C. 停止灌肠
D. 嘱病人张口深呼吸
E. 协助病人平卧

9-160　灌肠过程中,病人出现脉速、出冷汗、剧烈腹痛,护士应
A. 停止灌肠
B. 嘱病人张口深呼吸
C. 转动肛管
D. 降低灌肠筒高度
E. 协助病人平卧

(9-161～9-163 共用题干)

病人,男性,56 岁。因车祸导致多器官损伤。面色苍白、皮肤湿冷、脉搏细速。

9-161　为病人实施留置导尿的目的是
A. 使膀胱保持空虚状态
B. 保持会阴清洁、干燥
C. 留取尿液做细菌培养
D. 记录尿量,观察病情变化
E. 做膀胱冲洗,预防泌尿系统感染

9-162　若为病人选用双腔气囊导尿管,插尿管见尿后再插入
A. 4～6 cm　　B. 1～3 cm
C. 7～10 cm　　D. 3～5 cm
E. 5～7 cm

9-163　如病人尿量每小时为 60 ml,属于
A. 尿闭　　　　B. 多尿
C. 少尿　　　　D. 无尿
E. 正常尿量

(9-164～9-165 共用题干)

病人,女性,29 岁。分娩时不慎损伤膀胱括约肌,出现尿失禁。

9-164　护士指导病人进行骨盆底部肌肉锻炼的目的是
A. 缓解心理压力
B. 增强控制排尿的能力
C. 重建膀胱储尿的功能
D. 避免尿液逆流引起感染
E. 刺激膀胱壁的牵张感受器

9-165*　下列指导病人重建正常排尿功能的做法中不妥的是
A. 进行骨盆底部肌肉锻炼
B. 定时使用便器
C. 使用便器时用力按摩膀胱,协助排尿
D. 长期留置导尿,定时夹闭导管和引流尿液
E. 指导病人 1 天内摄入液体量 2 000～3 000 ml

(9-166～9-168 共用题干)

病人,女性,53 岁。会阴手术后,为保持会阴部的清洁、干燥,实施留置导尿引流尿液。

9-166 为该病人导尿时,应安置的卧位是
A. 半坐卧位   B. 截石位
C. 左侧卧位   D. 屈膝仰卧位
E. 头低足高位

9-167 初步消毒外阴正确的方法是
A. 自上而下   B. 自左向右
C. 由内向外   D. 自右向左
E. 由外向内

9-168* 导尿管误入阴道应采取的措施是
A. 安慰病人,改天再插
B. 改用药物治疗
C. 拔出后用原管重插
D. 换管重插
E. 原导尿管消毒后再插

(9-169～9-171 共用题干)

病人,男性,72 岁。前列腺肥大摘除术后,留置导尿管。

9-169 为预防泌尿系统感染和尿路结石的形成,可采取的措施是
A. 每天检查尿常规
B. 每天更换导尿管
C. 消毒液冲洗膀胱
D. 大剂量应用抗生素
E. 鼓励病人多饮水

9-170 拔管前,为训练膀胱功能采取间歇性夹管,开放的间隙时间是
A. 5～6 小时   B. 7～8 小时
C. 1～2 小时   D. 3～4 小时
E. 6～7 小时

9-171 为病人进行健康教育,下列叙述中哪项错误
A. 避免挤压集尿袋
B. 避免导尿管受压、扭曲
C. 集尿袋不可超过膀胱高度
D. 每天保持尿量在 1 000 ml 以上
E. 离床活动须妥善固定导尿管

(9-172～9-174 共用题干)

病人,男性,71 岁。膀胱癌手术后第 3 天,现留置导尿管,为清除膀胱内血凝块、黏液等异物实施膀胱冲洗。

9-172* 膀胱冲洗需对病人评估的内容不包括
A. 自理能力   B. 病人病情
C. 临床诊断   D. 生命体征
E. 意识状态

9-173 灌入溶液的温度为
A. 38～40℃   B. 4℃
C. 33～35℃   D. 28～32℃
E. 39～41℃

9-174 冲洗过程中为减少病人痛苦,可采取的措施是
A. 避免回抽造成黏膜损伤
B. 嘱病人深呼吸,尽量放松
C. 调节冲洗滴速 80～100 滴/分
D. 调节液面距床面 60～80 cm
E. 滴入 350～450 ml 关闭冲洗管

(9-175～9-177 共用题干)

病人,男性,61 岁。患膀胱炎。为其实施膀胱冲洗以治疗膀胱疾病。

9-175 膀胱冲洗时,瓶内液面距床面约
A. 30 cm   B. 40 cm
C. 60 cm   D. 20 cm
E. 50 cm

9-176* 膀胱冲洗时,冲洗液滴入膀胱的速度一般为
A. 30～50 滴/分   B. 60～80 滴/分
C. 40～60 滴/分   D. 20～40 滴/分
E. 50～70 滴/分

9-177 膀胱冲洗时,将灌洗液滴入膀胱的容量一般为
A. 100～200 ml   B. 300～400 ml
C. 50～100 ml   D. 400～500 ml
E. 200～300 ml

(9-178～9-180 共用题干)

病人,女性,48 岁。排便次数每周少于 3 次已数周,排出的粪便过干、过硬,伴头痛、腹胀、腹痛及食欲缺乏等。

9-178 根据病人的症状和体征列出护理诊断
A. 便秘   B. 排便困难

C. 粪便嵌塞　　D. 机械性肠梗阻
E. 动力性肠梗阻

9-179 适应病人的饮食是
A. 高能量饮食,如牛奶、豆浆、鸡蛋
B. 高蛋白饮食,如肉类、鱼类、乳类
C. 高纤维素饮食,如蔬菜、水果、粗粮
D. 少渣饮食,如豆腐、蒸蛋类
E. 低脂肪饮食,如禁食肥肉、蛋黄

9-180 如病情允许,嘱病人每天摄入液体量为
A. ≥200 ml　　B. ≥500 ml
C. ≥1 000 ml　　D. ≥2 000 ml
E. ≥1 500 ml

(9-181～9-182 共用题干)

病人,男性,32岁。胃十二指肠溃疡病史多年,近日上腹部疼痛频繁,需手术治疗。

9-181 为该病人术前肠道准备,宜选择的灌肠液的量是
A. 400～600 ml
B. 1 000～1 200 ml
C. 100～200 ml
D. 500～1 000 ml
E. 300～500 ml

9-182 灌肠时液面距肛门的距离不得超过
A. 60 cm　　B. 30 cm
C. 50 cm　　D. 70 cm
E. 40 cm

(9-183～9-185 共用题干)

病人,女性,78岁。因房室传导阻滞植入人工起搏器。病人体质虚弱、有便秘,实施小量不保留灌肠。

9-183 灌肠液选用植物油,其量和温度分别为
A. 60～90 ml,40℃
B. 90～110 ml,39℃
C. 30～80 ml,41℃
D. 200～300 ml,37℃
E. 120～180 ml,38℃

9-184 灌肠操作时液面距肛门的距离不可超过
A. 40 cm　　B. 45 cm
C. 30 cm　　D. 50 cm
E. 60 cm

9-185 灌肠后嘱病人尽量保留溶液的时间为
A. 10～20分钟　　B. 20～30分钟
C. 30～40分钟　　D. 5～10分钟
E. 40～60分钟

(9-186～9-188 共用题干)

病人,男性,44岁。患慢性细菌性痢疾。

9-186 为该病人选用新霉素溶液保留灌肠的目的是
A. 清洁肠道　　B. 控制感染
C. 镇静、催眠　　D. 减轻腹胀
E. 排便、排气

9-187 肛管插入的深度是
A. 10～12 cm　　B. 4～6 cm
C. 13～15 cm　　D. 15～20 cm
E. 7～10 cm

9-188 灌肠后,嘱病人保留药液
A. >30分钟　　B. >20分钟
C. >60分钟　　D. >40分钟
E. >10分钟

(9-189～9-191 共用题干)

病人,女性,65岁。患失眠。选用水合氯醛保留灌肠。

9-189* 为使药液易于吸收,保留灌肠宜选择在
A. 午睡后
B. 清晨起床前
C. 晚上睡眠前
D. 午睡前20分钟
E. 早餐后60分钟

9-190 下列关于保留灌肠的注意事项中哪项错误
A. 灌肠前嘱咐病人排便
B. 明确灌肠的目的
C. 灌液量不宜过多,流量宜慢
D. 排便失禁病人不适宜保留灌肠

E. 肛管选择要细,且插入要浅

9-191 药液注完后,再注入温开水
　　　A. 8 ml　　　　　B. 25 ml
　　　C. 15 ml　　　　 D. 30 ml
　　　E. 20 ml

(9-192～9-193 共用题干)

病人,男性,66 岁。患糖尿病。平时食物过于精细,出现肠胀气,腹胀难忍,为其实施肛管排气。

9-192 保留肛管的时间应
　　　A. <30 分钟　　 B. <40 分钟
　　　C. <35 分钟　　 D. <25 分钟
　　　E. <20 分钟

9-193 如需再次肛管排气,间隔时间需
　　　A. >60 分钟　　 B. >40 分钟
　　　C. >35 分钟　　 D. >90 分钟
　　　E. >120 分钟

(9-194～9-195 共用题干)

病人,女性,77 岁。年老多病,连续 6 天未排便。拟实施开塞露通便法。

9-194 实施开塞露通便法时应嘱病人取
　　　A. 左侧卧位　　 B. 俯卧位
　　　C. 右侧卧位　　 D. 仰卧屈膝位
　　　E. 仰卧位

9-195 药液全部挤入直肠后,嘱病人保留的时间是
　　　A. 10～15 分钟　 B. 20～25 分钟
　　　C. 3～5 分钟　　 D. 5～10 分钟
　　　E. 15～20 分钟

(9-196～9-198 共用题干)

病人,女性,28 岁。患肺炎,体温 39.5℃。遵医嘱给予灌肠降温。

9-196 应选择下列哪种灌肠方法
　　　A. 保留灌肠
　　　B. 大量不保留灌肠
　　　C. 小量不保留灌肠
　　　D. 口服灌肠法
　　　E. 清洁灌肠

9-197 灌肠液的温度为
　　　A. 39～41℃　　 B. 33～35℃
　　　C. 4℃　　　　　 D. 28～32℃
　　　E. 38℃

9-198 灌肠液的量是
　　　A. 300～500 ml
　　　B. 1 000～1 200 ml
　　　C. 100～200 ml
　　　D. 500～1 000 ml
　　　E. 300～500 ml

(9-199～9-200 共用题干)

病人,男性,55 岁。高血压病多年,活动量少,喜爱甜食。腹胀,呃逆。体格检查:腹部叩诊呈鼓音。

9-199 病人可能出现
　　　A. 肠梗阻　　　 B. 肠坏死
　　　C. 肠痉挛　　　 D. 肠胀气
　　　E. 肠套叠

9-200 最佳护理措施是
　　　A. 药物导泻法　 B. 口服灌肠法
　　　C. 简易通便法　 D. 腹部热敷法
　　　E. 人工取便法

名词解释题(9-201～9-223)

9-201 排泄
9-202 少尿
9-203 多尿
9-204 无尿或尿闭
9-205 膀胱刺激征
9-206 尿潴留
9-207 机械性排尿困难
9-208 动力性排尿困难
9-209 尿失禁
9-210 真性尿失禁
9-211 假性尿失禁
9-212 压力性尿失禁
9-213 导尿术
9-214 留置导尿术
9-215 膀胱冲洗

9-216 便秘
9-217 粪便嵌塞
9-218 排便失禁
9-219 腹泻
9-220 肠胀气
9-221 灌肠法
9-222 保留灌肠
9-223 肛管排气

❋ 简述问答题(9-224~9-248)

9-224 简述正常尿液的性状。
9-225 简述病理情况下尿液颜色的变化。
9-226 简述治疗和检查对排尿的影响。
9-227 简述协助尿失禁病人重建正常排尿功能的护理措施。
9-228 简述导尿的目的。
9-229 实施导尿术前如何对病人进行评估?
9-230 简述留置导尿的目的。
9-231 简述留置导尿的注意事项。
9-232 简述膀胱冲洗的目的。
9-233 简述导尿术的注意事项。
9-234 为什么极虚弱和膀胱高度充盈的病人第1次导尿不可超过1 000 ml?
9-235 简述为膀胱冲洗病人进行健康教育的内容。
9-236 简述引起便秘的原因。
9-237 简述导致腹泻的原因。
9-238 简述导致尿失禁的原因。
9-239 简述病理情况下的粪便颜色的变化。
9-240 如何指导便秘病人合理安排饮食?
9-241 简述粪便嵌塞病人的护理。
9-242 简述大量不保留灌肠的目的。
9-243 实施大量不保留灌肠前,如何对病人进行评估?
9-244 简述大量不保留灌肠的注意事项。
9-245 简述保留灌肠的注意事项。
9-246 排尿反射是怎样形成的?
9-247 简述不同灌肠法及肛管排气法的比较。
9-248 简述男、女病人导尿操作时,体位、外阴消毒、插管方法和插入深度的异同点。

❋ 综合应用题(9-249~9-257)

9-249 病人,男性,71岁。前列腺肥大摘除术后,拟给予膀胱冲洗。
请解答:
(1)如何评估病人?
(2)选用哪种冲洗液?
(3)操作时需要注意哪些方面?

9-250 病人,女性,45岁。阑尾切除术后7小时未排尿。自诉下腹胀痛难忍,有尿意,但无法排出。体格检查:耻骨上隆起可触及囊性包块。护士给予诱导排尿,无效。
请解答:
(1)该病人的护理诊断是什么?
(2)护理措施有哪些?

9-251 病人,39岁。因脊髓损伤导致排尿失去控制,尿液不自主流出,病人因此精神痛苦。
请解答:
(1)护理诊断有哪些?
(2)护理措施有哪些?

9-252 病人,男性,72岁。膀胱癌手术后,为了便于引流和冲洗,实施留置导尿术。
请解答:
(1)留置导尿病人的护理措施有哪些?
(2)如何为留置导尿的病人和家属做健康教育?

9-253 病人,男性,26岁,建筑工人。因操作失误坠楼,导致腰椎、右下肢等多处骨折和脾破裂。经抢救,病人目前意识清醒、生命体征平稳、排便失禁。
请解答:
(1)排便失禁病人的护理有哪些?
(2)如何指导病人肛门括约肌和盆底肌收缩锻炼?

9-254 病人,男性,65岁。3天前因胃十二指肠溃疡急性发作入院,腹部胀痛、呃逆、肛门排气减少。体格检查:腹部膨隆,叩诊呈鼓音。平时喜爱甜食,喜欢饮可乐,进餐速度较快,近期因患病活动减少。

请解答:

(1) 病人发生肠胀气的主要原因是什么?

(2) 肠胀气的护理措施有哪些?

9-255 病人,男性,35岁。因在烈日下户外工作6小时,感觉头晕、头痛、出汗少,急诊入院。体格检查:体温40℃,脉搏114次/分,神志清楚,面色潮红。诊断为轻度中暑。医嘱:输液,大量不保留灌肠。

请解答:

(1) 应选用哪种灌肠溶液?溶液的温度和量分别是多少?

(2) 灌肠的注意事项。

9-256 护士在对影响排便的多种因素进行评估,目的是通过评估发现解除或缓解排便障碍的方法。

请解答:

(1) 影响排便的因素主要有哪些?

(2) 分析这些因素对排便的影响。

9-257 病人,女性,62岁。左股骨颈骨折。平时不爱吃蔬菜、水果,食物结构较为精细。住院后因环境和排便姿势改变,经常有意识地遏制便意。现在头痛、腹胀、腹痛、食欲缺乏,排便次数减少,粪便过干、过硬且排便困难。体格检查:触诊腹部较硬实,可触及包块。

请解答:

(1) 列出该病人的护理诊断。

(2) 根据病人实际情况应实施的护理措施有哪些?

答案与解析

选择题

A1 型单项选择题

9-1	D	9-2	B	9-3	A	9-4	E
9-5	E	9-6	B	9-7	D	9-8	E
9-9	C	9-10	B	9-11	E	9-12	A
9-13	B	9-14	A	9-15	E	9-16	B
9-17	D	9-18	C	9-19	E	9-20	D
9-21	B	9-22	B	9-23	A	9-24	C
9-25	C	9-26	E	9-27	C	9-28	E
9-29	D	9-30	D	9-31	B	9-32	D
9-33	E	9-34	A	9-35	B	9-36	D
9-37	C	9-38	C	9-39	C	9-40	B
9-41	D	9-42	E	9-43	B	9-44	C
9-45	A	9-46	E	9-47	A	9-48	C
9-49	E	9-50	B	9-51	C	9-52	C
9-53	B	9-54	D	9-55	C	9-56	C
9-57	B	9-58	A	9-59	C	9-60	C
9-61	D	9-62	B	9-63	B	9-64	C
9-65	B	9-66	E	9-67	C	9-68	E
9-69	D	9-70	C	9-71	C	9-72	D
9-73	E	9-74	A	9-75	D	9-76	C
9-77	C	9-78	E	9-79	C	9-80	C
9-81	C	9-82	D	9-83	B	9-84	E
9-85	C						

A2 型单项选择题

9-86	B	9-87	C	9-88	B	9-89	E
9-90	C	9-91	B	9-92	E	9-93	C
9-94	D	9-95	B	9-96	B	9-97	C
9-98	C	9-99	B	9-100	B	9-101	E
9-102	E	9-103	D	9-104	C	9-105	C
9-106	C	9-107	C	9-108	C	9-109	C
9-110	E	9-111	D	9-112	A	9-113	C
9-114	C	9-115	C	9-116	C	9-117	A
9-118	D	9-119	E	9-120	B	9-121	A

第九章 排泄护理

9-122 E	9-123 C	9-124 B	9-125 D
9-126 C	9-127 A	9-128 B	9-129 B
9-130 A	9-131 C	9-132 E	9-133 E
9-134 A	9-135 D	9-136 D	9-137 A
9-138 B	9-139 E	9-140 B	9-141 B
9-142 E	9-143 C	9-144 A	9-145 B
9-146 C	9-147 E	9-148 A	9-149 B
9-150 A			

A3型单项选择题

9-151 E	9-152 B	9-153 C	9-154 D
9-155 E	9-156 B	9-157 E	9-158 B
9-159 B	9-160 A	9-161 D	9-162 C
9-163 E	9-164 B	9-165 C	9-166 D
9-167 E	9-168 B	9-169 D	9-170 E
9-171 D	9-172 A	9-173 A	9-174 B
9-175 C	9-176 B	9-177 D	9-178 A
9-179 C	9-180 D	9-181 E	9-182 B
9-183 D	9-184 B	9-185 D	9-186 E
9-187 D	9-188 C	9-189 C	9-190 E
9-191 A	9-192 E	9-193 E	9-194 A
9-195 D	9-196 B	9-197 D	9-198 D
9-199 D	9-200 D		

部分选择题解析

9-6 解析： 肾脏是产生尿液的器官，肾实质由170万～200万个肾单位组成，每个肾单位由肾小球和肾小管组成。血液流经肾小球通过滤过作用生成原尿，再经肾小管和集合管的重吸收和分泌产生终尿，当肾小管浓缩功能不全时可出现多尿。

9-9 解析： 有尿意时，若环境允许，盆神经兴奋、阴部神经抑制，膀胱逼尿肌收缩，内、外括约肌舒张使尿液排出体外；若环境不允许，阴部神经兴奋，内、外括约肌收缩，排尿反射受到抑制。

9-11 解析： 尿道是尿液排出体外的通道，尿道口周围环绕的平滑肌形成内括约肌，有促进排尿的作用，但不能控制排尿。尿道穿过生殖膈的横纹肌形成外括约肌，可随意控制尿道开闭。

9-18 解析： 真性尿失禁即膀胱稍有一些尿便会不自主流出，膀胱出现空虚状态。原因是脊髓初级排尿中枢与大脑皮质之间联系受损，如截瘫、分娩损伤，排尿活动失去大脑皮质的控制；膀胱括约肌或其支配神经受损，导致膀胱括约肌功能障碍；膀胱与阴道之间有瘘管。

9-30 解析： 蛋白尿不影响尿液的透明度，但震荡时可产生较多且不易消失的泡沫。

9-32 解析： 尿液中含有胆红素为胆红素尿，一般尿液呈深黄色或黄褐色，震荡后泡沫也呈黄色，见于阻塞性黄疸和肝细胞性黄疸。

9-39 解析： 成人正常尿比重波动在1.015～1.025之间，与尿量呈反比。尿比重的高低取决于肾脏的浓缩功能。若尿比重经常为1.010，提示肾浓缩功能严重障碍。

9-42 解析： 女性月经前因体内液体潴留可出现尿量减少；妊娠时子宫增大压迫膀胱使排尿次数增多；老年人因膀胱肌张力减弱出现尿频；老年男性前列腺增生肥大压迫尿道引起排尿困难；婴幼儿神经系统发育不全，排尿不受意识控制，2～3岁后才能自我控制。

9-59 解析： 膀胱冲洗时应避免用力回抽，以免造成黏膜损伤。若引流的液体量少于灌入的液体量，应考虑是否有血块或脓液阻塞，可增加冲洗次数或更换导尿管。

9-62 解析： 导致排便失禁的常见原因有神经、肌肉组织的病变或损伤，如脑损伤引起的瘫痪、精神障碍、情绪失调等。

9-66 解析： 有些药物可能干扰排便的正常形态，长期服用抗生素可抑制肠道正常菌群生长而导致腹泻；麻醉剂或止痛药可使肠蠕动能力减弱而导致便秘。

9-69 解析： 梅子汁是轻泻食物，具有促进排便作用。应鼓励腹泻病人多饮水，酌情给予清淡的流质或半流质食物，避免油腻、辛辣、高纤维素食物。严重腹泻者可暂禁食。

9-73 解析： 小量不保留灌肠适用于腹部或盆腔手术后的病人、危重病人、年迈体弱病人、小儿及孕妇等。主要目的是软化粪便,解除便秘,排除肠道内的气体,减轻腹胀。

9-79 解析:保留肛管不可超过20分钟,否则会降低肛门括约肌的反应,甚至导致括约肌永久松弛。需要时,2~3小时后再行肛管排气。

9-94 解析:发生溶血反应时,大量红细胞溶解,大量血红蛋白释放入血,可出现黄疸和酱油色的血红蛋白尿。

9-101 解析:正常尿液气味来自尿内挥发性酸,由尿素分解生成氨,所以有氨臭味。若新鲜尿有氨臭味,应考虑泌尿系统感染。

9-105 解析:压力可影响会阴部肌肉和膀胱括约肌的收缩和放松。当个体过度焦虑和紧张时,可出现尿频、尿急,有时也会出现尿潴留。排尿还受暗示的影响,任何听觉、视觉或其他身体感觉的刺激均可诱导排尿。

9-114 解析:留置导尿病人在病情允许的情况下,鼓励其多饮水,保持尿量在2 000 ml,以足够的尿液冲洗尿道,预防泌尿系统感染和尿路结石。

9-124 解析:饮食或缓泻剂使用不当,情绪紧张、焦虑,消化道发育不成熟,胃肠疾病,某些内分泌疾病如甲亢等均可导致肠蠕动增加,引起腹泻。

9-128 解析:因阿米巴痢疾病变部位在回盲部,灌肠时取右侧卧位,使药液能充分到达疾病部位以提高疗效。

9-130 解析:应选用抗生素或0.9%氯化钠溶液灌肠,不可用肥皂水,因为肥皂液呈碱性,可加快氨的吸收,使肝性脑病加重。

9-132 解析:缓泻剂可暂时解除便秘,但长期使用可出现习惯性依赖,导致慢性便秘。原因是服用缓泻剂后结肠内容物被彻底排空,随后数天肠道内无足够量粪便刺激正常排便,因没有排便又再次使用缓泻剂,如此反复,结果使肠道的正常排便反射失去作用,反射减少。

9-134 解析:便秘病人多摄取有利于排便的食物,如蔬菜、水果、粗粮等高纤维素食物,促进肠蠕动,刺激排便反射;适当给予轻泻食物如梅子汁等促进排便;多饮水;适当食用油脂类食物。

9-142 解析:因慢性细菌性痢疾的病变部位在直肠或乙状结肠,取左侧卧位有利于药液能充分到达,以提高治疗效果。

9-165 解析:为促进排尿功能恢复,使用便器时可用手轻按摩膀胱,协助排尿,但不能用力按摩,用力要适度。

9-168 解析:泌尿系统是人体的无菌区,而阴道属于有菌区,为避免泌尿系统感染,插导尿管时如误入阴道,应更换无菌导尿管重新插管。

9-172 解析:实施膀胱冲洗前需评估的内容:病人的病情、临床诊断、意识状态、生命体征、冲洗的目的等。不包括自理能力。

9-176 解析:膀胱冲洗时灌洗液的滴速一般为60~80滴/分,不可过快,以免引起病人强烈尿意,迫使冲洗液从导尿管侧溢出尿道外。

9-189 解析:保留灌肠以晚上睡眠前为宜,此时活动减少,药物易于保留和吸收。

名词解释题

9-201 排泄是机体将新陈代谢所产生的废物排出体外的生理过程,是人体的基本生理需要之一,也是维持生命的必要条件之一。

9-202 少尿是指24小时尿量少于400 ml或每小时尿量少于17 ml。多见于发热、液体摄入减少、休克等体内血液循环不足以及心力衰竭、肾和肝衰竭的病人。

9-203 多尿是指24小时尿量大于2 500 ml。多见于正常情况下饮用大量液体;病理情况下多由内分泌代谢障碍或肾小球浓缩功能不全引起,见于糖尿病、急性肾衰竭等病人。

9-204 无尿或尿闭是指24小时尿量小于100 ml或12小时内无尿液产生。多见于严重休克、急性肾衰竭、药物中毒等病人。

9-205 膀胱刺激征主要表现为尿频、尿急、尿痛。单位时间内排尿次数增多称尿频,强烈而不能控制需立即排尿称尿急,排尿时膀胱区及尿道有疼痛感称尿痛。

9-206 尿潴留是指大量尿液潴留在膀胱内不

能自行排出。当尿潴留时,膀胱容积可增至 3 000~4 000 ml,膀胱高度膨胀可至脐部,病人感觉下腹部胀痛,排尿困难。

9-207 机械性排尿困难是指膀胱颈部或尿道有梗阻性病变,如前列腺肥大或肿瘤压迫尿道造成的排尿困难。

9-208 动力性排尿困难是由排尿功能障碍引起,而膀胱、尿道并无器质性梗阻病变,如外伤、疾病或使用麻醉药导致脊髓初级排尿中枢活动受抑制,不能形成排尿反射。

9-209 尿失禁是指排尿失去意识控制或不受意识控制,尿液不自主从尿道流出。

9-210 真性尿失禁即膀胱稍有一些存尿便会不自主地流出,膀胱处于空虚状态。原因是脊髓初级排尿中枢与大脑皮质之间的联系受损,如昏迷、截瘫。

9-211 假性尿失禁是指膀胱内储存部分尿液,当膀胱充盈达到一定压力时,即可不自主溢出少量尿液。当膀胱内压力降低时,排尿立即停止。原因是脊髓初级排尿中枢活动受抑制,当膀胱充满尿液、内压增高时,迫使少量尿液流出。

9-212 压力性尿失禁是指当咳嗽、打喷嚏或运动时腹肌收缩,腹压升高,以致不自主地排出少量尿液。

9-213 导尿术是指在严格的无菌技术操作下,用导尿管经尿道插入膀胱引流尿液的方法。

9-214 留置导尿术是指导尿后,将导尿管保留在膀胱内引流尿液的方法。

9-215 膀胱冲洗是指导尿后,用三通导管将溶液灌入膀胱内,再利用虹吸原理将灌入的溶液引流出来的方法。

9-216 便秘是指正常排便型态改变,排便次数减少,每周小于3次,排出过干过硬的粪便,而且排便困难。

9-217 粪便嵌塞是指粪便长时间滞留在乙状结肠内,坚硬而不能排出。

9-218 排便失禁是指肛门括约肌不受意识控制,而不自主排便。

9-219 腹泻是指正常排便型态改变,频繁排出松散、稀薄的粪便,甚至水样便,每天大于3次。

9-220 肠胀气是指消化道内集聚过多气体,不能排出,出现腹胀等不适。

9-221 灌肠法是指将一定量的液体经肛门灌入直肠、乙状结肠,以帮助病人清洁肠道、排便、排气或肠道供给药物或营养液,以达到诊断和治疗疾病目的的方法。

9-222 保留灌肠是指将药液灌入直肠或结肠内,通过肠黏膜吸收达到治疗疾病的目的。

9-223 肛管排气是指将肛管经肛门插入直肠或乙状结肠以排除肠道内积气的方法。

简述问答题

9-224 正常尿液的性状:①颜色,呈淡黄色或深黄色。②透明度,新鲜尿液清澈透明,放置后可出现微量絮状沉淀物,加热、加酸或加碱即可澄清。③气味,久置后可有氨臭味。④酸碱反应,呈弱酸性,一般尿液pH值为4.5~7.5,平均为6。⑤比重,成人正常情况下,尿比重波动在1.015~1.025之间。

9-225 病理情况下尿液颜色的变化:①尿液含一定量的红细胞。尿液中含红细胞多时呈洗肉水样,常见于急性肾小球肾炎、输尿管结石、泌尿系统肿瘤、结核及感染;②血红蛋白尿。尿液中含有血红蛋白,尿液呈浓茶样或酱油色,常见于溶血、恶性疟疾和阵发性睡眠性血红蛋白尿。③胆红素尿。尿液中含有胆红素,尿液呈深黄色或黄褐色,震荡后泡沫也呈黄色,见于阻塞性黄疸和肝细胞性黄疸。④乳糜尿。尿液中含有淋巴液,尿液呈乳白色,见于丝虫病。

9-226 治疗和检查对排尿的影响:外科手术可导致失血、失液,若补液不足,机体处于脱水状态,尿量减少;手术中使用麻醉药可改变病人的排尿型态,导致尿潴留;手术损伤输尿管、膀胱、尿道肌可使其失去正常功能,无法控制排尿而发生尿潴留或尿失禁;某些药物可直接影响排尿,如利尿剂增加尿量,止痛剂、镇静剂影响神经传导而干扰排尿;某些诊断性检查前要求病人禁食、禁水,可使体液减少而影响排尿;有些检查(如膀胱镜检查)易造成尿道损伤、水肿与不适,导致排尿方式的改变。

9-227 协助尿失禁病人重建正常排尿功能的护理措施:①持续的膀胱训练。即定时使用便器,建立规律的排便习惯。开始时每1~2小时使用便器,夜间每隔4小时使用便器1次。以后间隔时间逐渐延长,以促进排尿功能恢复。使用便器时,用手按摩膀胱,协助排尿,注意用力要适度。②摄入适量的液体。如病情允许,指导病人白天摄入液体2 000~3 000 ml;入睡前应限制饮水,以免影响病人休息。③肌肉力量的锻炼。指导病人每天数次进行盆底肌肉锻炼,以增强控制排尿的能力。病人取立、坐或仰卧位,试做排尿动作,先慢慢收紧盆底肌肉,再缓缓放松,每次10秒左右,连续10次,每天数次,以不觉疲劳为宜。病情许可时,可做抬腿运动或下床走动,增强腹部肌肉的力量。

9-228 导尿的目的:①为尿潴留病人引流出尿液,减轻痛苦;②协助临床诊断,如留取未受污染的尿标本做细菌培养;③测量膀胱容量、压力及检查残余尿量;④进行尿道或膀胱造影等检查;⑤为膀胱肿瘤病人进行膀胱化疗。

9-229 实施导尿术前进行评估的内容:①病人的病情、临床诊断和导尿的目的;②病人的意识状态、生命体征和生活自理能力;③病人心理状况及合作程度;④病人卧位、膀胱充盈度及会阴部皮肤、黏膜情况。

9-230 留置导尿的目的:①为危重、休克病人正确记录每小时尿量、测量尿比重,以观察病情变化;②盆腔手术中持续排空膀胱,使膀胱持续保持空虚状态,避免术中误伤;③某些泌尿系统疾病手术后留置导尿管,便于引流和冲洗,并减轻切口张力,促进切口愈合;④为尿失禁或会阴有伤口的病人引流尿液,保持会阴部的清洁、干燥;⑤为尿失禁病人行膀胱功能训练。

9-231 留置导尿的注意事项:①严格无菌操作,以防泌尿系统感染。②操作过程中注意病人的保暖和隐私的保护。③采用普通导尿管留置导尿。女性病人在操作前应剃去阴毛,便于胶布固定;男性病人采用胶布加固蝶形胶布时,不得做环形固定以免影响阴茎的血液循环,导致阴茎充血、水肿,甚至坏死。④采用双腔气囊导尿管留置导尿。固定时要注意膨胀的气囊不能卡在尿道内口,以免气囊压迫膀胱,造成黏膜的损伤。

9-232 膀胱冲洗的目的:①对留置导尿的病人,保持其尿液引流通畅;②清除膀胱内的血块、黏液、细菌等异物,预防感染;③治疗某些膀胱疾病,如膀胱炎、膀胱肿瘤等。

9-233 导尿术的注意事项:①严格无菌操作以防泌尿道感染;②操作过程中注意病人的保暖和隐私的保护;③老年女性尿道回缩,插管时应仔细观察、辨认,避免误入阴道,如误入阴道应更换无菌导尿管重新插管;④为避免损伤和泌尿系统感染,必须掌握男性和女性尿道的解剖特点;⑤对膀胱高度膨胀且极度虚弱的病人,第1次导尿不可超过1 000 ml。

9-234 因为连续大量导尿可致腹腔内压急剧下降,血液大量滞留在腹腔内,导致血压下降而虚脱;又因为膀胱内压突然降低,导致膀胱黏膜急剧充血,出现血尿。

9-235 为膀胱冲洗病人进行健康教育的内容:①向病人及其家属解释膀胱冲洗的目的和护理方法,并鼓励其主动配合;②向病人说明摄取足够水分的重要性,每天饮水量应维持在3 000 ml左右,以产生足够的尿量冲洗尿路,达到预防感染的目的。

9-236 引起便秘的原因:①某些器质性病变;②排便习惯不良;③中枢神经系统功能障碍;④排便时间或活动受限;⑤强烈的情绪反应;⑥各类直肠、肛门手术;⑦某些药物不合理的应用;⑧饮食结构不合理;⑨饮水量不足;⑩滥用缓泻剂、栓剂、灌肠,以及长期卧床或活动减少等,均可抑制肠道功能而导致便秘。

9-237 导致腹泻的原因:①饮食和使用便器

不当；②情绪紧张、焦虑；③消化系统发育不成熟；④胃肠疾病；⑤某些内分泌疾病,如甲状腺疾病可导致肠蠕动增加,出现腹泻。

9-238　导致尿失禁的原因：①神经或肌肉组织的病变或损伤,如瘫痪；②胃肠道疾病；③精神障碍、情绪失控等。

9-239　病理情况下的粪便颜色的变化：①柏油样大便提示上消化道出血；②暗红色血便提示下消化道出血；③陶土样便提示胆道梗阻；④果酱样便见于阿米巴痢疾或肠套叠；⑤米泔水样便见于霍乱或副霍乱；⑥粪便表面有鲜血见于痔疮或肛裂。

9-240　便秘病人的饮食指导：①多摄取可促进排便的食物和饮料,如蔬菜、水果、粗粮等高纤维素食物；②餐前饮温开水、柠檬水等热饮,促进肠蠕动,刺激排便反应；③多饮水,病情允许时每天液体摄入量不少于 2 000 ml；④适当吃油脂类食物。

9-241　粪便嵌塞病人的护理：①早期可使用栓剂或口服缓泻剂润肠通便；②必要时先油剂保留灌肠,2～3 小时后清洁灌肠；③在清洁灌肠无效后按医嘱执行人工取便；④向家属和病人宣教有关排便的知识、合理的膳食,协助病人建立并维持正常的排便习惯,防止便秘的发生。

9-242　大量不保留灌肠的目的：①排便、排气,软化和清除粪便,解除肠胀气；②清洁肠道,为肠道手术、检查和分娩做准备；③解毒,稀释并清除肠道内的有害物质；④降温,灌入低温液体,为高热病人降温。

9-243　大量不保留灌肠前,对病人进行评估：①病人的病情、临床诊断和灌肠目的；②病人的意识状态、生命体征和排便情况；③病人的心理状况、对灌肠的理解程度和配合能力；④病人肛门周围皮肤、黏膜的情况。

9-244　大量不保留灌肠的注意事项：①妊娠、急腹症、严重心血管疾病等病人禁忌灌肠。②正确选用灌肠溶液。肝性脑病病人禁用肥皂水,以减少氨的产生和吸收；充血性心力衰竭和水钠潴留病人禁用 0.9%氯化钠溶液。③正确掌握灌肠溶液的浓度、温度、容量、压力和流速。④操作中注意病人的保暖和隐私。⑤灌肠过程中密切观察溶液灌注和病人反应,及时处理异常情况。

9-245　保留灌肠的注意事项：①保留灌肠宜晚上睡眠前进行,因此时活动减少药物易于保留和吸收；②灌肠前须了解病变部位和灌肠目的,以便选择适当的卧位和肛管插入的深度；③为提高疗效,灌肠前让病人排便,操作时掌握"肛管宜细、插入宜深、灌入量宜少和灌入速度宜慢"的原则；④肛门、直肠、结肠手术后和排便失禁的病人不宜做保留灌肠。

9-246　排尿活动是一种受大脑皮质控制的反射活动。当膀胱内尿量充盈达 400～500 ml时,膀胱壁的牵张感受器受压力的刺激而兴奋,冲动经神经传入脊髓的初级排尿中枢,同时冲动也到达脑干和大脑皮质的排尿反射高级中枢,产生排尿欲。如环境允许,排尿进行。

9-247　不同灌肠法及肛管排气法的比较见表 9-1。

表 9-1　不同灌肠法及肛管排气法的比较

项目	大量不保留灌肠	小量不保留灌肠	保留灌肠	肛管排气
目的	清洁肠道,排便、排气,稀释并清除肠道内有害物质,为高热病人降温	解除便秘,软化粪便,排除肠道内气体,减轻腹胀	治疗肠道疾病、镇静、催眠	
灌肠溶液	0.9%氯化钠溶液、0.1～0.2%肥皂水	123溶液、油剂类	0.5%～1%新霉素溶液、2%小檗碱溶液、10%水合氯醛溶液	
灌液量	成人 500～1 000 ml,小儿 200～500 ml	123溶液 180 ml、甘油 100 ml（含水）	<200 ml	
温度	39～41℃,降温治疗 28～32℃,中暑治疗为 4℃	38℃	38℃	

续 表

项目	大量不保留灌肠	小量不保留灌肠	保留灌肠	肛管排气
体位	除阿米巴痢疾保留灌肠取右侧卧位外,其余均为左侧卧位			
插入深度	7~10 cm	7~10 cm	15~20 cm	15~18 cm
液面距肛门距离	40~60 cm	<30 cm	<30 cm	5~18 cm
保留时间	5~10 分钟	10~20 分钟	>1 小时	≤20 分钟
垫高臀部			垫高臀部 10~15 cm	

9-248 男、女病人导尿操作比较见表9-2。

表9-2 男、女病人导尿操作比较

要点	女病人	男病人
体位	屈膝仰卧位、两腿略外展	仰卧、两腿平放略分开
外阴初次消毒	阴阜、大阴唇、小阴唇、尿道口	阴阜、阴囊、阴茎、尿道口、龟头、冠状沟
外阴再次消毒	尿道口、小阴唇、尿道口	尿道口、龟头、冠状沟
插管方法	直接插入	提起阴茎,使之与腹壁呈60°插入
插管深度	4~6 cm,见尿再插入1 cm	20~22 cm,见尿再插入1~2 cm

综合应用题

9-249 (1)评估内容:①病人的病情、临床诊断和膀胱冲洗的目的;②病人的意识状态和生命体征;③病人的心理状况和合作程度。

(2)冲洗液:4℃的0.9%氯化钠溶液。

(3)注意事项:①严格执行无菌操作。②若引流液少于灌入的液体量,应考虑是否有脓液或血块堵塞,可旋转导尿管或更换粗一号导尿管。不能用力回抽以免造成黏膜损伤。③为减少病人痛苦,冲洗时嘱病人深呼吸、尽量放松,病人出现腹痛、腹胀、面色苍白等表现

应立即停止冲洗。④冲洗后如病人出血较多或出现血压下降,应立即报告医生进行处理,并准确记录冲洗液的量和引流液的性状。

9-250 (1)护理诊断:尿潴留。

(2)护理措施:①心理护理,安慰病人,消除其紧张和焦虑情绪。②营造隐蔽的排尿环境,如置屏风、关门窗、劝退异性家属。适当调整治疗和护理时间,让病人安心排尿。③调整体位和姿势,如扶卧床病人抬高上身或坐起,尽可能让病人以习惯姿势排尿。④诱导排尿,应用条件反射,让病人听流水声或用温水冲洗会阴。也可采取针灸疗法,选曲骨、三阴交或艾灸关元、中极穴刺激排尿。⑤热敷按摩以放松肌肉、促进排尿。用手掌自膀胱底部向尿道方向轻轻推移按压协助排尿。切记不可用力按压,以防膀胱破裂。⑥药物治疗必要时遵医嘱肌内注射卡巴胆碱等药物。⑦经上述措施均无效,可采用导尿管引流尿液。

9-251 (1)护理诊断:尿失禁。

(2)护理措施:①心理护理,尊重和理解病人,给予安慰和鼓励,使其树立战胜疾病的信心,配合治疗和护理。②皮肤护理,病人床上铺橡胶单和中单,使用一次性纸尿裤,经常用温水清洗会阴部,保持病床单位清洁、干燥。定时翻身和按摩受压部位,预防发生压疮。③留置导尿,将尿液引流至集尿袋,以避免尿液浸湿皮肤,发生局部皮肤溃破。④训练膀胱功能,夹闭引流管,每隔3~4小时开放1次,以锻炼膀胱壁肌张力,重建膀胱储存尿液的功能。

9-252 (1)留置导尿病人的护理措施:①防止泌尿系统逆行性感染,保持尿道口清洁,消毒棉球每天1~2次擦拭尿道口、龟头和包皮。按时排空集尿袋并记录尿量。按时更换集尿袋和导尿管。②鼓励病人多饮水,每天约2 000 ml左右,达到自然冲洗尿路的作用。③训练膀胱功能,拔管前间歇性夹管,每3~4小时松夹开放1次,使膀胱定时充盈、排空,促进膀胱功能恢复。④密切观察尿液情况,发现尿液浑浊、沉淀物、结晶和有异味时应及时处理,每周检查尿

常规1次。

(2) 对留置导尿病人和家属的健康教育：①向病人及家属解释留置导尿的目的和注意事项，鼓励其主动配合护理。②鼓励病人饮水和适当运动，保持每天尿量在2 000 ml以上，保证有足够的尿液冲洗尿道，预防泌尿系统感染和尿路结石的形成。③保持导尿管通畅，避免导尿管受压、扭曲、堵塞等造成泌尿系统感染。④病人下床活动时，妥善固定导尿管以防脱落，集尿袋不能高于膀胱，避免尿液逆流。

9-253 (1) 排便失禁病人的护理：①心理护理。排便失禁的病人常感到自卑和抑郁，期待得到理解和帮助。护士应尊重和理解病人，给予心理安慰和支持，帮助其树立信心，积极配合治疗和护理。②保护皮肤清洁、干燥。床上铺橡胶单和中单并保持其清洁、平整、干燥。③每次排便后用温水清洗肛门周围及臀部，及时帮助病人重建控制排便的能力，了解病人排便时间，定时给予便器，促使病人按时自行排便，指导病人进行肛门括约肌和盆底肌收缩锻炼。④去除不良气味，定时开窗通风，保持病室空气清新。

(2) 指导病人锻炼肛门括约肌和盆底肌：让病人取立、坐或卧位，试做排便动作，先慢慢收缩肛门周围肌肉，然后再慢慢放松，每次15~20秒，连续10~15次，每次操练20~30分钟，每天数次，以病人不觉疲乏为宜。

9-254 (1) 肠胀气的主要原因是食入过多产气食物，肠蠕动减少。

(2) 肠胀气的护理措施：①指导病人进餐时细嚼慢咽，养成良好进食习惯。②去除引起肠胀气的原因，劝告勿食或少食产气食物和饮料。③在病情允许情况下，鼓励病人适当活动，协助病人下床散步。卧床时可在床上活动或变换体位以促进肠蠕动，减轻肠胀气。④对症处理。轻微胀气时，可腹部热敷或腹部按摩、针灸疗法；严重胀气时，遵医嘱给予药物治疗或行肛管排气。

9-255 (1) 选用0.9%氯化钠溶液，温度4℃，

溶液量500~1 000 ml。

(2) 灌肠的注意事项：①注意病人保暖和保护隐私。调节室内温度，屏风遮挡，关门窗。②准确掌握灌肠溶液的浓度、温度、容量、压力和流速。③灌肠过程中密切观察溶液灌注情况和病人反应，及时处理。如液面不下降，病人没有感觉，转动和挤压肛管；如病人有腹胀或便意嘱其深呼吸；如病人剧烈腹痛、脉搏细速、面色苍白、心慌气急，应立即停止灌肠并报告医生，采取急救措施。④嘱病人尽量保留灌肠液30分钟后再解便。

9-256 (1) 影响排便的因素：生理因素、心理因素、社会文化因素、饮食与运动和与疾病有关的因素。

(2) 以上因素对排便的影响：①婴幼儿神经、肌肉系统发育不全，不能控制排便。老年人腹壁肌张力下降，胃肠蠕动减慢易出现排便功能异常。个人排便习惯(如排便时间、使用的便器和排便时从事某些活动)改变可能影响正常排便。②情绪焦虑、抑郁、身体活动减少、肠蠕动减少引起便秘。情绪紧张迷走神经兴奋，肠蠕动增加引起吸收不良、腹泻。③排便是隐私的观念被当今文化接受。当有排便需要却没有私密空间保护，可能压抑排便需要而导致便秘。④当摄食量不足、食物中缺少纤维素或水分，无法产生足够的粪便容积，水分被吸收，导致便秘。病人长期卧床、缺乏活动，可因肌张力减退而出现排便困难。⑤各种疾病如大肠癌、结肠炎患者排便次数增多。脊髓损伤、脑卒中患者排便失禁。长期服用抗生素，可抑制肠道正常菌群生长，导致腹泻。麻醉剂可使肠蠕动减弱而致便秘。

9-257 (1) 护理诊断：便秘。

(2) 根据病人实际情况应实施的护理措施：①为病人提供单独隐蔽的环境和充裕的时间，消除紧张情绪，保持正常心态，有利于排便。②床上使用便器。尽量使病人坐姿或抬高床头，利用重力作用增加腹内压促使排便。排便时用手沿结肠解剖位置自右下腹→右上腹→左

上腹→左下腹环形按摩,促进排便。③遵医嘱给予口服缓泻剂。使用简易通便剂如开塞露、甘油栓等,以上方法均无效时予以灌肠。④健康教育。帮助病人正确认识维持正常排便的意义;合理膳食,多摄入蔬菜、水果、粗粮等高纤维素食物;适当提供轻泻食物如梅子汁等;多饮水,每天液体摄入不少于 2 000 ml;适当食用油脂类食物;进行床上活动。

(丁桂芳)

第十章

药物疗法与过敏试验

❀ 选择题(10-1~10-264)

✏ A1型单项选择题(10-1~10-154)

10-1 剧毒药瓶上的标签颜色是
   A. 红色　　　　　B. 蓝色
   C. 黑色　　　　　D. 黄色
   E. 绿色

10-2 口服药瓶上的标签颜色是
   A. 蓝色　　　　　B. 红色
   C. 黑色　　　　　D. 绿色
   E. 黄色

10-3* 剧毒药及麻醉药的最主要保管原则是
   A. 药名用中、外文对照
   B. 加锁标记,并认真交接班
   C. 装密封瓶中保存
   D. 于荫凉处存放
   E. 与内服药分别放置

10-4 应远离明火保存的药物是
   A. 抗毒血清　　　B. 胎盘球蛋白
   C. 乙醚、乙醇　　D. 肾上腺素
   E. 维生素C

10-5 避光放置的药物有
   A. 三溴片、干酵母
   B. 氨茶碱、硝酸银
   C. 抗生素
   D. 芳香类药
   E. 地高辛

10-6* 容易氧化和遇光变质的药物是
   A. 地高辛
   B. 乙醇
   C. 干酵母
   D. 盐酸肾上腺素
   E. 地西泮

10-7 易被热破坏的制品,下列哪项除外
   A. 青霉素　　　　B. 抗毒血清
   C. 疫苗　　　　　D. 过氧乙酸
   E. 免疫球蛋白

10-8 应装在深色密闭瓶中,并置于阴凉处的药品是
   A. 糖衣片　　　　B. 干酵母
   C. 复方新诺明片　D. 阿莫仙
   E. 维生素C

10-9 易潮解的药物是
   A. 卡介苗　　　　B. 乙醇
   C. 乙醚　　　　　D. 氨茶碱
   E. 疫苗

10-10 对易风化潮解的药物应放在
   A. 有色瓶内　　　B. 阴凉干燥处
   C. 密封瓶内　　　D. 避光纸盒内
   E. 冰箱内

10-11 下列药物应放置在2~10℃冰箱内的是
   A. 糖衣片　　　　B. 氨茶碱
   C. 乙醇　　　　　D. 白蛋白
   E. 盐酸肾上腺素

10-12 应放在4℃冰箱内保存的药物是
   A. 氨茶碱
   B. 苯巴比妥钠
   C. 泼尼松(强的松)
   D. 胎盘球蛋白
   E. 青霉素

10-13* 除外下列哪种情况的药品不能应用
 A. 变色
 B. 发霉
 C. 有沉淀物
 D. 遇光变质
 E. 标签模糊

10-14 环氧乙烷存放错误,下列哪项除外
 A. 注意密闭并放置阴凉处
 B. 放入冰箱内
 C. 放入有色密封瓶中
 D. 干燥通风、阴凉处
 E. 阳光直射处

10-15 下列药物的保管方法不正确的是
 A. 氨茶碱片:装在透明的玻璃瓶内,盖紧
 B. 盐酸肾上腺素:装在盒内用黑纸遮盖
 C. 糖衣片:装瓶、盖紧
 D. 环氧乙烷:低温保存、远离明火
 E. 胎盘球蛋白:冷藏于冰箱内

10-16 容易被热破坏的生物制品类药物的保存方法是
 A. 放在密闭瓶中
 B. 放在有色瓶中
 C. 干燥阴凉处或冷藏于 2~10℃ 保存
 D. 放在阴凉处
 E. 放在远离明火处

10-17* 下列关于药物保管原则的叙述中错误的是
 A. 药柜应放在干燥、阳光直射的地方
 B. 按有效期先后顺序排放
 C. 剧毒药、麻醉药应加锁保管
 D. 药瓶应有明显的标签
 E. 药品应定期检查

10-18 药物保管原则不包括
 A. 药品应放在光线充足,但不透光的柜内
 B. 各种药物分类保管
 C. 麻醉药及剧毒药应加锁,并进行交接班
 D. 标签模糊的药物需认真核对
 E. 药物保管、领取由专人负责,定期检查

10-19 下列哪项药品的保管原则是错误的
 A. 抗生素按有效日期先后排列
 B. 药瓶上应有明显的标签
 C. 外用药用红色边作标签
 D. 剧毒药用蓝色边作标签
 E. 口服药用蓝色边做标签

10-20* 发药时,如果病人提出疑问应
 A. 弃去药物,重新配药
 B. 报告护士长
 C. 报告医生
 D. 重新核对,确认无误,解释后再给药
 E. 直接给药

10-21* 下列除外哪项是给药原则
 A. 根据医嘱给药
 B. 严格执行查对制度
 C. 有计划地使用,避免浪费
 D. 密切观察用药反应
 E. 准确掌握给药剂量、浓度、方法及时间

10-22 下列给药原则哪项是错误的
 A. 根据医嘱给药
 B. 给药时间、剂量、浓度要正确
 C. 操作时要做到"三查七对""一注意"
 D. 凡导致过敏的药物应暂停使用
 E. 密切观察用药反应

10-23 不属于"三查七对"内容的是
 A. 床号、姓名
 B. 药名、浓度、剂量
 C. 给药方法、时间
 D. 操作前、操作中查
 E. 查用药后反应

10-24 "三查七对""一注意",其中"一注意"是指
 A. 用药后反应

B. 用药方法

C. 用药剂量

D. 药物配伍禁忌

E. 用药途径

10-25 执行给药原则时,下列首要的是

A. 遵医嘱给药

B. 给药途径要准确

C. 给药时间要准确

D. 注意用药不良反应

E. 给药过程中要观察疗效

10-26 下列哪项不是给药原则的"五准确"的内容

A. 准确的药物　　B. 准确的剂量

C. 准确的方法　　D. 准确的地点

E. 准确的时间

10-27* 下列给药中护士的职责哪项错误

A. 严格遵守安全用药的原则

B. 评估病人情况

C. 熟练掌握正确的给药方法与技术

D. 促进疗效及减轻药物的不良反应

E. 发现给药错误,应立即报告护士长、医生

10-28 生物学中合剂、酊剂、片剂、散剂属哪类药

A. 外用药　　　　B. 内服药

C. 注射药　　　　D. 溶液

E. 吸入药

10-29 下列不属于内服药的是

A. 栓剂　　　　　B. 酊剂

C. 散剂　　　　　D. 片剂

E. 合剂

10-30* 发挥药效最快的给药途径是

A. 口服　　　　　B. 外敷

C. 吸入　　　　　D. 皮下注射

E. 静脉注射

10-31 下列哪项给药途径吸收最慢

A. 肌内　　　　　B. 皮内

C. 皮下　　　　　D. 皮肤

E. 舌下含服

10-32 给药的时间应准确的原因是

A. 病人的个体差异

B. 便于集中投药

C. 药物的半衰期

D. 病情

E. 病人需要

10-33 12n的含义是

A. 中午12点

B. 每12小时1次

C. 12点以后

D. 晚上12点

E. 每月12次

10-34 下列外文缩写中的中文译意错误的是

A. qod,隔天1次　　B. qd,每天1次

C. hs,每晚1次　　　D. qid,每天4次

E. biw,每周2次

10-35 尿少时易析出结晶的药物是

A. 阿司匹林　　　B. 溴化铵

C. 复方新诺明　　D. 糜蛋白酶

E. 地高辛

10-36 下列指导病人服药的方法中错误的是

A. 服酸类药物,可用饮水管吸入,服后漱口

B. 发汗药服后多饮水

C. 助消化药饭前服

D. 服铁剂,忌饮茶

E. 磺胺类药物服用后要多饮水

10-37* 磺胺类药物服后多饮水的目的是

A. 减轻服药时引起的恶心

B. 防止引起肾小管阻塞

C. 避免损害造血系统

D. 避免影响血液酸碱度

E. 增加药物疗效

10-38 下列口服给药注意事项中正确的是

A. 铁剂、阿司匹林宜饭前服

B. 服磺胺类药物后应多饮水

C. 服强心苷类药物前先测血压

D. 镇静安神药宜清晨空腹服用

E. 服止咳糖浆后宜多饮水

10-39 服药前需测心率的药物是
A. 甲氧氯普胺　　B. 地高辛
C. 普萘洛尔　　　D. 硫糖铝片
E. 肠溶阿司匹林

10-40* 服用止咳糖浆的正确方法是
A. 饭后服,服后立即饮大量水
B. 饭前服,服后立即饮用少量水
C. 咳嗽时服,服后立即饮用大量水
D. 睡前服,服后立即饮用少量水
E. 在其他药物后服,服后不立即饮水

10-41 对呼吸道黏膜有安抚作用的药,服后
A. 立即饮水　　　B. 少量饮水
C. 不饮水　　　　D. 不宜立即饮水
E. 大量饮水

10-42 宜饭前服用的药物是
A. 颠茄合剂　　　B. 维生素C
C. 氨茶碱　　　　D. 胃蛋白酶合剂
E. 磺胺类

10-43 下列哪种药物宜在饭后服
A. 健胃药　　　　B. 强心苷类
C. 发汗药　　　　D. 助消化药
E. 驱虫药

10-44 服用强心苷类药物的病人每分钟心率少于多少应停药
A. 40次　　　　　B. 50次
C. 60次　　　　　D. 70次
E. 80次

10-45 服用下列哪种药物需使用吸管
A. 止咳糖浆　　　B. 磺胺类
C. 氨茶碱　　　　D. 硫酸亚铁
E. 胃蛋白酶

10-46* 嘱病人服药时避免接触牙齿的药物是
A. 洋地黄　　　　B. 磺胺类
C. 硝酸甘油　　　D. 硫酸亚铁
E. 氨茶碱

10-47 口服酸类、铁剂时应注意
A. 与牙齿直接接触
B. 服后多饮水
C. 饭前服用

D. 服药时要注意监测心率
E. 用吸管吸入或避免接触牙齿

10-48 指导病人服药时,下列叙述哪项不妥
A. 酸性食物可促进铁的吸收
B. 助消化药饭前服
C. 服磺胺类药物宜多饮水
D. 服用强心苷类药物前要测量脉率、心率及心律
E. 服用铁剂应忌饮茶

10-49 下列关于服用药物的方法中错误的是
A. 对牙齿有腐蚀或染色的药物可用吸管吸入,服后漱口
B. 止咳糖浆服后不宜立即饮水
C. 磺胺类药物服后指导病人多饮水
D. 对胃黏膜有刺激的药物宜在饭前服
E. 服发汗药后嘱病人多饮水

10-50 给药期间的护理评估不包括
A. 病人是否按时、按量服用药物
B. 病人服药方法是否正确
C. 药物的疗效及毒副作用
D. 病人对给药计划的认知程度
E. 病人是否学会自我正确给药

10-51 备口服药时,下列哪项操作不妥
A. 水剂,应将药水摇匀后再倒药
B. 片剂,不可用于直接取药
C. 油剂,可在杯内先加少许冷开水
D. 不足1 ml的药液,用量杯测量
E. 粉剂,应先用水溶解后再服用

10-52 发口服药的正确方法是
A. 每天3次饭后服
B. 服后不宜多饮水
C. 对床号、姓名无误后发药,视病人服下后离开
D. 病人不在交给他人保存
E. 如病人有疑问,可以直接发药

10-53* 下列备药操作的叙述中哪项正确
A. 先配液体药再取固体药
B. 取固体药时把药倒入药杯中

C. 取液体药时不可摇动液体
D. 用量杯时刻度线与视线平行
E. 不足 1 ml 液体用注射器抽取

10-54 发口服药不符合要求的是
A. 根据医嘱给药
B. 做好心理护理
C. 鼻饲病人暂缓发药
D. 病人提出疑问时需重新核对
E. 危重病人要喂服

10-55 备口服药时正确的是
A. 先备液体药再备固体药
B. 取固体药时倒入量杯中
C. 取液体药时不可摇动液体
D. 用量杯时刻度线与视线平齐
E. 液体均应用注射器抽取

10-56 下列关于取药的操作中哪项不正确
A. 胶囊需用药匙取药
B. 药液不足 1 ml 时需用滴管计量
C. 油剂用量杯计量后直接倒入药杯
D. 同时服用几种液体药物时,应分别放置
E. 先配固体药,再配水剂

10-57 下列护士发药的操作中符合要求的是
A. 发止咳糖浆药,嘱病人服药后立即喝饮水
B. 发口服药时病人不在要暂缓发药
C. 给洋地黄类药物前不用测量脉率
D. 对于口服片剂太大的,不可将药片研碎以免药物成分被破坏
E. 对于药量较少的液体,可以直接滴在药碗里

10-58 护士将一次性药杯收回后正确的处理方法是
A. 直接丢弃　　B. 消毒后备用
C. 清洗后销毁　D. 消毒后销毁
E. 清洗后备用

10-59 下列关于取药、配药的方法中哪项错误
A. 取固体药用药匙

B. 先配固体,再配水剂
C. 药液不足 1 ml 用滴管吸取
D. 2 种药液可同置一药杯内
E. 油剂药液应倒入少量冷开水于杯中

10-60 护士为病人发放口服药时恰逢其外出,此时正确的做法是
A. 等候病人
B. 将药交给陪护
C. 将药置于床头柜上
D. 暂缓发药
E. 交给病人同病室病友

10-61* 某糖尿病病人口服降糖药效果欠佳,遵医嘱皮下注射胰岛素治疗。下列不属于重点观察项目的是
A. 神志不清　　B. 有无心慌
C. 出冷汗　　　D. 体温变化
E. 眩晕

10-62* 注射时防止感染的主要措施是
A. 选择无钩、无弯曲的锐利针头
B. 注意药物配伍禁忌
C. 注射前洗手、戴口罩,注射时皮肤消毒直径在 5 cm 以上
D. 不可在硬结、瘢痕处进针
E. 不可使用变色、混浊的药

10-63 同时注射几种药液时,下列操作中错误的是
A. 注射应慢
B. 解除病人思想顾虑
C. 减轻疼痛
D. 先注射刺激性强的药物
E. 分散病人注意力

10-64 集体注射时,为预防交叉感染,下列操作中哪项错误
A. 一人一针
B. 一人一止血带
C. 一人一垫枕
D. 几人一止血带
E. 一人一管

10-65 无菌注射器哪些部位手可触及
A. 空筒、针梗 B. 针梗、针尖
C. 乳头、针栓 D. 空筒、针栓
E. 针栓、针尖

10-66 下列注射进针的角度哪项是正确的
A. 静脉注射呈 40°角
B. 皮内注射呈 5°角
C. 肌内注射呈 60°角
D. 皮下注射呈 45°角
E. 股静脉注射呈 60°角

10-67 下列自安瓿内吸取药液的方法中错误的是
A. 仔细查对
B. 将安瓿尖端药液弹至体部
C. 用砂轮在颈部划一锯痕,折断安瓿
D. 将针头斜面向下放入安瓿内的液面下吸药
E. 吸药时手不能握住活塞

10-68* 针梗全部断在病人体内时,下列哪项措施是错误的
A. 护士保持镇定
B. 安慰病人
C. 向下按压穿刺部位暴露针梗
D. 指导病人配合处理
E. 固定穿刺部位周围的皮肤

10-69 注射部位皮肤消毒时,下列方法中正确的是
A. 以注射点为中心,由内向外呈螺旋形涂擦
B. 以注射点为中心,由外向内呈环形涂擦
C. 横形涂擦至注射点
D. 以注射点为中心,自上而下涂擦
E. 消毒范围小于 5 cm

10-70 执行注射时,首先要检查药液
A. 有无混浊
B. 有效期
C. 有无沉淀物
D. 标签是否清晰
E. 有无配伍禁忌

10-71 皮内注射时,皮肤消毒剂是
A. 2.5%碘酊溶液
B. 0.1%苯扎溴铵溶液
C. 70%乙醇溶液
D. 0.5%碘酊溶液
E. 0.5%碘附溶液

10-72 下列皮内注射的方法中正确的是
A. 药物过敏试验取前臂掌侧下段
B. 用碘酊消毒皮肤
C. 与皮肤呈 10°角刺入
D. 推药至真皮下
E. 拔针后用干棉签按压

10-73 皮内注射是将药液注入
A. 表皮
B. 真皮
C. 皮下组织
D. 表皮与真皮间
E. 真皮与皮下组织间

10-74 关于皮内注射,下述哪项正确
A. 预防接种,上臂三角肌
B. 用稀碘酊消毒皮肤
C. 进针后抽回血
D. 推药液至真皮下
E. 拔针后不按压

10-75 皮内注射选择前臂掌侧下段是因为该处
A. 皮肤薄、色浅 B. 无大血管
C. 离大神经远 D. 操作方便
E. 无硬结

10-76* 下列哪项不是皮内注射忌用碘酊消毒皮肤的原因
A. 因碘对皮肤有刺激性,易引起假阳性反应
B. 避免脱碘不彻底影响局部反应的观察
C. 避免以后出现局部色素沉着
D. 避免与碘过敏反应相混淆
E. 避免碘的消毒效果不好

第十章 药物疗法与过敏试验

10-77 皮下注射的进针角度为
A. 30°～40°   B. 0°～5°
C. 60°   D. 45°
E. 90°

10-78 皮下注射的外文缩写是
A. IV drip   B. H
C. ID   D. IM
E. IV

10-79 下列皮下注射的部位中错误的是
A. 腹部   B. 手背
C. 后背   D. 大腿外侧
E. 上臂三角肌下缘

10-80 下列关于皮下注射的操作方法中错误的是
A. 药量少于1ml时需用1ml注射器抽吸
B. 注射部位常规消毒
C. 持针时,右手示指固定针栓
D. 针头与皮肤呈20°角刺入
E. 进针深度为针梗的1/2～2/3

10-81 关于皮下注射,下列叙述中哪项错误
A. 上臂三角肌下缘注射
B. 仅用于预防接种
C. 拔针后按压
D. 进针后抽吸无回血,可推注药液
E. 进针角度为30°～40°角

10-82 接种结核菌素的部位是
A. 前臂内侧下段   B. 上臂三角肌
C. 前臂外侧   D. 三角肌下缘
E. 臀大肌

10-83 肌内小剂量注射选用上臂三角肌,其注射区是
A. 三角肌下缘2～3横指处
B. 三角肌上缘2～3横指处
C. 上臂内侧,肩峰下2～3横指处
D. 上臂外侧,肩峰下2～3横指处
E. 肱二头肌下缘2～3横指处

10-84 关于肌内注射部位,下列哪项错误
A. 臀大肌

B. 臀中肌
C. 臀小肌
D. 上臂三角肌下缘
E. 股外侧肌

10-85* 肌内注射时,选用连线法进行体表定位,下列注射区域描述中正确的是
A. 髂嵴和尾骨连线的外上1/3处
B. 髂嵴和尾骨连线的中1/3处
C. 髂前上棘和尾骨连线的外上1/3处
D. 髂前上棘和尾骨连线的中1/3处
E. 髂前上棘和尾骨连线的后1/3处

10-86 同时肌内注射几种药物时,下列操作中错误的是
A. 药物有无配伍禁忌
B. 先注射刺激性强,再注射刺激性弱的药
C. 按规定的时间,临时抽取药液
D. 注射器内空气排尽
E. 注射时进针、拔针快,推药要慢

10-87* 2岁以下婴幼儿肌内注射的最佳部位是
A. 股外侧肌   B. 臀大肌
C. 臀中肌、臀小肌 D. 上臂三角肌
E. 后背

10-88 下列各种注射方法的定位中正确的是
A. 臀中肌注射:髂前上棘外侧3横指处
B. 臀大肌注射:髂棘和尾骨连线的外上1/3
C. 皮内注射:前臂掌侧下段
D. 皮下注射:肩峰下2～3横指
E. 臀小肌注射:髂前上棘与臀裂顶点的外上1/3处

10-89 臀大肌注射时病人侧卧的正确姿势是
A. 双膝向腹部弯曲
B. 两腿弯曲
C. 两腿伸直
D. 上腿伸直,下腿稍弯曲
E. 下腿伸直,上腿稍弯曲

10-90 下列有关臀大肌注射定位法（十字法）的叙述中哪项错误
　　A. 从尾骨顶点向左（或右）做一水平线
　　B. 从髂嵴最高点做一垂线
　　C. 将一侧臀部划分为 4 个象限
　　D. 取其外上象限为注射区
　　E. 避开内角

10-91 臀大肌注射时，应避免损伤
　　A. 臀部动脉　　B. 臀部静脉
　　C. 坐骨神经　　D. 臀部淋巴
　　E. 骨膜

10-92 下列关于肌内注射的叙述中错误的是
　　A. 正确选择注射部位
　　B. 取合适的体位，使肌肉放松
　　C. 常规消毒皮肤
　　D. 注射刺激性强的药物，针头应全部刺入
　　E. 拔针后用干棉签按压

10-93 肌内注射引起硬结的主要原因是
　　A. 同时注射多种药物
　　B. 病人肥胖
　　C. 针头细小、进针深度不够
　　D. 未做到"一慢"
　　E. 未应用无痛注射技术

10-94 留置气泡技术适用于
　　A. 皮下注射
　　B. 肌内注射
　　C. 静脉注射
　　D. 小儿头皮静脉注射
　　E. 动脉注射

10-95 留置气泡技术的目的下列哪项除外
　　A. 使药液全部进入肌肉组织内
　　B. 减轻疼痛
　　C. 预防药液渗入皮下组织
　　D. 以利吸收
　　E. 减低组织受刺激的程度

10-96 下列哪项除外均为合适的注射部位
　　A. 避开神经、血管处

　　B. 切勿在炎症、硬结及有皮肤病处进针
　　C. 长期注射者，应经常更换注射部位
　　D. 静脉注射时应由近端到远端的选择
　　E. 肌内注射有回血时要拔针

10-97 下列有关静脉注射的叙述哪项错误
　　A. 在穿刺点上方扎止血带
　　B. 进针角度为 15°～30°
　　C. 药液不可溢出血管外
　　D. 见回血再进针少许
　　E. 先用碘酒消毒后用 70% 乙醇脱碘

10-98 禁用静脉注射的药物是
　　A. 50% 葡萄糖溶液
　　B. 氨茶碱溶液
　　C. 10% 氯化钾溶液
　　D. 10% 葡萄糖酸钙溶液
　　E. 10% 氯化钠溶液

10-99 静脉注射过程中，发现病人局部肿胀、疼痛，试抽有回血，可能的原因是
　　A. 静脉痉挛
　　B. 针头刺入过深，穿破对侧血管壁
　　C. 针头斜面一半在血管外
　　D. 针头斜面紧贴血管内壁
　　E. 针头刺入皮下

10-100* 护士遵医嘱为病人行 10% 葡萄糖酸钙溶液 10 ml 缓慢静脉推注，推注约 5 ml 后，护士发现推注稍有阻力，局部略肿胀，试抽无回血。发生上述情况的原因可能是
　　A. 静脉痉挛
　　B. 针刺入过深，穿破对侧血管壁
　　C. 针头斜面一半在血管外
　　D. 针头斜面紧贴血管内壁
　　E. 针头刺入皮下

10-101 对于需要静脉输液的成年人，使用头皮针进行静脉穿刺时优先选择的血管是
　　A. 贵要静脉　　B. 头静脉

C. 桡静脉 D. 手臂静脉网
E. 肘正中静脉

10-102 为婴儿进行静脉注射时,最常用的静脉是
A. 肘正中静脉 B. 颞浅静脉
C. 大隐静脉 D. 贵要静脉
E. 手背浅静

10-103 小儿静脉注射时,应除外的血管是
A. 贵要静脉 B. 耳后静脉
C. 额静脉 D. 枕静脉
E. 颞浅静脉

10-104 下列小儿头皮静脉的特征中哪项错误
A. 血管呈微蓝色
B. 管壁厚不易压瘪
C. 血流方向向心
D. 注药时阻力小
E. 血管易于固定

10-105 下列小儿头皮动脉的特征中哪项错误
A. 血管有搏动
B. 血流方向离心
C. 血液呈暗红色
D. 注射时呈树枝状突起
E. 血液呈鲜红色

10-106 下列静脉注射后的评价标准中哪项不妥
A. 严格核对是否做到了"五准确"
B. 注射过程中密切观察并评估病人的用药反应
C. 注射时病人诉疼痛应立即拔出针头重新注射
D. 控制药物注入的速度
E. 穿刺部位未出现感染、血肿

10-107 下列哪项不是静脉穿刺失败的常见原因
A. 刺入过深
B. 刺入过浅
C. 针头斜面未完全进入血管内

D. 皮下脂肪过多
E. 针头穿透对侧的血管壁

10-108* 下列不同病人穿刺方法中不妥的是
A. 水肿病人:先按揉局部,使血管显露
B. 休克病人:从穿刺部位上方向穿刺部位推揉使血管充盈
C. 肥胖病人:先扎止血带选择血管后,再放松止血带消毒皮肤
D. 老年人:示指和拇指固定血管后穿刺
E. 发绀病人:先抬高穿刺侧肢体,使静脉回流加速辨清血管方向后再穿刺

10-109 下列关于股静脉注射的操作中哪项错误
A. 病人仰卧,下肢伸直略外展外旋
B. 穿刺部位在股动脉外侧0.5 cm处
C. 针头与皮肤呈90°或45°角进针
D. 注射毕局部用无菌纱布加压止血
E. 可用于急救时做加压输液、输血

10-110 股静脉的穿刺部位为
A. 股动脉内侧0.5 cm
B. 股动脉外侧0.5 cm
C. 股神经内侧0.5 cm
D. 股神经外侧0.5 cm
E. 股动脉和股神经之间

10-111 护士在给病人进行股静脉穿刺静脉输液时,应该给病人摆放的体位是
A. 仰卧,下肢伸直
B. 仰卧,下肢伸直,略外展、外旋
C. 仰卧,下肢伸直,略内收
D. 仰卧,屈膝
E. 仰卧,屈膝,略外展

10-112 动脉注射后加压止血的时间应为
A. 20分钟以上 B. 15分钟以上
C. 10分钟以上 D. 5分钟以上
E. 3分钟以上

10-113 动脉注射时下列哪项除外均适用

A. 重度休克
B. 创伤性休克
C. 周围静脉穿刺困难
D. 脑血管造影
E. 癌症

10-114 氧气雾化吸入时,下列操作方法中错误的是
A. 核对病人,做好解释
B. 抽吸并稀释药液
C. 湿化瓶内加入蒸馏水
D. 嘱病人紧闭口唇深吸气,用鼻呼气
E. 氧流量为6～8 L/min

10-115 进行超声雾化吸入时,下列操作中哪项错误
A. 稀释药物至40 ml,放入药杯内
B. 水槽内放温水(40℃左右)500 ml
C. 使用时先开电源开关,再开雾化开关
D. 治疗时间通常为15～20分钟
E. 治疗毕先关雾化开关,再关电源开关

10-116* 雾化吸入疗法的目的不包括
A. 减轻呼吸道的炎症
B. 解除支气管痉挛
C. 镇咳、祛痰
D. 稀释痰液
E. 腹部术后镇痛

10-117 下列哪项不属于超声波雾化器的构造
A. 水槽
B. 螺纹管和口含嘴
C. 蒸汽吸入器
D. 雾化罐
E. 超声波发生器

10-118 超声雾化吸入法的特点是
A. 应用超声波声能,将药液变成气雾
B. 雾滴小而均匀,可达终末支气管和肺泡
C. 晶体换能器产生高频电能
D. 雾量大小固定
E. 用氧量小,节约资源

10-119 超声雾化吸入法治疗时间每次多少分钟
A. 10～20分钟   B. 15～30分钟
C. 20～30分钟   D. 30～40分钟
E. 40～50分钟

10-120 超声雾化器的工作特点不包括
A. 雾滴小而均匀,直径在5 μm以下
B. 药液可吸入支气管末端
C. 雾液温暖舒适
D. 雾量的大小可以调节
E. 用氧量小,节约资源

10-121 超声波雾化器在使用过程中,水槽内的水温超过多少时,应及时调换冷蒸馏水
A. 30℃   B. 40℃
C. 50℃   D. 60℃
E. 0℃

10-122 氧气雾化吸入时,氧流量应调至
A. 0.5 L/min   B. 1～2 L/min
C. 2～4 L/min   D. 6～8 L/min
E. 8～10 L/min

10-123 在超声波雾化器工作原理中,将电能转换为超声波声能的装置是
A. 超声波发生器
B. 雾化罐透声膜
C. 雾化罐过滤器
D. 晶体换能器
E. 电子管

10-124 配制过敏试验液的溶媒是
A. 0.9%氯化钠溶液
B. 注射用水
C. 5%葡萄糖溶液
D. 1.2%氯化钠溶液
E. 蒸馏水

10-125 下列有关皮肤过敏试验的叙述哪项

是正确的
A. 皮试部位可取前臂掌侧上段
B. 疑似阳性可用原液重做
C. 注射后可让病人散步20分钟返回观察反应
D. 配皮试液应有固定的溶液
E. 过敏试验阳性者禁止注射药物

10-126 对接受青霉素治疗的病人,停药几天以上必须重新做过敏试验
A. 1天 B. 2天
C. 3天 D. 4天
E. 5天

10-127 在青霉素批号没有改变的情况下,使用时免做过敏试验的间隔时间不超过
A. 14天 B. 7天
C. 5天 D. 3天
E. 1天

10-128* 过敏性休克出现中枢神经系统症状,其原因是
A. 肺水肿
B. 有效循环血量锐减
C. 脑组织缺氧
D. 肾衰竭
E. 毛细血管扩张,通透性增加

10-129* 在青霉素治疗过程中,下列哪种情况需要做皮试
A. 肌内注射改静脉滴注
B. 肌内注射每天1次改每天2次
C. 病人因故未注射药物
D. 青霉素批号更改
E. 病人病情加重

10-130 抢救青霉素过敏性休克的首选药物是
A. 盐酸异丙嗪
B. 去氧肾上腺素
C. 盐酸肾上腺素
D. 异丙肾上腺素
E. 去甲肾上腺素

10-131 下列不属于青霉素过敏性休克循环衰竭的临床表现是
A. 血压下降 B. 面色苍白
C. 神志不清 D. 发绀
E. 出冷汗

10-132* 禁做青霉素皮试的病人是
A. 对磺胺类药物过敏者
B. 过敏体质者
C. 1年前口服青霉素片出现皮疹者
D. 父母有过敏史者
E. 近期用过青霉素并未过敏者

10-133 过敏性休克的临床表现除外下列哪项
A. 面色苍白、出冷汗、血压下降
B. 胸闷、气急、濒死感
C. 全身淋巴结肿大
D. 皮肤瘙痒、荨麻疹
E. 意识丧失、抽搐、大小便失禁

10-134 青霉素皮内注射的剂量是
A. 10 u B. 40 u
C. 80 u D. 100 u
E. 150 u

10-135 在青霉素治疗过程中,下列哪种情况须重做皮试
A. 肌内注射每天2次改成每天4次
B. 肌内注射改静脉滴注
C. 病人因故未注射药物
D. 病人病情加重、畏冷、寒战
E. 更换不同批号的青霉素

10-136 青霉素过敏试验可疑阳性者,应用什么溶液做对照试验
A. 利多卡因
B. 注射用水
C. 0.9%氯化钠溶液
D. 2.5%葡萄糖等渗溶液
E. 葡萄糖盐水

10-137* 下列青霉素过敏性休克的处理方法中哪组最佳
A. 停药、平卧、注射盐酸肾上腺素、

保暖、吸氧

B. 停药、平卧、吸氧、注射抗组胺药物

C. 停药、平卧、测血压、注射呼吸兴奋剂

D. 停药、吸氧、保暖、注射间羟胺

E. 停药、吸氧、保暖、注射地塞米松

10-138* 注射青霉素引起的血清病型反应的临床表现为

A. 面色苍白、脉搏细弱、血压下降

B. 胸闷气促，伴濒死感

C. 头晕眼花、四肢麻木

D. 腹痛、便血

E. 发热、关节肿痛、淋巴结肿大

10-139 青霉素过敏反应大多数发生于

A. 初次用药者

B. 过敏体质者

C. 身体虚弱者

D. 有青霉素接触史者

E. 父母对青霉素过敏者

10-140 下列关于青霉素使用方法中正确的是

A. 青霉素过敏者再次用药时须重做过敏试验

B. 试验结果阴性者，今后再用时可免做过敏试验

C. 青霉素外用时可不做过敏试验

D. 注射之前应做好急救的准备工作

E. 青霉素停药3天不需重新做过敏试验

10-141* 接受破伤风抗毒素(TAT)脱敏的病人出现气急、发绀、头晕等时，应采取的措施是

A. 立即停止注射

B. 立即通知医生

C. 继续按计划注射

D. 立即停止注射并从速处理

E. 减少剂量继续注射

10-142 下列青霉素过敏性休克使用肾上腺素的目的中哪项不妥

A. 松弛支气管平滑肌

B. 收缩血管，减小外周阻力

C. 兴奋心肌

D. 升高血压

E. 增加心输出量

10-143* 肺结核病人使用链霉素治疗过程中出现全身麻木、抽搐。此时选用治疗的药物是下列哪种

A. 10%葡萄糖酸钙

B. 0.1%肾上腺素

C. 新斯的明

D. 地塞米松

E. 氨茶碱

10-144* TAT脱敏注射法是

A. 所注剂量分4次注射，剂量逐渐递减

B. 所注剂量分4次注射，剂量逐渐递增

C. 所注剂量分5次注射，剂量逐渐递减

D. 所注剂量分5次注射，剂量逐渐递增

E. 所注剂量分4等分，分次注射

10-145* 下列皮试液0.1 ml内药品含量哪项错误

A. 青霉素 50 u

B. 链霉素 250 u

C. TAT 15 IU

D. 细胞色素 C 0.075 mg

E. 普鲁卡因 2.5 mg

10-146 链霉素过敏试验液0.1 ml含链霉素

A. 200 u　　　B. 250 u

C. 300 u　　　D. 400 u

E. 500 u

10-147 链霉素皮内注射的剂量是

A. 0.25 u　　　B. 2.5 u

C. 25 u　　　D. 250 u

E. 2 500 u

10-148 抢救链霉素过敏反应的药物是
A. 盐酸肾上腺素 B. 阿托品
C. 葡萄糖 D. 葡萄糖酸钙
E. 异丙肾上腺素

10-149 使用TAT,停药后超过多久须重做皮试
A. 1天 B. 3天
C. 5天 D. 7天
E. 14天

10-150 TAT试验液的剂量是每毫升含TAT
A. 15 u B. 20 u
C. 150 u D. 200 u
E. 2 500 u

10-151 接受TAT脱敏注射的病人出现轻微反应时,护士应采取的正确措施是
A. 立即停止注射,迅速给予抢救治疗
B. 立即报告医生
C. 重新开始脱敏注射
D. 停止注射,待反应消退后,减少剂量,增加次数注射
E. 注射苯海拉明抗过敏

10-152 下列皮试液1 ml含量错误的是
A. 青霉素 500 u
B. 链霉素 2 500 u
C. TAT 150 IU
D. 细胞色素C 7.5 mg
E. 普鲁卡因 2.5 mg

10-153 做碘过敏试验的时间应在碘化物造影检查前
A. 1～2天 B. 2～3天
C. 3～5天 D. 1周
E. 2周

10-154* 关于碘过敏试验,下列叙述中正确的是
A. 皮内注射试验时皮丘直径超过2 cm即可判断为阳性
B. 试验方法包括口服法、眼结膜试验法

C. 静脉注射造影剂前不用做皮内试验
D. 口服后出现眩晕、心慌等表现即可判断为阳性
E. 过敏试验阴性者造影时不会发生超敏反应

✏ A2型单项选择题(10-155～10-230)

10-155* 病人,男性,49岁。因冠心病入院治疗。将其每天服用的氨氯地平、阿司匹林、辛伐他汀、硝酸甘油和盐酸普萘洛尔放置于透明的分药盒中,责任护士发现后立即告知病人有一种药不宜放入此药盒中。这种药物是
A. 氨氯地平 B. 阿司匹林
C. 辛伐他汀 D. 硝酸甘油
E. 盐酸普萘洛尔

10-156 病人,男性,19岁。患咽炎。医嘱:复方新诺明1.0 g,po,bid。护士指导病人服药时间,下述正确的是
A. 8am
B. 8pm
C. 8am～4pm
D. 8am～12n～4pm
E. 8am～12n～4pm～8pm

10-157 病人,女性,15岁。患特发性血小板减少性紫癜(ITP)。医嘱:维生素C片1.5 g,po,bid。正确执行时间是
A. 每早1次
B. 睡前1次、清晨1次
C. 每晚1次
D. 每天早、中、晚各1次
E. 上、下午各1次

10-158* 病人,女性,35岁。患子宫肌瘤,术前1天晚上病人睡眠不佳。医嘱:地西泮5 mg,po,hs。护士正确执行的方法和时间是
A. 口服,每晚1次
B. 口服,临睡前1次

C. 皮下注射,隔天1次
D. 肌内注射,每晚1次
E. 静脉推注,每天1次

10-159 病人,女性,30岁。眩晕、恶心。医嘱:眩晕宁片,每天2次,每次2片,口服。"每天2次"的英文缩写是
A. tid B. biw
C. q2h D. bid
E. qod

10-160 病人,男性,45岁。患糖尿病。医嘱:皮下注射胰岛素8 u,ac30分。"ac"的执行时间是
A. 上午8点 B. 晚上8点
C. 饭前 D. 临睡前
E. 必要时

10-161 病人,女性,19岁。因手外伤到急诊科就诊。医嘱:TAT id。"id"的正确含义是
A. 皮内注射 B. 皮下注射
C. 肌内注射 D. 静脉注射
E. 静脉滴注

10-162 病人到医院看病,医生开的药物中有一种药物的服用时间标注为"prn"。"prn"译成中文的正确含义是
A. 隔天1次
B. 需要时(限用1次)
C. 需要时(长期)
D. 每晚1次
E. 每小时1次

10-163 病人,男性,56岁。因糖尿病需用胰岛素控制血糖。医嘱:胰岛素4 u,H,餐前30分钟。"H"的中文正确含义是
A. 皮内注射 B. 皮下注射
C. 肌内注射 D. 静脉注射
E. 静脉点滴

10-164 病人,男性,20岁。上呼吸道感染,咳嗽。体温37.8℃,脉搏88次/分,呼吸22次/分。在服用磺胺类药物时,护士嘱其多饮水的目的是
A. 减少对消化道的刺激
B. 促进吸收,提高药物的疗效
C. 降低药物的毒性及过敏反应
D. 减少对肝脏的损害,促进排泄
E. 避免尿少时析出结晶阻塞肾小管

10-165 病人,男性。需要口服磺胺类药。护士嘱咐其服药期间需多喝水的目的是
A. 减轻胃肠道刺激
B. 增强药物疗效
C. 避免损害造血系统
D. 维持血液pH值
E. 增加药物溶解度,避免结晶析出

10-166* 病人,男性,30岁。高热,遵医嘱给予口服对乙酰氨基酚以退热。护士嘱咐其服药期间需多喝水的目的是
A. 促进药物吸收
B. 增强药物疗效
C. 减少药物副作用
D. 维持血液pH值
E. 减轻胃肠道刺激

10-167 病人,女性,64岁。患有多种慢性病,同时服用下列几种药物。宜饭前服用的药物是
A. 红霉素 B. 布洛芬
C. 健胃消食片 D. 氨茶碱
E. 阿司匹林

10-168 病人,男性,56岁。因患呼吸系统疾病需同时服用几种药物。宜最后服用的药物是
A. 罗红霉素
B. 乙酰半胱氨酸胶囊
C. 维生素
D. 复方甘草口服液
E. 维生素B_1

10-169 病人,男性,29岁。因高热、畏寒、咳嗽、流涕而住院治疗,医生开出下列口服药。护士在指导用药时嘱咐病

人宜最后服用的是
A. 止咳糖浆
B. 利巴韦林
C. 维C银翘片
D. 对乙酰氨基酚
E. 阿莫西林胶囊

10-170 病人,男性,40岁。因患呼吸系统疾病需同时服用下列几种药物。安排在最后服用的药物是
A. 氨茶碱   B. 维生素B_1
C. 复方甘草片   D. 维生素C
E. 蛇胆川贝口服液

10-171 患儿,男,10月龄。下列住院期间正确的服药方法是
A. 先服止咳糖浆
B. 应在喂乳前服止咳糖浆
C. 服止咳糖浆后喂开水
D. 最后喂止咳糖浆后不喂水
E. 两次喂乳间服用

10-172 病人,女性,65岁。患慢性心功能不全,心率每分钟少于60次。应禁止使用下列哪种药物
A. 促消化药   B. 洋地黄类药
C. 抗生素   D. 磺胺类药
E. 铁剂

10-173 病人,女性,60岁。患慢性心功能不全,服用地高辛,0.25 mg,qd。护士发药前应首先测量
A. 血压   B. 心率
C. 呼吸   D. 瞳孔
E. 体温

10-174 患儿,男,5月龄。因肺炎入院。住院期间医生开医嘱服用多种药物,最后服用止咳糖浆的原因是
A. 促进药物吸收
B. 增加药物疗效
C. 减少药物毒性
D. 避免药物挥发
E. 稀释药物

10-175 病人,男性,65岁。上午10点行磁共振检查。护士分发口服药时病人未回,此时正确的处理是
A. 交给病友
B. 暂缓发药
C. 置于床头柜
D. 交给病人家属
E. 将药品退回药房

10-176* 病人,女性,45岁。诊断为缺铁性贫血。医嘱:硫酸亚铁口服液15 ml,po,tid。能增加病人铁吸收的是
A. 豆腐   B. 肥肉
C. 韭菜   D. 鲫鱼
E. 牛奶

10-177* 患儿,女性,6月龄。患佝偻病。医嘱:鱼肝油6滴,每天1次。取药时,护士杯中放少量温开水的目的是
A. 有利于吞服
B. 减少药量损失
C. 减少药物毒性
D. 避免药物挥发
E. 稀释药物

10-178 病人,女性,25岁。体温39.3℃,咽痛,诊断为化脓性扁桃体炎。医嘱:头孢曲松钠皮试。护士进行皮试时,正确的操作是
A. 选择前臂掌侧下段为注射部位
B. 注射完毕,迅速拔除针头,用棉签按压针眼
C. 注射时,针尖斜面向下
D. 针尖与皮肤呈15°角刺入皮内
E. 用安尔碘消毒皮肤

10-179 医学院校的护生正在实验室练习抽吸药液,某护生第1次接触注射器,请告诉她下列注射器的哪个部位可以用手接触
A. 乳头、针栓   B. 活塞、针梗
C. 空筒、针尖   D. 活塞轴、针梗
E. 活塞柄、针栓

10-180 患儿,女性,3岁。在打预防针的过程中怕痛。无痛注射原则中下列哪项是错误的
A. 取舒适卧位,使肌肉松弛
B. 进针、拔针快,推药液慢
C. 对刺激性强的药物,进针不可太深
D. 推药速度要均匀
E. 先注射刺激性弱,再注射刺激性强的药物

10-181 病人,男性,15岁。因急性化脓性阑尾炎收入院,医嘱给予头孢硫脒静脉输液治疗,输液前需采用皮内注射方法做药物过敏试验。有关皮内注射,下述哪项正确
A. 药物过敏试验取上臂三角肌
B. 用稀碘酊消毒皮肤
C. 进针后抽回血
D. 推药液于真皮下
E. 拔针后不按压

10-182* 病人,男性,56岁。因糖尿病需用胰岛素控制血糖。医嘱:皮下注射胰岛素 8 u。为了防止感染,护士在注射时下列操作中最重要的是
A. 不在硬结处进针
B. 皮肤消毒直径为 5 cm
C. 注射前戴帽子
D. 注射器完整无裂痕
E. 静脉点滴

10-183 病人,女性,80岁。患糖尿病,口服降糖药控制血糖不理想,医生建议病人出院后注射胰岛素控制血糖。护士在病人出院时对其进行注射胰岛素的健康教育,下列哪种说法正确
A. 要在上臂三角肌处注射
B. 注射区皮肤不需消毒
C. 行皮下注射,进针角度为 15°~30°
D. 不可在发炎、有瘢痕、硬结处注射
E. 进针后抽动活塞要有回血

10-184 病人,女性,70岁。患糖尿病。护士在为其注射胰岛素时,遵循的注射原则下列哪项是错误的
A. 严格执行查对制度
B. 严格遵守无菌操作原则
C. 所有注射见回血后再注入药液
D. 进针"两快一慢"
E. 静脉注射时选择血管应由远心端到近心端

10-185 患儿,女性,28日龄。家人抱其来接种卡介苗。护士应将药物注射于
A. 真皮层   B. 皮下组织
C. 肌肉组织   D. 头皮静脉
E. 皮下组织与肌肉组织间

10-186 患儿,男性,1岁。因淋巴结核住院,医嘱肌内注射数种药物。护士为该患儿肌内注射时,下列操作中不恰当的是
A. 注射时应固定好肢体,防止折针
B. 宜选用肌肉肥厚的臀大肌
C. 注意药物的配伍禁忌
D. 注意经常更换注射部位
E. 切勿将针梗全部刺入

10-187* 病人,女性,28岁。有习惯性流产史。现妊娠8周,遵医嘱给予黄体酮肌内注射。下列操作正确的是
A. 乙醇消毒皮肤
B. 消毒范围 3 cm
C. 选择粗长针头注射
D. 进针角度为 45°
E. 见回血后方可推药

10-188 患儿,男性,18月龄。因受凉后感冒发热前来儿科门诊就医。医嘱:林可霉素 0.3 g,im,bid。适宜的注射部位是
A. 臀中肌、臀小肌
B. 三角肌
C. 三角肌下缘
D. 臀大肌

E. 背阔肌

10-189 病人,男性,23岁。患多发性硬化症,给予胸腺素注射治疗。选取臀大肌注射。下列对注射部位的叙述中哪项错误
A. 从尾骨顶点向左(或右)做一水平线
B. 从髂嵴最高点做一垂线
C. 将一侧臀部划分为4个象限
D. 取其外上象限为注射区
E. 避开内角

10-190 患者,男性,25岁。因淋巴结核住院,医嘱肌内注射数种药物。护士为该患者肌内注射时,不恰当的操作是
A. 注射时应固定好肢体,防止折针
B. 可以将针梗全部刺入
C. 注意药物的配伍禁忌
D. 注意经常更换注射部位
E. 宜选用肌肉肥厚的臀大肌

10-191 病人,男性,28岁。因结核性脑膜炎需肌内注射链霉素。病人取侧卧位时,正确的姿势是
A. 下腿伸直,上腿稍弯曲
B. 上腿伸直,下腿稍弯曲
C. 双膝向腹部弯曲
D. 两腿弯曲
E. 两腿伸直

10-192 病人,女性,58岁。感冒发热,遵医嘱给予复方氨基比林肌内注射。正确的操作是
A. 乙醇消毒皮肤
B. 消毒范围3 cm
C. 进针角度为90°
D. 进针角度为45°
E. 见回血后方可推药

10-193 病人,男性,25岁。被狗咬伤,来医院打狂犬病疫苗。护士选择上臂三角肌做肌内注射时,其注射区域是
A. 三角肌上缘2~3横指处
B. 三角肌下缘2~3横指处
C. 肱二头肌下缘2~3横指处
D. 上臂外侧肩峰下2~3横指处
E. 上臂内侧肩峰下2~3横指处

10-194 病人,女性,58岁。拟于今天行颅内脑膜瘤切除术,术前常规给予阿托品和苯巴比妥钠肌内注射。肌内注射部位不应选择在
A. 肌肉较厚处
B. 远离大神经、大血管处
C. 皮肤无炎症、硬结处
D. 皮肤无湿疹处
E. 皮下脂肪丰厚处

10-195 病人,男性,60岁。因心绞痛发作入院,护士给予静脉注射。下列操作方法中错误的是
A. 在穿刺部位的肢体下垫小枕
B. 穿刺部位上方约6 cm处扎止血带
C. 皮肤消毒范围直径在5 cm以上
D. 针头斜面向下
E. 针头和皮肤呈20°角进针

10-196 病人,女性,35岁。在静脉注射过程中,诉注射部位疼痛,护士检查见注射部位肿胀,抽吸有回血。应考虑为
A. 针头阻塞
B. 针头滑出血管外
C. 针头斜面部分在血管内
D. 针头斜面穿透对侧血管壁
E. 静脉痉挛

10-197 病人,男性,42岁。腹胀、尿黄、巩膜黄染。医嘱:肝区增强CT。护士给病人注射碘造影剂进行CT增强时,下列静脉注射操作中不正确的是
A. 在穿刺点上方约6 cm处扎止血带
B. 常规消毒皮肤后嘱病人握拳
C. 针头与皮肤成20°角进针
D. 见回血后立即推注药液

E. 注射后用干棉签按压拔针

10-198 病人,男性,50岁。病情危重,需进行股静脉注射。下列叙述中正确的是
A. 选择股动脉外侧 0.5 cm 处进针
B. 右手持注射器,针头与皮肤呈 20°角进针
C. 病人取仰卧位,下肢伸直,略内收
D. 病人有出血倾向时,不宜采用股静脉注射
E. 注射完毕,无菌棉签按压 3～5 分钟

10-199* 病人,女性,64岁。大面积脑梗,给予甘露醇和β七叶皂苷钠脱水营养神经治疗后,病人双上肢手臂血管肿胀疼痛。护士决定采用下肢股静脉输液。股静脉穿刺部位在
A. 股动脉内侧 0.5 cm 处
B. 股动脉外侧 0.5 cm 处
C. 股神经内侧 0.5 cm 处
D. 股神经外侧 0.5 cm 处
E. 股神经和股动脉之间

10-200 病人,女性,35岁。因支气管哮喘需做雾化吸入,医嘱要求使用氨茶碱。其目的是
A. 消除炎症
B. 减轻黏膜水肿
C. 解除支气管痉挛
D. 保持呼吸道湿润
E. 稀释痰液

10-201 病人,女性,35岁。车祸后并发血气胸,手术治疗后遵医嘱常规进行盐酸氨溴索(沐舒坦)雾化吸入。用该药的目的是
A. 解痉
B. 平喘
C. 镇痛
D. 抑制腺体分泌
E. 稀释痰液,促进排出

10-202 病人,男性,66岁。患慢性支气管炎,痰液黏稠不易咳出,为帮助其祛痰,给予氧气雾化吸入。下列操作中哪项错误
A. 吸入前嘱病人先漱口
B. 用蒸馏水稀释药液在 15 ml 以内
C. 氧流量为 6～8 L/min
D. 雾化吸入器进气口接氧气,湿化瓶中加入蒸馏水
E. 嘱病人呼气时,移开出气口

10-203 患儿,女性,8岁。咳嗽、咳痰5天,遵医嘱给予氧气雾化吸入治疗。下列操作中错误的是
A. 氧气雾化吸入器与氧气装置应紧密连接
B. 氧气湿化瓶内放置 1/2 冷蒸馏水
C. 调节氧流量 6～8 L/min
D. 口含嘴放入患儿口中,嘱其紧闭口唇深吸气
E. 吸入完毕,应先取下雾化器再关氧气开关

10-204 病人,男性,40岁。支气管哮喘发作,使用沙丁胺醇气雾剂治疗。护士指导其使用雾化器时,下列操作不当的是
A. 使用前需充分摇匀药液
B. 雾化器倒置后将接口端放在口中
C. 随着深吸气的动作喷药、屏气及呼气
D. 每次 2～4 喷,间隔 3～4 小时
E. 治疗完毕需漱口以保持口腔清洁

10-205 病人,男性,67岁。患喘息性支气管炎,给予氧气雾化吸入。下列操作中不正确的是
A. 严禁接触烟火
B. 嘱病人吸入时做深呼吸
C. 氧流量 8 L/min
D. 湿化瓶内盛水 1/2 满
E. 吸入完毕雾化器离口腔后关闭氧气开关

10-206 病人，男性，37岁。在青霉素治疗过程中发生过敏反应。青霉素过敏反应产生的特异性抗体是
A. IgA
B. IgE
C. IgD
D. IgG
B. IgM

10-207 患儿，女性，11岁。患化脓性胸膜炎，给予青霉素治疗。注射青霉素后患儿出现发热、淋巴结肿大、皮肤瘙痒等症状，出现了血清病型反应。其常发生在用药后
A. 1~2天
B. 3~5天
C. 7~12天
D. 15~18天
E. 19~20天

10-208 患儿，男性，10岁。患急性肺炎，给予青霉素治疗，注射青霉素后引起了血清病型反应。其主要的临床表现为
A. 面色苍白、脉搏细弱、血压下降
B. 胸闷、气促，伴濒死感
C. 头晕眼花、四肢麻木
D. 腹痛、便血
E. 发热、关节肿痛、淋巴结肿大

10-209 病人，女性，23岁。使用青霉素10天后出现发热、关节肿痛、荨麻疹、全身淋巴结肿大、腹痛等症状。该病人可能出现
A. 过敏性休克
B. 血清病型反应
C. 皮肤过敏反应
D. 呼吸道过敏反应
E. 消化系统过敏反应

10-210* 病人，女性，30岁。患阑尾炎，拟行阑尾切除术。术前进行青霉素过敏试验，皮试结果：局部皮肤红肿，直径2cm，无自觉症状。护士应采取的处理方法是
A. 可以正常注射青霉素
B. 可以注射青霉素，但剂量减少
C. 禁用青霉素
D. 在对侧肢体做对照试验
E. 注射青霉素后，再注射盐酸肾上腺素

10-211 病人，男性，46岁。患急性肺炎，注射青霉素数秒后出现胸闷、气促、面色苍白、脉细弱、出冷汗，血压65/45 mmHg。首先应采取的急救措施是
A. 立即通知医生
B. 静脉注射0.1%盐酸肾上腺素
C. 立即停药，平卧，皮下注射0.1%盐酸肾上腺素
D. 立即吸氧，行胸外心脏按压
E. 即刻注射强心剂

10-212 病人，男性，30岁。青霉素皮试1分钟后出现胸闷、心慌、气急、皮肤瘙痒、大汗淋漓，血压85/55 mmHg。首先应采取的措施是
A. 氧气吸入
B. 立即皮下注射去甲肾上腺素
C. 立即注射盐酸肾上腺素
D. 静脉注射地塞米松
E. 应用呼吸兴奋剂

10-213 病人，女性，25岁。做青霉素过敏试验，20分钟后观察。结果是：局部皮丘隆起，出现红晕，直径1.5cm。应判断为
A. 阳性
B. 阴性
C. 强阳性
D. 弱阳性
E. 假阳性

10-214* 病人，女性，58岁。患阑尾炎，医生为其开青霉素肌内注射，护士在核对医嘱时注意到该病人无青霉素用药史记录，医生也未开青霉素皮试医嘱。此时，护士应首先
A. 向医生提出加开皮试医嘱
B. 执行医嘱
C. 为病人行青霉素皮试
D. 拒绝转抄医嘱
E. 向护士长报告

10-215 病人,女性,28岁。患化脓性扁桃体炎,需注射青霉素治疗,在做青霉素过敏试验时出现过敏性休克。请问过敏性休克最早出现的症状是
A. 呼吸道症状
B. 消化道症状
C. 中枢神经系统症状
D. 循环衰竭症状
E. 泌尿道症状

10-216 病人,女性,45岁。青霉素皮试呈阳性反应。下列措施中哪项错误
A. 报告医生,修改治疗方案
B. 告知病人、家属以后要再用青霉素一定须重做过敏试验
C. 在体温单、床头卡或门诊卡醒目注明青霉素阳性标记
D. 做好急救准备
E. 告知病人、家属以后不能用青霉素

10-217 病人,男性,15岁。患肺炎球菌肺炎,护士遵医嘱给予青霉素静脉输液治疗。治疗前为病人做青霉素皮内试验,护士最重要的准备工作是
A. 询问病人有无过敏史
B. 备好75%乙醇及无菌棉签
C. 抽药量要准确
D. 环境要清洁、宽阔
E. 选择合适的注射部位

10-218 病人,男性,65岁。因直肠癌拟行手术治疗,医嘱:青霉素皮内试验。护士配好青霉素皮试液后给病人注射,注射的剂量应是
A. 1 500 u   B. 200 u
C. 150 u   D. 20 u
E. 15 u

10-219 病人,男性,18岁。患化脓性扁桃体炎,应用青霉素治疗。护士在配制青霉素皮试液时,过敏试验溶液应选用
A. 0.9%氯化钠溶液
B. 5%葡萄糖氯化钠溶液
C. 5%葡萄糖注射液
D. 10%氯化钠溶液
E. 5%复方氯化钠溶液

10-220* 病人,女性,30岁。护士遵医嘱给该病人做头孢菌素皮试,其结果为阳性,但医生让坚持用药。此时该护士最应该坚持的是
A. 拒绝使用
B. 做对照试验
C. 重新做一次
D. 继续执行医嘱
E. 与其他护士进行商量

10-221 病人,男性,40岁。因足部外伤30分钟就诊。清创缝合后护士遵医嘱为病人做TAT肌内注射。注射前需做TAT过敏试验,皮试液的浓度为
A. 15 IU/ml   B. 150 IU/ml
C. 1 500 IU/ml D. 15万 IU/ml
E. 150万 IU/ml

10-222* 病人,男性,46岁。因脚被生锈的铁钉刺伤,到急诊科就诊。护士遵医嘱注射TAT。在进行皮试时,下列护士操作中正确的是
A. 进针角度为15°
B. 不用碘酒消毒
C. 拔针后用棉签轻轻按压
D. 针头刺入1/3
E. 部位选择三角肌下缘

10-223 病人,男性,49岁。因TAT过敏试验阳性而采取脱敏注射法,在第2次注射后出现气促、发绀、胸闷,伴濒死感,面色苍白,意识丧失。下列处理中除外哪项都正确
A. 停药、平卧
B. 立即皮下注射肾上腺素
C. 给氧气吸入,激素治疗
D. 阿托品0.5 mg皮下注射
E. 就地抢救

10-224 病人,女性,46岁。工作时不小心致足底刺伤,到急诊科就诊,护士遵医嘱注射TAT。护士为其做完皮试后发现病人TAT皮试结果为阳性。下列哪项不是TAT皮试结果阳性的表现
A. 局部皮丘红肿扩大
B. 硬结直径为1 cm
C. 红晕直径>4 cm
D. 皮丘周围有伪足、痒感
E. 病人出现气促、发绀、荨麻疹

10-225* 病人,男性,25岁。因破伤风入院,神志清楚,全身肌肉阵发性痉挛、抽搐。下列病室环境中不符合病情要求的是
A. 保持病室光线充足
B. 相对湿度50%~60%
C. 室温18~22℃
D. 开、关门动作轻
E. 门、椅脚钉橡皮垫

10-226 病人,女性,40岁。诊断为破伤风,护士遵医嘱为其做TAT治疗。病人TAT过敏试验阳性,正确的处理是
A. 停止注射TAT
B. 采用脱敏疗法注射TAT
C. 再次做过敏试验并用0.9%氯化钠溶液做对照试验
D. 注射肾上腺素等药物抗过敏
E. 先准备好抢救器械,然后直接注射TAT

10-227 病人,女性,17岁。护士为其行TAT过敏试验。20分钟后结果显示局部皮丘红肿,硬结直径>1.5 cm,红晕直径>4 cm,病人自述有痒感。应采取的处理措施是
A. 将抗毒素分成4等份,分次注射
B. 在对侧前臂做对照试验后再注射
C. 将抗毒素稀释,分2次注射
D. 待病人痒感消失后再全量注射

E. 将抗毒素分4次逐渐增加剂量注射

10-228 病人,女性,35岁。患肺结核,应用链霉素联合其他药物抗结核治疗。在做链霉素过敏试验时病人出现皮疹、瘙痒、发热症状。为减轻链霉素的毒性,可以静脉注射
A. 氯丙嗪
B. 马来酸氯苯那敏(扑尔敏)
C. 乳酸钙
D. 氯化钙
E. 异丙肾上腺素

10-229 病人,女性,45岁。因肺结核注射链霉素出现了发热、皮疹、荨麻疹。医嘱静脉注射葡萄糖酸钙溶液,其目的是
A. 收缩血管,增加外周阻力
B. 松弛支气管平滑肌
C. 减轻毒性症状
D. 降低体温
E. 缓解皮肤瘙痒

10-230 病人,男性,66岁。患心绞痛,拟于明天行血管造影,护士在给病人做皮内碘过敏试验时发现病人出现阳性反应。请问其表现是
A. 面色苍白,口唇发绀
B. 皮丘直径>1 cm
C. 局部红肿,硬结直径>2 cm
D. 口腔黏膜充血水肿
E. 脉搏细弱、呼吸困难

A3型单项选择题(10-231~10-264)

(10-231~10-232共用题干)

病人,女性,63岁。因支气管扩张合并肺部感染、左心衰竭入院治疗。入院时体温39℃,呼吸急促,端坐呼吸。

10-231 经过积极抗炎、利尿、强心治疗后,病人体温降至正常范围,能够平卧,现改用地高辛口服。作为主管护士,在

给药时要特别注意
A. 应空腹服药
B. 应饭后服药
C. 应准时服药
D. 用药前应测脉率(心率)和节律
E. 服药后少喝水

10-232 该病人服用地高辛几天后,出现恶心、呕吐、视物模糊,护士应立即
A. 报告护士长
B. 给予止吐药
C. 做心电图检查
D. 停止给药并告知医生
E. 做好病人心理护理

(10-233～10-235 共用题干)

病人,男性,53 岁。因慢性充血性心力衰竭住院。医嘱:地高辛 0.25 mg, po, qd。

10-233 关于"qd"的含义正确的是
A. 隔日 1 次   B. 每晚 1 次
C. 每天 1 次   D. 每晨 1 次
E. 每周 1 次

10-234 护士发药时应特别注意
A. 嘱病人服药后多喝水
B. 待病人服下后再离开
C. 给药前应测量脉率(心率)
D. 服药后不宜多喝水
E. 应将药研碎再喂服

10-235 发药时该病人提出疑问,护士应
A. 报告护士长
B. 报告医生
C. 弃去药物,重新配药
D. 直接给药
E. 重新核对,确认无误并解释后再给药

(10-236～10-239 共用题干)

病人,女性,64 岁。患糖尿病 10 年,常规进行胰岛素注射 6 u,餐前 30 分钟,H, tid。

10-236 "H"译成中文的正确含义是
A. 皮内注射   B. 皮下注射
C. 肌内注射   D. 静脉注射

E. 静脉点滴

10-237 每天给药次数是
A. 1 次   B. 2 次
C. 3 次   D. 4 次
E. 每晚 1 次

10-238 合适的注射部位是
A. 腹部   B. 股外侧肌
C. 臀大肌   D. 前臂外侧
E. 臀中、臀小肌

10-239 病人出院时,护士对其进行胰岛素注射方法的健康指导,下列叙述中错误的是
A. 不可在发炎、有瘢痕、硬结处注射
B. 注射部位要经常更换
C. 注射时进针的角度为 30°～40°
D. 注射区皮肤要消毒
E. 进针后回抽要有回血

(10-240～10-241 共用题干)

某新生儿出生后 6 小时,进行预防接种。

10-240 接种卡介苗的正确方法是
A. 前臂掌侧下段 ID
B. 三角肌下缘 ID
C. 三角肌下缘 H
D. 上臂三角肌 H
E. 臀大肌 im

10-241 接种乙肝疫苗的正确方法是
A. 前臂掌侧下段 ID
B. 三角肌下缘 ID
C. 三角肌下缘 H
D. 上臂三角肌 IM
E. 臀大肌 im

(10-242～10-244 共用题干)

病人,女性,30 岁。诊断为急性上呼吸道感染。医嘱:青霉素 80 万 u, im, bid。护士决定选择臀大肌为注射部位。

10-242* 医嘱执行的时间为
A. 隔天 1 次   B. 每晚 1 次
C. 每天 2 次   D. 每天 1 次
E. 临睡前

10-243* 注射时病人的正确姿势是
A. 下腿伸直,上腿稍弯曲
B. 上腿伸直,下腿稍弯曲
C. 双膝向腹部弯曲
D. 两腿弯曲
E. 两腿伸直

10-244* 臀大肌注射如采取连线定位法,下列操作中正确的是
A. 髂嵴和尾骨连线的外上 1/3 处
B. 髂嵴和尾骨连线的中 1/3 处
C. 髂前上棘和尾骨连线的外上 1/3 处
D. 髂前上棘和尾骨连线的中 1/3 处
E. 髂前上棘和尾骨连线的后 1/3 处

(10-245～10-247 共用题干)
病人,男性,30 岁。咽痛不适、鼻塞、流涕、咳嗽,伴食欲减退、乏力、全身酸痛。体温 39.2℃。白细胞计数与中性粒细胞百分比增高。需肌内注射抗生素。

10-245 下列臀大肌肌内注射部位选择的原则中哪项是错误的
A. 远离大神经、大血管处
B. 皮下脂肪丰厚处
C. 肌肉较厚处
D. 皮肤无湿疹处
E. 皮肤无炎症、硬结处

10-246 关于臀大肌十字定位法,下列哪项叙述错误
A. 从臀裂顶点向左(或右)做一水平线
B. 从髂棘最高点做一垂线
C. 将一侧臀部划分为 4 个象限
D. 取其外上象限为注射区
E. 避开内角

10-247 下列哪项不符合无痛注射原则
A. 分散注意力
B. 进针后、注射前忌抽动活塞
C. 体位舒适、肌肉松弛
D. 注射时做到"两快一慢"

E. 注射刺激性强的药物进针要深

(10-248～10-249 共用题干)
病人,男性,50 岁。因哮喘发作在医院急诊科就医。医嘱:氨茶碱 0.25 g 加入 25% 葡萄糖溶液 20 ml,iv。

10-248 护士为病人行静脉注射时穿刺的角度为
A. 40°～45° B. 30°～40°
C. 15°～30° D. 5°～10°
E. 紧贴皮肤

10-249 注射过程中病人疼痛明显,护士检查见注射部位局部肿胀,抽有回血,可能的原因是
A. 针头堵塞
B. 针头斜面紧贴血管壁
C. 针头斜面一半在血管外
D. 针头穿透血管壁
E. 针头穿刺过深致药物进入组织间隙

(10-250～10-252 共用题干)
病人,男性,70 岁。有慢性支气管炎病史。最近咳嗽加剧,痰液黏稠,伴呼吸困难,入院后给予超声雾化吸入。

10-250 超声雾化吸入治疗的目的不包括
A. 消除炎症
B. 解除支气管痉挛
C. 稀释痰液
D. 帮助祛痰
E. 保持口腔清洁

10-251 为该病人做雾化治疗时的首选药物是
A. 庆大霉素 B. 沙丁胺醇
C. 地塞米松 D. α 糜蛋白酶
E. 氨茶碱

10-252* 指导病人做超声雾化吸入时,下列操作中错误的是
A. 协助病人取舒适体位
B. 先开电源开关,再开雾量调节开关
C. 嘱病人张口呼吸

D. 吸入时间为15～20分钟

E. 治疗完毕,先关雾化开关,再关电源开关

(10-253～10-255共用题干)

病人,男性,18岁。患急性扁桃体炎。医嘱:青霉素皮试。

10-253 配置青霉素皮试液时,其皮内注射剂量为
  A. 10 u B. 50 u
  C. 100 u D. 500 u
  E. 2 500 u

10-254 皮内注射后5分钟病人出现胸闷、气急,伴濒危感,皮肤瘙痒,面色苍白,出冷汗,脉细速,血压下降,烦躁不安。考虑病人出现了下列哪种情况
  A. 青霉素毒性反应
  B. 血清病型反应
  C. 呼吸道过敏反应
  D. 青霉素过敏性休克
  E. 皮肤组织过敏反应

10-255 根据病人病情,应首先采取的紧急措施是
  A. 立即停药平卧,皮下注射0.1%盐酸肾上腺素
  B. 立即皮下注射异丙肾上腺素
  C. 立即静脉注射地塞米松
  D. 立即注射呼吸兴奋剂
  E. 立即静脉输液,给予升压药滴入

(10-256～10-258共用题干)

病人,男性,65岁。因直肠癌拟行手术治疗。医嘱:青霉素皮试。护士已配好皮试液给病人皮试。

10-256 青霉素皮试的剂量是
  A. 1 500 u B. 200 u
  C. 150 u D. 20 u
  E. 15 u

10-257 注射前应询问病人的情况不包括
  A. 既往是否使用过青霉素
  B. 最后一次使用青霉素的时间
  C. 有无其他药物或食物过敏
  D. 是否对海鲜、花粉过敏
  E. 家属有无青霉素过敏

10-258 青霉素皮试结果:局部皮肤红肿,直径1.2 cm,无自觉症状。下列处理中正确的是
  A. 可以注射青霉素
  B. 可以注射青霉素,但需减少剂量
  C. 暂停该药,下次使用重新试验
  D. 禁用青霉素,及时报告医生
  E. 在对侧肢体做对照试验

(10-259～10-261共用题干)

病人,男性,24岁。因外伤需注射TAT,但过敏试验为阳性,给予TAT脱敏注射法。

10-259 做过敏试验时,TAT的标准剂量是多少
  A. 15 u B. 20 u
  C. 150 u D. 200 u
  E. 2 500 u

10-260 病人出现阳性反应,下列哪项叙述正确
  A. 禁止注射TAT
  B. 再次做过敏试验并用0.9%氯化钠溶液做对照试验
  C. 通知医生,并告知家属以后不能应用此药物
  D. 采用脱敏疗法注射TAT
  E. 注射肾上腺素等药物抗过敏

10-261 关于脱敏疗法下列正确的叙述是
  A. 所注剂量分4次注射,剂量逐渐递减
  B. 所注剂量分4次注射,剂量逐渐递增
  C. 所注剂量分5次注射,剂量逐渐递减
  D. 所注剂量分5次注射,剂量逐渐递增
  E. 所注剂量分4等份,分次注射

(10-262～10-264共用题干)

病人,女性,35岁。患肺结核,应用链霉素

联合其他药物抗结核治疗。

10-262 做过敏试验时注射的剂量是多少
A. 0.25 u B. 2.5 u
C. 25 u D. 250 u
E. 2 500 u

10-263 在做链霉素过敏试验时病人出现皮疹、瘙痒、发热症状,为减轻链霉素的毒性,可以静脉注射
A. 氯丙嗪
B. 马来酸氯苯那敏
C. 乳酸钙
D. 氯化钙
E. 异丙肾上腺素

10-264* 如果链霉素皮试中发生过敏性休克而出现中枢神经系统症状,其原因是
A. 脑组织缺氧
B. 肾衰竭
C. 脑水肿
D. 毛细血管扩张,通透性增加
E. 有效循环血容量锐减

名词解释题(10-265~10-277)

10-265 给药的"五准确"
10-266 口服给药法
10-267 注射法
10-268 皮内注射法
10-269 皮下注射法
10-270 肌内注射法
10-271 静脉注射法
10-272 十字定位法
10-273 划痕法
10-274 连线定位法
10-275 "三查七对"
10-276 颈外静脉定位法
10-277 雾化吸入给药法

简述问答题(10-278~10-314)

10-278 影响药物作用的药物因素有哪些?
10-279 影响药物作用的机体及饮食因素有哪些?
10-280 促进药物疗效的护理措施有哪些?
10-281 何谓"三查七对""一注意"?
10-282 给药过程中,护士的主要职责是什么?
10-283 为减轻药物的不良反应,给药前护士应掌握哪些知识?
10-284 给药的目的是什么?
10-285 简述药物的保管原则。
10-286 口服给药的注意事项有哪些?
10-287 简述水剂药物的取药方法。
10-288 简述注射时无菌技术操作要点。
10-289 简述注射原则。
10-290 简述皮内注射部位及目的。
10-291 简述皮内注射操作要点。
10-292 简述皮下注射的目的。
10-293 简述皮下注射的注射部位及关键注意点。
10-294 简述肌内注射的目的、选择注射部位的原则。
10-295 简述肌内注射的注意事项。
10-296 肌内注射进针的注意点有哪些?
10-297 臀部肌内注射的体位有哪些?
10-298 臀大肌注射定位方法有哪两种?
10-299 小儿头皮动、静脉如何区别?
10-300 超声波雾化吸入疗法适用的病人有哪几种?
10-301 简述超声雾化吸入器的工作原理。
10-302 药物过敏反应的临床表现有哪些?
10-303 简述发生药物过敏反应的基本原因。
10-304 青霉素注射液为什么要现配现用?
10-305 什么是青霉素过敏迟缓反应?
10-306 简述青霉素皮试液的配制方法。
10-307 怎样预防青霉素过敏反应?
10-308 如何判断青霉素皮试结果?
10-309 青霉素过敏反应的主要临床表现有哪些?
10-310 青霉素过敏性休克的抢救要点有哪些?

10-311 如何判断TAT试验结果?

10-312 为什么抢救链霉素过敏病人需应用钙剂?

10-313 简述常用的碘过敏试验方法。

10-314 如何观察碘过敏反应?

综合应用题(10-315～10-319)

10-315 病人,女性,65岁。住院期间,医生为其开具的药物包括维生素C、氨茶碱和干扰素。

请解答:

(1) 需要在4℃冰箱中保存的药物有哪种?

(2) 氨茶碱在使用过程中应注意什么?

10-316 病人,男性,65岁。10年前体检时发现有高血压,但病人不听劝、不坚持服降压药,血压一直控制得不好。1天前淋雨后发热,家属送其来医院就诊后被收入心内科。入院后病人出现胸闷、气喘、水肿。经检查初步诊断为肺炎、高血压、心功能不全,予以消炎、降血压、强心等治疗。医嘱:多饮水;硝苯地平10 mg,po,tid;毛花苷C(西地兰)0.2 mg,po,bid;磺胺嘧啶2片,po,bid;急支糖浆15 ml,po,tid。

请解答:

(1) 为该病人发口服药前应进行哪方面的评估?

(2) 如何指导该病人正确服用上述药物?

10-317 病人,女性,70岁。入院诊断支气管哮喘。咳喘明显,痰液较黏稠。医嘱:0.9%氯化钠溶液内加入氨茶碱0.125 g、沐舒坦1支、地塞米松2 mg,bid。

请解答:

(1) 超声雾化吸入的目的有哪些?

(2) 雾化吸入时应用的药物氨茶碱、沐舒坦、地塞米松各有什么作用?

10-318 患儿,2岁。因巨细胞性贫血、手足抽搐症住院。入院后患儿生命体征正常,但易惊厥、哭闹、手足痉挛。医嘱:维生素B_{12} 0.1 mg,im,qd;10%葡萄糖酸钙溶液10 ml,iv,qd。

请解答:

(1) 肌内注射时如何选择部位并定位?

(2) 如何应用无痛注射技术?

10-319 病人,女性,25岁。患急性扁桃体炎。医嘱:青霉素皮试。皮试后5分钟病人出现胸闷、气急,伴濒危感,皮肤瘙痒,面色苍白,出冷汗,脉细速,血压下降,烦躁不安。

请解答:

(1) 病人出现了哪种情况?

(2) 如何处理?

答案与解析

选择题

A1型单项选择题

10-1	C	10-2	A	10-3	B	10-4	C
10-5	B	10-6	D	10-7	D	10-8	E
10-9	B	10-10	B	10-11	D	10-12	D
10-13	A	10-14	A	10-15	A	10-16	C
10-17	A	10-18	D	10-19	D	10-20	D
10-21	C	10-22	D	10-23	E	10-24	A
10-25	B	10-26	A	10-27	B	10-28	B
10-29	A	10-30	E	10-31	D	10-32	C
10-33	A	10-34	C	10-35	C	10-36	C
10-37	B	10-38	B	7-39	B	10-40	E
10-41	D	10-42	D	10-43	D	10-44	C
10-45	D	10-46	D	10-47	D	10-48	B
10-49	B	10-50	C	10-51	D	10-52	C
10-53	D	10-54	C	10-55	D	10-56	C
10-57	D	10-58	D	10-59	D	10-60	D
10-61	D	10-62	D	10-63	D	10-64	D
10-65	D	10-66	D	10-67	D	10-68	C
10-69	A	10-70	D	10-71	C	10-72	A
10-73	D	10-74	E	10-75	A	10-76	C

第十章 药物疗法与过敏试验

10-77	B	10-78	B	10-79	B	10-80	D
10-81	B	10-82	D	10-83	D	10-84	D
10-85	C	10-86	B	10-87	C	10-88	A
10-89	D	10-90	A	10-91	C	10-92	D
10-93	C	10-94	B	10-95	B	10-96	D
10-97	A	10-98	C	10-99	C	10-100	B
10-101	D	10-102	B	10-103	A	10-104	B
10-105	C	10-106	C	10-107	C	10-108	B
10-109	A	10-110	A	10-111	B	10-112	D
10-113	C	10-114	C	10-115	B	10-116	E
10-117	C	10-118	C	10-119	C	10-120	E
10-121	C	10-122	D	10-123	B	10-124	A
10-125	C	10-126	C	10-127	B	10-128	C
10-129	D	10-130	C	10-131	C	10-132	C
10-133	C	10-134	B	10-135	E	10-136	C
10-137	A	10-138	E	10-139	B	10-140	D
10-141	B	10-142	C	10-143	A	10-144	B
10-145	E	10-146	B	10-147	B	10-148	D
10-149	B	10-150	C	10-151	B	10-152	D
10-153	A	10-154	D

A2型单项选择题

10-155	D	10-156	C	10-157	E	10-158	B
10-159	D	10-160	C	10-161	A	10-162	C
10-163	B	10-164	E	10-165	D	10-166	B
10-167	C	10-168	D	10-169	A	10-170	E
10-171	D	10-172	B	10-173	D	10-174	B
10-175	B	10-176	C	10-177	B	10-178	A
10-179	E	10-180	C	10-181	D	10-182	B
10-183	D	10-184	C	10-185	D	10-186	B
10-187	C	10-188	A	10-189	D	10-190	B
10-191	B	10-192	D	10-193	D	10-194	E
10-195	D	10-196	D	10-197	D	10-198	D
10-199	A	10-200	C	10-201	E	10-202	D
10-203	B	10-204	D	10-205	D	10-206	B
10-207	B	10-208	E	10-209	B	10-210	C
10-211	C	10-212	C	10-213	A	10-214	A
10-215	A	10-216	B	10-217	B	10-218	D
10-219	A	10-220	B	10-221	B	10-222	B
10-223	D	10-224	B	10-225	A	10-226	B
10-227	E	10-228	D	10-229	C	10-230	C

A3型单项选择题

10-231	D	10-232	C	10-233	C	10-234	C
10-235	E	10-236	B	10-237	C	10-238	A
10-239	E	10-240	C	10-241	D	10-242	C
10-243	B	10-244	C	10-245	B	10-246	B
10-247	E	10-248	C	10-249	C	10-250	E
10-251	E	10-252	C	10-253	C	10-254	D
10-255	A	10-256	C	10-257	C	10-258	E
10-259	C	10-260	D	10-261	B	10-262	D
10-263	D	10-264	A

部分选择题解析

10-3 解析：剧毒药、麻醉药及贵重药物应加锁保管，专人负责，专本登记，并严格交班。

10-6 解析：易氧化和遇光变质的药物应避光保存，如氨茶碱、维生素C、盐酸肾上腺素等，应装在深色密闭瓶中，注射用针剂放在有黑纸遮盖的纸盒中，并置于阴凉处。

10-13 解析：发现药品有效期已过或有浑浊、沉淀物、变色、发霉、异味、变质、潮解等现象，均不能使用。遇光变质的药物并不是变质的药物。

10-17 解析：药物的保管原则包含5个方面：①药柜保管。药柜应放于通风、干燥、光线明亮处，但避免阳光直射，由专人负责保管，保持整洁。②药物分类放置。药物按内服、外用、注射、剧毒药等分类放置，并按有效期先后顺序排列，有计划地使用，先领先用，以防失效。剧毒药、麻醉药及贵重药物应加锁保管，专人负责，专本登记，并严格交班。③药瓶标签醒目。药瓶应有明显标签，要求字迹清晰，标签完好，注明中文药名、浓度、剂量、规格。一般内服药贴蓝边标签，外用药贴红边标签，剧毒药和麻醉药贴黑边标签。凡没有标签或标签模糊不清的药物，不可使用。④定期检查药品质量。如发现药品有效期已过或有浑浊、沉淀物、变色、发霉、异味、变质、潮解等现象,均不能使用。⑤根据药物的不同性质妥善保存。药物的性质决定药物的保存方法,分类保存各类药物,避免药物变质影响药物疗效,甚至增加毒副作用。

10-20 解析: 护士发现给药错误,应立即报告护士长、医生,协助医生做紧急处理,当病人有疑问时,不能弃去药物或直接给药,必须要重新核对,确认无误并解释后再给药。

10-21 解析: 给药原则包含5个方面:①根据医嘱准确给药;②严格执行查对制度;③安全、正确、合理给药;④密切观察用药反应;⑤发现给药错误及时报告并采取措施。

10-27 解析: 此题强调的是给药过程中护士的职责哪项有误,给药前要评估病人的情况不属于给药中的职责。

10-30 解析: 不同的给药途径可影响药效的强弱和起效的快慢,按照药效发挥速度来分:静脉给药>吸入给药>舌下含化>直肠给药>肌内注射>皮下注射>阴道给药>口服给药>皮肤给药。

10-37 解析: 磺胺类药物服用后宜多饮水,因为磺胺类药物经肾脏排出,尿少时易析出结晶堵塞肾小管。

10-40 解析: 止咳糖浆对呼吸道黏膜有安抚作用,服后不宜即饮水,以免冲淡药液,降低疗效。同时服用多种药物时,止咳糖浆应最后服用。

10-46 解析: 对牙齿有腐蚀作用和使牙齿染色的药物,如酸剂、铁剂,服用时可使用吸管,避免与牙齿接触,服药后立即漱口,以保护牙齿。

10-53 解析: 配固体药时,药片、胶囊等固体药用药匙取出所需药量,放入药杯;配液体药时,取量杯,一手拇指置于所需刻度处,护士视线与刻度平齐,另一手持药瓶,倒药液于所需刻度处;油剂药液或不足1 ml药液用滴管取取,应先在药杯中加少量温开水,防止药液黏附在杯内,影响剂量。

10-61 解析: 除了体温变化其他都很重要。

10-62 解析: 为了预防感染的发生,注射部位按要求进行消毒,并保持无菌。用棉签蘸取安尔碘或0.5%碘附,以注射点为中心,由内向外螺旋式涂擦2遍,直径在5 cm以上,待干后即可注射。其他选项均无错误,但是与预防感染的发生直接相关的是皮肤的消毒方法。

10-68 解析: 若针头折断,应嘱病人保持局部与肢体不动,固定局部组织,以防断针移位,同时尽快用无菌血管钳夹住断端取出针头。因此向下按压穿刺部位暴露针梗是错误的。

10-76 解析: 皮内注射不可用含碘消毒剂消毒皮肤,以免影响对局部反应的观察,且避免与碘过敏反应混淆。

10-85 解析: 取髂前上棘和尾骨连线的外上1/3处。

10-87 解析: 2岁以下婴幼儿不宜选用臀大肌注射,可选用臀中肌、臀小肌或股外侧肌进行注射。

10-100 解析: 如果针头斜面穿破对侧血管壁,则抽吸无回血;药液注入深层组织,有痛感,但局部组织肿胀不明显。如果静脉痉挛,病人虽有疼痛,但局部无肿胀,回抽可见回血。如果推药时疼痛,局部肿胀,抽吸无回血考虑是针头未刺入静脉。如果针头斜面紧贴血管,推药局部不会出现肿胀,回抽可见回血。如果针头斜面部分在血管外则抽吸可见回血,推注药物会有疼痛。

10-108 解析: 对水肿病人,先按揉局部,使血管显露;对休克病人,从穿刺部位向穿刺部位上方推揉使血管充盈;对肥胖病人,先扎止血带选择血管后,再放松止血带消毒皮肤;对老年病人,示指和拇指固定血管后穿刺;对发绀病人,先抬高穿刺侧肢体,使静脉回流加速,辨清血管方向后再穿刺。

10-116 解析: 雾化吸入疗法的目的包括湿化呼吸道、预防呼吸道感染、改善通气功能、控制呼吸道感染和治疗肺癌。

10-128 解析: 过敏性休克出现中枢神经系统症状,其原因是脑组织缺氧,引起头昏眼花、面部及四肢麻木、意识丧失、抽搐、大小便失禁。

第十章　药物疗法与过敏试验

10-129 解析: 用青霉素前应详细询问病人的3史,即用药史、家族史和过敏史。病人如有青霉素过敏史,禁止做过敏试验;病人已进行青霉素治疗,但停药3天后再用,或使用中更换药物批号,均应重新做过敏试验,结果阴性方可使用。

10-132 解析: 病人如有青霉素过敏史,禁止做过敏试验。

10-137 解析: 当病人出现过敏性休克,处理方法如下:①立即停药,协助病人平卧,报告医生,就地抢救。②立即皮下注射0.1%盐酸肾上腺素0.5~1 ml,如症状不缓解,可每隔30分钟皮下或静脉注射0.5 ml,直至脱离险期。盐酸肾上腺素是抢救过敏性休克的首选药物,具有收缩血管、增加外周阻力、提升血压、兴奋心肌、增加心输出量以及松弛支气管平滑肌等作用。③立即给予氧气吸入,改善缺氧症状,改善呼吸。当呼吸受抑制时,立即进行人工呼吸,遵医嘱肌内注射尼可刹米、洛贝林等呼吸中枢兴奋剂。如出现喉头水肿,应配合医生尽快行气管插管或气管切开术。④遵医嘱给药。a.抗过敏:静脉注射地塞米松5~10 mg;5%或10%葡萄糖溶液500 ml中加氢化可的松200 mg静脉滴注。抗组胺类药物:肌内注射盐酸异丙嗪25~50 mg或苯海拉明40 mg。b.纠正酸中毒:给予5%碳酸氢钠溶液。c.维护循环功能:静脉滴注10%葡萄糖溶液、平衡溶液或右旋糖酐以扩充血容量;若血压不回升,给予多巴胺、间羟胺等升压药物。⑤若病人发生心跳、呼吸骤停,立即进行心肺复苏。⑥密切观察生命体征、神志、尿量及其他病情变化,注意保暖并做好病情动态记录。病人未脱离危险期时,不宜搬动。

10-138 解析: 一般发生于用药后7~12天,临床表现同血清病相似,如发热、关节肿痛、皮肤瘙痒、荨麻疹、全身淋巴结肿大、腹痛等。

10-141 解析: 对TAT过敏试验阳性的病人采用脱敏注射法时,应密切观察病人的反应。如发现病人面色苍白、气促、发绀、荨麻疹或血压下降,应立即停药并处理。如反应轻微,待症状消退后,酌情增加注射次数,剂量减少,在密切观察病人的情况下,顺利将全部药液注入。

10-143 解析: 链霉素的毒性反应比过敏反应更常见、更严重,可出现全身麻木、抽搐、肌肉无力、眩晕、耳鸣、耳聋等症状。病人若有抽搐,可静脉缓慢注射10%葡萄糖酸钙或5%氯化钙溶液。病人若出现肌肉无力、呼吸困难,遵医嘱皮下注射新斯的明0.5~1 mg,必要时给予0.25 mg静脉注射。

10-144 解析: TAT脱敏注射法:分4次,小剂量逐渐增加,每隔20分钟肌内注射1次,每次注射后均需密切观察。

10-145 解析: 各种常用过敏试验的皮试液浓度分别是:青霉素200~500 u/ml,链霉素2 500 u/ml,普鲁卡因2.5 mg/ml,细胞色素C 0.75 mg/ml,TAT 150 IU/ml。此题是注射剂量,分别是试敏液的1/10。

10-154 解析: 碘过敏试验的方法有口服法、皮内注射法、静脉注射法。在静脉注射造影剂前,必须先行皮内注射法,然后再行静脉注射法,如为阴性,方可进行碘剂造影。皮内注射法:20分钟后观察到注射局部有红、肿、硬块,直径超过1 cm可判断为阳性。口服后有口麻、头晕、心慌、恶心、呕吐、荨麻疹等症状可判断为阳性。过敏试验阴性者,造影时仍需密切观察病情,以防发生过敏反应。

10-155 解析: 硝酸甘油见光易分解,不能放在透明盒子中。

10-158 解析: po是口服。hs是临睡前,容易和每晚1次混淆,每晚1次是qn。

10-166 解析: 退热药有发汗作用,服后宜多饮水,增强药物疗效。

10-176 解析: 服铁剂时不宜与茶水、高脂食物同时服用,因为茶叶中的鞣酸与铁结合形成铁盐妨碍铁的吸收;脂肪抑制胃酸分泌,也可影响铁的吸收。维生素C可以促进铁的吸收。韭菜是新鲜蔬菜,富含较多的维生素C,可以促进铁的吸收。

10-177 解析: 油剂药液或不足1 ml药液用滴管吸取,应先在药杯中加少量温开水,防止药液黏附在杯内,影响剂量。

10-182 解析:所有的选项从注射角度看都没有错误,但如果从防止感染的角度选择,注射部位皮肤消毒直径在5 cm以上是关键。

10-187 解析:黄体酮药液比较黏稠,因此在进行药物抽吸和注射时必须要选粗长针头。

10-199 解析:穿刺部位在股三角区,髂前上棘和耻骨结节连线的中点为股动脉,股动脉内侧0.5 cm处为股静脉。

10-210 解析:过敏试验阳性时,局部皮肤红肿、隆起,直径大于1 cm,或周围有伪足、有痒感,严重时可发生过敏性休克。本病例局部皮肤红肿,直径2 cm,判定试验结果为阳性,不能使用青霉素。

10-214 解析:对无青霉素用药史或有青霉素用药史但药物批号更换或停药间隔超过3天的病人,使用青霉素前均需进行青霉素皮试,如医生未开具青霉素皮试医嘱时,不可盲目执行医嘱,或拒绝转抄医嘱,也不可自行为病人行青霉素皮试,此时应该向医生提出加开皮试医嘱。

10-220 解析:头孢菌素皮试结果为阳性,如果医生仍然坚持用药,护士应该坚持做对照试验,进行两侧对比,根据对比结果决定是否用药。

10-222 解析:皮内注射法可用于过敏试验,其部位应取前臂掌侧下段,注射前用70%乙醇消毒皮肤,不用碘酒消毒,针头斜面向上,与皮肤呈5°角刺入皮内,针尖斜面完全进入皮内,进针后不需抽回血,拔针后不按压。

10-225 解析:破伤风病人易抽搐,病室光线必须要暗。

10-242 解析:bid的意思是每天2次。

10-243 解析:病人侧卧位时上腿伸直,下腿稍弯曲。

10-244 解析:取髂前上棘和尾骨连线的外上1/3处。

10-252 解析:当气雾喷出时,将口含嘴(面罩)放入病人口中,嘱病人紧闭口唇呼吸,进行雾化吸入。雾化开始时,先开电源开关,再开雾化开关;雾化结束时,先关雾化开关,再关电源开关。

一般雾化时间为15~20分钟。

10-264 解析:链霉素发生过敏性休克的原理同青霉素,过敏性休克出现中枢神经系统症状的原因是脑组织缺氧。

名词解释题

10-265 给药的"五准确"是指将准确的药物、按准确的剂量、用准确的方法、在准确的时间、给予准确的病人。

10-266 口服给药法是药物经口服后,被胃肠道吸收和利用,达到治疗目的的方法。

10-267 注射法是将无菌药液注入体内,达到全身疗效的方法。

10-268 皮内注射法是将小剂量药液注射于表皮和真皮间的方法。

10-269 皮下注射法是将小剂量药液注入皮下组织的方法。

10-270 肌内注射法是将药液注入肌肉组织的方法。

10-271 静脉注射法是自静脉注入药液的方法。

10-272 十字定位法是臀大肌注射定位法,即从臀裂顶点向左或向右侧划一水平线,然后从髂嵴最高点做一垂线,外上1/4象限(避开内角)作为注射区域。

10-273 划痕法是在无菌操作下,用针头将表皮划破,使微量药液进入皮内的方法。

10-274 连线定位法是臀大肌注射定位法,即取髂前上棘和尾骨连线的外上1/3处为注射点。

10-275 "三查七对"是药物治疗过程中必须遵守的规章制度。"三查":操作前、操作中、操作后查对。"七对":对床号、姓名、药名、药物浓度、剂量、用法和给药时间。

10-276 颈外静脉定位法是胸锁乳突肌外缘与锁骨上缘所形成的夹角平分线上,距顶点0.5~1 cm处为注射点。

10-277 雾化吸入给药法是用雾化装置将药液分散成细小的雾滴以气雾状喷出,经鼻或口吸入,以达到湿化呼吸道、减轻局部症状、祛痰、解除支气管痉挛等目的。

简述问答题

10-278 影响药物作用的药物因素：①药物用量。剂量与效应存在着规律的关系。②药物剂型。不同剂型的药物通过影响药物吸收量或吸收速度不同而影响药物作用的快慢和强弱。③给药途径。不同给药途径可以影响药物吸收的量和速度,吸收速度由快到慢比较,顺序依次为静脉给药>吸入给药>肌内注射>皮下注射>直肠黏膜给药>口服给药>皮肤给药。④联合用药。合理联合用药,增加疗效,降低毒性；不合理联合用药,会降低疗效,加大毒性。

10-279 影响药物作用的机体及饮食因素：①生理因素。一般来说,药物用量与体重成正比,但儿童和老年人对药物的反应与成人不同；女性在月经期和妊娠期对某些药物较敏感,易造成月经过多、流产或胎儿畸形。②病理因素。在病理因素中,肝功能具有特别重要的意义,因为它们是代谢药物的重要器官。③心理因素。心理因素在一定程度上可影响药物疗效。④饮食因素。促进药物吸收或增加疗效,如酸性食物可促进铁的吸收；干扰药物吸收或降低疗效,如补充钙制剂不能同时食用菠菜；改变尿液 pH 值,影响疗效。

10-280 促进药物疗效的护理措施：①帮助病人树立对药物治疗的信心,说服其积极配合治疗；②根据药物作用的特性,采用适当的非药物措施以加强疗效,如红霉素在碱性条件下抗菌作用加强,与碱性食物同服有利；③合理安排用药时间,如按药物半衰期给药等。

10-281 "三查"指操作前、操作中、操作后均进行查对；"七对"指核对床号、姓名、药名、药物浓度、剂量、用法和给药时间；"一注意"指用药、操作及治疗后注意观察药物或治疗效果及不良反应。

10-282 给药中护士的主要职责：①严格遵守安全用药原则；②熟练掌握正确的给药方法与技术；③促进疗效及减轻药物不良反应；④指导病人合理用药。

10-283 为减轻药物的不良反应,给药前护士应掌握的知识：①了解可能发生的不良反应；②不良反应发生时间；③不良反应早期表现；④不良反应的预防和抢救措施；⑤药物禁忌证。

10-284 给药的目的：治疗疾病、预防疾病、协助诊断及维持正常生理功能。

10-285 药物的保管原则：①药柜应放在通风干燥处,要有足够的照明,但避免阳光直射,并保持整洁。②药品应分类放置,所有药品标签清晰,标明药品剂量和浓度,并实行分类保管,专人负责定期检查药品质量。③麻醉药品、精神药品、毒性药品应加锁保管,实行专人负责,专柜加锁,专用处方。④根据药物的不同性质,采取相应的保管方法,以避免药物变质,如生物制剂应冷藏保管,遇光易变质的药物应避光,易挥发、风化的药物应密封保管。⑤对有使用有期限的药物,应视有效期先后,有计划地按顺序使用,以免因药物过期造成浪费。⑥各类中药应放在阴凉干燥处,芳香性药物应置于密封的器皿中保存。

10-286 口服给药的注意事项：①服用对牙齿有腐蚀作用或使牙齿着色的药物,如酸类和铁剂应用吸管吸入药液,服后漱口。②服用止咳糖浆后不宜立即饮水。③服用磺胺类药或发汗药应多饮水。④刺激食欲的健胃药应在饭前服用。⑤助消化药及对胃黏膜有刺激性的药物宜在饭后服用。⑥服用洋地黄类药物时,应先测量心率,若心率<60 次/分或出现节律不齐时,则不可服用,并通知医生。⑦服补益中药宜在饭前服用,解表药及胃肠刺激药宜在饭后服用,攻下药、驱虫药宜清晨空腹服,安神、缓泻药宜睡前服用。⑧相互作用的药不宜同时间或短时间内同服。

10-287 水剂药物的取药方法：①取药前应摇匀；②标签握于手心,倒注药液于量杯至所需刻度,量杯所需刻度与视线平齐；③按滴数计量的药量,或不足1 ml 的药液,应事先在服药杯中加少量冷开水后再加入药液,用滴管吸取剂量。

10-288 注射时无菌技术操作要点:①洗手,戴口罩;②铺无菌盘;③抽取药液不余、不污染、不浪费;④针头、活塞不污染;⑤皮肤消毒以进针点为基点消毒,直径>5 cm,待干后注射。

10-289 注射原则:①严格执行查对制度;②严格遵守无菌操作原则;③选择合适的注射器及针头;④选择合适的注射部位;⑤排尽空气;⑥检查回血;⑦掌握无痛技术;⑧严格执行消毒隔离制度、预防交叉感染。

10-290 皮内注射部位及目的:①部位。预防接种在上臂三角肌下缘,过敏试验在前臂掌侧下段1/3处。②目的。预防接种;各种药物过敏试验,观察局部反应;局部麻醉药的先行步骤。

10-291 皮内注射操作要点:①严格执行查对制度及无菌操作原则。②药液要现用现配,剂量准确,用1 ml注射器。③注射前询问过敏史,过敏者不注射。④进针前核对药液,排尽空气。⑤选择前臂掌侧下段为注射部位,用70%乙醇消毒待干,忌用碘酒消毒,进针时绷紧皮肤,针头与皮肤呈5°角刺入皮内,以左手拇指固定针栓,右手推注药液0.1 ml成皮丘。⑥记录注射时间,告知病人勿用手拭去药液和按揉皮丘,20分钟内不可离开,不可剧烈运动,有不适及时联系。

10-292 皮下注射的目的:①注入小剂量药物,用于不宜或不能口服给药、需迅速达到药效者采用;②局部用药;③预防接种。

10-293 皮下注射常选用的注射部位:上臂三角肌下缘、上臂外侧、大腿前侧、大腿外侧、下腹部及肩胛下方等。关键注意点:①严格执行查对制度及无菌操作原则;②绷紧皮肤,针头和皮肤呈30°～40°角,迅速刺入针头的2/3,抽吸无回血后即可推注药液;③尽量避免使用对皮肤有刺激作用的药物做皮下注射;④经常注射时,制订轮流交替注射部位的计划,过瘦者捏起

注射部位皮肤进行注射。

10-294 肌内注射的目的:不宜或不能静脉注射,要求比皮下注射更迅速发生疗效时采用。选择部位原则:肌内注射应选用肌肉较厚,离大神经、大血管较远的部位。

10-295 肌内注射的注意事项:①严格执行查对制度及无菌操作原则;②用药过程中注意观察病人反应,如有不适及时处理;③2种以上药液同时注射,注意配伍禁忌;④2岁以下婴幼儿不宜选用臀大肌注射,应选臀中肌、臀小肌注射;⑤勿将针头全部刺入,避免在硬结、皮肤有瘢痕处注射;⑥需长期注射的病人,制订轮流交替注射部位的计划。

10-296 肌内注射进针的注意点:①注射前排尽空气,绷紧皮肤;②以握笔姿势,针头和注射部位呈90°角,针头进入1/2～2/3;③回抽无回血后,缓慢注射药液。

10-297 臀部肌内注射的体位:①侧卧位,上腿伸直,放松,下腿稍弯曲。②俯卧位,足尖相对,足跟分开,头偏向一侧。③仰卧位,常用于危重病人及不能翻身病人,采用臀中肌、臀小肌注射法较为方便。④坐位,嘱病人坐正,放松局部肌肉。

10-298 臀大肌注射定位方法:①十字法,从臀裂顶点向左或向右划一水平线,然后从髂嵴最高点做一垂直线,将一侧臀部分为4个象限,其外上象限为注射部位,注意避开内角;②连线法,取髂前上棘与尾骨连线的外1/3处为注射部位。

10-299 小儿头皮静脉颜色微蓝,无搏动,管壁薄,易压瘪,血流颜色暗红,注药时阻力小。小儿头皮动脉颜色淡红或与皮肤同色,有搏动,管壁厚,不易压瘪,多离心方向流动;注药时,阻力大,局部血管树枝状突起,颜色苍白,注射时患儿疼痛尖叫。

10-300 超声波雾化吸入疗法适用的病人:①对理化刺激过敏而致的支气管痉挛和喘息状态病人;②对难控制的耐药细菌(绿脓杆菌、金黄色葡萄球菌)引起呼吸道感染的病人。

10-301　超声雾化吸入器通过超声发生器薄膜的高频振荡,输出高频电能使液体成为雾滴,可到达终末支气管及肺泡,从而达到治疗疾病的作用。

10-302　药物过敏反应的临床表现可有发热、皮疹、血管神经性水肿、血清病综合征、红细胞增多等;严重者可导致造血系统抑制,肝、肾功能损害,休克等。

10-303　发生药物过敏反应的基本原因在于抗原、抗体的相互作用。药物作为一种抗原,进入机体后,有些个体体内会产生特异性抗体(IgE、IgG 和 IgM),使 T 淋巴细胞致敏,当再次遇有同类药物时,抗原、抗体在致敏淋巴细胞上相互作用,引起过敏反应。

10-304　青霉素呈液状后,其效价在室温下迅速降解;其次随着时间的推延,溶液中的青霉烯酸、高分子聚合体等致敏物质浓度也随之升高,注射后易引起过敏反应。

10-305　青霉素过敏迟缓反应是指有些病人过敏试验虽阴性,但在注射药物数小时或数天后,出现发热、皮疹,甚至出现过敏性休克等症状,应立即停药及处理。

10-306　青霉素皮试液的配制方法:80 万 u 的青霉素瓶内注入 4 ml 等渗盐水,每毫升含 20 万 u;取药液 0.1 ml,加等渗盐水至 1 ml,每毫升含 2 万 u;弃去 0.9 ml,加等渗盐水至 1 ml,每毫升含 2 000 u;弃去 0.9 ml,加等渗盐水至 1 ml,每毫升含 200 u,即配成皮试溶液(青霉素皮内试验的标准剂量为 20 u/0.1 ml),注意每次配置时均须将溶液混合均匀。

10-307　预防青霉素过敏反应的方法:①询问病人有无过敏史后再做过敏试验,凡有过敏史者禁忌做过敏试验;②病人曾使用过青霉素,停药 3 天后仍需注射青霉素时,应重新做过敏试验;③病人应用青霉素治疗中更换青霉素批号应重新做皮试;④青霉素水溶液应现配现用;⑤青霉素皮试阳性反应者,禁用青霉素,并在体温单、医嘱单、住院病历首页、床头卡、注射卡、门诊卡上做特殊标记,并告知病人及家属。

10-308　判断青霉素皮试结果:①阴性,皮丘无改变,周围不红肿,无红晕,无自觉症状。②阳性,局部皮丘隆起增大,并出现红晕,直径>1 cm,周围有伪足,局部发痒,严重时可有头晕、心悸、恶心,甚至发生过敏性休克。

10-309　青霉素过敏反应的主要临床表现:①呼吸系统症状,由于喉头水肿、支气管痉挛、肺水肿引起胸闷、气促、哮喘、呼吸困难。②循环系统症状,由于周围血管扩张导致有效循环血量不足,表现为面色苍白、冷汗、脉搏细弱、血压下降。③中枢神经系统症状,因脑组织缺氧导致意识丧失、抽搐、大小便失禁等。④其他,过敏反应表现如荨麻疹、恶心、呕吐、腹痛、腹泻等。

10-310　青霉素过敏性休克的抢救要点:①立即停药,平卧,保暖,就地抢救。②立即皮下注射 0.1% 肾上腺素 1 ml,小儿剂量酌减;症状不缓解,可每隔半小时皮下或静脉注射该药 0.5 ml。③给予氧气吸入;呼吸抑制时,肌内注射尼可刹米、洛贝林等呼吸兴奋剂;如出现呼吸停止,应立即进行口对口人工呼吸,必要时行气管插管、气管切开术。④应用抗组胺类药物,如根据医嘱肌内注射盐酸异丙嗪或苯海拉明,静脉注射地塞米松 5 mg,或使用氢化可的松 200~400 mg 加入 5%~10% 葡萄糖溶液静脉滴注。⑤静脉注入 10% 葡萄糖溶液或平衡液扩充血容量;如血压仍不回升,可按医嘱用升压药,如多巴胺、去甲肾上腺素等。⑥如心搏骤停,立即进行复苏抢救,遵医嘱心内注射和胸外心脏按压。

10-311　判断 TAT 试验结果:①阴性,局部无红肿、无异常全身反应;②阳性,皮丘红肿,硬结直径>1.5 cm,红晕直径>4 cm,有时出现伪足或有痒感,全身性过敏性反应与青霉素过敏反应大致相同。

10-312　链霉素过敏抢救时常使用 10% 葡萄糖酸钙溶液静脉推注,因链霉素可与钙离子结合,从而使毒性症状减轻。

10-313　常用的碘过敏试验方法:①口服法。

口服5%～10%碘化钾5 ml,每天3次,连续3天,观察结果。②皮内注射法。皮内注射碘造影剂0.1 ml,20分钟后观察、判断试验结果。③静脉注射法。于静脉内缓慢注射碘造影剂1 ml(30%泛影葡胺1 ml),5～10分钟后观察、判断试验结果;在静脉注射造影剂前,必须先行皮内注射法,然后再行静脉注射法,如为阴性,方可进行碘剂造影。

10-314 观察碘过敏反应:①口服后病人有口麻、头晕、心慌、恶心、呕吐、荨麻疹等症状为阳性;②注射后注射局部有红、肿、硬块,直径>1 cm为阳性;③静脉注射后有血压、脉搏、呼吸和面色等改变为阳性。

综合应用题

10-315 (1)需要在4℃冰箱中保存的药物是干扰素。

(2)氨茶碱服用后宜多饮水,因为需要经肾脏排出,尿少时易析出结晶堵塞肾小管。

10-316 (1)为病人发口服药前应评估下列几方面内容:①病人年龄、性别、体重、病情、用药史和过敏史、治疗情况、肝和肾功能情况;②病人意识状态、合作程度、对治疗的态度、依从性、对所用药物的认识程度等;③病人有无吞咽困难、呕吐、口腔与食管疾病。

(2)指导病人正确口服药物:①磺胺嘧啶是磺胺类药物,在服用后宜多饮水,因为尿少时易析出结晶堵塞肾小管。②毛花苷C在服用前需先测脉率(心率)、脉律(心律),脉率<60次/分或心律不齐时应停止服用,并报告医生。③急支糖浆对呼吸道黏膜有安抚作用,服后不宜立即饮水,以免冲淡药液,降低疗效。因此在服用上述3种药物时要最后服用急支糖浆。

10-317 (1)超声雾化吸入的目的:①湿化呼吸道,常用于呼吸道湿化不足、痰液黏稠、气道不畅病人;②预防呼吸道感染,常用于病人胸部手术前后;③解除支气管痉挛,保持呼吸道通畅,常用于支气管哮喘等病人;④消除呼吸道炎症,减轻呼吸道黏膜水肿,稀释痰液,帮助祛痰,常用

于咽喉炎、支气管扩张、肺炎、肺脓肿、肺结核等病人;⑤间歇吸入抗癌药物治疗肺癌。

(2)雾化吸入时应用的氨茶碱、沐舒坦、地塞米松的各自作用;氨茶碱可使支气管舒张,解除支气管痉挛;沐舒坦可稀释痰液,帮助祛痰;地塞米松与抗生素常同时使用,可增加抗炎效果,减轻呼吸道黏膜水肿。

10-318 (1)2岁以内的婴幼儿肌内注射选择臀中肌、臀小肌。有2种定位方法:①二指法,以示指尖和中指尖分别置于髂前上棘与髂嵴下缘处,在髂嵴、示指、中指之间构成一个三角形,示指与中指构成的内角即为注射部位。②三指法,髂前上棘外侧3横指处(以患儿的手指宽度为标准)为注射部位。

(2)减轻疼痛的技术:①做好解释工作,解除病人的思想顾虑,分散其注意力。②指导并协助病人取合适体位,放松肌肉。③注射时做到"两快一慢加均匀",即进针快、拔针快、推药速度缓慢且均匀。④注射刺激性强的药物时,应选用细长针头,做深部注射;同时注射多种药物时,刺激性强的药物最后注射。

10-319 (1)病人出现了过敏性休克。

(2)处理方法:①立即停药,平卧,保暖,就地抢救。②立即皮下注射0.1%肾上腺素1 ml;如症状不缓解,可每隔半小时皮下或静脉注射该药0.5 ml。③给予氧气吸入。呼吸抑制时,肌内注射尼可刹米、洛贝林等呼吸兴奋剂;如出现呼吸停止,应立即进行口对口人工呼吸,必要时行气管插管、气管切开术。④应用抗组胺类药物。如根据医嘱肌内注射盐酸异丙嗪或苯海拉明,静脉注射地塞米松5 mg,或使用氢化可的松200～400 mg加入5%～10%葡萄糖溶液静脉滴注。⑤静脉注入10%葡萄糖溶液或平衡液扩充血容量,如血压仍不回升,可按医嘱用升压药,如多巴胺、去甲肾上腺素等。⑥如心搏骤停,立即进行复苏抢救,遵医嘱心内注射和胸外心脏按压。

(邱智超)

第十一章

静脉输液和输血

❋ 选择题(11-1～11-152)

✎ A1型单项选择题(11-1～11-56)

11-1 对大出血合并休克的病人进行静脉输液的主要目的是
   A. 补充营养
   B. 输入药物,治疗疾病
   C. 纠正水和电解质失调,维持酸碱平衡
   D. 增加血容量,维持血压
   E. 增加血红蛋白,纠正贫血

11-2 5%葡萄糖氯化钠溶液属于
   A. 等渗溶液   B. 高渗溶液
   C. 低渗溶液   D. 胶体溶液
   E. 晶体溶液

11-3 下列哪种液体为胶体溶液
   A. 低分子右旋糖酐
   B. 25%葡萄糖溶液
   C. 5%碳酸氢钠溶液
   D. 0.9%氯化钠溶液
   E. 20%甘露醇溶液

11-4 下列哪种药物可降低血液黏稠度、改善微循环
   A. 抗生素
   B. 25%葡萄糖溶液
   C. 25%山梨醇溶液
   D. 低分子右旋糖酐
   E. 0.9%氯化钠溶液

11-5* 静脉输入20%的甘露醇溶液的作用是
   A. 保持酸碱平衡   B. 利尿脱水
   C. 供给热量   D. 扩充血容量
   E. 补充电解质

11-6 对需要静脉输液的成年人使用头皮针进行静脉穿刺时优先选择的血管是
   A. 足背静脉   B. 贵要静脉
   C. 桡静脉   D. 肘正中静脉
   E. 手背静脉网

11-7* 下列关于静脉输液注意事项的叙述中哪项错误
   A. 根据病情安排输液顺序
   B. 注意调节滴速
   C. 合理选择静脉,应先从近心端开始
   D. 输液前必须排尽输液管及针头内的空气
   E. 输液时注意药物配伍禁忌

11-8 护士在巡视过程中发现某病人输液器墨菲滴管液面不断自行下降,最可能的原因是
   A. 病人静脉痉挛
   B. 输液瓶位置过高
   C. 针头滑出血管外
   D. 输液管有漏气
   E. 病人静脉扩张

11-9* 为婴儿进行静脉注射时,最常采用的静脉是
   A. 大隐静脉   B. 颞浅静脉
   C. 肘正中静脉   D. 贵要静脉
   E. 手背静脉网

11-10 护士在巡视过程中发现某病人静脉输液发生溶液不滴,首先应采取的措施为
   A. 拔针重新穿刺

B. 抬高输液瓶
C. 穿刺部位热敷
D. 观察穿刺部位有无红肿及疼痛
E. 挤压输液管

11-11 某病人使用静脉留置针,输液完毕后使用肝素液封管,但第2天仍然发生血液反流堵塞导管的情况。导致堵管的可能原因下列哪项除外
A. 封管的肝素液量不够
B. 推注封管液速度过快
C. 病人穿刺侧肢体活动过度
D. 封管的肝素液浓度过高
E. 病人静脉压过高

11-12 输液过程中发现针头阻塞,护士正确的处理方法是
A. 调整针头位置
B. 调整肢体位置
C. 用力挤压针头端的输液管
D. 更换针头重新穿刺
E. 用注射器推注0.9%氯化钠溶液

11-13 输液中出现发热反应的原因多为
A. 输入液体过多
B. 输液速度过快
C. 输入致热物质所致
D. 输液时间过长
E. 输入过多刺激性强的药物

11-14 为发生静脉炎的病人局部湿热敷时应选择
A. 25%硫酸镁溶液
B. 50%硫酸镁溶液
C. 50%乙醇溶液
D. 75%乙醇溶液
E. 4%碳酸氢钠溶液

11-15* 发现空气栓塞时应给病人采取的体位是
A. 平卧位
B. 左侧头高足低卧位
C. 右侧头高足低卧位
D. 左侧头低足高卧位
E. 右侧头低足高卧位

11-16* 儿童病人输液速度一般调节至每分钟
A. 10~15滴   B. 20~40滴
C. 40~50滴   D. 50~60滴
E. 60~70滴

11-17 静脉输液过程中,病人突然出现呼吸困难、气促、咳粉红色泡沫痰的原因是
A. 输入空气栓子
B. 输入药物浓度过高
C. 输液速度过快
D. 输入变质液体
E. 输入致热物质

11-18 给予急性肺水肿病人高流量吸氧的作用是
A. 提高肺泡内 PaO_2
B. 防止肺部感染
C. 降低肺泡内泡沫表面张力
D. 降低肺泡表面张力
E. 使毛细血管扩张

11-19 静脉输液时,预防静脉炎发生的原则是
A. 输液量不可过多
B. 输液前应用激素类药物
C. 输液的速度不宜过快
D. 输液前应用抗组胺类药物
E. 避免感染和减少对血管壁的刺激

11-20 静脉输液引起急性肺水肿的典型症状是
A. 心悸、咳嗽
B. 面色苍白、血压下降
C. 发绀、胸闷
D. 呼吸困难、咳粉红色泡沫样痰
E. 胸痛、烦躁不安

11-21 静脉输液利用的原理是
A. 虹吸作用   B. 液体静压
C. 负压作用   D. 空气作用
E. 以上均不是

11-22 下列哪种疾病不宜快速大量输液
A. 食管癌   B. 糖尿病

C. 高心病　　　D. 急性胃肠炎

E. 失血性休克

11-23 病人在静脉输液过程中发生急性肺水肿,让其端坐位、双腿下垂的作用是

A. 改善呼吸

B. 改善血液循环,减轻缺氧

C. 减轻组织水肿

D. 减慢输液速度

E. 减少回心血量,减轻心脏负担

11-24 下列关于小儿头皮静脉输液的操作中哪项错误

A. 剃去局部头发

B. 70%乙醇消毒局部消毒

C. 右手持针沿静脉方向刺入

D. 见回血后,用胶布固定针头

E. 调节滴速,一般40~60滴/分

11-25 颈外静脉穿刺插管的目的除外下列哪项

A. 静脉取血做化验

B. 长期静脉内输入高浓度的、刺激性强的药物

C. 给予静脉高营养治疗

D. 周围循环衰竭的危重病人,需测量中心静脉压

E. 长期周围静脉输液,不宜穿刺

11-26 静脉炎的表现除外下列哪项

A. 局部组织肿胀、灼热

B. 局部伴有疼痛

C. 局部组织发红

D. 常伴有高热、无力等全身症状

E. 沿静脉走向出现条索状红线

11-27* 下列关于静脉炎的原因错误的是

A. 静脉长时间留置硅胶管

B. 输液过程中,针头滑出血管

C. 长期输入高浓度药物

D. 输入刺激性较强的药物

E. 输液时未严格遵守无菌操作原则

11-28 下列补钾的原则不正确的是

A. 不宜过慢　　　B. 不宜过早

C. 见尿补钾　　　D. 不宜过浓

E. 不宜过多

11-29 输液速度过快,短时间内输入过多液体可能引起下列哪种症状

A. 血压升高

B. 频发室性期前收缩

C. 突然胸闷、呼吸困难、咳大量粉红色泡沫样痰

D. 血红蛋白尿

E. 穿刺部位出现红、肿、热、痛

11-30 下列哪种溶液输注时速度应慢

A. 抗生素

B. 0.9%氯化钠溶液

C. 升压药

D. 低分子右旋糖酐

E. 5%葡萄糖溶液

11-31 急性肺水肿病人治疗循环负荷过重,采用四肢轮流结扎的方法时,一般间隔多久轮流放松一次肢体

A. 5~10分钟　　　B. 30分钟

C. 1小时　　　D. 1~1.5小时

E. 2小时左右

11-32 密闭式静脉输液时,针尖与皮肤成多少度角进针最合适

A. <5°　　　B. 15°~30°

C. 5°~10°　　　D. 10°

E. >30°

11-33 长期静脉输液发生静脉炎的病人,下列溶液适合湿敷的是

A. 50%硫酸镁溶液

B. 呋喃西林溶液

C. 0.9%氯化钠溶液

D. 冰水

E. 0.5%碳酸氢钠溶液

11-34 静脉输液时,安尔碘消毒穿刺部位皮肤,消毒直径应大于

A. 3 cm　　　B. 4 cm

C. 5 cm　　　D. 6 cm

E. 8 cm

11-35* 血液病病人最宜输入
  A. 库存血 B. 白蛋白
  C. 血浆 D. 球蛋白
  E. 新鲜血

11-36* 大量输注库存血后要防止发生
  A. 酸中毒和高血钾
  B. 碱中毒和高血钾
  C. 酸中毒和低血钾
  D. 碱中毒和低血钾
  E. 低血钾和低血钙

11-37 病人输血后出现皮肤瘙痒、荨麻疹,眼睑、口唇水肿,应考虑是
  A. 溶血反应
  B. 过敏反应
  C. 枸橼酸钠中毒反应
  D. 发热反应
  E. 空气栓塞

11-38* 下列输血前的准备工作中哪项错误
  A. 检查库存血质量,血浆呈红色则不能使用
  B. 可在血中加入异丙嗪 25 mg,以防过敏反应
  C. 输血前先给病人静脉滴注 0.9%氯化钠溶液
  D. 2 人核对供血者、受血者的姓名、血型和交叉试验结果
  E. 血液从血库取出后,应在室温内放置 15 分钟再输入

11-39 下列关于输血的叙述中哪项错误
  A. 输血前先输入少量 0.9%氯化钠溶液
  B. 输血后输入少量 0.9%氯化钠溶液
  C. 输血结束后应及时将输血器、血袋等物品进行消毒、分类弃置
  D. 血液内不可随意加入其他药物
  E. 输血前须 2 人进行查对方可输入

11-40 最严重的输血反应是
  A. 过敏反应
  B. 溶血反应
  C. 循环负荷过重
  D. 枸橼酸钠中毒
  E. 空气栓塞

11-41* 凝血因子缺乏病人最适合输入的血液制品为
  A. 红细胞悬液 B. 干燥血浆
  C. 冷冻血浆 D. 新鲜血浆
  E. 血小板浓缩悬液

11-42* 下列有关输血注意事项的叙述中哪项错误
  A. 输注的血液内可根据疾病需要加入相应药物
  B. 发生严重输血反应时,应立即停止输血
  C. 输血时必须经 2 人核对无误方可输入
  D. 使用库存血时,必须认真检查血液质量
  E. 采集血标本时,应每次只采集一位病人的血液

11-43* 下列关于直接输血法的叙述中哪项错误
  A. 直接输血 150 ml 需加 5%枸橼酸钠 5 ml
  B. 由 3 位护士协作完成:1 人抽血,1 人传递,1 人输血
  C. 应选择粗大静脉
  D. 需同时消毒供血者和受血者皮肤
  E. 连续抽血时不需拔出针头

11-44* 在密闭式静脉输液操作中,止血带应距离穿刺点上方
  A. 5 cm B. 6 cm
  C. 7 cm D. 8 cm
  E. 10 cm

11-45 库存血保存的适宜时间和温度是
  A. 1～2 周,0℃ B. 1～2 周,2℃
  C. 2～3 周,0℃ D. 1～2 周,4℃
  E. 2～3 周,4℃

11-46* 下列哪种食物是供血者在采血前4小时内不宜食用的
A. 果汁　　　　B. 菜包
C. 黄瓜　　　　D. 鸡蛋
E. 白粥

11-47* 下列哪项操作不会导致溶血反应
A. 多次反复输血
B. Rh血型不合
C. 输入血型有误
D. 血液贮存过久,血细胞大量破坏
E. 血液保存不当,受细菌污染

11-48 大量输注库存血可能会发生的输血反应是
A. 溶血反应　　B. 过敏反应
C. 出血倾向　　D. 发热反应
E. 低血钾

11-49* 输血过程中如病人头胀、四肢麻木、胸闷、腰背剧痛,检测脉搏细弱而快,血压下降。首先应考虑为
A. 急性肺水肿
B. 溶血反应
C. 过敏反应
D. 枸橼酸钠中毒反应
E. 发热反应

11-50 下列哪种血液制品需保存在4℃环境下,48小时内有效
A. 新鲜血浆
B. 血小板浓缩悬液
C. 白细胞浓缩悬液
D. 冰冻血浆
E. 干燥血浆

11-51 下列哪种血液制品需保存在22℃环境下,24小时内有效
A. 白蛋白液
B. 血小板浓缩悬液
C. 白细胞浓缩悬液
D. 冰冻血浆
E. 新鲜血浆

11-52 下列哪种血液制品在使用前应放在37℃温水中融化
A. 新鲜血浆　　B. 洗涤红细胞
C. 干燥血浆　　D. 冰冻血浆
E. 血小板浓缩悬液

11-53* 溶血反应第2阶段的典型症状是
A. 黄疸、血红蛋白尿
B. 腰背剧痛、四肢麻木
C. 少尿或无尿
D. 胸闷、呼吸困难
E. 寒战、高热

11-54 下列哪项不是输血导致过敏反应的原因
A. 病人有过敏史
B. 病人是过敏体质
C. 输入血中含有致敏物质
D. 快速输入低温库存血
E. 供血者在献血前服用过可致敏的食物或药物

11-55 间接交叉配血试验是
A. 供血者血清和受血者红细胞进行配合试验
B. 供血者血清和受血者血红蛋白进行配合试验
C. 供血者血浆和受血者白细胞进行配合试验
D. 供血者红细胞和受血者血清进行配合试验
E. 供血者白细胞和受血者血清进行配合试验

11-56 直接交叉配血试验是
A. 供血者血清和受血者红细胞进行配合试验
B. 供血者血清和受血者血红蛋白进行配合试验
C. 供血者血浆和受血者白细胞进行配合试验
D. 供血者红细胞和受血者血清进行配合试验
E. 供血者白细胞和受血者血清进行

配合试验

A2型单项选择题(11-57～11-112)

11-57* 病人,男性,38岁。诊断为急性肠炎,按医嘱予静脉输液1000 ml,计划4小时滴完(点滴系数为20)。护士应调节输液速度约为

A. 42滴/分　　B. 65滴/分
C. 83滴/分　　D. 92滴/分
E. 95滴/分

11-58* 病人,男性,40岁。因胃溃疡入院治疗。护士为其静脉输液时适宜的滴速是

A. 10～20滴/分　　B. 20～40滴/分
C. 40～60滴/分　　D. 60～80滴/分
E. 80～100滴/分

11-59* 病人,女性,27岁。车祸后急诊入院,初步诊断为骨盆骨折合并腹膜后出血。静脉通路宜建立在

A. 左下肢　　B. 右下肢
C. 上肢或下肢　　D. 下肢或颈部
E. 上肢或颈部

11-60 病人,女性,35岁。需输入1000 ml液体,滴速为50滴/分,所用输液器的点滴系数是15。输入液体所用时间大约是

A. 2小时　　B. 3小时
C. 4小时　　D. 5小时
E. 6小时

11-61 病人,女性,48岁。输液1000 ml,滴速为50滴/分,点滴系数为15,从8点30分开始,大约在几点可以输完

A. 11点10分　　B. 12点30分
C. 13点30分　　D. 14点10分
E. 14点30分

11-62* 病人,女性,61岁。因肾炎入院,输液过程中突然感到胸部异常不适,并出现呼吸困难、严重发绀,心前区闻及1个响亮持续的水泡声。应考虑发生了

A. 过敏反应　　B. 发热反应
C. 肺水肿　　D. 空气栓塞
E. 右心衰竭

11-63* 病人,女性,60岁。因ITP 1年,全身多处淤斑4天入院。医嘱:浓缩血小板悬液15 u,ivgtt。下列输注浓缩血小板悬液的操作中哪项不正确

A. 从血库取血回来后应尽早输注
B. 输注前需2位护士进行"三查七对"
C. 输注过程中应加强巡视
D. 输注前后均需要输入少量0.9%氯化钠溶液
E. 输注速度调节至20～30滴/分

11-64* 病人,女性,33岁。因突发性头晕、头痛伴恶心、呕吐入院,入院后诊断为高血压脑出血。医嘱要求给予脱水治疗,首选的液体是

A. 20%甘露醇溶液
B. 中分子右旋糖酐
C. 低分子右旋糖酐
D. 浓缩白蛋白注射液
E. 羟乙基淀粉

11-65 病人,男性,21岁。连续输液8天后沿静脉走向出现一条索状红线,局部感觉灼热、疼痛。应考虑为

A. 动脉炎　　B. 静脉炎
C. 发热反应　　D. 过敏
E. 静脉栓塞

11-66 病人,男性,33岁。风湿性心脏病病史5年。在输液治疗过程中突发呼吸困难,听诊心前区有响亮的水泡音,病人可能发生空气栓塞。空气栓塞的部位是在

A. 肺静脉入口
B. 肺动脉入口
C. 主动脉入口
D. 上腔静脉入口
E. 下腔静脉入口

11-67 病人,女性,75岁。患脑血管疾病,医嘱予静脉输液,输注血栓通。输液时发生静脉痉挛导致滴注不畅,护士应
A. 调整肢体位置
B. 将输液调节器开至最大
C. 局部热敷
D. 降低输液瓶的位置
E. 加压输液

11-68 病人,女性,35岁。静脉留置套管针第3天,输液滴注不畅,局部无肿胀,检查有回血。护士首先应
A. 热敷输液静脉上方
B. 更换针头重新穿刺
C. 盐水或肝素冲管
D. 检查管道,将输液瓶位置调高
E. 减慢输液速度

11-69* 病人,男性,23岁。患再生障碍性贫血,医嘱予输注浓缩红细胞。护士巡视时发现输血速度变慢,穿刺点局部无肿胀、无压痛,挤捏输血器无阻力,局部皮温正常。护士首先应
A. 拔针后另行穿刺
B. 用0.9%氯化钠溶液冲管
C. 将调节阀开至最大
D. 热敷病人穿刺局部
E. 更换输血器后继续输血

11-70* 病人,女性,35岁。失血性休克,快速输入全血1 200 ml后出现手足抽搐、皮肤和黏膜出血、血压下降、心率减慢。该病人可能发生了
A. 过敏反应
B. 发热反应
C. 枸橼酸钠中毒反应
D. 溶血反应
E. 心脏负荷过重

11-71 病人,女性,48岁。输液过程中出现呼吸困难、严重发绀,心前区听诊可闻及响亮持续的水泡声。此时护士应首先
A. 停止输液
B. 通知医生
C. 连接心电监护仪
D. 给予低流量吸氧
E. 取头低足高位

11-72 病人,男性,43岁。在输血过程中出现畏寒、寒战、体温40℃,伴有头痛、恶心、呕吐。首先应考虑病人出现了
A. 溶血反应
B. 细菌污染反应
C. 发热反应
D. 枸橼酸钠中毒反应
E. 急性肺水肿

11-73 病人,男性,80岁。因咳嗽、咳黄痰来医院就诊,静脉输液时家属随意调节滴速,发生急性肺水肿。此时病人最典型的症状是
A. 心悸,血压下降
B. 咳嗽,咳粉红色泡沫样痰
C. 发绀,烦躁不安
D. 心前区听诊可闻及水泡声
E. 呼吸困难,两肺闻及湿啰音

11-74 病人,女性,36岁。因十二指肠溃疡入院治疗。护士为其输液时合适的滴速为
A. 10～20滴/分　B. 20～40滴/分
C. 40～60滴/分　D. 60～80滴/分
E. 80～110滴/分

11-75* 病人,女性,46岁。因重型再生障碍性贫血收治入院,拟对其进行输血治疗。护士在进行输血前准备时,下列操作中不恰当的是
A. 输血前应征得病人同意,并签署知情同意书
B. 进行血型鉴定和交叉配血试验
C. 输血前需再次2人核对
D. 库存血取出后,如紧急需要,可低温加热
E. 取血时,和血库人员共同做好"三查七对"

11-76* 病人,男性,32岁。患十二指肠溃疡。2小时前突然呕血,面色苍白,脉搏120次/分,血压70/50 mmHg。医嘱予输全血400 ml的目的是补充
   A. 红细胞   B. 血小板
   C. 血容量   D. 凝血因子
   E. 血红蛋白

11-77 病人,女性,25岁。因外伤出血后急需输入400 ml血液。输完200 ml血,再次输入另一袋血之前应滴注
   A. 0.9%氯化钠溶液
   B. 10%葡萄糖溶液
   C. 复方氯化钠溶液
   D. 平衡液
   E. 5%葡萄糖盐水

11-78 病人,男性,22岁。手术中输血出现皮肤瘙痒、眼睑、口唇水肿。应考虑为
   A. 出血倾向   B. 过敏反应
   C. 细菌污染   D. 溶血反应
   E. 发热反应

11-79* 病人,女性,25岁。因异位妊娠破裂出血后大量输血出现手足抽搐、血压下降。可缓慢静脉注射
   A. 4%碳酸氢钠溶液10 ml
   B. 10%葡萄糖酸钙溶液10 ml
   C. 0.9%氯化钠溶液10 ml
   D. 盐酸肾上腺素2 ml
   E. 地塞米松5 mg

11-80* 病人,女性,18岁。严重呕吐、腹泻后给予补钾治疗。在输注氯化钾过程中,病人诉输液部位疼痛,护士查看输液部位无肿胀。此时应采取的护理措施是
   A. 拔出针头后重新穿刺
   B. 抬高肢体
   C. 热敷疼痛部位
   D. 调整针头位置
   E. 减慢输液速度

11-81* 病人,女性,18岁。严重呕吐、腹泻后给予补钾治疗。在静脉补钾时,0.9%氯化钠溶液200 ml中最多可加入10%氯化钾溶液的量是
   A. 3 ml   B. 6 ml
   C. 8 ml   D. 10 ml
   E. 12 ml

11-82 病人,男性,58岁。因输液速度过快导致急性肺水肿。护士在给氧时湿化瓶内应加入
   A. 乙醇溶液
   B. 碳酸氢钠溶液
   C. 硝酸钠溶液
   D. 醋酸溶液
   E. 硼酸溶液

11-83 病人,女性,78岁。因胃癌晚期不能进食,需经静脉供给高营养。采用颈外静脉穿刺法输液,其穿刺部位为下颌角与锁骨上缘中点连线的
   A. 上1/2处   B. 下1/2处
   C. 上1/3处   D. 下1/3处
   E. 上2/5处

11-84 病人,男性,26岁。脾外伤破裂出血约1 000 ml,输入大量库存血后心率减慢、手足抽搐、血压下降、伤口渗血。其原因是
   A. 血钙升高   B. 血钙降低
   C. 血钠降低   D. 血钾降低
   E. 血钾升高

11-85* 病人,女性,47岁。因重型再生障碍性贫血入院治疗,拟对其进行输血治疗。护士在进行输血前准备工作,以下可以使用的库存血是
   A. 血细胞呈暗紫色
   B. 血浆与血细胞界限不清
   C. 有明显血凝块
   D. 血液分为2层,分界清楚,无凝块
   E. 血浆变红

11-86 病人,女性,48岁。因门静脉高压大出血入院治疗,医嘱予输血1 000 ml,静

第十一章 静脉输液和输血

脉注射 10%葡萄糖酸钙溶液 10 ml。补钙的目的是
- A. 纠正酸中毒
- B. 降低血钾
- C. 预防发生低血钙
- D. 对抗钾离子对心肌的应激性
- E. 使钾离子从细胞外向细胞内转移

11-87* 病人,男性,28 岁。因呕吐、腹泻 2 天入院,确诊为急性胃肠炎,遵医嘱给予静脉输液治疗。其主要目的是
- A. 纠正水和电解质失衡,治疗疾病
- B. 改善循环
- C. 维持血压
- D. 补充营养,供给热量
- E. 补充蛋白质

11-88 病人,男性,32 岁。患十二指肠溃疡。今晨突然大量呕血,医嘱予输血治疗。输血前应当输入的溶液是
- A. 5%葡萄糖氯化钠溶液
- B. 0.9%氯化钠溶液
- C. 复方氯化钠溶液
- D. 5%葡萄糖溶液
- E. 10%葡萄糖溶液

11-89 病人,女性,52 岁。因肺炎入院,医嘱给予红霉素静脉滴注。用药 4 天后,输液部位出现红肿、热、痛,沿静脉走向出现条索状红线。下列护理措施中错误的是
- A. 用 50%硫酸镁溶液湿热敷
- B. 95%乙醇溶液湿热敷
- C. 防止药液溢出血管
- D. 患肢放低并制动
- E. 有计划地更换输液部位,保护血管

11-90 病人,女性,72 岁。因心力衰竭收治入院,医嘱予 25%葡萄糖溶液 20 ml+毛花苷 C 0.4 mg 静脉推注,注射中发现局部肿胀、疼痛,抽有回血。其原因是
- A. 针尖斜面紧贴血管壁
- B. 针头穿过血管壁
- C. 针头滑出血管
- D. 针头完全阻塞
- E. 针尖斜面一半在血管腔外

11-91* 病人,女性,65 岁。因静脉走向不清,护士建议使用静脉留置针。下列说法中不正确的是
- A. 针头与皮肤呈 15°~30°角进针
- B. 保证正压封管
- C. 距离穿刺点上方 10 cm 处扎止血带
- D. 在透明薄膜上记录留置日期和时间
- E. 正压封管使用 1 000 u/ml 的稀释肝素溶液

11-92* 病人,女性,17 岁。因再生障碍性贫血入院,根据医嘱病人须长时间静脉输入抗胸腺细胞球蛋白治疗。下列静脉输液操作中哪项错误
- A. 需 24 小时连续输液者,应每 2 天更换 1 次输液器
- B. 长期输液者,注意从远心端小静脉开始注射
- C. 输液前注意排尽空气,防止栓塞
- D. 注意保护血管,确保针头在血管内再输液
- E. 根据病情有计划地安排输液顺序

11-93* 病人,女性,65 岁。胃肠减压中,给予静脉留置针补液治疗。静脉留置针一般保留的时间是
- A. 24 小时   B. 1~2 天
- C. 3~5 天   D. 8~10 天
- E. 10~15 天

11-94 病人,女性,26 岁。诊断为急性盆腔炎,医嘱给予抗生素输液治疗。护士巡视中发现病人的输液器溶液不滴,挤压时感觉输液管有阻力,松开无回血,考虑发生了针头阻塞。下列处理方法中哪项正确
- A. 注射部位局部热敷

B. 挤压输液管

C. 调整肢体位置

D. 更换针头重新穿刺

E. 提高输液瓶的位置

11-95* 病人，男性，50岁。因大叶性肺炎入院输液治疗，输液过程中病人死亡，尸检证实死亡原因为空气栓塞。发生空气栓塞致死最常见的栓塞部位是

A. 肺动脉入口

B. 主动脉入口

C. 上腔静脉入口

D. 下腔静脉入口

E. 肺静脉入口

11-96 病人，男性，32岁。患再生障碍性贫血。给病人定期输血的主要目的是

A. 补充抗体

B. 补充白蛋白

C. 补充血容量

D. 补充血红蛋白

E. 补充各种凝血因子

11-97* 病人，男性，40岁。肝脏移植术后因失血较多需输血。下列血液制品中最适合病人使用的是

A. 新鲜血浆　　B. 洗涤红细胞

C. 库存血　　　D. 浓缩红细胞

E. 红细胞悬液

11-98 患儿，男性，4岁。外伤后急需输血治疗。因血型较少见，只能行直接输血。护士从献血者处采血时每50 ml血中应加入3.8%枸橼酸钠溶液

A. 2 ml　　　B. 4 ml

C. 5 ml　　　D. 8 ml

E. 10 ml

11-99* 病人，男性，48岁。因呕吐、腹泻脱水，经补液治疗后脱水纠正，今晨腹胀、肠鸣音减弱、膝反射消失，查血钾3 mmol/L。遵医嘱静脉滴注氯化钾溶液，其浓度一般为

A. 0.2%　　　B. 0.3%

C. 1.0%　　　D. 2.0%

E. 3.0%

11-100* 病人，男性，46岁。因失血性休克行输血治疗，输入10 ml时病人出现急性溶血反应。此时病人的尿液颜色为

A. 酱油色　　B. 乳白色

C. 黄褐色　　D. 黄绿色

E. 红色

11-101* 病人，男性，25岁。测中心静脉压2 cmH$_2$O，血压80/60 mmHg，心率110次/分，尿量10 ml/h。为增加胶体渗透压及循环血量，可选用的溶液是

A. 复方氯化钠溶液

B. 0.9%氯化钠溶液

C. 低分子右旋糖酐

D. 中分子右旋糖酐

E. 羟乙基淀粉

11-102 病人，男性，82岁。因输液量过多、过快突发肺水肿。护士的下列护理措施中哪项不正确

A. 遵医嘱给予镇静剂

B. 给予低流量持续吸氧

C. 立即停止输液

D. 端坐位，下肢垂于床边

E. 氧气湿化瓶内装20%～30%的乙醇溶液

11-103 病人，男性，56岁。患脑水肿，医嘱予静脉滴注20%甘露醇溶液500 ml，要求在50分钟内滴完。点滴系数为15，滴速应为

A. 100滴/分　　B. 120滴/分

C. 150滴/分　　D. 170滴/分

E. 80滴/分

11-104* 病人，男性，23岁。因一氧化碳中毒入院。下列最适合该病人输入的血液制品是

A. 洗涤红细胞

B. 新鲜血浆

C. 红细胞悬液

D. 血小板浓缩悬液

E. 白细胞浓缩悬液

11-105 患儿,女性,2岁。拟直接输血100 ml,护士需准备枸橼酸钠溶液的浓度和量分别为

A. 4%, 40 ml　　B. 3.8%, 10 ml

C. 10%, 20 ml　　D. 15%, 25 ml

E. 10%, 40 ml

11-106* 病人,男性,63岁。因术中失血过多,医嘱予输入库存血1 200 ml。输血后病人出现手术部位渗血较多,皮肤、黏膜多处可见明显淤点、淤斑,手足抽搐,血压下降。导致病人发生该情况的主要原因是

A. 血液变质

B. 库存血保存过久

C. 输血过快

D. 输血量过多

E. 与供血者血型不符

11-107 病人,男性,75岁。输血时突然出现急性肺水肿。下列护理措施中与减轻心脏负荷无关的是

A. 端坐位,双腿下垂

B. 立即停止输液

C. 四肢轮流结扎

D. 给予扩血管药物

E. 给予心理护理

11-108 病人,女性,32岁。食物中毒致腹泻脱水,经补液治疗后脱水已纠正,今天下午出现腹胀、肠鸣音减弱、膝反射消失,实验室检查血钾为3.2 mmol/L,医嘱予静脉滴注氯化钾。其浓度一般应为

A. 3.0%　　B. 2.0%

C. 1.0%　　D. 0.5%

E. 0.3%

11-109 病人,男性,50岁。因急性肺炎入院治疗,医嘱予抗生素补液。下列护士的操作中哪项正确

A. 碘附消毒液消毒穿刺部位1次

B. 静脉滴注时,输液速度应>90滴/分

C. 应选择粗、直且弹性好的血管穿刺

D. 穿刺时应将头皮针全部埋入血管内

E. 拔针后按压时间可以<1分钟

11-110* 病人,女性,68岁。因糖尿病酮症酸中毒入院。为纠正酸中毒,应选用的溶液是

A. 低分子右旋糖酐

B. 0.9%氯化钠溶液

C. 复方氯化钠溶液

D. 复方氨基酸溶液

E. 5%碳酸氢钠溶液

11-111* 病人,男性,65岁。因急性脑梗死入院治疗。适宜该病人病情的溶液是

A. 低分子右旋糖酐

B. 706代血浆

C. 0.9%氯化钠溶液

D. 浓缩白蛋白注射液

E. 10%葡萄糖溶液

11-112 病人,女性,22岁。患血友病,今晨在输血过程中突发溶血反应。下列原因不可能的是

A. Rh血型不合

B. 护士输入血型有误

C. 反复多次输血

D. 血液制品保存不当,受细菌污染

E. 血液贮存过久,血细胞被大量破坏

A3型单项选择题(11-113~11-152)

(11-113~11-115共用题干)

病人,女性,25岁。因宫外孕破裂大出血入院。体格检查:脉搏132次/分,血压

60/40 mmHg;面色苍白。急需大量输血。

11-113 该病人输血的目的是
A. 补充凝血因子
B. 增加血红蛋白
C. 补充血容量
D. 增加白蛋白
E. 增加营养

11-114 3天后病人在输液过程中突然出现咳嗽、呼吸困难、气促、咳粉红色泡沫样痰,应考虑为
A. 急性肺水肿   B. 过敏反应
C. 静脉炎   D. 发热反应
E. 空气栓塞

11-115* 若病人发生溶血反应,下列处理中哪项错误
A. 停止输血,报告医生
B. 碱化尿液
C. 双侧腰部封闭,或用热水袋热敷
D. 尿闭者增加饮水量
E. 视需要用升压药

(11-116~11-117 共用题干)

病人,男性,80岁。医嘱:60分钟内静脉滴注5%葡萄糖溶液100 ml+头孢呋辛3.0 g。

11-116 用点滴系数为15的输液器,调节滴速是每分钟
A. 15滴   B. 20滴
C. 25滴   D. 30滴
E. 35滴

11-117 输液过程中发现液体滴注不畅,检查无回血,正确的处理措施是
A. 调整肢体位置
B. 升高输液瓶位置
C. 加压输液
D. 再进针少许
E. 拔针,更换针头重新穿刺

(11-118~11-120 共用题干)

病人,女性,48岁。因急性胃肠炎入院,给予抗感染等对症治疗。今天加压输液量1 000 ml,输液过程中突然出现胸闷、胸骨后疼痛,随后出现呼吸困难、严重发绀,伴濒死感,心前区听诊可闻及响亮持续的水泡声。

11-118 该病人可能发生了
A. 心肌梗死   B. 急性肺水肿
C. 空气栓塞   D. 呼吸衰竭
E. 过敏反应

11-119 护士给予的正确护理措施是
A. 高流量吸氧
B. 加压输液无需专人守护
C. 立即停止输液,通知医生配合抢救
D. 20%~30%乙醇湿化吸氧
E. 减慢滴速,严密观察

11-120 护士应协助病人采取的体位是
A. 俯卧位
B. 左侧头低足高位
C. 右侧头低足高位
D. 左侧头高足低位
E. 右侧头高足低位

(11-121~11-123 共用题干)

病人,男性,70岁。胃癌晚期,不能进食,给予脂肪乳、氨基酸等输入。1周后注射部位沿静脉走向出现条索状红线,局部组织红肿,病人诉疼痛。

11-121 该病人输液的主要目的是
A. 起治疗作用
B. 利尿以减少循环血量
C. 增加血容量以维持血压
D. 补充营养,供给热量
E. 维持晶体渗透压

11-122 该病人发生静脉炎的主要原因是
A. 机体抵抗力差
B. 输液量大
C. 输液速度过快
D. 溶液含有致热物质
E. 长期输入高浓度溶液

11-123 下列护理措施中哪项正确
A. 50%硫酸镁溶液局部湿热敷
B. 超声波治疗

C. 保留静脉置管

D. 放低患肢

E. 增加患肢活动

(11-124～11-125 共用题干)

病人,男性,30岁。诊断为急性胃炎,给予抗生素输液治疗。输液过程中病人感到穿刺部位疼痛,局部隆起。

11-124 病人可能发生了
  A. 针头堵塞
  B. 静脉压力过高
  C. 针头滑出血管外
  D. 静脉痉挛
  E. 针尖斜面紧贴血管壁

11-125 护士对此情况采取的下列处理方式中哪项正确
  A. 挤压输液管前段
  B. 调整针头位置
  C. 抬高输液瓶
  D. 更换针头重新穿刺
  E. 穿刺局部进行热敷

(11-126～11-128 共用题干)

病人,男性,65岁。输血20分钟后发生溶血反应,头部胀痛、四肢麻木、腰背剧烈疼痛,随后出现酱油色尿。

11-126 病人出现腰背剧痛、四肢麻木、头部胀痛等症状,其原因可能是
  A. 红细胞凝集成团,阻塞部分小血管
  B. 红细胞凝集成团,大量溶解后变成结晶
  C. 红细胞凝集成团,阻塞肾血管
  D. 红细胞凝集成团,阻塞肾小管
  E. 红细胞凝集成团,大量溶解后变成结晶阻塞肾单位

11-127 病人出现酱油色尿,是因为尿中含有
  A. 白细胞 B. 红细胞
  C. 血红蛋白 D. 胆红素
  E. 血小板

11-128 出现以上情况的原因可除外下列哪项
  A. 血液储存过久
  B. 输入异型血
  C. 血液保存温度不当
  D. 血液被过度剧烈震荡
  E. Rh阴性者首次输入了Rh阳性血

(11-129～11-131 共用题干)

病人,女性,25岁。阑尾炎术后第3天,体温36.5℃,伤口无渗血渗液。今晨继续静脉点滴青霉素,半小时后,病人突然寒战,继之高热,体温达40℃,并伴有头痛、恶心、呕吐等。

11-129 根据上述临床表现,判断该病人可能出现了
  A. 过敏反应 B. 空气栓塞
  C. 静脉炎 D. 发热反应
  E. 急性肺水肿

11-130 发生上述反应的主要原因可能是
  A. 溶液中含有致热物质
  B. 溶液温度过低
  C. 溶液中含有对病人致敏的物质
  D. 病人为过敏体质
  E. 输液速度过快

11-131 下列处理措施中哪项错误
  A. 物理降温
  B. 立即停止输液
  C. 减慢输液速度
  D. 给予抗过敏药物或激素治疗
  E. 保留输液器具和溶液进行检测,以查找原因

(11-132～11-133 共用题干)

病人,男性。60岁。因病情需要行加压静脉输液,护士去治疗室取物品回到病人床前时发现病人呼吸困难、严重发绀。病人诉胸闷、胸骨后疼痛、眩晕,护士立即给病人测量血压为75/50 mmHg。

11-132 根据上述表现判断,该病人可能出现了
  A. 急性肺水肿 B. 心肌梗死
  C. 空气栓塞 D. 过敏反应

E. 过敏反应

11-133 下列预防措施中哪项正确
A. 预防性服用抗过敏药物
B. 预防性服用舒张血管的药物
C. 加压输液时护士应在病人床旁守候
D. 严格控制输液量
E. 正确调节滴速

(11-134～11-136 共用题干)

病人,男性,32岁。患急性淋巴细胞白血病。医嘱予浓缩红细胞1u、血小板1u输注。输注浓缩红细胞过程中病人出现全身皮肤瘙痒、颈部及前胸出现荨麻疹。

11-134* 病人可能发生了
A. 过敏反应   B. 溶血反应
C. 发热反应   D. 急性肺水肿
E. 出血倾向

11-135* 针对该病人的情况,护士首先应采取的措施是
A. 减慢输血速度并按医嘱给予抗过敏药物
B. 停止输注浓缩红细胞并保留血袋、余血及输血器送检
C. 密切观察体温,局部涂抹止痒药膏
D. 停止输注浓缩红细胞并重新采集血标本进行交叉配血
E. 停止输注浓缩红细胞并待病人情况好转后重新输血

11-136* 护士在执行输注血小板的操作中下列哪项错误
A. 记录输注时间及血型、血量
B. 输注前轻摇血袋
C. 采用2人核对法
D. 血液内不能加入其他药物
E. 直接缓慢输注血小板

(11-137～11-142 共用题干)

病人,女性,65岁。因风湿性心脏病住院治疗。入院后行体格检查,发现心功能3级。在一次输液过程中,病人擅自将滴速调至82滴/分,输液20分钟后,病人出现呼吸困难、咳嗽、咳粉红色泡沫样痰。

11-137 根据病人的临床表现,考虑病人出现了下列哪种输液反应
A. 过敏反应   B. 静脉炎
C. 空气栓塞   D. 发热反应
E. 急性肺水肿

11-138 病人出现上述症状的可能原因是
A. 空气栓塞
B. 输入致热物质
C. 输入药液浓度过高
D. 输液速度过快
E. 输入药液污染

11-139 为了缓解症状,护士可协助病人取
A. 半坐卧位
B. 去枕仰卧位
C. 左侧卧位
D. 端坐位,两腿下垂
E. 头高足低位

11-140 护士应首先采取的措施是
A. 通知医生
B. 立即停止输液
C. 给予强心、扩血管药物
D. 高流量吸氧
E. 吸痰

11-141 为降低肺泡内泡沫的表面张力,护士可采用
A. 10%～20%乙醇湿化给氧
B. 20%～30%乙醇湿化给氧
C. 30%～40%乙醇湿化给氧
D. 40%～50%乙醇湿化给氧
E. 50%～60%乙醇湿化给氧

11-142 给氧时,护士应选择的吸氧流量为
A. 1～2 L/min   B. 3～4 L/min
C. 5～6 L/min   D. 6～8 L/min
E. 9～10 L/min

(11-143～11-146 共用题干)

病人,男性,50岁。因肝硬化、食管胃底静

脉曲张入院。今晨突然呕血约700 ml,立即给予输血。10分钟后病人头痛、四肢麻木、腰背部剧烈疼痛伴胸闷、气促。

11-143 护士应首先考虑病人发生了
　　A. 过敏反应　　B. 溶血反应
　　C. 急性肺水肿　D. 发热反应
　　E. 空气栓塞

11-144* 若该病人病情继续发展可能出现的典型症状是
　　A. 咳粉红色泡沫样痰
　　B. 喉头水肿、呼吸困难
　　C. 黄疸、血红蛋白尿
　　D. 严重缺氧、心搏骤停
　　E. 寒战、高热不退

11-145* 病人发生该反应时,护士首先应
　　A. 通知医生
　　B. 更换抗生素类补液
　　C. 立即停止输血
　　D. 测量血压,监测尿量
　　E. 皮下注射肾上腺素

11-146 针对以上症状所采取的护理措施是
　　A. 半坐卧位,加压吸氧
　　B. 置病人于头低足高位
　　C. 肌内注射肾上腺素
　　D. 静脉注射10%葡萄糖酸钙溶液
　　E. 静脉滴注碳酸氢钠溶液

(11-147~11-152共用题干)
　　病人,男性。33岁。因车祸导致内脏破裂大出血而行急诊手术。去手术室之前,护士遵医嘱迅速为病人建立了一个静脉通路并进行输血治疗。因时间紧,护士从血库取回血后,为了尽早将血输给病人,便将血袋放在热水中加热,5分钟后便给病人输入。当输入10分钟后,病人头部胀痛,并出现恶心、呕吐、腰背部剧痛。

11-147 该病人最可能出现了
　　A. 溶血反应　　B. 过敏反应
　　C. 高钾血症　　D. 酸中毒
　　E. 枸橼酸钠中毒

11-148 该反应产生的最可能原因是

A. 输入了对病人致敏的物质
B. 输入了异型血液
C. 输入了库存血
D. 输入前将血液加温破坏了红细胞
E. 枸橼酸钠浓度过高

11-149 接下来,当大量血红蛋白进入血浆后,该病人将出现的特征性表现是
　　A. 心前区压迫感
　　B. 面部潮红
　　C. 四肢麻木
　　D. 黄疸和血红蛋白尿
　　E. 血压下降

11-150 该反应致死的原因是
　　A. 心力衰竭　　B. 肾衰竭
　　C. 呼吸衰竭　　D. 过敏性休克
　　E. 感染性休克

11-151 发生该反应时,护士首选的护理措施是
　　A. 停止输血
　　B. 通知医生
　　C. 吸氧
　　D. 静脉注射碳酸钠溶液
　　E. 即刻送余血重做血型鉴定和交叉配血试验

11-152 下列预防该反应发生的措施中哪项不正确
　　A. 输血前需由2人重新核对姓名、血型、交叉配血结果,相符时方可输入
　　B. 输入的血液中不能加入其他药物
　　C. 输血前预防性地给予抗过敏药物
　　D. 取回血液不能剧烈震荡或加温
　　E. 认真做好血型鉴定和交叉配血试验,保证结果正确

名词解释题(11-153~11-169)

11-153 静脉输液
11-154 晶体溶液

11-155　胶体溶液
11-156　静脉高营养液
11-157　密闭式静脉输液法
11-158　开放式静脉输液法
11-159　点滴系数
11-160　输液微粒污染
11-161　静脉输血
11-162　全血
11-163　成分输血
11-164　血浆
11-165　血型
11-166　自体输血
11-167　溶血反应
11-168　过敏反应
11-169　大量输血

✱ 简述问答题(11-170～11-201)

11-170　简述静脉输液的目的。
11-171　静脉输液常用溶液有哪些?
11-172　常用的静脉输液部位有哪些?
11-173　简述临床静脉补液原则。
11-174　简述补钾应遵循的"四不宜"原则。
11-175　静脉输液时,要使溶液或药液进入体内应具备哪3个条件?
11-176　简述静脉输液过程中导致溶液不滴的原因和处理方法。
11-177　常见输液反应有哪些?
11-178　简述发生循环负荷过重反应的原因及病人出现该反应时护士可以采取的护理措施。
11-179　简述空气栓塞的临床表现。
11-180　病人出现空气栓塞应如何处理?
11-181　静脉输液的注意事项有哪些?
11-182　简述调节输液速度的原则。
11-183　简述采用静脉留置针输液的优点。
11-184　输液微粒污染的来源有哪些?
11-185　输液微粒对人体的危害有哪些?
11-186　输液微粒污染对人体的危害程度主要取决于哪些因素?
11-187　使用体表静脉留置针的关键注意点有哪些?
11-188　简述颈外静脉穿刺留置输液法的适用范围。
11-189　常见的输血反应有哪些?
11-190　简述血液制品的种类。
11-191　输血的注意事项有哪些?
11-192　简述护士取血时"三查八对"的具体内容。
11-193　简述静脉输血的禁忌证。
11-194　简述静脉输血的适应证。
11-195　简述静脉输血的目的。
11-196　简述静脉输血的原则。
11-197　简述自体输血的优点。
11-198　简述成分输血的特点。
11-199　简述枸橼酸钠中毒反应的原因。
11-200　简述输液点滴速度与时间的计算方法。
11-201　静脉输液选择静脉的原则是什么?

✱ 综合应用题(11-202～11-206)

11-202　病人,女性,23岁。因急性淋巴细胞白血病入院。医嘱给予浓缩红细胞1 u 输注。在输注浓缩红细胞过程中病人出现了全身皮肤瘙痒伴颈部、前胸荨麻疹。
请解答:
(1)该病人发生了什么问题?
(2)如何预防该问题的发生?
(3)针对该病人的情况,护士应采取的护理措施有哪些?

11-203　病人,女性,80岁。因急性肺炎入院。体格检查:体温 38.8℃,脉搏 100 次/分,呼吸 25 次/分。医嘱予阿奇霉素 0.5 g 加入 5%葡萄糖溶液中静脉滴注。20 分钟后,病人突然发生呼吸困难、咳嗽、咳粉红色泡沫样痰、胸闷不适。听诊两肺布满湿啰音。
请解答:

第十一章　静脉输液和输血

(1) 该病人发生了什么情况？
(2) 导致该情况发生的可能原因有哪些？
(3) 如何预防该情况的发生？
(4) 发生该情况后，护士应采取哪些护理措施？

11-204　病人，女性，22岁。因外伤导致脾破裂收治入院。体格检查：血压 90/60 mmHg，心率 116 次/分，脉搏 116 次/分，体温 36.8℃；精神萎靡；肺部无啰音，心律齐、无杂音；腹软；上腹部有轻微压痛，肠鸣音亢进。医嘱给予静脉输血治疗。输血开始 15 分钟后，病人头部胀痛、腰背部剧烈疼痛、胸闷、呼吸急促，测血压 80/40 mmHg。

请解答：
(1) 该病人可能发生了什么反应？
(2) 导致该情况发生的可能原因有哪些？
(3) 如何预防该情况的发生？
(4) 发生该情况后，护士应采取哪些护理措施？

11-205　病人，女性，52岁。今晨输液过程中病人突然发现输液瓶底有一个黑色小点，恰巧某实习护士正巡视病房经过，就向其询问输液瓶内的黑点问题。实习护士听后看了一下输液瓶，说好像是有个黑点，没有过多解释，病人感到很不满意，并扬言要投诉。这时实习护士赶紧对病人说："我去问问我的老师再答复您，您看可以吗？"随即，责任护士赶到病房，查看后立即向病人解释并道歉，与其沟通，告知黑点为何物质及其产生的原因及后果，最后，病人对答复较满意未投诉。

请解答：
(1) 解释输液微粒的概念。
(2) 简要说明输液微粒对人体的危害。
(3) 简要说明预防输液微粒污染在操作方面的注意事项。

11-206　病人，男性，30岁。因车祸导致腹部外伤，急诊收治入院。体格检查：体温 36.7℃，脉搏 120 次/分，血压 70/30 mmHg；脉搏细弱，面色苍白，神志不清，烦躁不安。拟诊为脾破裂、出血性休克。医嘱给予输血 400 ml。

请解答：
护士应如何进行输血前准备？

答案与解析

选择题

A1 型单项选择题

11-1	D	11-2	A	11-3	A	11-4	D
11-5	B	11-6	E	11-7	C	11-8	D
11-9	B	11-10	D	11-11	D	11-12	D
11-13	C	11-14	A	11-15	D	11-16	B
11-17	C	11-18	A	11-19	E	11-20	D
11-21	A	11-22	C	11-23	A	11-24	E
11-25	A	11-26	D	11-27	C	11-28	A
11-29	C	11-30	D	11-31	C	11-32	B
11-33	A	11-34	D	11-35	E	11-36	A
11-37	B	11-38	E	11-39	D	11-40	B
11-41	D	11-42	A	11-43	A	11-44	B
11-45	E	11-46	D	11-47	A	11-48	C
11-49	B	11-50	C	11-51	B	11-52	D
11-53	A	11-54	D	11-55	B	11-56	D

A2 型单项选择题

11-57	C	11-58	C	11-59	E	11-60	D
11-61	C	11-62	D	11-63	B	11-64	A
11-65	B	11-66	B	11-67	C	11-68	D
11-69	A	11-70	C	11-71	D	11-72	C
11-73	D	11-74	C	11-75	D	11-76	C
11-77	C	11-78	C	11-79	B	11-80	E
11-81	B	11-82	B	11-83	C	11-84	E
11-85	D	11-86	B	11-87	B	11-88	E
11-89	D	11-90	E	11-91	E	11-92	A

11-93	C	11-94	D	11-95	A	11-96	D
11-97	B	11-98	C	11-99	B	11-100	A
11-101	D	11-102	B	11-103	C	11-104	A
11-105	B	11-106	D	11-107	E	11-108	E
11-109	C	11-110	E	11-111	A	11-112	C

A3型单项选择题

11-113	C	11-114	A	11-115	D	11-116	C
11-117	E	11-118	C	11-119	C	11-120	B
11-121	D	11-122	E	11-123	A	11-124	C
11-125	D	11-126	A	11-127	C	11-128	E
11-129	D	11-130	A	11-131	C	11-132	C
11-133	D	11-134	C	11-135	A	11-136	B
11-137	E	11-138	D	11-139	D	11-140	B
11-141	B	11-142	D	11-143	B	11-144	C
11-145	C	11-146	E	11-147	A	11-148	D
11-149	D	11-150	B	11-151	A	11-152	C

部分选择题解析

11-5 解析：20%甘露醇溶液属于高渗溶液,用于利尿脱水。

11-7 解析：对需要长期输液的病人应注意保护静脉,合理使用,一般先从四肢远心端小静脉开始。

11-9 解析：小儿头皮静脉极为丰富,分支甚多,互相沟通交错成网,且静脉浅表易见,不易滑动,易于固定。常用的头皮静脉:额静脉、颞浅静脉、耳后静脉、枕静脉等。

11-15 解析：发生空气栓塞时让病人取左侧卧位和头低足高位。左侧卧位可使肺动脉的位置处于低位,利于气泡飘移至右心室尖部,从而避开肺动脉入口,随着心脏的舒缩,较大的气泡破碎成泡沫,分次小量进入肺动脉内,逐渐被吸收。头低足高位在吸气时可增加胸腔内压力,以减少空气进入静脉。

11-16 解析：一般成人输液滴速为40~60滴/分,儿童为20~40滴/分。

11-27 解析：静脉炎有化学性静脉炎和感染性静脉炎。化学性静脉炎主要由于长期输注高浓度、刺激性较强的药液,或静脉内放置刺激性大的留置针或留置管放置时间过长,引起局部血管壁化学性炎症发生。感染性静脉炎可因输液过程中未严格执行无菌操作,而导致局部静脉感染。

11-35 解析：新鲜血基本保留了血液中原有的所有成分,主要适用于血液病病人,可补充各种血细胞、凝血因子和血小板。

11-36 解析：库存血由于红细胞、白细胞、血小板逐渐被破坏,细胞内钾离子外溢到血浆中,导致血液中钾离子含量增多。另外由于保养液的pH值是7.0~7.25,随着保存时间的延长,葡萄糖分解,乳酸增多,血液的酸性增高。血液保存到21天时,pH值达6.8。因此大量输入库存血时,可以引起高血钾和酸中毒。

11-38 解析：必须认真检查库存血质量,确实无误后方可提取。正常的血浆应为淡黄色。血液应避免剧烈振荡和加温,以防血液凝集或溶解。异丙嗪用于输血反应的处理,不用于预防。地塞米松用于输血反应的预防。

11-41 解析：新鲜血浆含有全部凝血因子,适用于凝血因子缺乏的病人。

11-42 解析：血液制品中不能随意加入其他药物,如钙剂、高渗或低渗溶液、酸性或碱性药物,以防血液制品变质,出现红细胞溶解或凝集。

11-43 解析：每50 ml血液中加入3.8%枸橼酸钠溶液5 ml。

11-44 解析：密闭式静脉输液在穿刺点上方6 cm处扎止血带。静脉留置针输液法在穿刺点上方10 cm处扎止血带。

11-46 解析：过敏反应的预防措施:选用无过敏史的供血者;供血者在采血前4小时内不宜吃高蛋白和高脂肪的食物,宜清淡饮食或饮糖水。

11-47 解析：溶血反应是最严重的输血反应。原因:①输入异型血;②输入变质的血液,如血液贮存过久、保存温度过高、血液经剧烈震荡或被细菌污染、血液内加入高渗或低渗溶液或影响pH值的药物等;③Rh血型不合。

11-49 解析：典型溶血反应的临床表现:输入

第十一章 静脉输液和输血

异型血10～20 ml后病人即感头痛、胸痛、心前区压迫感、全身不适、腰背酸痛、寒战、高热、恶心、呕吐、脸色苍白、烦躁不安、呼吸急迫、脉搏细速,甚至休克;随后出现血红蛋白尿及异常出血。若未能及时有效地纠正休克,则出现少尿、无尿等急性肾衰竭症状。

11-53 解析: 溶血反应的第2阶段,凝集的红细胞溶解后,大量血红蛋白释放到血浆中,出现黄疸和血红蛋白尿、寒战或发热、呼吸困难、发绀、血压下降等休克症状。

11-57 解析:

$$输液速度 = \frac{液体总量(ml) \times 点滴系数}{输液时间(分)}$$

$$= \frac{1\,000 \times 20}{4 \times 60} = 83(滴/分)$$

11-58 解析: 输液速度应根据病人的年龄、病情、药物性质进行调节,一般成人40～60滴/分。

11-59 解析: 下肢浅静脉不作为静脉输液时的首选部位,因为下肢有静脉瓣,容易形成血栓。颈外静脉常用于中心静脉插管,适用于需长期持续输液或需要静脉高营养的病人。

11-62 解析: 空气栓塞的临床表现:输液过程中病人感觉胸部异常不适或胸骨后疼痛,随即出现呼吸困难、严重发绀伴濒死感,心前区听诊可闻及响亮、持续的水泡声。题目中所描述的病人情况符合空气栓塞的表现。

11-63 解析: 血小板应尽快输注,血小板功能随就诊或送急诊室时间延长而疗效降低,用输血器以病人可以耐受的最快速度输入,一般60～80滴/分,30分钟内输完,以便迅速达到止血效果。

11-64 解析: 常用20%甘露醇利尿脱水;中分子右旋糖酐提高血浆胶体渗透压、扩充血容量;低分子右旋糖酐降低血液黏稠度,改善微循环;代血浆增加血浆渗透压及循环血量;浓缩白蛋白注射液提高血浆胶体渗透压,补充蛋白质,减轻组织水肿。

11-69 解析: 输浓缩红细胞过程中若越输越慢,如无阻塞可将少量0.9%氯化钠溶液通过"Y"形管放入血袋稀释,一般1 u红细胞可加入0.9%氯化钠溶液20～30 ml稀释;如有阻塞则需更换输血器。挤捏该病人输血器无阻力,排除针头堵塞的可能性,故用0.9%氯化钠溶液冲管。

11-70 解析: 根据题目描述,该病人发生了枸橼酸钠中毒。枸橼酸钠中毒反应的临床表现:手足抽搐、出血倾向、心率缓慢、血压下降,甚至心搏骤停。发生的原因:当大量输血时,进入体内过量的枸橼酸钠不能被肝脏氧化,便和血中游离钙结合使血钙下降。

11-75 解析: 血液制品不能加温,以防止血浆蛋白凝固变性而引起输血反应。取回的血液制品应在室温下放置15～20分钟后再输注,一般应在4小时内输完。

11-76 解析: 静脉输血的目的:①补充血容量,提升血压;②增加血红蛋白,纠正贫血;③补充抗体,增加机体抵抗力;④增加蛋白质,纠正低蛋白血症;⑤补充各种凝血因子,改善凝血功能;⑥促进骨髓系统和网状内皮系统功能。病人呕血、面色苍白、心率快、血压低都是血容量不足的表现。

11-79 解析: 该病人为枸橼酸钠中毒。枸橼酸钠是常用的抗凝剂,当大量输血时,进入体内过量的枸橼酸钠不能被肝脏氧化,和血中的游离钙结合使血钙下降。每输入库存血1 000 ml以上时,可遵医嘱静脉注射10%葡萄糖酸钙溶液或10%氯化钙溶液10 ml,以补充钙离子,防止血钙过低。

11-80 解析: 输液管内回血良好,局部无肿胀,说明输液穿刺无误。病人局部疼痛是因为氯化钾溶液刺激性较强,应减慢滴速。

11-81 解析: 静脉补钾有"四不宜":不宜过浓,浓度不超过0.3%;不宜过快,滴速不超过20～40滴/分;不宜过多,成人每天总量不超过5 g;不宜过早,见尿后补钾,一般尿量超过40 ml/h或500 ml/d方可补钾。因此200 ml补液中应加入的氯化钾为:200 ml×0.3%=6 ml。

11-85 解析：静脉输血为防止血液变质，需要执行"四禁"，即禁震荡、禁加热、禁加药、禁直接输注。

11-87 解析：该病人因急性胃肠炎导致呕吐、腹泻，易出现水和电解质紊乱。

11-91 解析：常用封管液为：①稀释肝素溶液，10～100 u/L，每次2～5 ml。②无菌0.9%氯化钠溶液，每次5～10 ml，每隔6小时冲管1次。

11-92 解析：需24小时连续输液时，应每天更换输液器，注意保持输液器和药液的无菌状态。

11-93 解析：静脉留置针可以保留3～5天，最好不超过7天。

11-95 解析：大量空气进入右心室后阻塞在肺动脉入口，使血液不能进入肺内进行气体交换，引起机体严重缺氧而死亡。

11-97 解析：洗涤红细胞适用于器官移植术后及免疫性溶血性贫血的病人。新鲜血浆适用于血液病病人。库存血适用于各种原因引起的大出血病人。浓缩红细胞适用于携氧功能缺陷和血容量正常的贫血病人。红细胞悬液适用于战地急救和中小手术者。

11-99 解析：临床静脉补钾浓度一般遵循不宜过浓的原则。静脉滴注液含钾浓度一般不超过0.3%，即500 ml溶液中加入10%氯化钾溶液不能超过15 ml。浓度过高可抑制心肌，且对静脉刺激较大，病人可能对疼痛不能忍受，并有引起血栓性静脉炎的危险。

11-100 解析：正常情况下尿内无可测知的游离血红蛋白。当大量的红细胞在血管内溶解时，血浆游离血红蛋白明显增多，超过结合珠蛋白的结合能力及肾近曲小管的重吸收能力则出现血红蛋白尿。血红蛋白尿的颜色根据含血红蛋白量的多少而有不同，可呈均匀的浓茶色、葡萄酒色、棕色及酱油色。

11-101 解析：胶体溶液分子量大，在血管内存留时间长，能有效维持血浆胶体渗透压，增加血容量，改善微循环，提高血压。临床上常用的胶体溶液包括右旋糖酐、代血浆和血液制品。右旋糖酐有提高血浆胶体渗透压和扩充血容量的作用。低分子右旋糖酐较中分子右旋糖酐扩充血容量作用短暂。

11-104 解析：洗涤红细胞适用于一氧化碳中毒、输全血或血浆过敏、免疫性溶血性贫血及肾衰竭需输血的病人。

11-106 解析：常见的与大量输血有关的反应有循环负荷过重的反应、出血倾向及枸橼酸钠中毒等。

11-110 解析：5%碳酸氢钠溶液为碱性溶液，可纠正酸中毒，调节酸碱平衡。

11-111 解析：低分子右旋糖酐可降低血液黏稠度，改善微循环。

11-115 解析：溶血反应的第3阶段临床表现为，大量血红蛋白从血浆进入肾小管，遇酸性物质结晶，阻塞肾小管，出现少尿、无尿等急性肾衰竭症状。护士应密切观察并记录病人生命体征和尿量的变化。

11-134 解析：常见的输血反应有发热反应、过敏反应、溶血反应及大量输血后反应。该病人出现皮肤瘙痒、荨麻疹的症状，是过敏反应的典型表现。

11-135 解析：该病人出现皮肤瘙痒、荨麻疹，属轻度过敏反应，首先应减慢输血速度，密切观察，并根据医嘱给予抗过敏药，如过敏反应加重，应立即停止输血，并保留血袋、余血及输血器送检。

11-136 解析：输注血小板与输血一样，输注前应2人核对，不可摇晃血袋，也不可加入其他药物，输注时可直接缓慢输入，并记录输注时间及血型、血量。

11-144 解析：溶血反应的临床表现通常可分为3个阶段：①第1阶段。受血者血清中的凝集素与输入血中红细胞表面的凝集原发生凝集反应，使红细胞凝集成团，阻塞部分小血管。病人出现头部胀痛、胸闷、四肢麻木、腰背部剧烈疼痛等反应。②第2阶段。凝集的红细胞发生溶解，大量血红蛋白释放到血浆中，病人出现黄疸和血红蛋白尿(尿呈酱油色)，同时伴有寒战、高热、呼吸困难、发绀和血压下降等。③第3阶段。大量血红蛋白从血浆进入肾小管,遇酸性物质后形成结晶,阻塞肾小管,同时抗原-抗体的相互作用使肾小管内皮缺血、缺氧而坏死脱落,病人出现急性肾衰竭症状,表现为少尿或无尿,严重者可致死亡。

11-145 解析:一旦发生溶血反应,应进行以下处理:①立即停止输血,并通知医生。②给予氧气吸入,建立静脉通道,遵医嘱给予升压药或其他药物治疗。③将余血、病人血标本和尿标本送化验室进行检验。④双侧腰部封闭,并用热水袋热敷双侧肾区,解除肾小管痉挛,保护肾脏。⑤碱化尿液,静脉注射碳酸氢钠溶液,增加血红蛋白在尿液中的溶解度,减少沉淀,避免阻塞肾小管。⑥严密观察生命体征和尿量,插入导尿管,监测每小时尿量,并做好记录。若发生肾衰竭,行腹膜透析或血液透析治疗。⑦若出现休克症状,应进行抗休克治疗。

名词解释题

11-153 静脉输液是将大量无菌溶液或药物直接输入静脉的治疗方法。

11-154 晶体溶液是指分子量小、在血管内存留时间短、对维持细胞内外水分的相对平衡具有重要作用、可有效纠正体液及电解质平衡失调的溶液。常用的晶体溶液有葡萄糖溶液、等渗电解质溶液、碱性溶液及高渗溶液。

11-155 胶体溶液是指分子量大、在血管内存留时间长、能有效维持血浆胶体渗透压、增加血容量、改善微循环、提高血压的溶液。临床上常用的胶体溶液有右旋糖酐、代血浆及血液制品。

11-156 静脉高营养液是指能供给病人热量、维持正氮平衡、补充各种维生素和矿物质的溶液。常用溶液有复方氨基酸溶液、脂肪乳剂等。

11-157 密闭式静脉输液法是指将一次性输液器插入原装密封瓶或软包装密封袋进行输液的方法。

11-158 开放式静脉输液法是指将溶液倒入开放式输液器吊瓶内进行输液的方法。

11-159 在输液过程中,每毫升溶液的滴数称为该输液器的点滴系数(gtt/ml)。

11-160 输液微粒污染是指在输液过程中,输液微粒随液体进入体内,对机体造成严重危害的过程。

11-161 静脉输血是将全血或成分血如血浆、红细胞、白细胞或血小板等通过静脉输入体内的方法。

11-162 全血是指采集的血液未经任何加工而全部保存备用的血液。可分为新鲜血和库存血2类。

11-163 成分输血是指根据病人的需要,使用血液分离技术,将新鲜血液快速分离成各种成分,然后根据病人需要,输入1种或多种成分。

11-164 血浆是全血经过分离后所得到的液体部分。主要成分是血浆蛋白,不含血细胞,无凝集原。

11-165 血型通常是指红细胞膜上特异性抗原的类型。

11-166 自体输血是指采集病人体内血液或手术中收集自体失血,经过洗涤、加工,在术后或需要时再输回给病人本人的方法,即回输自体血。

11-167 溶血反应是指输入血中的红细胞或受血者的红细胞发生异常破坏或溶解,而引起一系列临床症状,是输血反应中最严重的反应。

11-168 过敏反应是指输入的血液与受血者血液发生抗原-抗体反应。

11-169 大量输血一般是指24小时内输入相当于或大于病人循环血量的血液。

简述问答题

11-170 静脉输液的目的:①补充水分及电解质,预防和纠正水、电解质及酸碱平衡失调。常用于剧烈呕吐、腹泻、大手术后病人。②增加血容量,改善微循环,维持血压。常用于休克、大出血、严重烧伤的病人。③补充营养,供给热量,促进组织修复。常用于慢性消耗性疾病、不能由口进食、禁食、胃肠吸收障碍、大手术后病人。④输入药物,治疗疾病。常用于中毒、感染、组织水肿及各种经静脉输入药物治疗病人。

11-171 静脉输液常用溶液：①晶体溶液，如葡萄糖溶液、等渗电解质溶液、碱性溶液、高渗溶液；②胶体溶液，如右旋糖酐、代血浆、血液制品等；③静脉高营养液。

11-172 常用的静脉输液部位：①周围浅静脉，上肢常用的浅静脉有肘正中静脉、头静脉、贵要静脉、手背静脉网；下肢常用的浅静脉有大隐静脉、小隐静脉和足背静脉网。②头皮静脉。③锁骨下静脉和颈外静脉。

11-173 静脉补液的原则为先盐后糖、先晶后胶、先快后慢、宁少勿多、见尿补钾。

11-174 在给病人补钾过程中，应遵循"四不宜"原则，即不宜过浓（浓度不超过 0.3%）、不宜过快（滴速不超过 20～40 滴/分）、不宜过多（依据血清钾水平，补钾量为 60～80 mmol/d，以 1 g 氯化钾相当于 13.4 mmol 钾计算，约需补充氯化钾 4.5～6 g/d）、不宜过早（见尿后补钾，一般尿量超过 40 ml/h 或 500 ml/d 方可补钾）。输液过程中应严格掌握输液速度，随时观察病人的反应，并根据病人的病情变化及时做出相应的调整。

11-175 静脉输液时，要使溶液或药液进入体内应具备 3 个条件：①输液瓶与静脉之间必须存在有一定的高度差；②输液瓶液面必须与大气压相通（软包装液体除外）；③输液管道必须保持通畅。

11-176 静脉输液过程中溶液不滴的原因和处理方法：①针头滑出血管外，液体注入皮下组织，可见局部肿胀并有疼痛。处理：将针头拔出，另选血管重新穿刺。②针头斜面紧贴血管壁，妨碍液体顺利滴入血管。处理：调整针头位置或适当变换肢体位置，直到点滴通畅为止。③针头阻塞。一手捏住滴管下端的输液管，另一手轻轻挤压靠近针头端的输液管，若感觉有阻力，松手又无回血，则表示针头可能已阻塞。处理：更换针头，重新选择静脉穿刺。切忌强行挤压输液管或用溶液冲针头，以免血凝块进入静脉造成栓塞。④压力过低。由于输液瓶（袋）位置过低或病人肢体抬举过高或病人周围循环不良所致。处理：适当抬高输液瓶（袋）或放低肢体位置。⑤静脉痉挛。由于穿刺肢体暴露在冷的环境中时间过长或输入的液体温度过低所致。处理：局部进行热敷以缓解痉挛。

11-177 常见输液反应：①发热；②循环负荷过重；③静脉炎；④空气栓塞。

11-178 发生循环负荷过重反应的常见原因：①输液速度过快，短时间内输入大量液体，使循环血容量急剧增加，心脏负荷过重。②病人原有心、肺功能不良，多见于急性左心功能不全者。

护理措施包括：①立即停止输液并迅速通知医生进行紧急处理。如果病情允许，可协助病人取端坐位、双腿下垂，以减少下肢静脉回流、减轻心脏负荷。同时安慰病人以减轻其紧张心理。②给予高流量氧气吸入（一般氧流量为 6～8 L/min），以提高肺泡内压力、减少肺泡内毛细血管渗出液的产生。同时，湿化瓶内加入 20%～30% 乙醇溶液，以减低肺泡内泡沫表面的张力，使泡沫破裂消散，改善气体交换，减轻缺氧症状。③遵医嘱给予镇静、平喘、强心、利尿和扩血管药物，以稳定病人紧张情绪、扩张周围血管、加速液体排出、减少回心血量、减轻心脏负荷。④必要时进行四肢轮流结扎。用橡胶止血带或血压计袖带适当加压四肢以阻断静脉血流，可有效地减少回心血量。且须每 5～10 分钟轮流放松 1 个肢体上的止血带，待症状缓解后，逐渐解除止血带。⑤静脉放血 200～300 ml 是有效减少回心血量的最直接方法，但应慎用，贫血者应禁用。

11-179 空气栓塞的临床表现：胸部异常不适或有胸骨后疼痛，随即发生呼吸困难和严重发绀，并伴有濒死感；听诊心前区可闻及响亮、持续的水泡声；心电图呈现心肌缺血和急性肺源性心脏病的改变。

11-180 空气栓塞的处理：①立即将病人置于左侧卧位，并保持头低足高位。该体位有助于气体浮向右心室尖部，避免阻塞肺动脉入口。

随着心脏的舒缩,空气被血液打成泡沫,可分次小量进入肺动脉内,最后逐渐被吸收。②给予高流量氧气吸入,以提高病人的血氧浓度、纠正缺氧状态。③有条件时可使用中心静脉导管抽出空气。④严密观察病人病情变化,如有异常及时对症处理。

11-181　静脉输液的注意事项:①严格遵守无菌技术操作原则,认真执行查对制度,防止事故发生。②据病人病情、用药原则、药物性质合理安排输液顺序,调整输液速度,注意药物间的配伍禁忌。③对于长期输液的病人,应保护和合理使用静脉,一般从远心端小静脉开始。④输液过程中应加强巡视,认真倾听病人所诉,观察病人的全身及局部反应,及时处理输液故障,并主动配合医生处理各种输液反应。⑤为防止空气栓塞的发生,输液前必须排尽输液管及针头的气体,输液中要及时更换输液瓶,加压输液时要有护士看守,输液完毕要及时拔针。⑥严禁在输液的肢体侧进行抽血化验或测量血压。⑦静脉留置者应注意保护肢体,不输液时避免肢体下垂;能够下床活动的病人避免使用下肢静脉留置,以防回血堵塞留置针;及时发现和处理静脉炎、导管堵塞、静脉血栓、液体渗漏及皮下血肿等并发症;每次输液开始和输液完毕均应冲洗套管针;静脉留置针一般可以保留3~5天,最长可保留7天,严格按照产品说明执行。

11-182　静脉输液滴速调节的原则:①输液速度应根据病人的年龄、病情、药物性质进行调节,一般成人40~60滴/分,儿童20~40滴/分。②对年老、体弱、婴幼儿、有心肺疾病的病人输入速度宜慢;对严重脱水、心肺功能良好的病人输液速度可适当加快。③一般溶液输入速度可稍快,而高渗盐水、含钾药物、升压药物等输入速度宜慢。

11-183　静脉留置针输液的优点:留置针外套管的材料与血管相容性好,且柔软、无刺激,可减少穿刺的次数,有利于保护静脉,减轻反复穿刺给病人带来的痛苦;保持静脉的畅通,便于治疗和抢救,从而提高护理工作的效率,适用于需长期静脉输液及静脉穿刺困难的病人。

11-184　输液微粒污染的来源:①在药液制作过程中混入异物与微粒,如水、空气、工艺过程中污染。②输液器与注射器具、溶液瓶、橡胶塞不洁净。③在输液前准备工作中的污染,如切割安瓿瓶、开瓶塞、反复穿刺溶液瓶橡胶塞及输液环境不洁净等。

11-185　输液微粒对人体的危害:①液体中微粒过多可直接堵塞血管,造成局部血管阻塞,组织缺血缺氧,甚至坏死。②红细胞聚集在微粒上,形成血栓,引起血管栓塞和静脉炎。③微粒本身是抗原,可引起过敏反应及血小板减少症。④微粒作为异物进入肺毛细血管,可引起巨噬细胞增殖,包围微粒,形成肺内肉芽肿。最易受微粒阻塞损害的脏器有肺、脑、肝、肾等。

11-186　微粒污染对人体的危害程度主要取决于微粒的大小、形状、化学性质,以及堵塞人体血管部位、血运阻断的程度和人体对微粒的反应。

11-187　使用体表静脉留置针的关键注意点:①严格遵守无菌操作规程,使用体表静脉留置针时消毒范围为8 cm×8 cm;②留置针一般保留3~5天,并保持穿刺部位清洁、干燥;③正确正压封管;④更换穿刺点应选对侧手臂或不同的静脉;⑤做好解释宣传工作;⑥严密观察并做好记录。

11-188　颈外静脉穿刺留置输液法适用于:①长期输液而周围静脉不易穿刺者;②长期静脉内滴注高浓度或有刺激性的药物或行静脉内高营养疗法者;③周围循环衰竭的危重病人;④亦可用来测量中心静脉压等。

11-189　常见的输血反应有发热反应、过敏反应、溶血反应、与大量输血有关的反应(循环负荷过重、出血倾向、枸橼酸钠中毒反应)、输血相关传染病及其他(如空气栓塞、细菌污染反应、体温过低等)。

11-190　血液制品的种类:①全血,如新鲜血、库存血;②成分血,如红细胞(浓缩红细胞、红细胞悬液、洗涤红细胞、冰冻红细胞)、白细胞浓缩悬液、血小板浓缩悬液、凝血制剂、血浆(新鲜血浆、冰冻血浆、保存血浆、干燥血浆);③其他血液制品,如白蛋白制剂、纤维蛋白原、免疫球蛋白和转移因子。

11-191 输血的注意事项:①在取血和输血过程中,要严格执行无菌操作及查对制度。在输血前,一定要由2名护士根据需要查对的项目再次进行查对,避免差错事故的发生。②输血前后及2袋血之间需要滴注少量0.9%氯化钠溶液,以防发生不良反应。③血液内不可随意加入其他药品,如钙剂、酸性及碱性药品、高渗或低渗液体,以防红细胞凝集或溶解。④输血过程中一定要加强巡视,观察有无输血反应的征象,并询问病人有无任何不适反应。出现输血反应要立刻停止输血,并按输血反应进行处理。⑤严格掌握输血速度,对年老体弱、严重贫血、心力衰竭病人应谨慎,滴速宜慢。⑥对急症输血或大量输血病人可行加压输血,输血时可直接挤压血袋、卷压血袋输血或应用加压输血器等。加压输血时,护士须在床旁守护,输血完毕时及时拔针,避免发生空气栓塞。⑦输完的血袋送回输血科保留24小时,以备病人在输血后发生输血反应时检查分析原因。

11-192 "三查"即查血液的有效期(采血日期)、血液质量和输血装置是否完好;"八对"即核对姓名、床号、住院号、血袋号、血型、交叉配血试验结果、血液种类和剂量。

11-193 静脉输血的禁忌证:急性肺水肿、充血性心力衰竭、肺栓塞、恶性高血压、真性红细胞增多症、肾衰竭及对输血有变态反应者。

11-194 静脉输血的适应证:各种原因引起的大出血、贫血、低蛋白血症、严重感染、凝血功能障碍。

11-195 静脉输血的目的:①补充血容量;②纠正贫血;③补充血浆蛋白;④补充各种凝血因子和血小板;⑤补充抗体、补体等血液成分;⑥排除有害物质及血浆中的自身抗体。

11-196 静脉输血的原则:①输血前必须做血型鉴定及交叉配血试验。②无论输全血还是成分血均应选用同型血液输注。但在紧急情况下,如无同型血,可选用O型血输给病人。AB型血的病人除可接受O型血外,还可以接受其他血型的血(A型血和B型血),但要求直接交叉配血试验阴性(不凝集),而间接交叉配血试验可以阳性(凝集)。因此,在特殊情况下,可一次输入少量血,一般最多不超过400 ml,且要放慢输入速度。③病人如果需要再次输血,则必须重新做交叉配血试验,以排除机体已产生抗体的情况。

11-197 自体输血的优点:①无须做血型鉴定和交叉配血试验,不会产生免疫反应,避免了抗原-抗体反应所致的溶血、发热和过敏反应。②扩大血液来源,解决稀有血型病人的输血困难。③避免因输血引起的艾滋病、肝炎及其他血源性疾病的传播。④术前实施的多次采血能刺激骨髓造血干细胞分化,增加红细胞生成,促进病人术后造血。

11-198 成分输血的特点:①成分血中单一成分少而浓度高,除红细胞制品以每袋100 ml为单位外,其余制品,如白细胞、血小板、凝血因子等每袋规格均以25 ml为1单位。②成分输血每次输入量为200~300 ml,即需要8~12单位(袋)的成分血,这意味着一次给病人输入8~12位供血者的血液。

11-199 枸橼酸钠中毒反应的原因:库存血中含有枸橼酸钠,随病人静脉输血而进入体内,正常情况下枸橼酸钠在肝内很快代谢,因此血液输入缓慢不引起中毒;当大量输入库存血时,进入体内的枸橼酸钠也过量,如病人肝功能不全,枸橼酸钠未完全氧化,可与血中游离钙结合,使血钙下降,导致凝血功能障碍、毛细血管张力降低、血管收缩不良、心肌收缩无力等。

11-200 输液点滴速度与时间的计算方法:①已知输入液体总量与计划所用输液时间,计算每分钟滴数;②已知每分钟滴数与输液总量,计算输液所需要的时间。

11-201 静脉输液选择静脉的原则:①根据

病人的年龄、神志、体位、病情、病程长短、溶液种类、输液量、输液时间、静脉情况来选择。如婴儿多采用头皮静脉，易固定；成人多选用手背静脉、前臂头静脉、贵要静脉或肘正中静脉；急需输液时多采用肘部静脉。②对于长时间需输液的病人，应做到有计划地使用静脉，先从四肢远心端静脉开始使用，逐渐向近心端移动，尽量使用静脉留置针。③有周围循环衰竭、四肢静脉不易穿刺者，采用颈外静脉、锁骨下静脉、大隐静脉等留置插管。

综合应用题

11-202 （1）该病人发生了输血后过敏反应。

（2）预防措施：①正确管理血液和血液制品；②选用无过敏史的供血者；③供血者在采血前4小时内不宜吃高蛋白和高脂肪的食物，宜用清淡饮食或饮糖水，以免血中含有过敏物质；③对有过敏史的病人，输血前根据医嘱给予抗过敏药物。

（3）护士应采取的护理措施：首先应减慢输血速度，密切观察并根据医嘱给予抗过敏药，如苯海拉明、异丙嗪或地塞米松，用药后症状可缓解。如果过敏反应加重，应立即停止输血，并保留血袋、余血及输血器送检。

11-203 （1）该病人可能发生循环负荷过重（急性肺水肿）。

（2）导致急性肺水肿的可能原因有输液速度过快，在短时间内输入过多液体，导致循环血量急剧增加，心脏负荷过重。

（3）预防措施：输液时应严格控制输液速度及输液量，对心肺功能不良、年老体弱的病人和婴幼儿应更加慎重，并密切观察病情变化。

（4）发生急性肺水肿后，护士应采取的护理措施：①立即停止输液并迅速通知医生进行紧急处理。如果病情允许，可协助病人取端坐位，双腿下垂，以减少下肢静脉回流、减轻心脏负荷。同时安慰病人以安抚其紧张心理。②给予高流量氧气吸入（一般氧流量为6~8 L/min），以提高肺泡内压力，减少肺泡内毛细血管渗出液的产生。同时，湿化瓶内加入20%~30%乙醇溶液，以减低肺泡内泡沫的表面张力，使泡沫破裂消散，改善气体交换，减轻缺氧症状。③遵医嘱给予镇静、平喘、强心、利尿和扩血管药物，以稳定病人紧张情绪、扩张周围血管、加速液体排出、减少回心血量、减轻心脏负荷。④必要时进行四肢轮流结扎。用橡胶止血带或血压计袖带适当加压四肢以阻断静脉血流，可有效地减少回心血量。且须每5~10分钟轮流放松一个肢体上的止血带，待症状缓解后，逐渐解除止血带。⑤静脉放血200~300 ml也是一种有效减少回心血量的最直接方法，但应慎用，贫血者应禁用。

11-204 （1）该病人可能发生溶血反应。

（2）导致溶血反应发生的可能原因：①输入异型血。即供血者与病人ABO血型不符而造成的溶血。一般反应迅速，症状发生快，后果也较严重。②输入变质血。输血前红细胞已被破坏，发生溶解变质，如血液贮存过久、血液保存时温度过高或过低、血液受到剧烈震荡、血液被污染等；另外，血液中加入高渗或低渗溶液、加入对pH值有影响的药物等，均可致血液中红细胞被大量破坏。③Rh血型不合所致溶血。Rh阴性病人首次接受Rh阳性血液不会发生溶血反应，仅在血清中产生抗体，当再次输入Rh阳性血液时，才会发生溶血反应。因此，Rh血型不合所致的溶血反应，一般发生在输血后数小时至数天，且反应较慢，症状较轻，也较少发生。

（3）预防措施：加强责任心，认真做好血型鉴定、交叉配血试验；严格执行"三查八对"，认真履行操作规程，做好输血前的核对工作，以避免发生差错；严格执行血液采集、保存的要求，以防血液变质。

（4）护士应采取的护理措施：①立即停止输血并通知医生进行紧急处理；保留余血，并采集病人血标本，重做血型鉴定及交叉配血试验。②维持静脉通路，以备急救时静脉给药。③保护肾脏。可行双侧腰部封闭，用热水袋在双侧肾区进行热敷,以解除肾血管痉挛,保护肾脏。④碱化尿液。遵医嘱口服或静脉注射碳酸氢钠溶液,使尿液碱化,增加血红蛋白的溶解度,以减少结晶,防止阻塞肾小管。⑤密切观察并记录病人生命体征及尿量的变化,一旦出现尿少、尿闭,应按急性肾衰竭处理;如出现休克症状,立即配合医生进行抗休克抢救。⑥做好心理护理,关心安慰病人,以缓解病人的焦虑及恐惧情绪。

11-205 (1)输液微粒污染是指在输液过程中输入液体中含有非代谢性颗粒杂质(直径一般为 1～15 μm,大的直径可达 50～300 μm)随液体进入人体,从而对人体造成严重危害的过程。

(2)输液微粒进入人体的危害是严重而持久的,危害程度主要取决于微粒的大小、形状、化学性质、堵塞人体血管的部位、血流阻断程度以及人体对微粒的反应。最易受损的脏器有肺、脑、肝、肾等。主要危害:①堵塞血管。液体中微粒过多,可直接造成局部血管堵塞,组织供血不足,出现缺血、缺氧,甚至坏死。②形成血栓。微粒随液体进入血管后,红细胞聚集于微粒上形成血栓,引起血管栓塞和静脉炎发生。③形成肺内肉芽肿。如微粒进入肺毛细血管,可引起巨噬细胞增殖并包裹微粒,形成肺内肉芽肿。④微粒是抗原,可引起过敏反应和血小板减少症。⑤微粒刺激组织而发生炎症或形成肿块。

(3)预防输液微粒污染在操作方面的注意事项:①选用含终端滤过器的密闭式一次性医用输液器,可有效防止任何途径污染静脉的微粒,是解决微粒危害的理想措施。②输液前严格检查输入液体的质量、透明度;注意药液的标签、有效期;溶液瓶有无裂痕,瓶盖有无松动等。③严格执行无菌操作,保持输液环境中的空气净化;在治疗室安装空气净化装置,定期消毒,可在超净工作台内进行输液前的准备。④输入药液应现用现配,避免药液久置污染。⑤正确抽吸药液,正确配药。在开启安瓿前,以 75% 乙醇擦拭颈段,是减少微粒污染的有效措施;正确切割玻璃安瓿,割锯痕长度应小于颈段的 1/4 周;切忌用镊子敲打安瓿,否则玻璃碎屑和脱落砂粒增多;配药液的针头越大,胶屑也越大;抽吸药液的空针不能反复多次使用,否则微粒数量增多。

11-206 护士应做的输血前准备:①备血。根据医嘱抽取病人血标本 2 ml,与填写完整的输血申请单和配血单一并送往血库,做血型鉴定和交叉配血试验(白蛋白除外)。采血时禁忌同时采集 2 名及以上病人的血标本,以免发生混淆。②取血。根据输血医嘱,凭取血单到血库取血,并与血库工作人员共同做好"三查八对"工作;确认无误后于交叉配血单上签全名后取回血液。③取血后。血液取出后勿剧烈振荡,避免红细胞大量破坏而溶血;血液不能加温,避免血浆蛋白凝固变性;如为库存血,在室温下放置 15～20 分钟后输入为妥。④核对。输血前,必须 2 人核对,确定无误后方可进行输血。⑤知情同意。输血前,应先取得病人的理解并征得病人的同意,签署知情同意书。

(张 毅)

第十二章

冷热疗法

❋ **选择题(12-1~12-81)**

✎ **A1型单项选择题(12-1~12-40)**

12-1 冷疗控制炎症扩散的机制是
　　A. 增强白细胞吞噬功能
　　B. 降低神经的兴奋性
　　C. 降低细菌的活力
　　D. 溶解坏死组织
　　E. 增强免疫功能

12-2 使用冰帽,病人肛温低于30℃会导致
　　A. 意识不清
　　B. 心室颤动(简称室颤)
　　C. 组织水肿
　　D. 呼吸困难
　　E. 血压降低

12-3 下列哪项不属于热疗的目的
　　A. 促进炎症消散和局限
　　B. 减轻深部组织充血
　　C. 解除疼痛
　　D. 减少出血
　　E. 保暖

12-4 为全身麻醉未清醒病人用热水袋时,水温不应超过
　　A. 40℃　　　　B. 50℃
　　C. 60℃　　　　D. 70℃
　　E. 80℃

12-5 下列哪种情况病人不宜热水坐浴
　　A. 痔疮手术后　　B. 肛门部充血
　　C. 外阴部炎症　　D. 肛裂感染
　　E. 急性盆腔炎

12-6 炎症初期用冷疗的目的是
　　A. 解除疼痛　　B. 血管扩张
　　C. 促进愈合　　D. 使炎症消散
　　E. 血管收缩

12-7 下列哪种情况禁用热疗
　　A. 循环不良　　B. 感觉迟钝
　　C. 各种脏器内出血　　D. 炎症晚期
　　E. 四肢厥冷

12-8 下列不可使用冷疗的是
　　A. 鼻出血
　　B. 头皮下血肿的早期
　　C. 中暑
　　D. 压疮
　　E. 牙痛

12-9 使用冰槽低温疗法是将
　　A. 两眼用纱布覆盖
　　B. 后项部与冰槽接触处垫以海绵
　　C. 两耳用棉花塞住
　　D. 冰槽加碎冰块,使头部与面部埋入其中
　　E. 以上均不对

12-10 下列禁用热疗的是
　　A. 早产儿　　B. 牙周炎早期
　　C. 末梢循环不良　　D. 胃肠痉挛
　　E. 炎症晚期

12-11 乙醇擦浴禁擦胸腹部是为了防止
　　A. 寒战
　　B. 体温骤降
　　C. 反射性心率减慢及腹泻
　　D. 呼吸不畅

E. 血压下降

12-12 下列局部热湿敷操作中哪项错误？
A. 水温 50～60℃
B. 热敷局部涂凡士林，范围等于热敷面积
C. 敷布的干湿度以不滴水为宜
D. 操作者手腕掌侧试温
E. 热敷时间 15～20 分钟

12-13 热疗的适应证是
A. 脏器出血　　B. 胃肠痉挛
C. 面部疖肿　　D. 化脓性炎症
E. 急腹症未确诊前

12-14 热水袋的保存方法是
A. 将水倒出晾干
B. 袋内储存 1/4 的水防粘连
C. 将水倒出后平放
D. 将水倒出后旋紧塞子倒挂
E. 倒挂、晾干后吹气旋紧塞子

12-15 软组织损伤 48 小时内局部应采用的处理方法是
A. 热疗
B. 冷疗
C. 冷、热疗交替使用
D. 应用止血剂
E. 应用药物封闭

12-16 下列影响热疗效果因素的叙述中哪种是错误的
A. 干热穿透力弱、热效应低
B. 个体对热的耐受力不同
C. 热效应与用热面积成正比
D. 热疗温度与体表温度相差越大，热效应越强
E. 热效应与热敷时间成正比

12-17 乙醇擦浴的主要散热方式是
A. 蒸发　　　　B. 对流
C. 传导　　　　D. 挥发
E. 散发

12-18 鼻周围三角区感染化脓忌用热敷的主要原因是

A. 加重疼痛
B. 加重局部出血
C. 掩盖病情，难以确诊
D. 可导致颅内感染
E. 导致面部皮肤烫伤

12-19 物理降温擦浴时，禁擦的部位为
A. 头部及四肢
B. 腋窝、腹股沟、腘窝
C. 前胸、腹部、后项
D. 下腹部及两侧肾区
E. 会阴部

12-20 老年人热敷时重点应注意
A. 预防压疮
B. 避免烫伤
C. 皮肤弹性
D. 皮肤有无出血点
E. 防止着凉

12-21 有伤口的部位做热敷时应
A. 将敷料去掉再热敷
B. 在敷料上面直接放热水袋
C. 先换药再热敷
D. 先热敷后换药
E. 以上均不对

12-22 一般冷疗时间不宜超过
A. 1～5 分钟　　B. 5～10 分钟
C. 10～30 分钟　D. 30～60 分钟
E. 1～2 小时

12-23 用冰槽降温时，肛温应保持在
A. 30℃以下　　B. 33℃左右
C. 35℃左右　　D. 37℃左右
E. 39℃左右

12-24 不属于冷疗作用的是
A. 减轻局部出血　B. 减轻疼痛
C. 控制炎症扩散　D. 降低体温
E. 减轻深部组织充血

12-25 腹部禁用冷疗是为了防止引起
A. 腹泻　　　　B. 循环衰竭
C. 心律失常　　D. 体温骤降
E. 冠状动脉收缩

12-26 下列不属于冷疗的禁忌部位的是
A. 耳后　　　B. 心前区
C. 背部　　　D. 腹部
E. 足底

12-27 下列不可用冷疗的是
A. 鼻出血
B. 头皮下血肿的早期
C. 中暑
D. 压力性损伤
E. 牙痛

12-28* 为降温做温水擦浴,水温宜选用
A. 56～60℃　　B. 45～50℃
C. 40～45℃　　D. 37～40℃
E. 32～34℃

12-29 为病人进行热疗时,下列说法中正确的是
A. 热水袋的水温为 60～70℃
B. 麻醉未清醒的病人应用热水袋温度为 50～60℃
C. 温水坐浴时水温为 50～60℃
D. 湿热敷时水温为 60～70℃
E. 局部浸泡时水温为 50℃

12-30* 使用冰槽时,为了防止冻伤需要保护的部位是
A. 前额　　　B. 颞部
C. 头顶　　　D. 耳部
E. 面颊

12-31* 为病人进行保暖解痉最简便的方法是
A. 热水袋　　B. 红外线照射
C. 温水浴　　D. 坐浴
E. 湿热敷

12-32* 乙醇擦浴时,不可擦浴的部位是
A. 侧颈、上肢　B. 腋窝、腹股沟
C. 前胸、腹部　D. 臀部、下肢
E. 背部、肘窝

12-33 下列禁用冷疗的是
A. 烫伤　　　B. 牙痛
C. 慢性炎症　D. 鼻出血
E. 中暑

12-34 痔疮手术后,为病人行温水坐浴,下列操作中哪项错误
A. 时间 10～20 分钟
B. 浴盆及溶液均须无菌
C. 水温 70℃
D. 坐浴前须排空膀胱
E. 坐浴后给予换药

12-35 用冷疗可以减轻疼痛是因为
A. 痛觉神经兴奋性降低
B. 局部新陈代谢降低
C. 神经末梢敏感性降低
D. 细菌活力降低
E. 血液流动速度降低

12-36* 不宜用冷疗的情况是
A. 烫伤　　　B. 鼻出血
C. 高热　　　D. 心绞痛
E. 牙痛

12-37 冷疗时间过长可导致
A. 肌肉、肌腱和韧带等组织松弛
B. 皮肤抵抗力降低
C. 血液循环障碍以致组织坏死
D. 局部免疫功能增强
E. 痛觉神经的兴奋性增加

12-38 乙醇擦浴前置冰袋于病人头部的目的是
A. 防止脑水肿
B. 减轻头部充血
C. 防止体温继续上升
D. 减轻病人不适
E. 防止心律失常

12-39 热疗的目的不包括
A. 促进炎症消散或局限
B. 减轻深部组织充血
C. 缓解疼痛
D. 减慢炎症扩散或化脓
E. 保暖

12-40* 面部危险三角区感染病灶不宜做热敷的理由是
A. 皮肤细嫩易烫伤

B. 易引起鼻出血

C. 易造成颅内感染

D. 加速病灶化脓

E. 早期局部热敷

✎ **A2型单项选择题(12-41～12-71)**

12-41 病人,女性,65岁。脚部扭伤1小时后入院处理。正确的操作是

A. 热敷

B. 冷敷

C. 冷敷与热敷交替进行

D. 按摩推拿

E. 热水泡脚

12-42 某病人因长期卧床,骶尾部皮肤红肿、破溃,护士给予红外线灯照射创面。灯距和照射时间为

A. 30～50 cm,20～30分钟

B. 30～50 cm,30～60分钟

C. 50～60 cm,20～30分钟

D. 50～60 cm,30～60分钟

E. 90～100 cm,20～30分钟

12-43 患儿,男性,9岁。扁桃体摘除术后伤口局部有少量出血。可在颌下

A. 放置热水袋

B. 放置冰袋

C. 用乙醇纱布湿敷

D. 用红外线照射

E. 用50%硫酸镁溶液湿热敷

12-44 患儿,男性,10岁。患急性上呼吸道感染,体温39.4℃,需用乙醇擦浴降温。配制的浓度是

A. 30%　　　　B. 25%～35%

C. 70%～75%　D. 50%

E. 95%

12-45 病人,女性,69岁。因走路不慎致踝部扭伤,2小时后来院就诊。正确的处理方式是

A. 热敷　　　　B. 冷敷

C. 按摩　　　　D. 红外线照射

E. 绷带包裹

12-46 病人,女性,56岁。高热,体温39.7℃。正确的物理降温方法为

A. 全身冷水擦浴

B. 多喝水

C. 前额、头顶放置冰袋

D. 心前区乙醇擦浴

E. 冰敷45分钟后测量体温

12-47 病人,男性,32岁,建筑工人。从高处跌落,导致颅骨骨折,颅内血肿。病人目前意识模糊,遵医嘱给予冰帽降温。目的是

A. 减轻头痛

B. 提高呼吸中枢兴奋性

C. 降低神经末梢的敏感性

D. 防止头部充血

E. 降低脑组织代谢

12-48 病人,女性,26岁。会阴部囊肿切除术后,伤口红、肿、热、痛,根据医嘱给予湿热敷。操作时应特别注意

A. 在床上铺橡胶单

B. 伤口皮肤周边涂凡士林

C. 保持合适水温

D. 无菌操作

E. 及时更换敷料

12-49 病人,女性,30岁。高热39℃,医嘱给予冰袋降温。冰袋正确放置的位置是

A. 枕部　　　　B. 足底

C. 胸腹　　　　D. 前额

E. 颞部

12-50 病人,男性。因发热40.2℃,使用冰袋降温。取下冰袋的标准是使体温降至

A. 39℃以下　　B. 37℃

C. 37.5℃　　　D. 38℃以下

E. 37℃以下

12-51 病人,男性,56岁。因急性上呼吸道感染入院,入院时测体温为39.2℃,医用冰袋降温。下列操作中哪项不妥

A. 将冰块装入冰袋内约3/4满

B. 冷水冲去冰的棱角
C. 将冰袋置于病人前额、腋下等处
D. 排气后夹紧袋口,擦干
E. 冷疗时间 30 分钟

12-52 病人,女性,26 岁。不慎将开水溅在手臂上,局部灼痛感,皮肤潮红、无水疱,立即给予局部冷敷。护士指导病人更换敷布需间隔的时间为
A. 2～3 分钟　　B. 3～5 分钟
C. 5～10 分钟　　D. 10～15 分钟
E. 15～30 分钟

12-53 病人,男性,50 岁。因高热急诊入院,体温 39.9℃。首选的物理降温措施是
A. 嘱病人多饮水
B. 前额、头顶置冰袋
C. 全身温水擦浴
D. 心前区乙醇擦浴
E. 冰敷 60 分钟后测体温

12-54 病人,女性,17 岁。行扁桃体摘除术。术后应将冰袋置于
A. 前额　　　　B. 头顶部
C. 颈前颌下　　D. 胸部
E. 腋窝处

12-55 病人,女性。全身微循环障碍。临床上禁忌使用冷疗的原因是
A. 可引起腹泻
B. 可发生冻伤
C. 可引起过敏
D. 可降低血液循环,会影响创面愈合
E. 可导致组织缺血、缺氧而变性坏死

12-56 病人,男性,27 岁。因患恶性肿瘤,经常出现高热,护士教给家属冷疗知识。下列不是冷疗禁忌部位的是
A. 阴囊　　　　B. 足底
C. 腘窝　　　　D. 腹部
E. 心前区

12-57 患儿,男性,9 岁。高热 3 天,行温水或乙醇擦浴。禁忌擦浴的部位是
A. 面部,腹部,足部

B. 心前区,腹部,足底
C. 面部,背部,腋窝
D. 腘窝,腋窝,腹股沟
E. 肘窝,手心,腹股沟

12-58 患儿,男性,5 岁。因发热入院,入院时体温 39.1℃。护士为该患儿行温水擦浴,水温应调节为
A. 26～28℃　　B. 28～30℃
C. 30～32℃　　D. 32～34℃
E. 34～36℃

12-59 病人,男性,65 岁。胃癌晚期,体温 39.6℃,护士按医嘱给病人行乙醇擦浴降温。如病人出现面色苍白、寒战或脉搏、呼吸异常,应该
A. 嘱病人坚持一下
B. 立即停止,并报告医生
C. 嘱病人深呼吸
D. 暂停片刻后继续
E. 为病人增加一床棉被后继续擦浴

12-60 病人,男性,82 岁。突然腹痛,面色苍白,大汗淋漓。护士不应采取的措施是
A. 询问病史
B. 通知医生
C. 给热水袋以缓解疼痛
D. 测生命体征
E. 安慰病人

12-61 病人,女性,65 岁。患腰肌劳损。为减轻疼痛,应采用
A. 热敷　　　　B. 冷敷
C. 冰袋　　　　D. 红外线照射
E. 绷带包裹

12-62 病人,女性,56 岁。因下楼时不慎致踝关节扭伤。3 天后,为减轻深部组织充血可采用
A. 热敷　　　　B. 冷敷
C. 按摩　　　　D. 红外线照射
E. 绷带包裹

12-63 病人,女性,28 岁。产后高热,面部潮红,呼吸急促,脉搏快,医嘱用冰袋降

温。下列冰袋放置的部位不正确的是
  A. 前额   B. 头顶部
  C. 腋下   D. 腹股沟
  E. 足底

12-64 病人,女性,32岁。体温39.5℃,使用冰袋降温。下列措施中哪项不妥
  A. 观察冰袋有无漏水
  B. 冰块融化后及时更换
  C. 用冰袋降温时间为30分钟左右
  D. 冰袋使用后1~2小时测体温
  E. 皮肤出现苍白、青紫时立即取下冰袋

12-65 病人,女性,48岁。因支气管炎住院,体温38.8℃,脉搏104次/分,呼吸22次/分。可采取的最佳降温方式是
  A. 冰袋额部冷敷
  B. 冰帽头部冷敷
  C. 乙醇擦浴
  D. 温水擦浴
  E. 冷湿敷

12-66 患儿,女性,3岁。脚背被热水烫伤。应立即采取的物理方法是
  A. 冷湿敷   B. 热湿敷
  C. 热水袋   D. 冰袋
  E. 乙醇擦浴

12-67 病人,男性,38岁。因高热行乙醇擦浴。置冰袋于头部是为了
  A. 防止脑水肿
  B. 防止头部充血
  C. 防止心律失常
  D. 提高脑组织对缺氧的耐受性
  E. 利于脑组织的恢复

12-68 病人,男性,25岁。打球致踝关节扭伤。1小时后的正确处理是
  A. 热敷   B. 冷敷
  C. 用手搓揉   D. 小夹板固定
  E. 红外线照射

12-69 病人,男性,56岁。因高热中暑入院,测得体温41℃。下列降温措施中哪项不妥
  A. 头部用冰槽
  B. 前额置冰袋
  C. 温水擦浴
  D. 乙醇擦浴
  E. 胸、腹部放置冰袋

12-70 病人,男性,40岁。因发热待查入院,高热39.8℃,神志清楚。护士为其乙醇擦浴,下列做法中错误的是
  A. 冰袋置头部,热水袋置足底
  B. 以拍拭方式进行
  C. 病人出现寒战,加速擦浴速度
  D. 禁擦后项、心前区、腹部及足底
  E. 擦浴结束取出热水袋

12-71 病人,女性,31岁。鼻唇沟处有一疖,因红、肿、热、痛前来就诊。护士嘱其禁忌局部用热疗,原因是防止
  A. 加重局部疼痛
  B. 加重局部功能障碍
  C. 颅内感染
  D. 出血
  E. 掩盖病情

✎ A3型单项选择题(12-72~12-81)

(12-72~12-73共用题干)

病人,女性,28岁。分娩过程中行会阴侧切,现切口局部出现红、肿、热、痛,给予红外线局部照射。

12-72 照射时间宜控制在
  A. 40~50分钟   B. 30~40分钟
  C. 10~20分钟   D. 20~30分钟
  E. 10分钟以内

12-73 照射结束后,需嘱病人休息15分钟后再离开病室,目的是
  A. 观察疗效
  B. 促进炎症局限
  C. 减轻疼痛
  D. 防止晕倒
  E. 预防感冒

(12-74~12-76 共用题干)

病人,女性,28 岁。因为术后高热,现面部潮红,呼吸急促,脉搏 110 次/分,医嘱用冰袋降温。

12-74 下列冰袋放置位置不妥的是
A. 前额　　　　B. 头顶部
C. 腋下　　　　D. 腹部
E. 腹股沟

12-75 因为此部位用冷疗后可引起
A. 血管扩张　　B. 皮下出血
C. 末梢血管收缩　D. 腹泻
E. 冻伤

12-76 体温下降到多少度以下,可取下冰袋
A. 39℃　　　　B. 38℃
C. 37℃　　　　D. 36℃
E. 35℃

(12-77~12-79 共用题干)

病人,女性,72 岁。因心肌梗死入院。有糖尿病病史 15 年。四肢冰凉。

12-77 护士给病人进行热疗时最好采用的方式是
A. 热水袋　　　B. 热湿敷
C. 红外线灯照射　D. 热水浴
E. 热水浸泡

12-78 如果给该病人使用热水袋,灌入热水的水温是
A. 50℃　　　　B. 60℃
C. 70℃　　　　D. 80℃
E. 90℃

12-79 护士给病人使用热水袋一段时间后,发现下列哪种现象应立即停止使用
A. 皮肤潮红　　B. 皮肤苍白
C. 皮肤青紫　　D. 皮肤麻木
E. 皮肤粉红

(12-80~12-81 共用题干)

患儿,女性,2 岁。因肺炎入院,上午 10 点测体温 39.8℃,给予降温。

12-80 给予该患儿的降温方式为
A. 冷湿敷　　　B. 热湿敷
C. 热水袋　　　D. 冰袋
E. 乙醇擦浴

12-81* 适宜该患儿进食的食物是
A. 白米粥　　　B. 馒头
C. 饺子　　　　D. 油条
E. 包子

名词解释题(12-82~12-86)

12-82 冷热疗法
12-83 冷疗法
12-84 全身冷疗法
12-85 热疗法
12-86 烤灯

简述问答题(12-87~12-90)

12-87 简述热疗的禁忌证。
12-88 简述热疗的目的。
12-89 简述干热疗的注意事项。
12-90 简述影响热疗的因素。

综合应用题(12-91~12-92)

12-91 病人,男性,76 岁。出去买菜的路上不慎将踝关节扭伤,扭伤后 1 小时到家,即刻用热水泡脚。

请解答:
(1)病人处理方式是否正确?应给予病人哪些正确的处理方式?
(2)病人扭伤 48 小时后,应该采取哪种处理方式?

12-92 病人,女性,30 岁。神志清楚,面部潮红,体温 40℃,呼吸急促,脉搏加速,医嘱给予乙醇擦浴。

请解答:
乙醇擦浴应注意什么?

答案与解析

选择题

A1 型单项选择题

12-1	C	12-2	B	12-3	D	12-4	B
12-5	E	12-6	A	12-7	C	12-8	D
12-9	B	12-10	B	12-11	C	12-12	B
12-13	B	12-14	E	12-15	B	12-16	E
12-17	A	12-18	D	12-19	C	12-20	B
12-21	D	12-22	D	12-23	B	12-24	E
12-25	A	12-26	C	12-27	D	12-28	E
12-29	A	12-30	D	12-31	A	12-32	C
12-33	C	12-34	C	12-35	C	12-36	D
12-37	B	12-38	B	12-39	B	12-40	C

A2 型单项选择题

12-41	B	12-42	A	12-43	B	12-44	B
12-45	B	12-46	C	12-47	B	12-48	D
12-49	D	12-50	E	12-51	A	12-52	B
12-53	B	12-54	C	12-55	B	12-56	C
12-57	B	12-58	D	12-59	B	12-60	C
12-61	D	12-62	A	12-63	B	12-64	D
12-65	A	12-66	B	12-67	B	12-68	C
12-69	E	12-70	C	12-71	C		

A3 型单项选择题

12-72	D	12-73	E	12-74	D	12-75	D
12-76	A	12-77	A	12-78	A	12-79	A
12-80	D	12-81	A				

部分选择题解析

12-28 解析：降温做温水擦浴，水温要求为 32~34℃，此温度接近正常人皮肤温度(33.9℃)。温水无刺激，病人感觉舒适，尤其对新生儿、婴幼儿降温更为适宜。擦浴前先将冰袋放在头部以助降温，并防止擦浴时表皮血管收缩，血液集中到头部引起充血；放热水袋于病人足底，使病人舒适并加速擦浴降温效果。

12-30 解析：使用冰槽时应该注意观察病人头部的皮肤颜色情况，尤其是注意防止耳郭部位发生青紫、麻木及冻伤。可以通过准备脱脂棉球及凡士林纱布，防止冰水流入耳内，保护耳部。

12-31 解析：为病人进行保暖、舒适、解痉、镇痛最简便、有效的方法是选择热水袋。使用时要注意评估病人局部和全身状况以及病人对热的耐受程度，注意防止烫伤。

12-32 解析：乙醇沸点低，散热效果强。但是在使用乙醇擦浴时应该注意：胸、腹部及颈后对刺激敏感，可引起反射性心率减慢和腹泻等不良反应，不宜使用乙醇擦浴。

12-36 解析：冷疗可使毛细血管收缩，血流量减少，血流速度减慢，从而减轻局部充血、出血。因此心绞痛或其他心功能障碍、动脉硬化、高血压及血管栓塞等局部血液循环障碍者不适合冷疗。

12-40 解析：面部危险三角区血管丰富又无静脉瓣，且与颅内海绵窦相通，热疗能使该处血管扩张，血流加快，细菌及毒素会进入血液循环，导致炎症扩散，造成颅内感染和败血症。

12-81 解析：应该给予高热病人高热量、高蛋白、高维生素、易消化的流质或半流质食物。注意食物的色、香、味，鼓励少量多餐，以补充高热的消耗，提高机体的抵抗力。鼓励病人多饮水，以每天 3 000 ml 为宜，以补充高热消耗的大量水分，并促进毒素和代谢产物的排出。

名词解释题

12-82 冷热疗法是临床上常用的物理治疗方法，是利用低于或高于人体温度的物质作用于人体表面，通过神经传导引起皮肤和内脏器官血管的收缩或扩张改变机体各系统体液循环和代谢活动而达到治疗的目的。

12-83 冷疗法是用低于人体温度的物质作用于机体的局部或全身,以达到止血、止痛、消炎和退热的治疗方法。

12-84 全身冷疗法是利用乙醇或温水接触身体皮肤,通过乙醇或温水的蒸发和传导作用来增加机体的散热,达到降温目的。

12-85 热疗法是一种利用高于人体温度的物质作用于机体的局部或全身,以达到促进血液循环、消炎、解痉和缓解疲劳的治疗方法。

12-86 烤灯是利用热的辐射作用于人体,使人体局部温度升高、血管扩张、局部血液循环加速,以促进组织代谢和改善局部组织营养状况。

简述问答题

12-87 热疗的禁忌证:①急性炎症。牙龈炎、中耳炎、结膜炎等在急性炎症反应期使用热疗可因局部温度升高、循环血量增加,导致细菌的生长、繁殖而使病情加重。②面部危险三角区感染。面部危险三角区血管丰富、无静脉瓣,且与颅内海绵窦相通,用热疗可使该处血流量增多,细菌及其毒素易扩散至颅内,造成颅内感染和败血症。③各种脏器出血。热疗可使脏器的血流量增加,血管的通透性增强,加重脏器出血。④急腹症未明确诊断前。对原因不明的急性腹痛病人用热疗时,可因疼痛被缓解而掩盖病情真相,贻误疾病的诊断和治疗。⑤软组织损伤48小时内。在软组织损伤早期(48小时内)使用热疗,可因局部血管扩张,通透性增加而加重软组织出血、肿胀及疼痛。⑥恶性肿瘤部位。热疗可使血管扩张,血流量增加,有助于细胞的生长及新陈代谢。在恶性肿瘤部位使用热疗,可加速肿瘤细胞的生长、转移和扩散,使病情加重。⑦感觉功能损伤、意识不清的病人。热疗可能会造成烫伤,这类病人应在严密监视下使用热疗。

12-88 热疗的目的:①促进炎症消散或局限。热疗可扩张局部血管,促进血液循环,增强新陈代谢和白细胞的吞噬功能。炎症早期用热疗可促进炎性渗出物的吸收与消散;炎症后期用热疗可以促使白细胞释放蛋白溶解酶,溶解坏死组织,促进炎症局限。如踝关节扭伤48小时后,可以用热湿敷促进踝关节软组织淤血的吸收和消散。②减轻深部组织充血。热疗可以使体表血管扩张,血流量增加,使全身循环血量重新分布,深部组织血流量减少,减轻深部组织的充血。③减轻疼痛。热疗可以降低痛觉神经的兴奋性,提高疼痛阈值;热疗还可以改善血液循环,加速致痛物质排出及炎性渗出物的吸收,解除对神经末梢的刺激和压迫,达到减轻疼痛的目的;热疗能使肌肉松弛,结缔组织伸展性增强,关节的活动范围增加,减轻肌肉痉挛僵硬及关节强直引起的疼痛。④保暖。热疗可以使局部血管扩张,促进血液循环,使病人感到温暖、舒适,适用于年老体弱、危重、末梢循环不良的病人及早产儿。

12-89 干热疗注意事项:①忌用冰袋代替热水袋使用,以免袋口漏水烫伤病人。②婴幼儿、老年人、昏迷及肢体麻痹的病人使用热水袋时,温度应在50℃以内,以防烫伤。③经常观察病人皮肤颜色,如发现皮肤潮红应立即停止使用,并在局部涂上凡士林以保护皮肤。④若要持续使用热水袋时,应每30分钟检查水温1次,及时更换热水,并严格执行交接班制度。

12-90 影响热疗的因素:①热疗分为干热和湿热两种疗法。干热疗温度通过空气或媒介物传导,湿热疗温度通过水传导。因水的传导性能比空气好,渗透力强,速度快,所以湿热疗的效果优于干热疗。相同状态下,干热50~70℃可达到治疗效果,而湿热只需40~60℃即可达到治疗效果。②面积。热疗的效果与应用面积成正比,应用面积越大,疗效越强;反之则越弱。但热疗的面积越大,病人的耐受性也越差。在使用大面积的热疗时,应密切观察病人局部及全身反应,以保证热疗安全、有效。③时间。在一定的治疗时间内,机体的反应随热疗时间的增加而增强,但持续热疗超过1小时,已扩张的小动脉会收缩而出现继发效应。④温度。用热疗法的温度与体表的温度相差越大,机体反应越强,反之则越弱。另外,环境温度也会影响热疗的效果。当环境温度高于或等于身体温度时,热疗效果增强。⑤部位。血管粗大、血流较丰富的体表部位,热疗的效果较好;皮肤较薄或不经常暴露的部位,对热刺激的反应较明显,效果较好。⑥个体差异。老年人因体温调节能力较差,对热刺激的敏感性降低;婴幼儿体温调节中枢发育不完善,对热刺激的适应能力有限;昏迷、瘫痪、血液循环不良、血管硬化、感觉迟钝等病人,对热刺激的敏感性也降低。在为这些病人进行热疗时,应特别注意温度的选择,防止烫伤。

综合应用题

12-91 (1)该病人的处理方式不对,软组织损伤早期(48小时以内)使用热疗,可因局部血管扩张、通透性增加而加重软组织出血、肿胀及疼痛。应该指导病人包扎固定后冰敷。

(2)扭伤48小时后应该使用热疗。热疗前需要评估病人的年龄、病情、体温、意识、治疗情况、局部皮肤状态、活动能力、心理状态及合作程度。在使用热疗过程中需要定期检查局部皮肤情况,避免烫伤,加强巡视。

12-92 乙醇擦浴应注意:①禁忌擦拭心前区、腹部、后颈、足心等部位,以免引起不良反应。②安全擦浴,全过程不要超过20分钟,避免病人着凉。③擦浴过程中应随时观察病人情况,注意皮肤表面有无发红、苍白、出血点。如病人出现寒战、面色苍白、脉搏及呼吸异常等,应立即停止操作,报告医生给予处理。④乙醇刺激性较强,不宜用于血液病病人及新生儿。

(吴宗倩)

第十三章

标本采集

✿ 选择题(13-1~13-103)

✎ A1型单项选择题(13-1~13-41)

13-1 下列哪项不是标本采集的原则
    A. 立即送检,必要时注明时间
    B. 认真核对医嘱
    C. 停用干扰检查结果的药物
    D. 掌握正确的标本采集技术
    E. 注意观察病情变化

13-2 下列哪项不是采集血培养标本的原则
    A. 采集时严格执行无菌操作
    B. 严禁在输液、输血的针头处采集血标本
    C. 在使用抗生素前采集
    D. 采集量一般为3 ml
    E. 血液注入标本瓶后轻轻摇动

13-3 下列哪项采集血气分析标本的操作是错误的
    A. 抽取经过稀释的肝素溶液,湿润注射器后弃去
    B. 使用2 ml无菌干燥注射器
    C. 采血完毕后用无菌纱布按压局部5~10分钟
    D. 将血液迅速注入无菌试管内并用软木塞塞住
    E. 立即送检

13-4 下列哪项是做生化检验的血标本采集的最佳时间
    A. 中饭前   B. 清晨空腹
    C. 随时   D. 早饭后
    E. 傍晚

13-5 防止血标本溶血的方法,下列操作哪项错误
    A. 立即送检
    B. 采血后去针头,顺管壁将血浆和泡沫注入试管
    C. 选用干燥无菌注射器
    D. 血培养标本需将血液注入培养瓶
    E. 避免过度震荡

13-6 下列哪项是亚急性细菌性心内膜炎病人的采血量
    A. 1~2 ml   B. 3~5 ml
    C. 8~10 ml   D. 10~15 ml
    E. 16~18 ml

13-7 下列哪项是检测红细胞沉降率(ESR)使用的采血管
    A. 血培养管   B. 肝素抗凝管
    C. 干燥试管   D. 普通血清管
    E. 血浆分离管

13-8 下列哪项检查使用的真空采血管管盖是红色
    A. 生化试验   B. 全血试验
    C. 凝血功能   D. ESR
    E. 血气分析

13-9 同时采集多种血标本时注入标本容器的顺序是
    A. 抗凝管—干燥试管—血培养管
    B. 干燥试管—血培养管—抗凝管
    C. 血培养管—干燥试管—抗凝管
    D. 血培养管—抗凝管—干燥试管

E. 抗凝管—血培养管—干燥试管

13-10 采集血清标本的容器需要使用
A. 肝素抗凝管　　B. 清洁干燥管
C. 血培养管　　　D. 草酸钾瓶
E. EDTA 管

13-11 下列静脉血标本采集操作中哪项错误
A. 选好静脉扎上止血带
B. 严格消毒皮肤
C. 稳准穿刺静脉、一针成功
D. 核对病人
E. 松止血带后立即抽出血液

13-12 动脉采血不需准备的物品
A. 2 ml 或者 5 ml 一次性注射器
B. 无菌手套
C. 肝素
D. 无菌纱布
E. 止血带

13-13 下列哪项是检查尿常规时留取尿标本的时间
A. 全天尿液　　　B. 第 1 次晨尿
C. 饭后半小时　　D. 饭前半小时
E. 随时

13-14 留晨起第 1 次尿测定尿比重需要留多少毫升尿液
A. 250 ml　　　　B. 200 ml
C. 150 ml　　　　D. 100 ml
E. 50 ml

13-15 正确采集 12 小时尿标本的时间是
A. 19:00 至次日 7:00
B. 21:00 至次日 9:00
C. 23:00 至次日 9:00
D. 7:00 至 19:00
E. 23:00 至次日 11:00

13-16 正确采集 24 小时尿标本的时间是
A. 7:00 至次日 7:00
B. 6:00 至次日 6:00
C. 9:00 至次日 9:00
D. 11:00 至次日 9:00
E. 11:00 至次日 11:00

13-17 嘱病人留取中段尿的正确方法是
A. 女性病人须取坐位
B. 需要留取 30 ml
C. 用干燥试管留取尿液
D. 必须留取晨起第 1 次尿
E. 尿内勿混有消毒液

13-18 下列哪项检查需要留取加入甲醛作为防腐剂的 24 小时尿标本
A. 尿蛋白定量　　B. 肌酐定量
C. 尿糖定量　　　D. 爱迪计数
E. 17-酮类固醇

13-19 病人需留 24 小时尿标本做 17-羟类固醇检查,为防止尿中激素被氧化,在尿标本中应加入
A. 浓盐酸
B. 甲醛
C. 稀盐酸
D. 甲苯
E. 碳酸钠

13-20 病人需做尿蛋白定量检查,为保持尿液中的化学成分不变,需在每 100 ml 尿液中加入
A. 浓盐酸
B. 甲醛
C. 稀盐酸
D. 甲苯
E. 碳酸钠

13-21 正确采集大便标本的方法是
A. 嘱病人先排尿避免尿液混入大便中影响检测
B. 采集大便培养标本时应用无菌竹签留取 10 g 大便
C. 做血吸虫孵化检查应留取 5～10 g 大便送检
D. 查寄生虫卵应留取全部大便标本
E. 查阿米巴原虫时应立即送检

13-22 大便常规标本检验的目的是
A. 查大便中的致病菌
B. 查肉眼不可见的微量血液

C. 查大便中的寄生虫
D. 查大便性状、颜色、细胞
E. 查大便中的虫卵

13-23 为阿米巴痢疾病人留取大便标本，应将便盆加温至
A. 34℃　　　　B. 35℃
C. 36℃　　　　D. 37℃
E. 38℃

13-24 查大便中的寄生虫卵时，为提高检出率应采集
A. 随意部位的大便
B. 中间部位的大便
C. 黏液部分的大便
D. 脓血部分的大便
E. 不同部位带血或黏液的大便

13-25 为阿米巴痢疾病人留取大便标本，应选择的容器是
A. 加温容器　　B. 玻璃瓶
C. 常规标本容器　D. 无菌容器
E. 硬纸盒

13-26 下列为检查蛲虫留取标本的操作中哪项错误
A. 在23点左右时，病人感觉肛门发痒时留取标本
B. 使用无菌棉签蘸取0.9%氯化钠溶液留取标本
C. 立即送检
D. 嘱病人在饭后将透明胶带贴在肛门周围
E. 将粘有虫卵的透明胶带对合送检

13-27 采集痰培养标本时需用的漱口液是
A. 0.1%醋酸溶液
B. 复方硼砂溶液
C. 0.9%氯化钠溶液
D. 1%~3%过氧化氢溶液
E. 1%~4%碳酸氢钠溶液

13-28 下列关于咽拭子培养的操作中哪项是错误的
A. 真菌培养须在口腔溃疡面

B. 病人先漱口
C. 避免交叉感染
D. 长棉签蘸无菌0.9%氯化钠溶液擦拭采集部位
E. 采集咽部、两侧腭弓及扁桃体分泌物

13-29 采集寄生虫标本时，如需要孵化毛蚴，要留多少克大便标本
A. 10 g　　　　B. 20 g
C. 30 g　　　　D. 40 g
E. 50 g

13-30 采集标本前不需要核对的项目是
A. 病人的床号　B. 申请项目
C. 病人的住院时间　D. 病人的姓名
E. 病人的住院号

13-31 下列哪项检查需用血清标本采集法
A. 动脉血 $PaCO_2$
B. 凝血4项
C. 血红蛋白浓度
D. 心肌酶
E. ESR

13-32 需全血标本的除外下列哪项
A. 肝功能
B. 二氧化碳结合力(CO_2CP)
C. ESR
D. 红细胞比容(Hct)
E. 糖化血红蛋白(HbA1c)

13-33 下列采集血标本的操作中哪项错误
A. 采集全血标本时，血液注入试管内需摇动
B. 及时送检
C. 肝功能标本需饭后抽血
D. 采集血培养标本时，应防止污染
E. 全血标本均需一针见血、充分混匀

13-34 使用真空采血管时试管头颜色呈红色是下列哪项检查
A. 凝血功能　　B. HbA1c
C. 血清免疫学　D. ESR
E. 血常规

13-35 使用真空采血管时试管头呈黑色是下列哪项检查
　　A. 血常规　　　　B. ESR
　　C. 凝血4项　　　D. 电解质
　　E. 肝功能

13-36 做生化试验应选用头部什么颜色的真空采血管
　　A. 黑色　　　　　B. 紫色
　　C. 红色　　　　　D. 蓝色
　　E. 灰色

13-37 做凝血功能测定时应选用头部什么颜色的真空采血管
　　A. 蓝色　　　　　B. 紫色
　　C. 红色　　　　　D. 黑色
　　E. 灰色

13-38 紫色头的真空采血管是做下列哪项检查使用的
　　A. 血常规　　　　B. 生化试验
　　C. 肝功能　　　　D. ESR
　　E. 凝血功能

13-39 测定糖耐量试验应选用头部什么颜色的真空采血管
　　A. 蓝色　　　　　B. 紫色
　　C. 红色　　　　　D. 黑色
　　E. 灰色

13-40* 护士为亚急性细菌性心内膜炎病人采集血培养标本,为提高阳性率,最适宜的采集时间应在
　　A. 发热时,抗生素应用前
　　B. 发热时,抗生素应用后半小时
　　C. 发热前,抗生素应用后
　　D. 发热后,抗生素应用1天后
　　E. 发热前、发热后均可

13-41* 下列关于标本采集的操作中不正确的是
　　A. 尿蛋白定性检查,留取24小时尿标本
　　B. 尿比重检查,留取清晨第1次尿
　　C. 痰培养标本,采集前应先用复方硼砂溶液,再用清水漱口
　　D. 咽拭子培养,在扁桃体及咽部采集分泌物
　　E. 大便检查阿米巴原虫,便盆应加温

✎ A2型单项选择题(13-42～13-72)

13-42 带教老师让护生为病人做尿17-羟类固醇、17-酮类固醇检查的标本采集,下列哪项加入尿标本中合适
　　A. 甲醛　　　　　B. 二甲苯
　　C. 浓盐酸　　　　D. 浓硫酸
　　E. 乙酸

13-43 病人,男性,55岁。因亚急性细菌性心内膜炎收治入院,需做血培养检查。采血量为
　　A. 1 ml　　　　　B. 3 ml
　　C. 6 ml　　　　　D. 9 ml
　　E. 12 ml

13-44 病人,男性,42岁。因持续高热,怀疑败血症。下列采集血培养标本做法中哪项错误
　　A. 检查培养基是否足够
　　B. 标本应在使用抗生素前采集
　　C. 取血5 ml
　　D. 须放入干燥试管内
　　E. 采集时严格执行无菌操作

13-45 病人,男性,30岁。因全身化脓性感染伴持续高热,医嘱给予抽血做血培养和抗生素敏感试验。最佳的采血时间是
　　A. 发热间歇期
　　B. 早晨空腹时
　　C. 抗生素使用前
　　D. 抗生素使用后
　　E. 静脉滴注抗生素时

13-46 病人,男性,55岁。有慢性支气管炎、阻塞性肺气肿病史10余年,近2年来反复双下肢水肿,此次病情加重,口唇发绀,神志不清,闻及双下肺有湿啰

音,心率120次/分。因需确诊该病人有无呼吸衰竭,下列哪项检查最有意义
A. 呼吸困难程度
B. 发绀程度
C. 神志变化
D. 动脉血气分析
E. 心电图

13-47 病人,男性,50岁。因持续高热、牙龈出血及多处皮肤淤点10天入院。医嘱开具下列检查。护士采血时,应优先采集下列哪种检查的标本
A. 血常规　　　　B. 凝血4项
C. 血培养　　　　D. ABO血型
E. 血清免疫学

13-48 病人,女性,28岁。因妊娠剧吐收治入院,医嘱给予氯化钾静脉滴注。护士在病人左手背进行静脉穿刺滴入含钾溶液,2小时后遵医嘱复查血钾。不宜选择的采血部位是
A. 右股静脉
B. 左股静脉
C. 左手背静脉
D. 左肘正中静脉
E. 右肘正中静脉

13-49 病人,女性,30岁。拟诊慢性肾盂肾炎收治入院。医嘱予检查爱迪计数。护士在收集尿标本时应加入的防腐剂是
A. 浓盐酸　　　　B. 1%甲苯
C. 40%甲醛　　　D. 10%甲醇
E. 95%乙醇

13-50 病人,女性,52岁。诊断为急性肾小球肾炎合并肝功能损伤入院。护士为其采血时,下列哪项检查采血需准备抗凝管
A. 尿素氮　　　　B. 肝功能
C. 肾功能　　　　D. 血常规
E. 甘油三酯

13-51 病人,男性,55岁。近3个月来,无明显原因体重下降5 kg,出现刺激性干咳,持续痰中带血。怀疑肺癌,需查找痰中癌细胞。用于固定痰中癌细胞的溶液选用
A. 10%甲醛　　　B. 浓盐酸
C. 3%氯石灰　　 D. 70%乙醇
E. 1%过氧乙酸

13-52 病人,男性,60岁。怀疑支气管肺癌。为查找痰中癌细胞,可用于固定痰标本的溶液是
A. 70%乙醇　　　B. 10%甲醛
C. 40%甲醛　　　D. 95%乙醇
E. 20%乙醇

13-53 病人,女性,30岁。因尿急、尿频、尿痛,怀疑尿路感染,为进一步明确诊断,遵医嘱给予尿培养检查。病人神志清楚,一般情况良好。留尿标本的方法是
A. 留取中段尿
B. 收集24小时尿
C. 收集12小时尿
D. 随机留尿
E. 留晨起第1次尿

13-54 病人,女性,35岁。近几日感到劳累后心慌、易激、易怒,医生怀疑病人可能患甲亢,需抽血做T_3、T_4检查。护士在给病人采集血标本时,下列操作中哪项错误
A. 选取粗、直、弹性好的静脉进行采血
B. 采血部位的皮肤需干燥
C. 标本采集后及时送检
D. 采血时须扎紧止血带
E. 采血不顺利时,不能在同一部位反复穿刺

13-55 病人,女性,35岁。因尿频、尿急、尿痛,怀疑尿路感染收治入院。入院后需收集尿标本做细菌培养,但病人入院前自行服用了抗生素,护士应在病

人使用抗生素治疗后多少天留取尿标本

A. 1天 B. 2天
C. 3天 D. 4天
E. 5天

13-56 患儿,女性,2岁。拟诊溃疡性结肠炎收治入院。护士指导患儿家长留取大便标本,正确的方法是

A. 便盆应加温
B. 选取有黏液脓血部分大便送检
C. 选取边缘部分大便送检
D. 大便置于便盒内送检
E. 留取全部大便

13-57 病人,女性,50岁。有胃溃疡病史10余年,近日来上腹部疼痛加剧。医生怀疑有上消化道出血,为进一步确诊,需做大便隐血试验。护士告知病人,大便隐血试验前3天可食用的食物是

A. 油豆腐粉丝汤,烤羊排
B. 蒜泥菠菜,炒猪肝
C. 炒青菜,红烧鱼头
D. 纯牛奶,豆腐汤
E. 卷心菜,小炒肉

13-58 病人,男性,55岁。持续腹痛、腹泻2天,大便呈黑色。医嘱开具大便隐血试验检查,护士指导其在标本采集前3天内可食用的食物是

A. 肉类 B. 豆制品
C. 动物血 D. 动物肝脏
E. 绿叶蔬菜

13-59 病人,男性,40岁。因发热、咳嗽4天,拟诊化脓性扁桃体炎收治入院。需采集痰标本进行细菌培养,下列采集方法中哪项不正确

A. 采集病人晨起漱口后的第1口痰
B. 用无菌长棉签擦拭腭弓处分泌物
C. 用无菌长棉签擦拭咽部分泌物
D. 用无菌长棉签快速擦拭扁桃体处分泌物

E. 嘱病人张口发"啊"音

13-60 病人,男性,30岁。医生怀疑病人体内有寄生虫,按医嘱服用驱虫药后,需留大便标本检查寄生虫。护士告知病人留取大便的正确方法是

A. 留取全部大便
B. 取不同部位大便
C. 取边缘部位大便
D. 取前段大便少许
E. 取有黏液脓血部分大便

13-61 病人,男性,30岁。持续黏液脓血便2天,拟诊为阿米巴痢疾收治入院。为进一步确诊,遵医嘱留取大便检查阿米巴原虫。护士应为病人准备的留取大便的容器是

A. 无菌容器
B. 加温的清洁容器
C. 干燥容器
D. 清洁容器
E. 培养容器

13-62 病人,女性,32岁,孕28周。因妊娠高血压收治入院,入院时血压为150/90 mmHg,为进一步明确诊断,准备留取24小时尿标本做尿蛋白定量。应加入的防腐剂是

A. 甲苯 B. 甲醛
C. 醋酸 D. 稀盐酸
E. 浓盐酸

13-63 患儿,男性,3岁。家属发现患儿夜间经常抓挠肛周,因持续腹泻、腹痛2天收治入院。入院后医生开具医嘱留取大便标本检查蛲虫。护士应告知患儿家属标本采集的时间为

A. 上午9点 B. 睡觉前
C. 早餐后 D. 餐后2小时
E. 午餐后2小时内

13-64 病人,男性,45岁。上腹疼痛2天。为协助诊断有无消化道出血,遵医嘱拟进行大便隐血试验。下列对病人的饮

食指导中正确的是

A. 禁食 6 小时

B. 禁食含碘食物

C. 检查当天早晨禁食

D. 试验期间控制主食在 300 g 以内

E. 试验前 3 天起禁食肉类、肝类、动物血、含铁食物、绿色蔬菜等

13-65 病人,女性,40 岁。体温持续 39℃ 以上 5 天,伴有阵发性咳嗽、咳少量白色黏痰,拟诊急性肺炎收治入院,为进一步确诊,需做血培养。护士应采集多少血量

A. 1 ml　　　　　B. 2 ml

C. 3 ml　　　　　D. 4 ml

E. 5 ml

13-66 病人,女性,30 岁。停经 20 天,近日来晨起有恶心、呕吐,欲进行早孕诊断试验。病人留取尿标本最适宜的时间是

A. 中午　　　　　B. 傍晚

C. 随时　　　　　D. 晨起

E. 临睡前

13-67* 病人,男性,60 岁。左侧腹痛、腹泻 3 个月,间断排脓血便,医生怀疑为溃疡性结肠炎,为进一步确诊,医生开具大便常规检查。护士嘱病人在留取大便时应注意

A. 留取全部大便

B. 取黏液、脓血部分

C. 留取中间部分大便

D. 取不同部位的大便

E. 留取边缘部分的大便

13-68* 病人,女性,31 岁。体温在 39℃ 持续 1 周,拟诊急性肺炎收治入院。入院后 X 线胸片检查示右上肺肺纹理明显增粗。护士遵医嘱抽取血标本做血培养,最佳的抽取时间是

A. 高热前

B. 应用抗生素前

C. 清晨空腹时

D. 随机时间均可

E. 待体温降至正常范围内后

13-69 病人,男性,25 岁。持续血尿 5 天,门诊检查尿蛋白(++),诊断为急性肾小球肾炎收治入院。现遵医嘱行尿爱迪计数检查,护士在病人的尿液中应加入的防腐剂是

A. 40% 甲醛

B. 40% 硫酸

C. 浓盐酸

D. 10% 过氧乙酸

E. 1%~2% 甲苯

13-70 病人,女性,65 岁。既往有慢性支气管炎病史。现感觉气促,不能平卧来院就诊。拟诊肺部感染、呼吸衰竭收治入院。体格检查:气促,痰液黄色黏稠,不易咳出。为进一步明确诊断,开具血气分析检查。护士采血时,下列操作中哪项正确

A. 采血器与皮肤呈 15°~30° 角进针

B. 避免摇动试管

C. 选择合适的静脉进行穿刺

D. 采血毕用无菌纱布加压止血 5~10 分钟

E. 采血量为 5 ml

13-71 病人,男性,65 岁。慢性咳嗽、咳痰 10 余年,近 3 年来劳动时出现气促,近日因感冒发热 3 天,自感病情加重,痰液黏稠不易咳出。体格检查:体温正常;神志清;桶状胸,双肺叩诊过清音,呼吸音低。拟诊阻塞性肺气肿收治入院。为进一步明确诊断,医生需开具下列哪项检查

A. 胸部 X 线　　　B. 痰培养

C. 血气分析　　　D. 血常规

E. 血培养

13-72* 病人,男性,30 岁。深夜在路边摊与朋友聚餐后出现高热、腹泻等症状,拟诊细菌性痢疾收治入院。护士嘱病人

留取标本时应注意
A. 无便意时,使用泻药后留取大便送检
B. 多次采集标本,集中送检
C. 留取全部大便送检
D. 采集有黏液脓血部分送检
E. 在使用抗生素后采集标本

A3 型单项选择题(13-73～13-103)

(13-73～13-74 共用题干)

病人,女性,28 岁。平时月经规律,周期 28～32 天。因停经 50 天,少量阴道出血伴下腹痛 2 天入院。

13-73* 最有助于诊断的检查是
A. 尿妊娠试验(HCG 试验)
B. 血常规
C. 血黄体生成素测定
D. 黄体酮测定
E. 血糖测定

13-74* 采集标本的时间为
A. 清晨饭前   B. 阴道出血前
C. 阴道出血后 D. 清晨饭后
E. 随机时间均可

(13-75～13-76 共用题干)

病人,男性,40 岁。因外伤致尿失禁,遵医嘱为该病人进行留置导尿。今晨家属向医生反应病人出现寒战、发热,医生怀疑为尿路感染。

13-75* 为进一步明确诊断,医生应开具下列哪项检查
A. 尿常规
B. 尿培养
C. 12 小时尿蛋白定量
D. 尿肌酐
E. 尿比重

13-76* 护士在采集尿标本时,下列操作中哪项错误
A. 留取随机尿液
B. 消毒导尿管末端
C. 需留取中段尿
D. 采集尿标本前先夹闭导尿管半小时
E. 避免尿液污染

(13-77～13-78 共用题干)

病人,女性,70 岁。既往有慢性阻塞性肺气肿病史,5 天前因感冒出现呼吸困难、剧烈咳嗽、痰液黏稠不易咳出等症状。

13-77* 为进一步了解低氧血症的程度,医生应开具下列哪项检查
A. 电解质   B. HbAlc
C. 血气分析   D. 血生化试验
E. 血常规

13-78* 护士在进行这项检查时,下列操作中哪项错误
A. 严格执行无菌操作
B. 采血后需取下针头紧贴试管壁将血液注入抗凝试管内
C. 针头与皮肤呈 45°角穿刺
D. 采血量为 2 ml
E. 采血毕,嘱病人用 75% 乙醇棉球按压 2 分钟

(13-79～13-81 共用题干)

病人,男性,28 岁。既往有乙肝病史。突发寒战、高热、剧烈咳嗽 1 天。体格检查:左下肺呼吸音减弱,可闻及湿啰音。胸部 X 线检查示左下肺有大片炎症阴影。拟诊肺炎球菌肺炎收治入院。

13-79* 为明确病原菌,医生开具血培养检查,采集血培养标本最佳的时机是
A. 寒战前
B. 高热时
C. 高热间歇时
D. 滴注抗生素时
E. 寒战结束时

13-80 除了采集血培养标本明确病原菌外,医生还开具了血常规和肝功能,请问采集这 3 项血标本的顺序应是
A. 血培养→血常规→肝功能
B. 血常规→血培养→肝功能

C. 肝功能→血常规→血培养

D. 血常规→肝功能→血培养

E. 血培养→肝功能→血常规

13-81 血常规、血培养、肝功能这3项检查需要使用什么类型的试管
A. 血培养用培养瓶,血常规用抗凝试管,肝功能用干燥试管
B. 血培养用培养瓶,血常规用培养瓶,肝功能用干燥试管
C. 血培养用培养瓶,血常规用干燥试管,肝功能用干燥试管
D. 血培养用培养瓶,血常规用抗凝试管,肝功能用抗凝试管
E. 血培养用培养瓶,血常规用干燥试管,肝功能用抗凝试管

(13-82～13-83 共用题干)

病人,男性,48岁。因肝区疼痛、厌食、厌油腻,拟诊肝炎收治入院。为进一步明确诊断,医生开具肝功能检查。

13-82 护士在采血时,下列操作中哪项正确
A. 采血前先抽吸 0.5 ml 的肝素湿润注射器
B. 采集动脉血
C. 选用干燥试管
D. 采血量为 10～15 ml
E. 采血毕,用无菌纱布按压防止出血

13-83 为使化验结果准确,采血的时间最好在
A. 发热时　　　B. 寒战时
C. 晨起空腹时　D. 临睡前
E. 夜间熟睡时

(13-84～13-86 共用题干)

病人,男性,70岁。2年前诊断为心绞痛,今天早晨无明显诱因出现心前区疼痛,舌下含服硝酸甘油不能缓解,急诊入院。医生怀疑早期心肌梗死发作,为进一步明确诊断,医嘱抽血检查血清肌酸磷酸激酶(CPK)。

13-84* 最佳的采血时间是
A. 晚饭前　　　B. 疼痛时

C. 立即　　　　D. 服药后
E. 次日晨起空腹

13-85* 采集血标本时,下列操作中哪项正确
A. 采血前需抽吸肝素 0.5 ml,防止凝血
B. 可在静脉留置针处取血
C. 采血后避免振荡,防止溶血
D. 快速将血液注入试管内
E. 需取静脉血 1 ml

13-86* 下列哪项不是试管外标签需要注明的内容
A. 科室　　　　B. 床号
C. 采血量　　　D. 姓名
E. 送检目的

(13-87～13-89 共用题干)

患儿,男性,7岁。3周前患上呼吸道感染,治疗后痊愈。近几日家长发现男孩晨起双眼睑和下肢水肿,且逐渐加重,但活动后可减轻,并伴有食欲减退、恶心、呕吐和尿量减少,尿液呈洗肉水样,血压升高。医生怀疑为急性肾小球肾炎,需留 12 小时尿标本做爱迪计数。

13-87 为防止尿液久放变质,应在尿液中加入
A. 浓盐酸
B. 2%稀盐酸
C. 0.5%～1%的甲苯
D. 40%甲醛
E. 乙酸

13-88 留取 12 小时尿标本的正确方法是
A. 任意取连续的 12 小时尿液均可
B. 上午 7 点开始留尿,至晚上 7 点,全部尿液送检
C. 晚上 7 点开始留尿,至次日上午 7 点,全部尿液送检
D. 上午 7 点排空膀胱,弃去尿液,开始留尿,至晚上 7 点留取最后 1 次尿
E. 晚上 7 点排空膀胱,弃去尿液,开始留尿,至次日上午 7 点留取最后

1次尿

13-89 为进一步了解肾功能情况,需采血检查尿素氮,下列做法中正确的是
A. 采血毕,用无菌纱布按压穿刺点
B. 从输液针头处取血
C. 采集量一般为5 ml
D. 选用抗凝试管
E. 血液注入试管后不能摇动

(13-90～13-92共用题干)

病人,女性,40岁。患有慢性肾小球肾炎10余年,经住院后治疗,病情缓解。医生告知病人等实验室检查结果均正常可予以出院。

13-90 做尿蛋白定量检查时,选用的防腐剂是
A. 40%甲醛
B. 0.5%～1%甲苯
C. 1%浓盐酸
D. 50%乙醇
E. 1%过氧乙酸

13-91 做尿蛋白定量检查时,下列操作中哪项正确
A. 留晨起第1次尿液
B. 留取中段尿5 ml
C. 留取24小时尿液
D. 留取12小时尿液
E. 随时留尿5 ml

13-92 做血尿素氮检查时,适合的标本和容器是
A. 全血标本,干燥试管
B. 血清标本,抗凝试管
C. 血清标本,干燥试管
D. 全血标本,抗凝试管
E. 血培养标本,培养瓶

(13-93～13-94共用题干)

病人,女性。近日来晨起眼睑水肿,排尿不适,尿色发红,血压偏高。医生怀疑为急性肾小球肾炎,为进一步明确诊断,需留12小时尿标本做爱迪计数。

13-93 护士收集尿标本时,为了防止尿液久放变质,应在尿液中加入
A. 甲醛   B. 乙烯雌酚
C. 浓盐酸   D. 稀盐酸
E. 甲醛

13-94 加入防腐剂的目的是
A. 防止尿中激素被氧化
B. 防止细菌污染
C. 固定尿中有机成分
D. 保持尿液的酸性环境
E. 防止尿液挥发

(13-95～13-96共用题干)

病人,女性,35岁,已婚。腰痛持续半年,伴有不典型尿痛、尿频、尿急,未认真服药。

13-95 为进一步明确诊断,需要做的检查是
A. 尿常规
B. 12小时尿标本检查
C. 24小时尿标本检查
D. 尿培养
E. 尿蛋白定量

13-96 下列护士留取尿标本的操作中哪项错误
A. 嘱咐病人留取晨起第1次尿
B. 留取的尿液量为5～10 ml
C. 注意保护病人隐私
D. 严格无菌操作
E. 帮助病人清洁外阴

(13-97～13-99共用题干)

病人,男性,71岁。咳嗽、咳痰反复发作35年,咽痛3天。今晨病人突发呼吸困难3小时、心跳快、神志不清,经急诊科收治入院。

13-97 为明确诊断,下列哪项检查是最首要的
A. 电解质   B. 心肌酶
C. 肌酐   D. 血气分析
E. 血氨

13-98 护士遵医嘱给病人进行检查,需选用下列哪项容器
A. 干燥试管   B. 血培养瓶
C. 肝素抗凝管   D. 血浆分离管

E. 草酸钾抗凝管

13-99 护士下列哪项操作不符合规范
A. 严格遵循无菌操作
B. 常规消毒病人的皮肤
C. 采血前核对病人姓名、床号及手腕带
D. 采血毕,用乙醇棉球按压穿刺点,以防出血
E. 及时送检

(13-100~13-103 共用题干)

病人,女性,20岁。5天前出现不明原因的发热,伴有乏力、夜间盗汗等症状,遂来院就诊。体格检查:体温39.4℃,脉搏130次/分,血压105/70 mmHg;急性面容;全身皮肤有多处淤斑、淤点;心脏听诊有杂音;脾大。医生怀疑为亚急性心内膜炎。

13-100 为进一步明确诊断,需要为病人进行的检查是
A. 血常规　　B. 血培养
C. 肝功能　　D. 电解质
E. 血气分析

13-101 为病人采血时,采血量为
A. 1~2 ml　　B. 3~4 ml
C. 5~8 m　　D. 10~15 ml
E. 16~18 ml

13-102 为病人进行采血拔针后,穿刺点按压时间为
A. 2分钟　　B. 4分钟
C. 6分钟　　D. 8分钟
E. 10分钟

13-103 若病人还需做心肌酶、ESR及血培养检查,下列操作中哪项正确
A. ESR标本应注入干燥试管
B. 血培养标本应在使用抗生素后采集
C. 心肌酶标本应注入抗凝试管
D. 测定ESR应留取血清标本
E. 以上3种血标本注入顺序是血培养瓶→抗凝试管→干燥试管

名词解释题(13-104~13-110)

13-104 标本采集
13-105 12小时尿标本
13-106 24小时尿标本
13-107 咽拭子培养
13-108 毛细血管采血法
13-109 静脉血标本采集法
13-110 动脉血标本采集法

简述问答题(13-111~13-123)

13-111 简述标本采集的意义。
13-112 简述标本采集的原则。
13-113 怎样防止溶血?为什么?
13-114 采集血标本时,对于采血时间应注意些什么?
13-115 简述静脉血标本采集的注意事项。
13-116 简述留取尿标本的注意事项。
13-117 简述动脉血标本采集法的注意事项。
13-118 血标本的分类及主要用于哪些检查?
13-119 大便标本的分类及主要用于哪些检查?
13-120 如何检查大便中的蛲虫?
13-121 简述大便标本采集的注意事项。
13-122 临床上常用的痰标本有哪些?
13-123 简述痰标本采集的注意事项。

综合应用题(13-124)

13-124 病人,女性,55岁。有乙肝病史10余年,近几日常出现呕吐。今天呕吐加重,呕吐物呈黑色、量约100 ml,且有柏油样便,每次量约200 g,同时伴有寒战、发热等症状。腹部B超示肝内混合性病变,胆囊息肉样病变。医生开具医嘱为病人进行呕吐物检查、大便隐血试验、血常规、肝功能和血培养检查。

请解答:
(1)护士采集血标本时分别使用什么试

管?采集的顺序是什么?

（2）采集血标本的注意事项是什么?

（3）护士应如何向病人宣教关于大便隐血试验的大便标本留取方法?

（4）进行呕吐物检查的注意事项是什么?

答案与解析

选择题

A1 型单项选择题

13-1	E	13-2	D	13-3	D	13-4	B
13-5	B	13-6	D	13-7	B	13-8	A
13-9	D	13-10	B	13-11	E	13-12	E
13-13	D	13-14	D	13-15	A	13-16	A
13-17	A	13-18	D	13-19	A	13-20	D
13-21	A	13-22	D	13-23	D	13-24	E
13-25	A	13-26	D	13-27	D	13-28	B
13-29	C	13-30	C	13-31	D	13-32	A
13-33	C	13-34	C	13-35	B	13-36	C
13-37	A	13-38	A	13-39	E	13-40	A
13-41	A						

A2 型单项选择题

13-42	C	13-43	E	13-44	D	13-45	C
13-46	D	13-47	C	13-48	D	13-49	C
13-50	A	13-51	A	13-52	D	13-53	A
13-54	D	13-55	E	13-56	B	13-57	D
13-58	B	13-59	A	13-60	E	13-61	B
13-62	A	13-63	B	13-64	D	13-65	E
13-66	D	13-67	B	13-68	B	13-69	A
13-70	D	13-71	C	13-72	D		

A3 型单项选择题

13-73	A	13-74	A	13-75	B	13-76	A
13-77	C	13-78	B	13-79	B	13-80	A
13-81	A	13-82	C	13-83	C	13-84	C
13-85	C	13-86	C	13-87	B	13-88	E
13-89	D	13-90	A	13-91	C	13-92	D
13-93	A	13-94	C	13-95	D	13-96	A
13-97	D	13-98	C	13-99	D	13-100	B
13-101	D	13-102	E	13-103	E		

部分选择题解析

13-40 解析： 采集血培养标本时，应尽量在未使用抗生素前采血，如已使用抗生素，应尽量选择抗生素在体内浓度最低时采血，应在病人第2次使用抗生素之前采集；最好在病人发热或寒战时采集，以提高阳性率。

13-41 解析： 尿蛋白定性属于尿常规检查，需留取清晨第1次尿，因为晨尿浓度较高且不受饮食的影响，检验结果更具参考意义。

13-67 解析： 留取大便时要留取有黏液、脓血等的异常部分，更有助于判断疾病。

13-68 解析： 应用抗生素后,会影响到血培养的检查结果,细菌会受到抗生素的作用,使得医生不能准确判断,所以需要在应用抗生素前抽血检查。

13-72 解析： 为细菌性痢疾病人查找致病菌,应选择有黏液脓血部分的大便送检。

13-73 解析： 该病人为育龄期女性，平时月经正常，突然停经，应考虑妊娠。做尿妊娠试验，试验阳性表示妊娠。

13-74 解析： 晨尿中 HCG 浓度较高,且不受饮食的影响,检验结果更具参考意义。

13-75 解析： 尿培养是取未被污染的尿液做细菌培养及计数。

13-76 解析： 尿培养标本需无菌留取尿液,排除外界细菌干扰,才能准确地检测尿液是否存在感染,所以不能留取随机的尿液,要留取中段尿。

13-77 解析： 血气分析是应用血气分析仪测定

第十三章 标本采集

人体血液中的氢离子浓度和溶解在血液中的气体(主要指二氧化碳、氧气),来了解人体呼吸功能与酸碱平衡状态的一种手段,它能直接反映肺换气功能及人体酸碱平衡状态。常用于低氧血症和呼吸衰竭的诊断。

13-78 解析: 采集动脉血标本后需隔绝空气,立即用无菌纱布压迫穿刺处,并迅速将针尖斜面刺入橡皮塞内,以免空气进入影响检查结果。同时要用手搓动血气采集管数次,使血液与肝素充分混匀,防止凝血。

13-79 解析: 最好在病人发热或寒战时采集血培养标本,以提高阳性率。

13-84 解析: 根据病人的病情及医嘱要求,应即刻采血。

13-85 解析: 一般血培养取血 5 ml,采血后立即取下针头,将血液沿管壁缓慢注入试管内,采血后避免震荡,以防红细胞破裂溶血而影响检验结果的准确性。

13-86 解析: 试管外标签上注明科室、病室、床号、姓名、住院号、检验目的及送检日期。

名词解释题

13-104 标本采集是指采集人体少许的血液、排泄物(尿、大便)、分泌物、呕吐物、体液(胸腔积液、腹水)和脱落细胞等样品供临床检验,可反映人体正常的生理现象和病理改变,为疾病的诊断提供依据。

13-105 12 小时尿标本是指留取 12 小时尿液,嘱病人于下午 7 点排空膀胱后开始留尿,至次日上午 7 点最后 1 次尿液全部收集于广口瓶内送检。

13-106 24 小时尿标本是指留取 24 小时尿液,嘱病人于上午 7 点排空膀胱后开始留尿,至次日上午 7 点最后 1 次尿液全部收集于广口瓶内送检。

13-107 咽拭子培养是指取咽部及扁桃体分泌物做细菌培养或病毒分离。

13-108 毛细血管采血法是指自外周血或末梢血采集标本的方法。

13-109 静脉血标本采集法是指自静脉抽取血标本的方法。

13-110 动脉血标本采集法是指自动脉抽取血标本的方法。

简述问答题

13-111 标本采集的意义:①协助明确疾病诊断;②推测病程进展;③制订治疗措施;④观察病情;⑤提供科研及教学依据。

13-112 标本采集的原则:遵照医嘱、充分准备、严格查对、正确采集、及时送检。①遵照医嘱:采集各种标本均应按医嘱执行。②充分准备:采集标本前,护士应明确标本采集的相关事宜;采集标本前,病人或家属经护士的耐心解释,对留取标本的目的、方法、临床意义、注意事项及配合要点等有一定的认知,愿意配合护士,同时按要求在采集标本前做好必要的准备;根据检验目的准备好必需的物品,并在选择的标本容器外贴上标签(注明科室、床号、姓名、检验目的、标本类型、标本采集时间);采集标本时环境应清洁、安静、温湿度适宜、光线或照明充足,并保护病人隐私。③严格查对:采集前应认真查对医嘱,核对申请项目,采集完毕及送检前应重复查对。④正确采集:采集标本既要保证及时,又须保证采集量准确。为保证送检标本的质量,除严格遵守查对制度外,还需要掌握正确的采集方法。⑤及时送检:标本采集后应及时送检,不应放置过久,以免标本变质影响检验结果。

13-113 防止溶血的措施:①按静脉穿刺法取血,抽血时须用干燥注射器、针头和干燥试管。②采血后立即取下针头,将血液顺管壁缓慢注入试管内,切勿注入泡沫。③避免震荡,以防红细胞破裂而造成溶血。因血液中细胞内、外成分有很大差异,如细胞内钾离子浓度是细胞外的 20 倍,细胞内某些酶含量也较细胞外高,如有溶血发生,则严重影响结果的准确性。

13-114 采集血标本时,对于采血时间应注意:①空腹采血。血液生化试验一般要求早晨空腹安静时采血。故指导病人晚餐后禁食,至次日晨采血,空腹12～14小时。但过度空腹达24小时以上,某些检验会有异常结果。②定时采血。为了解有昼夜节律性变动的指标,应定时采血,即在规定的时间段内采集血标本。

13-115 静脉血标本采集的注意事项:①严格执行查对制度和无菌操作技术。②抽血前标本须用干燥注射器、针头和干燥试管,采血后立即取下针头,将血液顺管壁缓慢注入试管,勿将泡沫注入并避免震荡以免红细胞破裂发生溶血。③采集血标本时,将血液如上法注入盛有抗凝剂的试管内,立即轻轻旋转摇动试管8～10次,使血液和抗凝剂混匀,避免血液凝固。④如果做CO_2CP测定,抽取血液后,应立即注入有液状石蜡的抗凝管,注入时针头应插在液状石蜡液面以下,以隔绝空气或将血液注入抗凝管后立即旋紧橡胶盖送检,否则CO_2逸出,测定值降低。⑤采集血培养标本时,应防污染,除严格执行无菌操作技术外,抽血前应检查培养基是否符合要求,瓶塞是否干燥、培养液不宜太少。根据不同的检验目的准备标本容器,并计算采血量。一般血培养采血5 ml,为提高亚急性细菌性心内膜炎病人培养阳性率,采血量需10～15 ml。⑥若同时需抽取不同种类的血标本时应先注入血培养瓶,再注入抗凝管,最后注入干燥管。⑦严禁在输液、输血的针头或血管处取血标本,最好在对侧肢体采集。⑧采集血标本后,应将注射器活塞略向后抽,以免血液凝固使注射器粘连和针头阻塞。⑨采血用的注射器应经消毒液浸泡消毒后,再清洁处理,最好选用一次性注射器。

13-116 留取尿标本的注意事项:①采集标本前要了解检验的目的、病人的病情及合作程度。②尿标本必须新鲜,并按要求留取。③尿标本应避免经血、白带、精液、大便等混入。此外,还应注意避免烟灰、便纸等异物混入。④标本留取后,应及时送检,以免细菌繁殖、细胞溶解或被污染等。⑤常规检查在标本采集后尽快送检,最好不超过2小时,如不能及时送检和分析,必须采取保存措施,如冷藏或防腐等。⑥留取尿培养标本时,应严格执行无菌操作,防止标本污染影响检验结果。⑦尿内勿混入消毒液,以免产生抑菌作用而影响检查结果。⑧对昏迷或尿潴留病人可导尿留取标本。⑨采集中段尿时,必须在膀胱充盈的情况下进行。⑩留取24小时尿标本时,病人排第1次尿时即应加防腐剂并使之与尿液混合,防止尿液变质。

13-117 动脉血标本采集法的注意事项:①严格执行查对制度和无菌操作原则。②桡动脉穿刺点为前臂掌侧腕关节上2 cm、动脉搏动明显处。股动脉穿刺点在腹股沟股动脉搏动明显处,穿刺时,病人取仰卧位,下肢伸直略外展外旋,以充分暴露穿刺部位。新生儿宜选桡动脉穿刺,因股动脉穿刺垂直进针易伤及髋关节。③防止气体逸散。采集血气分析标本抽血时注射器内不能有空泡,抽出后立即密封针头,隔绝空气[因空气中的氧分压(PO_2)高于动脉血、二氧化碳分压(PCO_2)低于动脉血]。做CO_2CP测定时,盛血标本的容器亦应加塞盖紧,避免血液与空气接触过久影响检验结果,所以采血后应立即送检。④拔针后局部用无菌纱布或砂袋加压止血,以免出血或形成血肿,压迫止血至不出血为止。⑤病人饮热水、洗澡、运动后,需休息30分钟再采血,避免影响检查结果。⑥合理有效使用条形码,杜绝差错事故的发生。⑦对有出血倾向者慎用动脉穿刺法采集动脉血标本。

13-118 血标本的分类及主要用于的检查:①全血标本,主要用于临床血液学检查;②血浆标本,适合于内分泌激素、血栓和凝血功能检查等;③血清标本,适合于临床化学和免疫学的检查;④血培养标本,适合于培养检查血液中的病原菌。

13-119 大便标本的分类及主要用于的检查:①常规标本,用于检查大便的形状、颜色、细胞等;②培养标本,用于检查大便中的致病菌;③隐血标本,用于检查大便内肉眼不能察见的微量血液;④找寄生虫及虫卵标本,用于检查大便中的寄生虫成虫、幼虫及虫卵并计数。

13-120　检查大便中蛲虫的方法：晚上12点或清晨排便前，用透明塑料薄膜或软、粘、透明纸拭子于肛门周围皱襞处拭取标本，并立即送检。或嘱病人睡觉前或清晨未起床前，将透明胶带贴于肛门周围处，取下并将已粘有虫卵的透明胶带面贴在载玻片上或将透明胶带对合，立即送检验室做显微镜检查。

13-121　大便标本采集的注意事项：①盛大便标本的容器必须有盖，有明显标记。②不应留取尿壶或混有尿液的便盆中的大便标本。大便标本中也不可混入植物、泥土、污水等异物。不应从卫生纸或衣裤、纸尿裤等物品上留取标本，不能用棉签有棉絮端挑取标本。③检查寄生虫时，嘱病人将大便排于清洁便盆内，用检便匙在大便不同的部位采集带血或黏液部分，量为5～10 g，放入检便盒内。如病人服用驱虫药或做血吸虫孵化检查，应留取全部大便，如需孵化毛蚴应留取约50 g的大便，并尽快送检，必要时留取24小时大便送检。④检查痢疾阿米巴滋养体时，在采集标本前几天，不应给病人服用钡剂、油质或含有金属的泻剂，以免金属制剂影响阿米巴虫卵或胞囊的显露。同时应床边留取新排出的大便，从脓血和稀软部分取材，并立即保温送实验室检查。⑤采集培养标本，全部无菌操作并将标本收集于灭菌封口的容器内。若难以获得大便或排便困难及幼儿可采取直肠拭子法，即将拭子或无菌棉签前端用无菌甘油或0.9%氯化钠溶液湿润，然后插入肛门4～5 cm（幼儿2～3 cm），轻轻在直肠内旋转，擦取直肠肠腔内表面黏液后取出，盛于无菌试管中或保存液中送检。⑥采集隐血标本时，嘱病人检查前3天禁食肉类、动物肝脏、动物血、含铁丰富的食物和药物，3天后收集标本，以免造成假阳性。⑦危重病人由护士协助留取，若为腹泻病人应留取含脓血、黏液的异常部分；如为水样便，可盛于大口玻璃瓶中送检。

13-122　临床上常用的痰标本：①常规痰标本，检查痰液中的细菌、虫卵或癌细胞等；②痰

培养标本，检查痰液中的致病菌，为选择抗生素提供依据；③24小时痰标本，检查24小时的痰量，并观察痰液的性状，协助诊断或做浓集结核杆菌检查。

13-123　痰标本采集的注意事项：①采集标本前要了解检验的目的、病人的病情及合作程度；②检查标本容器有无破损、是否符合检验的目的和要求；③采集标本操作规范，采集方法、采集量和采集时间要准确；④采集痰标本时，嘱病人勿将唾液、漱口水、鼻涕混入痰标本中；⑤标本采集后及时送检。

综合应用题

13-124　（1）护士采集血标本时，血常规检查使用干燥试管，肝功能检查使用抗凝试管，血培养检查使用血培养瓶。采集的顺序：血培养→抗凝试管→干燥试管。

（2）采集血标本的注意事项：①严格执行查对制度和无菌操作技术。②抽血清标本须用干燥注射器、针头和干燥试管，采血后立即取下针头，将血液顺管壁缓慢注入试管，勿将泡沫注入并避免震荡以免红细胞破裂溶血。③采集血标本时，将血液如上法注入盛有抗凝剂的试管内，立即轻轻旋转摇动试管8～10次，使血液和抗凝剂混匀，避免血液凝固。④如果做CO_2CP测定，抽取血液后，应立即注入有液状石蜡的抗凝管，注入时针头应插在液状石蜡面下，以隔绝空气或将血液注入抗凝管后立即旋紧橡胶盖送检，否则CO_2逸出会使测定值降低。⑤采集血培养标本时，应防污染，除严格执行无菌操作技术外，抽血前应检查培养基是否符合要求，瓶塞是否干燥、培养液不宜太少。根据不同的检验目的准备标本容器，并计算采血量。一般血培养采血5 ml，为提高亚急性细菌性心内膜炎病人培养阳性率，采血量需10～15 ml。⑥若同时抽取不同种类的血标本时应先注入血培养瓶，再注入抗凝管，最后注入干燥管。⑦严禁在输液、输血的针头或血管处取血标本，最好在对侧肢体采集。⑧采集血标本后，应将注射器活

塞略向后抽,以免血液凝固使注射器粘连和针头阻塞。⑨采血用的注射器应经消毒液浸泡消毒后,再清洁处理,最好选用一次性注射器。

(3) 护士向病人宣教关于大便隐血试验的大便标本留取方法:①嘱病人在检查前3天禁食肉类、动物血、动物肝脏、绿色蔬菜及含铁丰富的食物和药物。②于第4天排空膀胱,排便于清洁便盆中,留取不同部位的大便约5 g,放于标本容器内,立即送检。

(4) 进行呕吐物检查的注意事项:呕吐时防止呕吐物误吸入气管引起窒息;呕吐完毕及时送检及清理,以免产生不良刺激。

(张伊倩)

第十四章

疾病观察和危重病人的抢救技术

❋ 选择题(14-1～14-325)

✎ A1型单项选择题(14-1～14-105)

14-1 每个重症监护病房(ICU)适宜的设置为
　　A. 一般有2～3张床,每张床占地10 m²
　　B. 一般有6～8张床,每张床占地15 m²
　　C. 一般有6～8张床,每张床占地10 m²
　　D. 一般有2～3张床,每张床占地15 m²
　　E. 一般有4～5张床,每张床占地10 m²

14-2 急救室应备的急救器械一般不包括
　　A. 呼吸机　　　　B. 吸氧设备
　　C. 心电图机　　　D. 电动吸引器
　　E. 超声雾化吸入器

14-3 急救器械不包括
　　A. 电动吸引器　　B. 心电图机
　　C. B超诊断仪　　 D. 电除颤器
　　E. 人工呼吸机

14-4 抢救室管理的"五定"制度是指
　　A. 定药品数量、定点安置、定人保管、定点消毒灭菌、定期检查维修
　　B. 定药品种类、定点安置、定人保管、定点消毒灭菌、定期检查维修
　　C. 定数量种类、定期存放、定人保管、定点消毒灭菌、定期检查维修
　　D. 定数量种类、定点安置、定人保管、定期消毒灭菌、定期检查维修
　　E. 定数量种类、定期存放、定班保管、定期消毒灭菌、定期检查维修

14-5 与病区急救室的布局和设备要求关系不密切的是下列哪项
　　A. 单独房间
　　B. 严格的管理制度
　　C. 备齐抢救药品与器械
　　D. 靠近医护办公室
　　E. 美化室内环境

14-6 下列药物中属于中枢兴奋药的是
　　A. 硫喷妥钠
　　B. 吗啡
　　C. 尼可刹米
　　D. 异丙肾上腺素
　　E. 利多卡因

14-7 用于升压的药物是
　　A. 多巴胺　　　　B. 利舍平
　　C. 洛贝林　　　　D. 地塞米松
　　E. 利多卡因

14-8 不属于升压药物的是
　　A. 去甲肾上腺素　B. 肾上腺素
　　C. 多巴胺　　　　D. 糖皮质激素
　　E. 间羟胺(阿拉明)

14-9 苯巴比妥钠作为局部麻醉前用药,主要是因为
　　A. 有镇静作用
　　B. 减少局麻药用量
　　C. 提高痛阈

D. 能抑制平滑肌痉挛
E. 能预防局麻药中毒反应

14-10 严重外伤病人的观察重点不包括
A. 神志　　　　B. 瞳孔
C. 生命体征　　D. 发育和营养
E. 尿量

14-11 危急状态不包括
A. 尿潴留　　　B. 大出血
C. 窒息　　　　D. 休克
E. 高血压危象

14-12 危重病人由于护理不当可诱发的并发症不包括
A. 动脉硬化
B. 泌尿系统感染
C. 压疮
D. 下肢静脉血栓
E. 坠积性肺炎

14-13 角膜反射消失见于
A. 意识模糊　　B. 昏睡
C. 嗜睡　　　　D. 浅昏迷
E. 深昏迷

14-14 下列哪项不属于深昏迷的临床表现
A. 对外界刺激无反应
B. 压迫眶上神经可出现痛苦表情
C. 全身肌肉松弛
D. 呼吸不规则,血压下降
E. 大小便失禁

14-15 下列哪项属中枢性呕吐
A. 伴有恶心,吐后可缓解不适感
B. 伴剧烈头痛,呕吐呈喷射状
C. 伴眩晕及眼球震颤
D. 伴腹痛、腹泻
E. 伴腐臭味,多为宿食

14-16 下列哪项是谵妄状态时的表现
A. 语无伦次　　B. 语言增多
C. 易激怒　　　D. 感觉迟钝
E. 朦胧状态

14-17 呕吐物中混有滞留在胃内时间较短的血液而且血液量较多时,其颜色应呈
A. 鲜血色　　　B. 暗红色
C. 咖啡色　　　D. 黄绿色
E. 巧克力色

14-18 正常人瞳孔直径为
A. 1～2 mm　　B. 2～3 mm
C. 2～5 mm　　D. 4～5 mm
E. ＞5 mm

14-19 双侧瞳孔散大常见于
A. 有机磷农药中毒　B. 吗啡类中毒
C. 巴比妥类中毒　　D. 颠茄类中毒
E. 脑疝早期

14-20 双侧瞳孔缩小见于
A. 有机磷农药中毒
B. 颅压增高
C. 硬脑膜下血肿
D. 脑疝早期征象
E. 颠茄类中毒

14-21 皮肤明显干燥、弹性差常见于
A. 虚脱　　　　B. 糖尿病
C. 甲亢　　　　D. 维生素K缺乏
E. 脱水

14-22* 意识模糊的表现是
A. 错觉、幻觉
B. 处于嗜睡状态
C. 醒时答话含糊不清
D. 暂时性意识丧失
E. 尿失禁

14-23* 以兴奋性增高为主的高级神经中枢急性失调状态称为
A. 意识模糊　　B. 嗜睡
C. 谵妄　　　　D. 昏睡
E. 昏迷

14-24* 病人处于浅昏迷时可出现
A. 随意运动丧失
B. 浅、深反射均消失
C. 全身肌肉松弛
D. 呼吸不规则
E. 对任何刺激无反应

14-25 判断危重病人病情恶化的最重要指

征是
- A. 意识模糊
- B. 血压急速下降
- C. 压疮
- D. 呼吸困难
- E. 瞳孔扩散

14-26 晚期癌症病人镇痛可用
- A. 甲基多巴
- B. 间羟胺
- C. 哌替啶
- D. 阿托品
- E. 异丙嗪

14-27 昏迷病人眼睑不能闭合应
- A. 用湿棉球擦拭眼睑
- B. 滴眼药水
- C. 按摩眼睑
- D. 盖凡士林纱布
- E. 用0.9%氯化钠溶液冲洗眼球

14-28* 面容枯槁、面色苍白或铅灰、表情淡漠、眼眶凹陷称为
- A. 慢性病面容
- B. 病危面容（希氏面容）
- C. 满月脸
- D. 二尖瓣面容
- E. 急性病面容

14-29 护理危重病人时不必要的措施是
- A. 确保病人安全
- B. 密切观察病情变化
- C. 保持呼吸道通畅
- D. 加强引流管护理
- E. 按接触隔离原则处理

14-30 下列护士在抢救工作中做法错误的是
- A. 参与制定抢救方案
- B. 做好抢救记录
- C. 不需参加会诊和病例讨论
- D. 做好交接班
- E. 分工明确，互相配合

14-31* 下列护理危重病人的措施中哪项错误
- A. 眼睑不能自行闭合，覆盖凡士林纱布
- B. 定时帮助病人更换体位
- C. 为病人定时做肢体被动运动
- D. 保持病人口腔清洁，每天口腔护理1～2次
- E. 发现病人心搏骤停，立即通知医生，进行人工呼吸和胸外心脏按压等抢救措施

14-32 当怀疑病人有心搏、呼吸骤停时，为迅速确诊，首先应
- A. 测血压
- B. 听心跳
- C. 触颈、股动脉搏动
- D. 数呼吸
- E. 做心电图

14-33 心肺复苏（CPR）时，开放气道的方法中对解除舌后坠效果最佳的是
- A. 托颈压额法
- B. 仰头抬颏法
- C. 托下颌法
- D. 气管插管术
- E. 环甲膜穿刺术

14-34 CPR时，开放气道的方法中头、颈部损伤病人禁用的是
- A. 托颈压额法
- B. 仰头抬颏法
- C. 托下颌法
- D. 气管插管术
- E. 环甲膜穿刺术

14-35 根据2015年国际CPR指南，胸外心脏按压部位位于
- A. 胸骨中、上1/3交界处
- B. 胸骨
- C. 胸骨中、下1/3交界处
- D. 胸骨下1/2处
- E. 胸骨角

14-36 CPR时的首选药物是
- A. 利多卡因
- B. 阿托品
- C. 碳酸氢钠
- D. 异丙肾上腺素
- E. 肾上腺素

14-37 下列关于CPR的说法中哪项错误
- A. 心搏骤停的病人应放在硬木板或者平地上进行CPR

B. 按压与吹气的比例为30：2
C. 按压时的频率为80～100次/分
D. 进行5组按压与吹气后立即检查病人有无颈动脉搏动
E. 体外心脏按压的深度成人为5～6 cm

14-38 一氧化碳中毒时给氧宜用
A. 头罩式　　　B. 鼻塞法
C. 氧气枕法　　D. 口罩法
E. 高压氧舱法

14-39 氧气表上减压器的作用是
A. 测知每分钟的氧流量
B. 自动减小来自氧气筒内的压力，使流量平稳输出
C. 氧气自筒内输出的途径
D. 测知氧气筒内的压力
E. 当氧流量过大，压力过高时能自动放气，保证安全

14-40 当病人的动脉血 PaO_2 低于多少时需给予吸氧
A. 35 mmHg　　B. 42 mmHg
C. 50 mmHg　　D. 57 mmHg
E. 65 mmHg

14-41 对氧气湿化瓶的处理不妥的是
A. 装入冷开水
B. 瓶内水量为2/3满
C. 通气管浸入液面下
D. 雾化吸入时瓶内不放水
E. 湿化瓶定时更换

14-42 无治疗功效的吸入氧浓度是
A. 23%　　　　B. 30%
C. 35%　　　　D. 40%
E. 45%

14-43 氧气筒内压力降到多少即不可使用
A. 2 kg/cm²　　B. 3 kg/cm²
C. 5 kg/cm²　　D. 8 kg/cm²
E. 10 kg/cm²

14-44 鼻导管给氧法，合适的润滑液是
A. 凡士林　　　B. 肥皂液
C. 30%乙醇　　D. 液状石蜡
E. 冷开水

14-45 下列有关头罩式给氧的叙述中哪项错误
A. 适用于婴幼儿吸氧
B. 长期给氧会产生氧中毒
C. 方法简便，无刺激性
D. 能根据病情需要调节氧浓度
E. 易于观察病情变化

14-46 下列关于氧气枕的叙述中哪项错误
A. 用于转运病人途中或家庭中
B. 使用时让病人头部枕于氧气枕上
C. 利用重力原理使氧气流出
D. 新氧气枕使用前应用水反复灌洗
E. 氧流量不可调节

14-47 氧气筒内氧气不可用尽的原因是
A. 便于再次充气
B. 便于检查氧气装置有无漏气
C. 便于调节氧流量
D. 使流量平稳，便于使用
E. 防止再充气时引起爆炸

14-48 下列用氧注意事项中哪项错误
A. 注意用氧安全，切实做好"四防"
B. 先调节流量后应用
C. 禁用带油的扳手装卸氧气表
D. 停用时先关氧气开关再拔出导管
E. 用氧过程中应注意氧疗效果

14-49 用氧安全的重点是做好"四防"，其内容不包括
A. 防震　　　　B. 防火
C. 防热　　　　D. 防油
E. 防移动

14-50 吸氧中途改变氧流量时应
A. 分开鼻导管与玻璃接头调节氧流量
B. 拔出鼻导管调节流量
C. 直接调节流量开关
D. 直接调节总开关
E. 更换鼻导管

14-51 发生氧中毒是由于吸入氧浓度高于 70%且持续时间超过
A. 7天　　　　　B. 10天
C. 15天　　　　D. 1～2天
E. 3～4天

14-52 给氧的适应证不包括
A. 急性左心衰竭
B. 休克
C. 心肌梗死
D. 一氧化碳中毒
E. 急性肾盂肾炎

14-53 装氧气表前先打开总开关是为了
A. 检查氧气筒内是否有氧
B. 测知氧气筒内压力
C. 清洁气门，保护氧气表
D. 估计氧气筒内氧流量
E. 了解氧气流出是否通畅

14-54* 氧疗法中，流量为3 L/min，其氧浓度为
A. 21%　　　　B. 30%
C. 33%　　　　D. 36%
E. 39%

14-55* 中度缺氧病人的动脉血 PaO_2 低于
A. 33 mmHg　　B. 49 mmHg
C. 70 mmHg　　D. 90 mmHg
E. 100 mmHg

14-56 重度缺氧的症状是
A. 神志清楚
B. 三凹征明显，显著发绀
C. 仅有轻度发绀
D. 动脉血 PaO_2<45 mmHg
E. $PaCO_2$>70 mmHg

14-57* 当病人缺氧且有二氧化碳潴留时，为改善病人呼吸功能，应给予病人
A. 低流量、低浓度吸氧
B. 高流量、高浓度吸氧
C. 吸氧但浓度<25%
D. 有创呼吸机辅助呼吸
E. 无创呼吸机辅助呼吸

14-58 为患儿吸痰时，为了避免损伤黏膜，吸引压力应小于
A. 25 kPa　　　B. 30 kPa
C. 35 kPa　　　D. 40 kPa
E. 45 kPa

14-59 电动吸引器吸痰的原理是
A. 负压原理　　B. 虹吸原理
C. 电动原理　　D. 空吸原理
E. 液体静压原理

14-60 下列有关婴儿吸球吸痰法的叙述中哪项错误
A. 利用负压原理吸出分泌物
B. 不宜将吸球前端强行插入鼻腔
C. 不宜插入口腔内过深
D. 分泌物吸出后即弃去
E. 使用后及时用0.9%氯化钠溶液反复冲洗

14-61 吸引器吸痰法的适应证不包括
A. 手术后伤口疼痛不敢咳嗽者
B. 全麻术后未清醒病人
C. 脑外伤昏迷病人
D. 年老体弱无力排痰病人
E. 胸部严重创伤病人

14-62 下列错误的吸痰操作方法是
A. 若口腔吸痰有困难可经由鼻腔吸痰
B. 若需反复吸引，每次不必更换吸痰管
C. 应观察吸痰前后呼吸频率的改变
D. 严格无菌操作技术
E. 贮液瓶内液体应及时倒掉

14-63 用吸痰管进行气管内吸痰的方法是
A. 自上而下抽吸
B. 自下而上抽吸
C. 上下移动导管进行抽吸
D. 左右旋转向上提吸
E. 固定一处抽吸

14-64 气管内吸痰1次吸引时间不宜超过15秒，其主要原因是防止

A. 吸痰器工作时间过长易损坏
B. 吸痰管通过痰液过多易阻塞
C. 引起病人刺激性呛咳造成不适
D. 引起病人缺氧和发绀
E. 吸痰用托盘暴露时间过久造成细菌感染

14-65 利于黏稠痰液吸出的方法是
A. 体位引流
B. 雾化吸入
C. 增加吸痰次数
D. 缩短吸痰间隔时间
E. 延长每次吸痰时间

14-66 吸痰时，如痰液黏稠，下列操作中哪项错误
A. 滴少量0.9%氯化钠溶液
B. 增大负压吸引力
C. 叩拍胸背部
D. 协助更换卧位
E. 雾化吸入

14-67 吸痰时痰液黏稠，辅助叩背的目的是
A. 胸壁震荡促进胸肌血液循环
B. 气管震动促进IgA功能
C. 胸壁震荡提高呼吸肌功能
D. 促使痰液松动
E. 胸壁气管震动对抗气管刺激

14-68 下列关于叩背的叙述中哪项不正确
A. 促使呼吸道或肺泡的痰液松动，有利咳出
B. 叩击时宜使用单层薄布保护胸廓部位
C. 护士站在病人术侧
D. 叩击力度应轻柔
E. 保证足够的水分摄入，以便稀释痰液

14-69 使用电动吸引器吸痰时，储液瓶内的吸出液应及时倾倒，不应超过瓶的
A. 3/4   B. 2/3
C. 1/2   D. 1/4
E. 1/5

14-70 评估病人需要吸痰的主要指征是
A. 血气分析结果   B. 面色发绀
C. 痰鸣音   D. 心率
E. 呼吸困难

14-71* 食物中毒后，洗胃对清除肠内有毒物质有积极意义的时间期限是
A. 3小时   B. 6小时
C. 8小时   D. 10小时
E. 4小时

14-72 洗胃的目的不包括
A. 清除胃内刺激物
B. 减轻胃黏膜水肿
C. 用灌洗液中和有毒物质
D. 手术或检查前准备
E. 排除肠道积气

14-73* 在现场抢救急性中毒病人时，应先采用的排出有毒物质的方法是
A. 催吐   B. 漏斗洗胃
C. 电动洗胃机洗胃 D. 硫酸镁导泻
E. 造瘘口洗胃

14-74 洗胃的禁忌证不包括
A. 强酸、强碱中毒
B. 食管胃底静脉曲张
C. 消化道溃疡
D. 胃癌
E. 昏迷

14-75* 乐果中毒禁用
A. 2%～4%碳酸氢钠溶液
B. 牛奶
C. 0.1%硫酸铜溶液
D. 5%醋酸溶液
E. 1:（15 000～20 000）高锰酸钾溶液

14-76 禁用于美曲膦酯（敌百虫）中毒病人的溶液是
A. 1%的盐水   B. 硫酸铜溶液
C. 温开水   D. 高锰酸钾溶液
E. 碳酸氢钠溶液

14-77 为中毒病人洗胃时，先吸后灌的目的是

A. 防止胃扩张
B. 鉴定有毒物质
C. 防止灌入气管
D. 防止有毒物质的吸收
E. 防止胃管堵塞

14-78 幽门梗阻病人洗胃时间宜在
A. 饭后 4～6 小时
B. 饭前 4～6 小时
C. 饭后 1～2 小时
D. 饭前 1～2 小时
E. 任何时间均可

14-79 病人在洗胃过程中如有血性液体流出或虚脱现象应
A. 休息片刻,继续洗胃
B. 立即停止洗胃
C. 边观察、边洗胃
D. 立即报告医生
E. 继续缓慢洗胃

14-80 敌百虫中毒时禁用碱性药物洗胃主要是为了防止
A. 损伤胃黏膜
B. 有毒物质的吸收
C. 对神经系统有抑制作用
D. 生成毒性更强的敌敌畏
E. 对心血管有抑制作用

14-81* 对中毒物质性质不明的病人用电动吸引器洗胃,下列叙述中哪项不妥
A. 洗胃液用 0.9% 氯化钠溶液
B. 电动吸引器压力为 13.3 kPa (100 mmHg)
C. 插管动作轻快
D. 每次灌入量以 200 ml 为限
E. 洗胃过程中,病人腹痛或流出血性灌洗液,应停止洗胃

14-82 洗胃的目的不包括
A. 清除有毒物质
B. 减轻胃黏膜水肿
C. 为手术做准备
D. 为检查做准备

E. 清除积血

14-83 洗胃时每次灌入溶液量应控制在
A. 100～200 ml   B. 200～300 ml
C. 300～500 ml   D. 600～800 ml
E. 800～1 000 ml

14-84 漏斗胃管洗胃时,如不能顺利引出胃内灌洗液时可
A. 按摩胃区   B. 挤压橡皮球
C. 挤压胃管   D. 提高漏斗
E. 嘱病人做吞咽动作

14-85 洗胃时每次灌入量不宜过多的原因是防止
A. 窒息的发生
B. 胃酸浓度降低
C. 损伤胃黏膜
D. 胃液分泌减少
E. 胃管堵塞

14-86 洗胃时突然发生胃扩张时不会引起
A. 迷走神经兴奋
B. 反射性心搏骤停
C. 血压升高
D. 有毒物质进入肠道
E. 有毒物质吸收

14-87 口服催吐法洗胃液的温度为
A. 18～22℃   B. 24～26℃
C. 25～38℃   D. 39～41℃
E. 40～45℃

14-88 为中毒病人洗胃前应首先评估的内容是
A. 意识状态
B. 生命体征
C. 有毒物质的种类
D. 中毒时间
E. 口唇颜色

14-89 误服强酸后,不宜进行的治疗是
A. 洗胃
B. 口服镁乳 60 ml 导泻
C. 灌肠
D. 补液

E. 口服牛奶或生蛋清

14-90* 洗胃时每次灌入的液体不可过多,其原因不包括
A. 可导致心搏骤停
B. 可使交感神经过度兴奋
C. 可能导致窒息
D. 可使胃内渗透压下降
E. 促进有毒物质吸收

14-91* 有机磷农药中毒后,导泻禁用的药物是
A. 山梨醇　　　B. 番泻叶
C. 硫酸镁　　　D. 琼脂
E. 液状石蜡

14-92 呼吸机辅助呼吸时,若通气过度可出现
A. 代谢性酸中毒
B. 代谢性碱中毒
C. 呼吸性酸中毒
D. 呼吸性碱中毒
E. 代谢性酸中毒合并呼吸性酸中毒

14-93 简易呼吸器使用中,下列操作错误的是
A. 先清理呼吸道分泌物
B. 解开病人衣领、腰带
C. 病人平卧头向后仰
D. 一次挤压 300~400 ml 空气进入肺内
E. 挤压频率为 16~20 次/分

14-94 下列使用人工呼吸机的注意事项中哪项错误
A. 定期做血气分析和电解质测定
B. 做好口腔及皮肤护理
C. 保持呼吸道通畅
D. 呼吸器的湿化器应每周清洁、消毒
E. 病室空气每天消毒 1~2 次

14-95 使用人工呼吸机的适应证是
A. 休克
B. 哮喘持续状态
C. 昏迷
D. 上消化道大出血
E. 全身麻醉期间的呼吸管理

14-96 成人使用人工呼吸机,潮气量的标准是每千克体重
A. 5 ml　　　　B. 6 ml
C. 8 ml　　　　D. 17 ml
E. 12 ml

14-97 对使用呼吸机的病人应观察其自主呼吸与呼吸机是否同步,通气量合适时病人表现为
A. 胸部起伏,皮肤潮红
B. 血压升高,脉搏加快
C. 多汗,浅表静脉充盈消失
D. 烦躁,生命体征平稳
E. 胸廓起伏规律,肺部呼吸音清晰

14-98 用呼吸机辅助通气时,若病人通气过度,通常表现为
A. 皮肤潮红、多汗　B. 抽搐、昏迷
C. 烦躁、脉率快　　D. 血压升高
E. 胸部起伏规律

14-99 呼吸机辅助呼吸的供氧浓度一般为
A. 20%~25%　　B. 20%~33%
C. 30%~35%　　D. 30%~40%
E. >60%

14-100 呼吸机辅助呼吸的目的不包括
A. 增加通气量
B. 减轻呼吸肌做功
C. 改善换气功能
D. 提高动脉血氧含量
E. 促进机体无氧代谢

14-101 应用简易呼吸器维持呼吸时,挤压的频率一般为
A. 8~12次/分　　B. 12~16次/分
C. 16~20次/分　　D. 20~24次/分
E. 24~28次/分

14-102* 将预定潮气量的气体压入肺内,使肺泡扩张,形成吸气,此类人工呼吸机属于
A. 定压型　　　B. 定容型
C. 时间型　　　D. 流量型
E. 混合型

第十四章 疾病观察和危重病人的抢救技术

14-103 使用简易呼吸器前,首要的步骤是
A. 清除呼吸道分泌物
B. 将面罩紧扣病人的口鼻部
C. 俯卧,人工呼吸
D. 氧气吸入
E. 使用呼吸中枢兴奋剂

14-104 长期吸氧的病人最好采用
A. 鼻塞法吸氧
B. 单侧鼻导管法吸氧
C. 头罩法吸氧
D. 面罩法吸氧
E. 氧气枕吸氧

14-105 使用人工呼吸器,吸呼比应为
A. 1∶(0.5～1)
B. 1∶(0.5～2)
C. 1∶(1.0～3)
D. 1∶(1.5～3.0)
E. 1∶(1.5～3.5)

A2 型单项选择题(14-106～14-200)

14-106 病人,男性,68岁,独居,家中养猫。因突发急性哮喘入院治疗。护士协助其采取的体位是
A. 仰卧位　　　B. 端坐位
C. 左侧卧位　　D. 头高足低位
E. 头低足高位

14-107 病人,男性,72岁。因脑出血并发脑疝入院。病人双侧瞳孔的变化是
A. 散大固定　　B. 不等大
C. 无变化　　　D. 变大
E. 变小

14-108* 病人,男性,25岁。因发热急诊入院。测体温39℃,表情痛苦,口唇有疱疹,面色潮红,呼吸急促、伴有鼻翼扇动。该病人属于
A. 急性病面容　B. 慢性病面容
C. 病危面容　　D. 休克面容
E. 恶性病面容

14-109 病人,男性,80岁。脑出血昏迷1周。护士的下列操作中哪项正确
A. 测口温时扶托体温计
B. 保持病室安静,光线宜暗
C. 用约束带保护,防止坠床
D. 用干纱布盖眼防止发生角膜炎
E. 每隔3小时给病人鼻饲流质饮食

14-110* 病人,男性,68岁。昏迷4天,眼睑不能闭合。护理眼部首选的措施是
A. 滴眼药水　　B. 热敷眼部
C. 干纱布遮盖　D. 按摩双眼睑
E. 0.9%氯化钠溶液纱布遮盖

14-111 病人,女性,75岁。肝癌晚期,目前神志不清,肌张力消失,脉搏细弱,心音低钝,血压下降,呼吸呈间歇呼吸。对该病人主要护理措施是
A. 安慰病人与家属
B. 准备尸体料理
C. 结束一切处置
D. 争分夺秒地抢救
E. 通知住院处结账

14-112* 病人,男性,75岁。因突然晕倒急诊入院,诊断为脑血管意外。家属告知,病人有高血压病病史7年,自服药物控制血压。病人恢复期为鼓励其饮食自理,应采取的措施是
A. 将食物和餐具置于病人方便拿取处
B. 护士或家属帮助喂饭
C. 将餐具放到病人手里
D. 先给病人喂食,剩少许让病人自己进食
E. 嘱病人慢慢进食

14-113* 病人,女性,27岁。怀孕38周,血压160/110 mmHg,尿蛋白(＋＋＋),待产过程中发生抽搐。首要的护理措施是
A. 加床档,防止外伤
B. 留置导尿
C. 置于光线暗的单人房间

D. 用舌钳固定舌头,防止舌咬伤,保持呼吸道通畅
E. 填写护理记录单

14-114 病人,男性,65岁。因糖尿病酮症酸中毒急诊入院。急诊室已给予输液、吸氧,现准备用平车送病房。护送途中护士应注意
A. 暂停吸氧,输液继续
B. 暂停输液,吸氧继续
C. 拔管暂停输液、吸氧
D. 继续输液、吸氧,避免中断
E. 暂停护送,酸中毒好转后再送入病房

14-115 病人,男性,25岁。因车祸致右下肢外伤,伤口大量出血,被送入急诊室。在医生未到之前,值班护士首先应做的措施是
A. 通知病房,准备暂空床
B. 详细询问发生车祸的原因
C. 向保卫部门报告车祸的情况
D. 注射镇痛剂,减轻伤口疼痛
E. 止血,测血压,配血,建立静脉通路

14-116* 病人,女性,65岁。肝癌骨转移入院,疗效不佳。病人现已昏迷,护士采取的下列措施中哪项不妥
A. 使用床档
B. 必要时使用牙垫
C. 做好皮肤清洁护理
D. 躁动时使用约束带
E. 定时漱口预防并发症

14-117* 病人,男性,60岁。因外伤入院,一直昏迷不醒。下列护理工作中需特别注意的是
A. 保暖
B. 按时服药
C. 做好基础护理
D. 准确执行医嘱
E. 保持呼吸道通畅

14-118* 病人,男性,40岁。因车祸入院治疗。意识清醒,面色苍白,表情淡漠,目光无神,腹痛。应考虑该病人发生
A. 急性腹膜炎　　B. 大出血
C. 大叶性肺炎　　D. 甲亢
E. 脱水

14-119 病人,男性,27岁。因交通事故急诊入院。入院时病情危重,呈昏迷状态。入院后,病室护士首先应
A. 通知医生,积极配合抢救
B. 询问病史,评估发病过程
C. 填写有关表格和各种卡片
D. 通知营养室,准备膳食
E. 介绍同病室病友

14-120* 病人,女性,55岁。因剧烈头痛至医院就诊,头颅CT检查示脑出血。呼之不应,心率70次/分,无自主运动,对声、光刺激均无反应,瞳孔对光反射消失。该病人的意识障碍为
A. 嗜睡　　　　　B. 昏睡
C. 浅昏迷　　　　D. 深昏迷
E. 意识模糊

14-121 病人,男性,35岁。意识障碍5天,处于熟睡状态中,很难被唤醒,强刺激可以唤醒病人,醒后答非所问,很快再次入睡。这属于意识障碍的
A. 嗜睡　　　　　B. 意识模糊
C. 昏睡　　　　　D. 浅昏迷
E. 深昏迷

14-122 病人,女性,39岁。因车祸急诊入院。意识丧失,无自主动作,压迫眼眶有躲避反应。此时病人的意识障碍属于
A. 深昏迷　　　　B. 浅昏迷
C. 嗜睡　　　　　D. 昏睡
E. 谵妄

14-123 病人,男性,50岁。因肝硬化腹水入院。近日神志不清,躁动不安,答非所问。此情况属
A. 狂躁　　　　　B. 谵妄

第十四章 疾病观察和危重病人的抢救技术

C. 浅昏迷　　D. 意识模糊

E. 精神错乱

14-124　病人,女性,86岁。处于昏迷状态,观察病人昏迷深浅度最可靠的指标是

A. 皮肤颜色

B. 肌张力

C. 皮肤温度

D. 瞳孔对光反射

E. 对疼痛刺激的反应

14-125* 病人,男性,62岁,吸烟30年。今天在全麻下行阑尾切除术,已拔除气管插管,意识未完全恢复。护士目前采取的最重要的护理措施是

A. 保持呼吸道通畅

B. 防坠床

C. 观察神志的变化

D. 密切观察生命体征的变化

E. 保暖

14-126　病人,男性,30岁。因高空作业时不慎坠落,现处于昏迷状态。观察病情时不包括

A. 瞳孔的变化

B. 生命体征的变化

C. 心理的变化

D. 尿量的变化

E. 意识的变化

14-127* 暴发性流脑病人病情危重,该病死亡率高,病人、家属均产生焦虑及恐惧心理。护士护理时下列哪种做法不妥

A. 镇静,守候在病人床前

B. 鼓励病人的朋友、家人探视

C. 密切观察病人的病情变化

D. 取得病人及家属的信赖

E. 做好安慰解释工作

14-128* 患儿,早产,于新生儿重症监护病房(NICU)进行监护。为患儿护理时,下列哪项措施错误

A. 母乳喂养

B. 注意保暖,防止烫伤

C. 保持呼吸道通畅,以防窒息

D. 持续高浓度氧气吸入,维持有效呼吸

E. 严格执行消毒隔离制度,防止交叉感染

14-129* 患儿,男性,4岁。因误吸花生米入院。入院前患儿活动时突然剧烈咳嗽,口唇、颜面发绀明显。护士应立即采取下列哪项措施

A. 通知医生

B. 吸氧

C. 将患儿扶回病床

D. 倒转患儿并用力叩击其背部

E. 进行心电监测

14-130* 病人,男性,70岁。因突然晕倒急诊入院,诊断为脑血管意外。家属告知,病人患高血压7年,自服药物控制高血压。能够判断病人意识状态的指标是

A. 瞳孔对光反射

B. 疼痛刺激反应

C. 肌腱反射

D. 角膜反射

E. 生命体征

14-131* 病人,女性,65岁。因风湿性心脏病、心房颤动入院。护士为其测量生命体征的方法是

A. 先脉率,再心率

B. 先心率,再脉率

C. 2名护士同测

D. 测心率

E. 测脉率

14-132　病人,女性,38岁。因急性心肌梗死急诊入院,入CCU进行监护,经过一段时间治疗心电监护如图14-1。其心率为

A. 98次/分　　B. 20次/分

C. 60次/分　　D. 120次/分

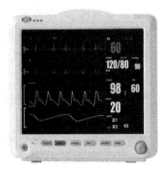

图 14-1

E. 80 次/分

14-133　病人,男性,35 岁。因呕吐、腹泻 2 小时到医院就诊。下列关于呕吐物的描述哪项错误

A. 急性大出血时,呕吐物为鲜红色

B. 胆汁反流入胃,呕吐物为黄绿色

C. 高位小肠梗阻,呕吐宿食

D. 有机磷农药中毒,呕吐物有大蒜味

E. 霍乱,呕吐物为米泔水样

14-134　患儿,男性,9 月龄。患先天性心脏病,今天突发呼吸、心搏骤停。判断患儿有无心脏搏动,一般检查

A. 肱动脉　　　B. 股动脉

C. 颈动脉　　　D. 桡动脉

E. 听心音

14-135　病人,男性,45 岁。在户外受到雷击倒地,不省人事。护士在现场判断病人是否出现心搏骤停的最主要方法是

A. 用力拍打病人,触摸桡动脉

B. 用力拍打病人,触摸面动脉

C. 轻拍并呼喊病人,触摸桡动脉

D. 轻拍并呼喊病人,触摸颞动脉

E. 轻拍并呼喊病人,触摸颈动脉

14-136　病人,男性,32 岁。因触电导致心搏骤停,120 急救人员及时给予 CPR。CPR 成功后,为使病人保持呼吸道通畅,应采取的体位是

A. 侧卧位

B. 俯卧位

C. 头低足高位

D. 仰卧位,头偏向一侧

E. 半坐卧位

14-137　病人,女性,64 岁。近几日出现持续性心前区疼痛,就诊过程中病人突然发生意识模糊,面色苍白,血压测不出,医护人员立即为其进行 CPR。护士评估病人的重点内容是

A. 表情　　　　B. 尿量

C. 肌张力　　　D. 大动脉搏动

E. 中心静脉压

14-138*　病人,男性,30 岁。跑步训练课上突然晕厥,意识丧失,呼吸、心跳停止。为其做胸外心脏按压时,按压部位及抢救者双手的摆放要求是

A. 心前区,双手叠放

B. 胸骨左缘 2 横指,双手平放

C. 胸骨左缘 2 横指,双手叠放

D. 剑突上 2 横指,双手叠放

E. 剑突上 2 横指,双手平放

14-139　病人,女性,68 岁。既往有冠心病病史。突然倒地,疑为心搏骤停。检查发现颈动脉搏动消失,呼吸停止。病人 CPR 的有效指标不包括下列哪项

A. 偶尔出现的自主呼吸动作

B. 摸到规律的颈动脉搏动

C. 可测量到上臂血压

D. 口唇、甲床转为红润

E. 瞳孔由大变小

14-140*　病人,男性,68 岁。以"冠心病 10 年"为主诉入院。护士在对其进行晨间护理时,病人突发心搏骤停。CPR 过程中药物使用途径应首选

A. 口服　　　　B. 肌内注射

C. 皮下注射　　D. 静脉注射

E. 气管内注射

14-141*　病人,男性,24 岁。因风湿性心脏病入院。护士巡视病房时发现病人面

色苍白,呼之不应,立即呼救,触摸颈动脉无搏动。护士首要采取的措施是

A. 胸外心脏按压　B. 开放气道

C. 人工呼吸　　　D. 通知医生

E. 建立静脉通路

14-142* 患儿,男性,6岁。不慎溺水。检查发现该患儿面部青紫、意识丧失、自主呼吸停止、颈动脉搏动消失。护士实施抢救时首先应采取的措施是

A. 准备开口器撑开口腔

B. 准备好给氧装置

C. 清除口鼻分泌物和异物

D. 放清洁纱布于患儿口部

E. 将患儿双手放于其躯干两侧

14-143 医护人员在现场判断成人是否出现心搏骤停时,最主要的方法是触摸图14-2中哪个位置的动脉搏动

A. A

B. B

C. C

D. D

E. E

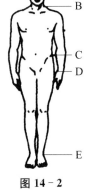

图 14-2

14-144* 病人,男性,78岁。因心搏、呼吸骤停进行 CPR。下列胸外心脏按压操作中哪项错误

A. 病人仰卧在硬板上

B. 按压部位为胸骨中下 1/3 交界处

C. 按压力度使胸骨下陷至少 5 cm

D. 按压频率为 100～120 次/分

E. 下压和放松时间为 1∶2

14-145* 病人,男性,72岁。在心电监护过程中,护士发现心电监护仪屏幕上出现完全不规则的大波浪状曲线,且 QRS 波与 T 波消失。考虑下列哪项不妥

A. 可能发生了危及生命的心律失常

B. 可给予心内注射利多卡因

C. 可施行同步电除颤复律

D. 立即做胸外按压和口对口人工呼吸

E. 立即通知医生进行抢救

14-146* 病人,81岁。因心搏骤停给予 CPR。心搏骤停后最容易发生的继发性病理改变是

A. 肺水肿

B. 急性肾衰竭

C. 急性重型肝炎

D. 脑缺氧和脑水肿

E. 心肌缺氧性损伤

14-147 病人,男性,60岁。因急性心肌梗死入院。入院后突然神志丧失,呼吸停止,护士见状立即进行 CPR。胸外心脏按压的频率为

A. 140 次/分

B. 150 次/分

C. 100～120 次/分

D. 60 次/分

E. 80 次/分

14-148* 患儿,男性,3岁。因高热惊厥,在急诊科经止痉、给氧等紧急处理后,情况稳定,欲送入儿科病房做进一步治疗。运送过程中最适宜的供氧装置是

A. 便携式氧气筒

B. 氧气枕

C. 便携式化学制氧器

D. 人工呼吸机

E. 简易呼吸器

14-149* 病人,男性,78岁。患肺炎合并脑病,肺部听诊有痰鸣音,给予持续氧气、雾化吸入,巡视病房时发现病人出现呼吸困难、发绀。这时应采取的措施是

A. 使用呼吸兴奋剂

B. 调大氧流量
C. 加压吸氧
D. 乙醇湿化
E. 吸痰

14-150* 病人,女性,59岁。患慢性鼻窦炎。鼻部手术后经口呼吸,病人诉心前区不适,拟采用面罩吸氧,其氧流量应该为
A. 1 L/min   B. 2~3 L/min
C. 4~5 L/min   D. 6~8 L/min
E. >9 L/min

14-151 病人,女性,85岁。持续高浓度用氧后出现氧中毒。其临床表现不包括
A. 面色苍白
B. 进行性呼吸困难
C. 烦躁不安
D. 恶心
E. 瞳孔散大

14-152 病人,男性,55岁。因心绞痛发作需要吸氧治疗。下列吸氧护理操作中哪项不正确
A. 告诉病人及家属吸氧时禁止吸烟
B. 用湿棉签清洁鼻孔
C. 插入鼻导管后调节氧流量
D. 记录用氧时间
E. 告知病人及家属不能随意调节氧流量

14-153* 病人,女性,42岁。因车祸入院,吸氧时家属自行将氧流量调至10 L/min,6小时后病人出现恶心、烦躁不安、面色苍白、干咳、胸痛、进行性呼吸困难。该病人最可能发生的情况是
A. 急性左心衰竭   B. 肺水肿
C. 肺气肿   D. 氧中毒
E. 气胸

14-154 病人,男性,69岁。诊断为肺气肿,医嘱给予吸氧,吸入氧浓度为29%。应调节氧流量为

A. 1 L/min   B. 2 L/min
C. 3 L/min   D. 4 L/min
E. 5 L/min

14-155* 病人,男性,84岁。患肺源性心脏病(简称肺心病)2年,现呼吸困难,行气管切开术。术后病人给氧方法宜采用
A. 头罩法   B. 鼻塞法
C. 漏斗法   D. 面罩法
E. 双侧鼻导管法

14-156 病人,男性,56岁。3年前诊断为慢性阻塞性肺疾病(COPD),现病情加重,入院治疗。病人缺氧的临床表现主要是
A. 皮肤湿冷,尿量减少
B. 面色潮红,脉搏洪大
C. 辗转反侧,呻吟不止
D. 烦躁不安,口唇发绀
E. 头晕眼花,血压下降

14-157 病人,女性,67岁。患COPD 5年,现呼吸困难、呼吸衰竭,出现精神症状。给氧方法是
A. 低流量、低浓度持续给氧
B. 高流量、高浓度持续给氧
C. 低流量间断给氧
D. 乙醇湿化给氧
E. 加压给氧

14-158* 病人,女性,62岁。患慢性支气管炎,经鼻导管吸氧后病情好转。停用氧时首先应
A. 关闭氧气筒总开关
B. 关闭氧流量表
C. 记录停氧时间
D. 拔出鼻导管
E. 取下湿化瓶

14-159 病人,男性,80岁。被收入院时 SaO_2 85%,医嘱给予鼻导管吸氧。请问插导管前润滑导管正确的方法是
A. 涂液状石蜡   B. 涂凡士林

C. 蘸20%肥皂水　D. 蘸水
E. 蘸50%乙醇溶液

14-160* 患儿,男性,3岁。因急性肺炎入院。呼吸急促,肺部听诊有痰鸣音,给予氧气吸入。最适合患儿的用氧方法是
A. 鼻塞法
B. 单侧鼻导管法
C. 面罩法
D. 头罩法
E. 氧气帐法

14-161 病人,男性,77岁。高浓度吸氧2天。提示病人可能出现氧中毒的表现是
A. 轻度发绀　　B. 显著发绀
C. 三凹征明显　D. 干咳、胸痛
E. 动脉血 $PaCO_2$ >90 mmHg

14-162 病人,男性,38岁。因呼吸困难行吸氧治疗,其流量表指示流量为4 L/min,该病人的吸入氧浓度是
A. 21%　　　　B. 26%
C. 49%　　　　D. 37%
E. 41%

14-163 病人,男性,70岁。慢性肺心病病史3年。动脉血气分析示缺氧和二氧化碳潴留并存,有明显发绀。宜吸入的氧浓度为
A. 21%　　　　B. 29%
C. 33%　　　　D. 37%
E. 41%

14-164* 病人,女性,65岁。慢性肺心病病史8年。近几日因感冒而气急、咳嗽、痰不易咳出、口唇发绀、下肢水肿、情绪不稳。给病人吸氧宜采用
A. 低浓度间断吸氧
B. 高浓度间断吸氧
C. 低浓度持续吸氧
D. 高浓度持续吸氧
E. 高浓度和低浓度吸氧交替进行

14-165 病人,女性,66岁。因肺心病需要吸氧。下列操作中哪项错误
A. 插管前用湿棉签清洁鼻孔
B. 插管前检查导管是否通畅
C. 先调节好流量再插管
D. 给氧期间不可直接调节氧流量
E. 停用氧气时先关流量开关

14-166* 在安装氧气表时,护士先放出少量氧气后才安装氧气表。目的是
A. 检查筒内是否有氧气
B. 测试筒内氧气压力
C. 估计筒内氧流量
D. 防止灰尘吹入氧气表内
E. 了解氧气流出是否通畅

14-167 病人,女性,72岁。因呼吸困难来院就诊。判断机体低氧血症最敏感的指标为
A. 发绀　　　B. 静脉血 PaO_2
C. 动脉血 PaO_2　D. SaO_2
E. 弥散功能测定

14-168 病人,男性,46岁。痰液黏稠,不易咳出。护士为其进行氧气雾化吸入时,调节氧流量的范围是
A. 2~3 L/min　B. 3~4 L/min
C. 4~5 L/min　D. 6~8 L/min
E. 8~10 L/min

14-169* 病人,女性,78岁。咳嗽、咳痰2周,痰液黏稠无法自行咳出,护士给予电动吸引器吸痰。下列电动吸引器吸痰的操作中哪项错误
A. 吸痰负压为40.0~53.3 kPa
B. 插管时,护士应反折吸痰管末端
C. 先吸气管内分泌物,再吸口腔内分泌物
D. 导管退出后,应用0.9%氯化钠溶液抽吸冲洗
E. 吸痰前,先用0.9%氯化钠溶液试吸

14-170* 病人,男性,82岁。慢性支气管炎病史5年。今测体温39℃,自行咳痰困

难,使用吸引器为病人进行吸痰。正确的做法是
A. 操作者站在病人头侧,协助病人头后仰
B. 尽早为昏迷病人行气管切开,方便呼吸道管理
C. 一手捏导管末端,一手持导管头端插入病人口腔
D. 对气管切开者应先吸口、鼻腔,再吸气管套管处分泌物
E. 吸痰过程中随时观察呼吸改变

14-171 病人,男性,75 岁。脑出血,右侧肢体偏瘫。对病人的肢体进行被动锻炼的目的不包括下列哪项
A. 预防坠积性肺炎
B. 防止肌肉萎缩
C. 防止静脉血栓形成
D. 防止关节僵硬
E. 促进局部血液循环

14-172 病人,女性,68 岁。昏迷,痰多黏稠。在吸痰的过程中采用的下列护理措施中哪项错误
A. 缓慢滴入少量 0.9% 氯化钠溶液
B. 滴入化痰药物
C. 叩拍胸、背部
D. 增加吸引器负压
E. 使用超声雾化吸入

14-173 病人,男性,79 岁。患 COPD 5 年,痰液黏稠不易咳出,遵医嘱进行超声雾化吸入。下列操作中哪项正确
A. 接通电源,先开雾量开关,再调整定时开关 15～20 分钟
B. 将面罩罩于病人口鼻部,指导其闭口深呼吸
C. 若水槽内水温超过 70℃ 立即停止使用
D. 治疗结束先关电源开关,再关雾化开关
E. 呼吸面罩应在消毒液中浸泡 30

分钟再清洗备用

14-174* 病人,女性,68 岁。脑出血昏迷,气管切开,咳嗽反射迟钝,导致痰液沉积较深,需要给病人气管内吸痰。下列方法中哪项正确
A. 吸净气管内痰液后再吸口腔痰液
B. 插管时打开吸引负压
C. 吸痰时动作应轻柔,左右旋转,向上提拉
D. 一次吸痰不超过 30 秒
E. 吸痰后将管内痰液吸水冲净后再用

14-175 病人,女性,23 岁。误服农药后被及时发现送到医院就诊。病人意识清醒,能够配合。护士应首先采取的措施是
A. 口服催吐法
B. 注洗器洗胃法
C. 硫酸镁导泻
D. 漏斗胃管洗胃法
E. 电动吸引洗胃法

14-176 病人,男性,32 岁。误服敌百虫后需立即洗胃。不能选用的洗胃液是
A. 碳酸氢钠溶液
B. 高锰酸钾溶液
C. 0.9% 氯化钠溶液
D. 温开水
E. 牛奶

14-177* 病人,男性,50 岁。因误服巴比妥类药物致中毒昏迷,入院后为其洗胃。下列操作中哪项正确
A. 洗胃时应谨慎,取左侧卧位
B. 洗胃时应谨慎,取去枕仰卧位,头偏向一侧
C. 先用硫酸镁为病人导泻
D. 洗胃时每次灌入 800 ml 液体,抽出量也应达到 800 ml
E. 如用自动洗胃机洗胃,洗胃后管道不必消毒处理

14-178 病人,女性。因过量服用安眠药后昏迷不醒,被家属送急诊。护士宜选用的最佳洗胃液是
A. 0.9%氯化钠溶液
B. 2%水合氯醛溶液
C. 2%~4%碳酸氢钠溶液
D. 1:(15 000~20 000)高锰酸钾溶液
E. 2%氯化钠溶液

14-179* 患儿,女性,5岁。因误服灭鼠药送到医院洗胃。护士在操作过程中发现有血性液体流出,应立即采取的护理措施是
A. 减低吸引压力
B. 灌入止血剂血
C. 更换洗胃液重新灌洗
D. 灌入蛋清水保护胃黏膜
E. 立即停止操作并通知医生

14-180* 病人,男性,30岁。因受到领导批评后感到压抑,遂服用敌敌畏,但被家人及时发现,送医院诊治。下列反映病情变化的最主要的观察指征是
A. 表情   B. 面容
C. 瞳孔   D. 呕吐物
E. 皮肤与黏膜

14-181 病人,女性,25岁。误服氰化物中毒。现感觉头痛、头晕、恶心、呕吐、四肢麻木。可选用的洗胃液是
A. 2%~4%碳酸氢钠溶液
B. 1:(15 000~20 000)高锰酸钾溶液
C. 0.1%硫酸铜溶液
D. 植物油
E. 白醋

14-182* 病人,男性,28岁。2小时前服用大量苯巴比妥片,现昏迷、血压下降、瞳孔缩小。应选择下列哪种洗胃液
A. 5%醋酸溶液
B. 2%~4%碳酸氢钠溶液

C. 1:(15 000~20 000)高锰酸钾溶液
D. 白醋
E. 1%硫酸铜溶液

14-183 病人,男性,28岁。服用大量毒药,药名不详,护士采用电动吸引器洗胃。电动吸引的负压应保持在
A. 9.3 kPa   B. 13.3 kPa
C. 14.5 kPa   D. 16 kPa
E. 17 kPa

14-184 患儿,女性,11岁。1小时前误食毒蘑菇出现恶心、呕吐、烦躁不安、意识模糊,立即为其洗胃。下列洗胃方法中哪项错误
A. 注洗器洗胃
B. 漏斗胃管洗胃
C. 口服催吐洗胃
D. 电动吸引器洗胃
E. 自动洗胃机洗胃

14-185* 病人,男性,25岁。因交友感情受挫自服有机磷农药,被同伴急送入院。护士为其洗胃前先抽取胃内容物再行灌洗的主要目的是
A. 送检有毒物质
B. 减少农药吸收
C. 防止胃管阻塞
D. 预防急性胃扩张
E. 防止灌入气管

14-186* 病人,女性,28岁。中毒已意识模糊,陪同家属不知其服用哪种物质导致中毒。此时,护士应选择的洗胃液是
A. 牛奶
B. 3%过氧化氢溶液
C. 2%~4%碳酸氢钠溶液
D. 1:(15 000~20 000)高锰酸钾溶液
E. 温开水或0.9%氯化钠溶液

14-187 病人,女性,22岁。5分钟前误服硫

酸,目前神志清楚。应立即给病人
  A. 饮牛奶
  B. 口服碳酸氢钠溶液
  C. 用硫酸镁导泻
  D. 用2%碳酸氢钠溶液洗胃
  E. 用1:(15 000～20 000)高锰酸钾溶液洗胃

14-188* 患儿,男性,12岁。与家人争吵后喝下半瓶敌敌畏。洗胃时每次灌入的溶液量应为
  A. 100～200 ml   B. 200～300 ml
  C. 300～500 ml   D. 400～600 ml
  E. 500～700 ml

14-189 患儿,女性,10岁。误食灭鼠药中毒,被送入急诊室。为患儿洗胃首选
  A. 温开水
  B. 0.9%氯化钠溶液
  C. 2%碳酸氢钠溶液
  D. 4%碳酸氢钠溶液
  E. 1:(15 000～20 000)高锰酸钾溶液

14-190 病人,男性,19岁。口服地西泮100片,被家人发现时呼之不应,昏迷,急送入院。下列护理措施中哪项错误
  A. 立即洗胃
  B. 监测生命体征
  C. 硫酸镁导泻
  D. 0.9%氯化钠溶液洗胃
  E. 1:(15 000～20 000)高锰酸钾溶液洗胃

14-191* 病人,女性,40岁。午饭时食用了发芽的马铃薯导致食物中毒到急诊就诊,医嘱洗胃。首选的洗胃液是
  A. 5%醋酸溶液
  B. 1%～3%鞣酸
  C. 高锰酸钾溶液
  D. 1%活性炭悬浮液
  E. 硫酸镁溶液

14-192* 病人,男性,70岁。肺心病合并呼吸衰竭,应用呼吸机抢救过程中,突然出现烦躁不安、皮肤潮红、血压升高、浅表静脉充盈消失。应立即
  A. 应用呼吸兴奋剂
  B. 检查气道有无堵塞
  C. 减小氧流量
  D. 增加呼吸频率
  E. 减小潮气量

14-193* 病人,男性,35岁。因脑部外伤而入院手术,术后神志不清,呼吸机辅助呼吸。在应用呼吸机时,病人通气过度的表现是
  A. 皮肤潮红、多汗
  B. 表浅静脉充盈消失
  C. 抽搐、昏迷
  D. 呼吸音清晰,胸部起伏规律
  E. 烦躁、血压升高、脉搏加快

14-194 病人,男性,74岁。使用呼吸机以增加机体通气量。对病人进行病情监测的内容不包括
  A. 两侧胸廓运动对称情况
  B. 血气分析结果
  C. 缺氧症状有无改善
  D. 呼吸机管道连接有无漏气
  E. 病人生命体征平稳与否

14-195 病人,男性,68岁。因深昏迷给予呼吸机辅助通气。使用呼吸机过程中护士应仔细观察,通气量合适时病人的表现为
  A. 胸部起伏,皮肤潮红
  B. 血压升高,脉搏加快
  C. 多汗,浅表静脉充盈消失
  D. 烦躁,生命体征平稳
  E. 胸廓起伏规律,肺部呼吸音清晰

14-196 病人,女性,68岁。呼吸骤停,应用呼吸机辅助呼吸。呼吸频率和每分通气量设为
  A. 12～16次/分,10～15 L
  B. 10～16次/分,8～10 L

C. 10～16 次/分,6～8 L
D. 8～12 次/分,6～8 L
E. 8～12 次/分,4～6 L

14-197 病人,男性,50 岁。因呼吸衰竭入院,现无自主呼吸,应用简易呼吸器抢救。下列抢救措施中哪项正确
A. 协助病人去枕仰卧,固定活动义齿
B. 护士站在病人头侧,使病人尽量前倾,开放气道
C. 有规律地挤压、放松呼吸气囊,8～12 次/分
D. 每次挤压 400 ml 气体
E. 有自主呼吸,应在吸气时挤压气囊

14-198* 病人,男性,82 岁。因呼吸困难需使用人工呼吸机。人工呼吸机产生的最直接作用是
A. 供给低浓度氧,刺激生命中枢兴奋
B. 维持和增加肺通气量,纠正低氧血症
C. 供给二氧化碳,维持机体酸碱平衡
D. 排出二氧化碳,兴奋化学感受器
E. 排出二氧化碳,防止二氧化碳麻醉

14-199 病人,男性,79 岁。呼吸机辅助通气已 5 天。下列使用人工呼吸机注意事项中哪项错误
A. 定期做血气分析和电解质测定
B. 做好口腔及皮肤护理
C. 保持呼吸道通畅
D. 病室空气每天消毒 1～2 次
E. 呼吸器的湿化器应每周清洁、消毒

14-200 病人,男性,28 岁。口服敌敌畏约 7 小时昏迷入院,衣服上呕吐物散发出浓烈酒味及大蒜味。维持有效通气功能的即刻护理措施不包括下列哪项
A. 清除呼吸道分泌物
B. 气管插管
C. 机械通气
D. 应用呼吸兴奋剂
E. 加压面罩呼吸囊辅助呼吸

✎ A3 型单项选择题(14-201～14-305)

(14-201～14-202 共用题干)
病人,男性,70 岁。突然晕倒后家属送医院就诊。体格检查:体温 36.5℃,脉搏 88 次/分,呼吸 20 次/分,血压 190/110 mmHg;双侧瞳孔等大等圆,对光反射灵敏;呼之不应,压眶上神经可睁开双眼,但回答问题答非所问,刺激失去后又进入睡眠状态。

14-201 该病人的意识状态是
A. 嗜睡   B. 昏睡
C. 意识模糊   D. 浅昏睡
E. 深昏睡

14-202 该病人的高血压属于
A. 临界高血压
B. 高血压 1 级
C. 高血压 2 级
D. 高血压 3 级
E. 单纯收缩期高血压

(14-203～14-204 共用题干)
病人,女性,55 岁。患蛛网膜下腔出血,遵医嘱给予 20% 甘露醇溶液 250 ml,每 8 小时静脉滴注 1 次。

14-203 20% 甘露醇溶液为高渗性利尿脱水剂,快速滴注时应注意观察病人的
A. 血压   B. 呼吸
C. 体温   D. 血管
E. 意识

14-204 还应注意观察病人的
A. 血压   B. 呼吸
C. 体温   D. 心率
E. 尿量

(14-205～14-206 共用题干)

病人,男性,32 岁。因车祸外伤入院,诊断为重症颅脑损伤,左肱骨、股骨、下颌骨骨折。

14-205 该病人易发生口腔炎症、口腔溃疡、口臭等,临床护理工作应注意做好
  A. 眼部护理   B. 口腔护理
  C. 皮肤护理   D. 会阴护理
  E. 骨折固定

14-206 该病人意识障碍,不能进食,可采用供给营养物质的方法是
  A. 静脉输液
  B. 鼻饲法
  C. 鼻饲或全胃肠外营养(TPN)
  D. TPN
  E. 留置空肠管营养

(14-207～14-209 共用题干)

病人,男性,18 岁。溺水后被他人救起送到医院。体格检查:血压 80/55 mmHg,脉搏 130 次/分,呼吸 34 次/分;口鼻有大量的泡沫溢出,面色苍白,意识模糊,全身湿冷。SaO_2 74%。

14-207 该病人可能发生了
  A. 急性肺水肿   B. 肺炎
  C. 肺栓塞   D. 阿-斯综合征
  E. 急性呼吸衰竭

14-208 给予病人吸氧,可有效提高其 SaO_2,可选用的湿化液是
  A. 蒸馏水
  B. 冷开水
  C. 0.9%氯化钠溶液
  D. 20%～30%乙醇溶液
  E. 75%乙醇溶液

14-209 此时该病人最主要的护理问题是
  A. 活动无耐力
  B. 有窒息的危险
  C. 焦虑
  D. 有受伤的危险
  E. 潜在并发症

(14-210～14-211 共用题干)

病人,男性,43 岁。因腹痛伴发热、恶心、呕吐,以急性胃肠炎收入院。入院时病人呈急性病面容,精神萎靡,体温 39.1℃,大便呈水样。

14-210 属于主观资料的是
  A. 水样便   B. 恶心、呕吐
  C. 体温 38.1℃   D. 腹痛
  E. 急性病面容

14-211 对该病人首先应解决的护理问题是
  A. 精神萎靡   B. 疼痛
  C. 焦虑   D. 体温 38.1℃
  E. 体液不足

(14-212～14-213 共用题干)

病人,女性,75 岁。输血 20 分钟后腹痛、胸闷、腰背剧烈疼痛,随即出现酱油色尿。

14-212 根据临床表现,该病人可能出现了
  A. 急性肺水肿   B. 过敏反应
  C. 发热反应   D. 溶血反应
  E. 空气栓塞

14-213 尿液呈酱油色是因为尿中含有
  A. 红细胞   B. 白细胞
  C. 血红蛋白   D. 血小板
  E. 胆红素

(14-214～14-217 共用题干)

病人,男性,36 岁。下午 1 点到急诊科就诊。疲乏、少觉 1 个月,胸闷 3 天,加重 1 天,1 小时前出现间歇性心前区疼痛,可自行缓解。既往健康。

14-214 医院分诊处设置的人员基本组合是
  A. 急诊医生与护士
  B. 急诊护士与护理辅助人员
  C. 急诊护士、护理辅助人员、职员
  D. 急诊护士、护理辅助人员、职员和保安人员
  E. 急诊医生与护士、护理辅助人员、职员和保安人员

14-215* 大部分国家和地区采用的急诊分诊系统为
  A. 三级分诊系统
  B. 四级分诊系统
  C. 五级分诊系统

D. 危重程度分诊系统

E. 四级五类分诊系统

14-216 分诊程序应及时而简洁,一般要求在多长时间内完成

A. 1~2分钟　　B. 3~5分钟

C. 5~8分钟　　D. 8~10分钟

E. 10~15分钟

14-217 急诊分诊程序包括

A. 问诊、测量生命体征

B. 问诊、测量生命体征、身体评估、分诊分流、分诊护理和分诊记录

C. 急诊分诊、分科、测量生命体征

D. 急诊问诊、测量生命体征、身体评估

E. 急诊问诊、测量生命体征、分诊护理和分诊记录

(14-218~14-221 共用题干)

病人,男性,61岁。脑出血术后16天出院,今晨突发高热,由家人送至急诊科。神志不清,体温39.8℃。在行气道评估时,病人突然面色青紫。

14-218 分诊护士首先要做的是

A. 立即将病人送入抢救室

B. 给予人工呼吸

C. 呼叫医生

D. 尽快结束评估

E. 测量 SaO_2

14-219 根据预检分诊标准流程,该病人预检分级为

A. Ⅰ级　　B. Ⅱ级

C. Ⅲ级　　D. Ⅳ级

E. Ⅴ级

14-220 医生诊察后判定病人气道部分阻塞,昏迷病人最常见的气道阻塞原因是

A. 口腔内异物　　B. 呕吐物

C. 出血块　　D. 咽喉部肿胀

E. 舌根后坠

14-221 该病人需首要解决的问题是

A. 体温过高

B. 神志不清

C. 潜在并发症:压力性损伤

D. 开放气道

E. 复查头部CT

(14-222~14-223 共用题干)

病人,男性,58岁。因开口不便、四肢活动不利、进食困难1天,急诊入院。入院时神志清楚,开口困难,口齿不清,头颈僵硬,四肢张力增高。追问病史,5天前双手不慎被带锈的铁钉刺伤,当时伤口未做处理。

14-222* 接诊护士应首先进行的评估是

A. 气道　　B. 呼吸功能

C. 循环功能　　D. 神志状况

E. 暴露病人/环境控制

14-223 现病人阵发性四肢抽搐、口唇青紫、口吐白沫、呼吸急促,应采取的首要处理措施是

A. 清创　　B. 注射TAT

C. 开放气道　　D. 解痉

E. 镇静

(14-224~14-227 共用题干)

病人,女性,69岁。因意识丧失半小时入院。体格检查:面色潮红,呼吸深大,呼气有烂苹果气味。实验室检查:血糖20.1mmol/L。

14-224 该病人可能出现了

A. 糖尿病酮症酸中毒

B. 高渗高血糖状态

C. 低血糖

D. 脑血管意外

E. 乳酸酸中毒

14-225 下列哪项不是该疾病发生的诱因

A. 感染　　B. 外伤及手术

C. 妊娠及分娩　　D. 饮食不当

E. 胰岛素过量

14-226 对疑似糖尿病病人需做的具有确诊意义的检查是

A. 口服葡萄糖耐量试验

B. 尿糖定性试验

C. 胰岛素抗体测定

D. 尿糖定量试验
E. 空腹血糖测定

14-227* 病人经胰岛素及静脉滴注0.9%氯化钠注射液后,血糖降低,失水纠正,尿量增多,此时最应注意
A. 低钠血症　　B. 低钾血症
C. 低钙血症　　D. 低血糖
E. 低血压

(14-228~14-230 共用题干)

病人,男性,60岁。冠心病病史20余年。今在全麻、低温体外循环下行冠状动脉搭桥术,术中置入动脉压监测管,术后转入ICU监护治疗。

14-228 有创动脉测压首选测压动脉是
A. 桡动脉　　B. 足背动脉
C. 肱动脉　　D. 尺动脉
E. 股动脉

14-229 该病人进行动脉压监测,最大的优点是
A. 在手术过程中,仍能监测每个心动周期的血压变化
B. 重复性好,能反复监测血压变化
C. 并发症少
D. 能设置血压的报警界线
E. 操作简单,易掌握

14-230 下列哪项是有创血压监测可以实现而无创血压监测无法做到的
A. 无创伤性,重复性好
B. 自动测压,省时省力,易掌握
C. 能间接判断是否有心律失常
D. 自动检测血压袖带的大小,测量平均动脉压准确
E. 可引起肢体神经缺血、麻木等并发症

(14-231~14-233 共用题干)

病人,男性,45岁。因车祸致腹部剧痛2小时入院。体格检查:血压80/48 mmHg,脉搏120次/分,呼吸26次/分;神志清;两肺呼吸音清且对称;腹稍膨隆,全腹肌紧张,压痛、反跳痛明显,移动性浊音阳性,骨盆分离征阳性。拟诊腹部闭合伤、肝破裂、骨盆骨折、腹膜后血肿、失血性休克。

14-231 对该病人需进行重点评估的内容是
A. 腹部外伤、骨盆骨折
B. 胸部外伤、腹部外伤、骨盆骨折
C. 腹部外伤、腹膜后血肿
D. 骨盆骨折
E. 腹膜后血肿

14-232 对该病人首先需实施下列哪项护理措施
A. 尽快建立2条静脉通路
B. 首先进行创伤严重度评分(ISS),以便判断伤情严重程度,有利抢救
C. 保持呼吸道通畅
D. 给氧
E. 做好介入治疗腹膜后血肿的准备

14-233 下列急诊科救护原则中哪项错误
A. 立即建立2条静脉通路
B. 抗休克治疗
C. 急诊剖腹止血手术
D. 尽快进行必要的术前检查
E. 手术原则是抢救生命、保存脏器与维持脏器功能并重

(14-234~14-236 共用题干)

病人,男性,52岁。肝硬化病史10年。因反复发生上消化道出血而行门体静脉分流术。术后烦躁、幻视,进而昏迷。

14-234 该病人发生意识障碍最可能的原因是
A. 脑供血不足
B. 肝性脑病
C. 麻醉意外
D. 中枢神经系统感染
E. 脑卒中

14-235 目前对该病人最主要的监测内容应为
A. 心功能　　B. 脑功能

C. 呼吸功能　　D. 肝功能
E. 肾功能

14-236 对该病人血液检测的最主要项目应是
A. 血钾离子　　B. 血氨
C. 血尿素氮　　D. 血肌酐
E. 血红蛋白

(14-237~14-238 共用题干)
病人,女性,62 岁。因半小时前胸骨后压榨性疼痛发作,伴呕吐、冷汗及濒死感而入院。体格检查:脉搏 112 次/分;心律齐,交替脉。心电图示急性广泛性前壁心肌梗死。

14-237* 目前病人存在的首要护理问题是
A. 活动无耐力
B. 心输出量减少
C. 体液量过多
D. 潜在并发症:心律失常
E. 潜在并发症:感染性休克

14-238* 首要的护理措施是
A. 吸氧
B. 监测生命体征
C. 建立静脉通路
D. 绝对卧床休息
E. 心理护理

(14-239~14-242 共用题干)
病人,男性,电工。因工作保护不到位触高压电倒地,目击者发现其呼之不应、呼吸、心跳均停止。

14-239 目击者需立即采取的人工呼吸方法是
A. 简易呼吸器
B. 口对口人工呼吸
C. 口对鼻人工呼吸
D. 仰卧压胸法
E. 俯卧压背法

14-240 救援人员赶到现场后维持病人呼吸可采用的急救方法是
A. 简易呼吸器通气
B. 立即输液
C. 静脉注射肾上腺素

D. 心内注射
E. 置病人于仰卧位

14-241 救援人员赶到现场后促进病人心跳恢复首选的急救措施是
A. 拳击胸前区
B. 胸外心脏按压
C. 静脉输液
D. 心内注射药物
E. 呼唤病人的名字

14-242 该病人经初步急救,呼吸、心跳恢复,转院的路途中,护理人员需注意
A. 继续静脉输液
B. 密切观察病情变化
C. 取平卧位
D. 取俯卧位
E. 呼救

(14-243~14-246 共用题干)
病人,男性,68 岁。如厕时突然倒地不省人事,呼之不应。临床诊断:心搏骤停。

14-243 心搏骤停典型的"三联征"为
A. 意识丧失、大动脉搏动消失、呼吸停止
B. 短暂抽搐、意识丧失、呼吸停止
C. 意识丧失、瞳孔散大、面色苍白
D. 呼吸停止、血压下降、大动脉搏动消失
E. 大小便失禁、意识丧失、全身青紫

14-244 引起成人心搏骤停最常见的心源性因素为
A. 心室停顿
B. 肥厚性心脏病
C. 心律失常
D. 病毒性心肌炎
E. 冠心病

14-245 大脑缺血、缺氧多久即可出现不可逆的损伤
A. 4~6 分钟　　B. 7~8 分钟
C. 9~10 分钟　　D. 10~15 分钟
E. 1~3 分钟

14-246 下列哪项不是脑死亡的临床特征
A. 无自主呼吸、运动
B. 无心跳
C. 脑干反射消失
D. 肌肉无张力
E. 不可逆的深昏迷

(14-247~14-250 共用题干)
病人,男性,19岁。溺水后意识丧失、呼吸暂停、瞳孔散大,医护人员赶到后对其进行了CPR。

14-247 CPR的ABC 3个步骤中的"A"是指
A. 胸外心脏按压 B. 人工呼吸
C. 清理口腔异物 D. 开放气道
E. 头部降温

14-248 进行人工呼吸与胸外按压的比例应为
A. 2:30   B. 1:15
C. 2:40   D. 2:40
E. 1:30

14-249 胸外心脏按压的频率为
A. 60~80 次/分
B. 80~100 次/分
C. 100~120 次/分
D. 120~140 次/分
E. 140~160 次/分

14-250 判断胸外心脏按压是否有效的主要方法是
A. 测血压
B. 呼喊病人
C. 触桡动脉搏动
D. 触颈动脉搏动
E. 观察胸廓起伏

(14-251~14-253 共用题干)
病人,男性,25岁。因车祸导致右大腿开放性骨折,大量出血,半小时后出现面色苍白,呼之不应。

14-251 应首先采取的措施是
A. 止血
B. 骨折复位

C. 判断呼吸、心跳情况
D. 包扎
E. 送往抢救室

14-252 CPR后最重要的措施是
A. 应用抗生素
B. 纠正酸中毒
C. 强心、利尿
D. 持续心电监护
E. 防止脑缺氧及脑水肿

14-253 一般心搏骤停多久时间会出现脑水肿
A. 1分钟   B. 2分钟
C. 3分钟   D. 5分钟
E. 10分钟

(14-254~14-256 共用题干)
病人,男性,71岁。晨起在公园活动时突然倒地,呼之不应,意识丧失,未触及颈动脉搏动。目击者紧急呼叫120,几分钟后病人被120救护车急送至医院。

14-254 CPR时首选的给药途径是
A. 中心静脉给药
B. 气管内注射
C. 外周静脉给药
D. 骨髓腔给药
E. 心内注射

14-255 CPR的首选药为
A. 利多卡因   B. 肾上腺素
C. 去甲肾上腺素 D. 阿托品
E. 洛贝林

14-256 肾上腺素用于心搏骤停的主要药理作用为
A. 增加心肌收缩力
B. 扩张外周血管
C. 减慢心率
D. 抗心律失常
E. 纠正酸碱失衡

(14-257~14-261 共用题干)
病人,男性,62岁。因胸痛2小时、呼之不应10分钟入院。现昏迷;瞳孔散大、对光反射消失;未扣及颈动脉搏动,未闻及心音及呼吸音。

14-257 此时应首先采取的急救措施是
A. CPR
B. 应用阿托品
C. 应用毛花苷C
D. 应用吗啡
E. CT检查

14-258 成人CPR胸外心脏按压的正确位置是
A. 心尖区
B. 胸骨中下1/3处
C. 胸骨上段
D. 胸骨左侧
E. 胸骨右侧

14-259 心电监护示室颤,此时除电除颤外,可加用哪种药物提高复苏的成功率
A. 阿托品
B. 普罗帕酮
C. 毛花苷C
D. 硝酸甘油
E. 肾上腺素

14-260 单相波除颤首次选用电除颤能量为
A. 360 J
B. 200 J
C. 300 J
D. 120 J
E. >120 J

14-261 经CPR后,测血压72/45 mmHg,听诊双肺底湿啰音,可加用的药物除外下列哪种
A. 硝酸甘油
B. 多巴胺
C. 间羟胺
D. 多巴酚丁胺
E. 生脉注射液

(14-262～14-264 共用题干)

病人,女性,36岁。因宫外孕破裂、出血性休克行急诊手术。手术前神志清,体温37.2℃,脉搏92次/分,血压99/60 mmHg。术中突然出现意识丧失、面色苍白、口唇及四肢末梢严重发绀,脉搏、心音、血压均测不出,SaO_2迅速下降至20%。

14-262 该病人可能发生的情况是
A. 心搏骤停
B. 出血性休克
C. 呼吸衰竭
D. 心源性休克
E. 窒息

14-263 对该病人的诊断依据是
A. 意识丧失,脉搏、心音、血压均测不出
B. 面色苍白
C. 口唇四肢末梢严重发绀
D. SaO_2迅速下降至20%
E. 意识丧失

14-264 应该立即对病人进行
A. 补充血容量
B. CPR
C. 心电监护
D. 吸氧
E. 送医院急救

(14-265～14-267 共用题干)

病人,男性,50岁。慢性肺心病病史5年。神志清醒,呼吸困难,口唇发绀明显。PaO_2 41 mmHg,$PaCO_2$ 77 mmHg。

14-265 病人的缺氧程度为
A. 轻度
B. 中度
C. 重度
D. 极重度
E. 无法判断

14-266 对该病人正确的给氧方法是
A. 间歇给氧
B. 低流量、低浓度持续给氧
C. 高压给氧
D. 高浓度间歇给氧
E. 低流量间歇给氧

14-267 经过治疗后病情好转无须继续给氧治疗时,正确的停氧方法首先是
A. 关流量表
B. 关总开关
C. 拔出鼻导管
D. 分开导管玻璃接头
E. 取下湿化瓶

(14-268～14-270 共用题干)

病人,男性,54岁。患急性心肌梗死。为改善心肌缺氧情况,遵医嘱给予鼻导管吸氧治疗。

14-268 给氧时,鼻导管插入深度为
A. 鼻尖至耳垂长度
B. 发际至剑突长度

C. 鼻尖至耳垂长度之 1/2

D. 发际至剑突长度之 2/3

E. 鼻尖至耳垂长度之 2/3

14-269 如吸氧浓度为 33%，护士应为其调节流量为

A. 2 L/min　　B. 3 L/min

C. 4 L/min　　D. 5 L/min

E. 6 L/min

14-270 吸氧过程中需加大氧流量，正确的做法是

A. 直接调节流量

B. 更换鼻导管并加大流量

C. 拔出鼻导管调节流量

D. 开大总开关再调节流量

E. 分开鼻导管再调节流量

(14-271~14-272 共用题干)

病人，男性，72岁。诊断为 COPD，血气分析结果：动脉血 PaO_2 12 mmHg，$PaCO_2$ 93 mmHg。

14-271* 该病人的吸氧要求是

A. 高浓度、高流量持续给氧

B. 低浓度、低流量持续给氧

C. 高浓度、高流量间断给氧

D. 低浓度、低流量间断给氧

E. 低浓度与高流量交替持续给氧

14-272 吸氧过程中需要调节氧流量时，正确的做法是

A. 先关总开关，再调氧流量

B. 先关流量表，再调氧流量

C. 先拔出吸氧管，再调氧流量

D. 直接调节氧流量

E. 先取下鼻导管，再调氧流量

(14-273~14-274 共用题干)

病人，男性，66岁。因 COPD 急诊入院，接诊护士见其面色发绀、口唇呈黑紫色、呼吸困难。

14-273* 护士需立即对其采取的措施是

A. 分诊协助其就医

B. 不做处理，静候医生

C. 鼻塞法吸氧

D. 电击除颤

E. CPR

14-274 护士采取相应措施时应特别注意

A. 对病人实施呼吸道隔离

B. 让病人保持镇静

C. 氧流量 1~2 L/min

D. 只能除颤 1 次

E. 人工呼吸与胸外心脏按压比例为 2∶30

(14-275~14-278 共用题干)

病人，女性，64岁，独居。因急性哮喘发作而急诊入院治疗。

14-275 病人入院后最易出现的心理反应是

A. 兴奋、烦躁　　B. 焦虑、恐慌

C. 忧虑、压抑　　D. 依赖、被动

E. 轻生念头

14-276 当病人急诊入院时，护士应协助其采用的体位是

A. 仰卧位

B. 头高足低位

C. 半坐卧位/端坐位

D. 左侧卧位

E. 头低足高位

14-277 病人目前最主要的护理问题是

A. 气体交换受损

B. 有窒息的危险

C. 恐惧

D. 有体液不足的危险

E. 潜在并发症：电解质紊乱

14-278 根据病人的病情，护士下班时最需要交班的内容是

A. 病人食欲下降

B. 病人烦躁不安

C. 病人尿量增加

D. 病人呼吸型态

E. 病人睡眠不佳

(14-279~14-280 共用题干)

病人，男性，75岁。慢性支气管炎急性发作，消瘦、乏力、痰多、不易咳出。

14-279 该病人痰液不易咳出的原因可能是

A. 呼吸中枢抑制
B. 无力咳嗽排痰
C. 会厌功能不全
D. 吞咽反射迟钝
E. 咳嗽反射消失

14-280 用电动吸引器吸痰时,下列操作中哪项不妥
A. 检查吸引器性能是否完好
B. 负压可调节至 50 kPa
C. 插管时吸痰导管末端应折叠
D. 直接用手持吸痰管进行吸痰
E. 每次吸痰时间不超过 15 秒

(14-281~14-282 共用题干)

病人,女性,21 岁。口服有毒物质后被家属发现送医院就诊。该有毒物质性质不明,病人处于昏迷状态。

14-281 正确的护理措施是
A. 等病人清醒后再洗胃
B. 观察后决定是否洗胃
C. 问清有毒物质名称后再洗胃
D. 抽出胃内容物送检,用温水洗胃
E. 可采取口服催吐法

14-282 洗胃时病人正确的体位是
A. 去枕左侧卧位
B. 去枕右侧卧位
C. 端坐位
D. 坐位
E. 半坐卧位

(14-283~14-284 共用题干)

病人,女性,20 岁。因失恋情绪低落,服毒自杀被家人发现后立即送往医院,病人意识清醒,但拒绝说出有毒物质的名称。

14-283 首先应采取的抢救措施是
A. 口服催吐　　B. 胃管洗胃
C. 注洗器洗胃　D. 服蛋清中和
E. 饮过氧化氢溶液引吐

14-284 病人烦躁,拒绝从口进液,强行下漏斗胃管洗胃首先应
A. 动员病人告知有毒物质名称

B. 从胃管吸取胃内容物送检
C. 一次灌入 1 000 ml 液体
D. 液体排出不畅应挤压胃部
E. 用 2% 碳酸氢钠溶液洗胃

(14-285~14-286 共用题干)

病人,女性,53 岁。因十二指肠溃疡造成幽门梗阻,恶心、呕吐。手术前 3 天用温盐水洗胃以减轻胃黏膜水肿和炎症,利于术后恢复。

14-285 为幽门梗阻病人洗胃的适宜时间是
A. 饭后半小时　B. 饭后 1 小时
C. 饭后 2 小时　D. 饭后 3 小时
E. 空腹

14-286 适用于幽门梗阻病人的洗胃法是
A. 口服催吐法
B. 漏斗胃管洗胃法
C. 电动吸引器洗胃法
D. 注洗器洗胃法
E. 自动洗胃机洗胃法

(14-287~14-289 共用题干)

病人,女性,32 岁。因口服敌敌畏 7 小时昏迷入院,衣服上的呕吐物散发出浓烈酒味及大蒜味。

14-287 清除有毒物质的护理措施不包括
A. 洗胃
B. 催吐
C. 清洗皮肤
D. 脱去污染衣物
E. 硫酸钠导泻

14-288 可应用的解毒剂不包括
A. 阿托品
B. 双复磷
C. 解磷定注射液
D. 盐酸戊乙奎醚
E. 肾上腺素

14-289 维持有效通气功能的即刻护理措施不包括
A. 清除呼吸道分泌物
B. 气管插管
C. 机械通气

D. 应用呼吸兴奋剂

E. 加压面罩呼吸囊辅助呼吸

(14-290~14-291 共用题干)

病人,女性,26岁,昏迷数小时后被家属发现送至医院。体格检查:深昏迷,瞳孔直径1mm;呼气有大蒜味。以有机磷农药中毒收治入院。

14-290 为病人清洗皮肤时首选的溶液是

A. 热水

B. 肥皂水

C. 乙醇

D. 高锰酸钾溶液

E. 温水

14-291 在应用阿托品治疗时,一旦出现下列哪种表现应立即停用

A. 肺部湿啰音消失

B. 颜面潮红

C. 口干

D. 心率加快

E. 尿潴留

(14-292~14-293 共用题干)

病人,男性,40岁。因车祸致颅脑损伤,观察病情时发现病人呼吸突然停止。

14-292* 在使用简易呼吸器辅助通气时,每次挤压的气体量是

A. 80~100 ml

B. 100~150 ml

C. 150~200 ml

D. 200~400 ml

E. 500~1000 ml

14-293 挤压、放松呼吸气囊的频率是

A. 6~8次/分

B. 8~10次/分

C. 10~12次/分

D. 12~14次/分

E. 16~20次/分

(14-294~14-299 共用题干)

病人,女性,23岁。因胸闷、气促、发绀,鼻导管吸氧6 L/min,呼吸36次/分,血压100/60 mmHg。动脉血气分析示:pH 7.35, $PaCO_2$ 40 mmHg, PaO_2 46 mmHg。拟诊急性呼吸窘迫综合征(ARDS),收入ICU。

14-294 下面对该病人呼吸状态叙述中哪项错误

A. 该病人存在Ⅰ型呼吸衰竭

B. 该病人存在Ⅱ型呼吸衰竭

C. 普通氧疗无法缓解其呼吸困难症状

D. 需进一步明确病因

E. 需要立即机械通气治疗

14-295 下列关于气管内插管叙述中哪项不正确

A. 临床急救中最常用的是经口明视插管术

B. 成人经口气管插管深度为距门齿22±2 cm

C. 成人经鼻气管插管深度为27±2 cm

D. 成人经鼻气管插管深度为22±2 cm

E. 气管插管套囊压力需保持在25~30 cmH_2O

14-296 给予该病人气管插管接呼吸机辅助呼吸,下列哪项不是机械通气常用设置参数

A. 潮气量

B. 呼吸频率

C. 触发灵敏度

D. 同步间歇指令性通气

E. 吸呼比

14-297 该病人行有创机械通气时,下列哪项不是反映气道压力的监测指标

A. 支持压力　　B. 气道峰压

C. 平均压　　　D. 平台压

E. 呼气末正压

14-298 该病人行有创机械通气时,下列哪项不是气道高压报警的原因

A. 呛咳

B. 肺静态顺应性增加

C. 分泌物过多

D. 病人兴奋、激动、想交谈

E. 吸入气量太多,报警线设定不当

14-299 该病人行有创机械通气时,下列哪项不是机械通气病人吸痰的指征

A. 明显分泌物

B. 频繁呛咳

C. 听诊气管和支气管处有明显痰鸣音

D. 疑为分泌物引起的经皮血氧饱和度(SPO_2)下降2%

E. 气道峰压降低

(14-300～14-302 共用题干)

病人,男性,56岁。因脑外伤入院,急诊行颅内血肿清除+去骨瓣减压术后转入ICU。深昏迷,无自主呼吸。为该病人实施机械通气治疗。

14-300* 应为该病人选择的呼吸模式为

A. SIMV B. PSV

C. PCV D. BILEVEL

E. CPAP

14-301 设置潮气量为

A. 150 ml B. 200 ml

C. 250 ml D. 300 ml

E. 450 ml

14-302 呼吸支持频率为

A. 6次/分 B. 8次/分

C. 10次/分 D. 15次/分

E. 25次/分

(14-303～14-305 共用题干)

病人,男性,68岁。以重症肺炎收入ICU。目前处于嗜睡状态,口唇发绀,呼吸困难,呼吸35次/分。动脉血气分析示:PaO_2 48 mmHg,$PaCO_2$ 39 mmHg。拟行机械通气治疗。

14-303 医生为病人建立人工气道,首选

A. 气管插管 B. 气管切开

C. 安置口咽管 D. 安置喉罩

E. 环甲膜穿刺

14-304 呼吸机支持过程中,可能出现的相关并发症是

A. 导管移位 B. 气管黏膜出血

C. 气管梗阻 D. 吞咽困难

E. 气胸

14-305 关于该病人的护理,下列操作中哪项正确

A. 床头抬高10°～15°

B. 持续深度镇痛、镇静

C. 观察呼吸状况,包括呼吸频率、节律和呼吸深度等

D. 病人湿化气体温度为32～34℃

E. 每天更换呼吸机管路

A4型单项选择题(14-306～14-325)

(14-306～14-308 共用题干)

病人,男性,62岁。因突发意识不清1小时入院。体格检查:体温37.1℃,脉搏80次/分,呼吸20次/分,血压195/90 mmHg;神志不清,双侧瞳孔等大等圆、直径约2.5 mm,对光反射存在;脑膜刺激征阴性,右侧巴宾斯基征阳性。脑CT片示脑出血。SaO_2 75%。

14-306 下列可选用的药物除外哪项

A. 呋塞米 B. 甘露醇

C. 甘油果糖 D. 尼可刹米

E. 间羟胺

14-307 心电图示频发室性期前收缩、短阵室速,可加用的药物是

A. 腺苷 B. 维拉帕米

C. 利多卡因 D. 阿托品

E. 肾上腺素

14-308 病人在诊治过程中出现心房颤动伴心力衰竭,可加用的药物是

A. 普罗帕酮 B. 维拉帕米

C. 利多卡因 D. 毛花苷C

E. 肾上腺素

(14-309～14-312 共用题干)

病人,男性,22岁。因急性上呼吸道感染来院就诊,测体温39℃,遵医嘱应用退热药降温。

14-309 病人用药后,护理人员应注意观察

A. 呼吸的变化
B. 脉搏的变化
C. 血压的变化
D. 尿量的变化
E. 体温的变化,有无虚脱或休克的发生

14-310 应用退热药后,应注意及时补充
A. 维生素　　B. 蛋白质
C. 水和电解质　D. 维生素C
E. 钙

14-311 该病人用药后一天摄入水应至少
A. 1 000～2 000 ml
B. 1 500～2 000 ml
C. 2 500～3 000 ml
D. 3 000～3 500 ml
E. 800～1 500 ml

14-312 该病人护理还应注意
A. 定时翻身
B. 预防泌尿系统感染
C. 防止出现压疮
D. 预防口腔溃疡,保持皮肤清洁
E. 防止发生便秘

(14-313～14-315 共用题干)

病人,男性,35岁。因车祸2小时入院,伤后当即昏迷,格拉斯哥昏迷评分(GCS)为5分,目前呼吸急促(35次/分),伴口唇严重发绀,颌面部严重畸形,脉搏摸不到,手足发冷,血压50/30 mmHg。

14-313 现场救护人员首先实施的抢救措施是
A. 立即建立静脉通路,抗休克治疗
B. 进行 ISS
C. 立即送往医院
D. 气管插管、给氧
E. 仔细检查,明确诊断

14-314 进行上述治疗救治措施的同时还应
A. 立即建立静脉通路,抗休克治疗
B. 进行 ISS
C. 立即送往医院

D. 气管插管、给氧
E. 仔细检查,明确诊断

14-315 下列关于GCS叙述中哪项不正确
A. 总分15分
B. 最低分3分
C. 最低分1分
D. 用于评估病人是否存在昏迷
E. 评估内容包括:睁眼、语言、运动

(14-316～14-317 共用题干)

病人,女性,17岁。患化脓性扁桃体炎,医嘱青霉素皮试。皮试液注射后约5分钟,病人突然感到胸闷,面色苍白,出冷汗,脉搏细弱,血压下降,呼之不应。

14-316* 抢救时首选的药物为
A. 异丙肾上腺素
B. 盐酸肾上腺素
C. 呼吸兴奋剂
D. 地塞米松
E. 多巴胺

14-317 抢救中病人突然心搏骤停,急救方法为
A. 立即静脉注射肾上腺素
B. 心内注射异丙肾上腺素
C. 行胸外心脏按压建立循环
D. 给予氧气吸入,纠正缺氧
E. 注射洛贝林以兴奋呼吸

(14-318～14-320 共用题干)

某化工厂发生毒气泄漏,部分工人因吸入有毒气体而中毒。

14-318 首先采取的救治措施是
A. 洗胃
B. 迅速脱离有毒环境
C. 清洁皮肤
D. 利尿
E. 输液

14-319 中毒工人被送上救护车时发生了心搏骤停,应马上采取的救护措施是
A. 脱水　　　　B. 特效解毒剂
C. 洗胃　　　　D. 导尿

E. CPR

14-320 病人经抢救后心跳恢复,仍昏迷,应采取的护理措施不包括
A. 保持呼吸道通畅
B. 根据病情吸氧
C. 洗胃
D. 观察病情
E. 保暖,防坠落

(14-321~14-323 共用题干)

病人,女性,55岁。头痛、意识障碍1小时被送入院。拟诊脑出血。

14-321 病人舌后坠出现鼾式呼吸,此时解除舌后坠堵塞呼吸道的最简易方式是
A. 环甲膜穿刺
B. 口咽通气道置入
C. 喉罩置入
D. 经口腔气管插管术
E. 气管切开术

14-322 病人在治疗过程中,出现心搏骤停,紧急行气管插管术,其主要目的是
A. 清除呼吸道分泌物,保证肺泡有效通气量
B. 减少气道阻力及无效腔
C. 进行有效人工呼吸,增加肺泡有效通气量
D. 为气道雾化或湿化提供条件
E. 防止舌后坠

14-323 病人行气管插管术后上呼吸机,因治疗需要转往ICU继续治疗,在转运途中需行
A. 血气分析检查
B. 常规气管切开术
C. 经皮气管切开术
D. 球囊辅助通气
E. 环甲膜穿刺术

(14-324~14-325 共用题干)

病人,男性,78岁。因高血压脑出血入院。颅内血肿清除术后采用呼吸机辅助呼吸。

14-324 使用人工呼吸机时,病人通气过度的表现为
A. 皮肤潮红   B. 烦躁不安
C. 血压升高   D. 抽搐、昏迷
E. 表浅静脉充盈

14-325 护士为病人吸痰,发现痰液黏稠不易吸出,下列处理措施中哪项错误
A. 扣拍胸、背部
B. 增加负压吸引力
C. 滴入吸痰药物
D. 滴入0.9%氯化钠溶液
E. 雾化吸入

名词解释题(14-326~14-349)

14-326 病情观察
14-327 危重病人
14-328 直接观察法
14-329 间接观察法
14-330 视诊
14-331 触诊
14-332 叩诊
14-333 听诊
14-334 嗅诊
14-335 重症监护病房
14-336 意识障碍
14-337 谵妄
14-338 嗜睡
14-339 意识模糊
14-340 昏睡
14-341 浅昏迷
14-342 深昏迷
14-343 自理能力
14-344 心肺复苏
14-345 基础生命支持
14-346 氧气吸入法
14-347 肺不张
14-348 吸痰法
14-349 洗胃法

简述问答题(14-350~14-375)

14-350 危重症病人的支持性护理措施有哪些?
14-351 抢救室的物品管理应做到哪"五定"?
14-352 病情观察应做到哪"五勤"?
14-353 急性病面容有哪些表现?
14-354 慢性病面容有哪些表现?
14-355 二尖瓣面容有哪些表现?
14-356 贫血面容有哪些表现?
14-357 意识障碍分为哪几种?各自的表现如何?
14-358 如何用 GCS 判断病人的意识障碍程度?
14-359 如何评价瞳孔变化?
14-360 危重病人的支持性护理应从哪些方面进行?
14-361 如何对危重病人加强基础护理?
14-362 如何确保危重病人的安全?
14-363 常用的急救药品有哪些?
14-364 呼吸、心搏骤停的临床表现有哪些?
14-365 心肺复苏基础生命支持的 3 个基本步骤是什么?
14-366 心肺复苏的有效指征有哪些?
14-367 缺氧程度如何判断?
14-368 用氧安全应做到哪"四防"?
14-369 氧疗的不良反应有哪些?
14-370 用电动吸引器吸痰时,病人痰液黏稠难以吸出应怎么办?
14-371 为病人洗胃应注意哪些问题?
14-372 临床常见有毒物质中毒的灌洗液和禁忌药物有哪些?
14-373 洗胃的注意事项有哪些?
14-374 呼吸机参数应如何调节?
14-375 在使用呼吸机治疗过程中,如何判断通气量是否合适?

综合应用题(14-376~14-381)

14-376 病人,男性,60岁。脑血栓后遗症,右侧肢体偏瘫,因肺部感染、消化道出血住院。神志不清,全身皮肤水肿,口唇和肢端发绀;呕吐咖啡色样物,每天量约 200 ml。

请解答:
(1) 提出至少 5 个护理诊断。
(2) 根据提出的护理诊断制定相应的护理措施。

14-377 病人,男性,64岁。因肺心病入院治疗。神志清醒,烦躁不安,呼吸困难,发绀明显。血气分析:PaO_2 42 mmHg,$PaCO_2$ 77 mmHg。

请解答:
(1) 该病人应如何给氧?
(2) 选择此给氧方式的原因是什么?

14-378 病人,男性,36岁。因车祸头部重创急诊入院。体格检查:体温 38.5℃,脉搏 100次/分,呼吸 22次/分,血压 160/100 mmHg;神志模糊,时有躁动,有痰鸣音,大小便失禁。

请解答:
(1) 提出至少 5 个护理诊断。
(2) 应如何护理该病人?

14-379 病人,男性,65岁。突发心前区压榨性疼痛 2 小时来院就诊并被收治入院。大汗淋漓、精神紧张。心电图示前壁心肌梗死。入院第 2 天突然双眼上翻,呼之不应,四肢抽搐,小便失禁,颈动脉搏动未触及。

请解答:
(1) 该病人发生了什么情况?
(2) 应该采取哪些急救措施?
(3) 护士应重点观察什么?

14-380 病人,女性,25岁。因被领导批评自服敌百虫自杀未遂,被家人迅速送至医院急救。体格检查:脉搏 100次/分,呼吸 25次/分,血压 85/55 mmHg;意识清楚,面色苍白。呕吐 2 次,为胃内容物。

请解答:
(1) 护士首先应采取什么急救措施?
(2) 如果为病人洗胃,应该选择哪种溶液?禁用哪种溶液?为什么?
(3) 护士应重点观察哪些内容?

14-381 病人,男性,80岁。风湿性心脏病病史25年,心功能Ⅲ级10年。今因胸闷、咳嗽、咳大量粉红色泡沫样痰、呼吸困难由120救护车送入院。体格检查:呼吸28次/分;痛苦面容,口唇发绀,端坐呼吸。

请解答:
(1) 该病人可能发生了什么情况?
(2) 护士应该采取哪些急救措施?
(3) 如果给病人吸氧,有何要求?为什么?

答案与解析

选择题

A1型单项选择题

14-1	B	14-2	E	14-3	C	14-4	D
14-5	E	14-6	C	14-7	A	14-8	D
14-9	E	14-10	D	14-11	A	14-12	A
14-13	E	14-14	B	14-15	B	14-16	A
14-17	A	14-18	C	14-19	D	14-20	A
14-21	E	14-22	A	14-23	C	14-24	A
14-25	A	14-26	C	14-27	D	14-28	B
14-29	E	14-30	C	14-31	D	14-32	C
14-33	B	14-34	B	14-35	C	14-36	E
14-37	C	14-38	E	14-39	B	14-40	C
14-41	B	14-42	A	14-43	C	14-44	E
14-45	E	14-46	E	14-47	E	14-48	D
14-49	E	14-50	A	14-51	D	14-52	E
14-53	C	14-54	C	14-55	B	14-56	B
14-57	A	14-58	D	14-59	A	14-60	D
14-61	A	14-62	B	14-63	D	14-64	D
14-65	B	14-66	B	14-67	D	14-68	D
14-69	E	14-70	C	14-71	B	14-72	E
14-73	A	14-74	E	14-75	E	14-76	E
14-77	D	14-78	A	14-79	D	14-80	D
14-81	D	14-82	E	14-83	C	14-84	B
14-85	A	14-86	C	14-87	C	14-88	C
14-89	A	14-90	B	14-91	E	14-92	E
14-93	D	14-94	D	14-95	E	14-96	E
14-97	E	14-98	B	14-99	D	14-100	E
14-101	C	14-102	B	14-103	A	14-104	A
14-105	D						

A2型单项选择题

14-106	B	14-107	B	14-108	A	14-109	B
14-110	E	14-111	E	14-112	A	14-113	D
14-114	D	14-115	E	14-116	E	14-117	E
14-118	B	14-119	A	14-120	D	14-121	C
14-122	E	14-123	E	14-124	E	14-125	A
14-126	C	14-127	E	14-128	E	14-129	D
14-130	E	14-131	C	14-132	C	14-133	C
14-134	E	14-135	E	14-136	E	14-137	D
14-138	E	14-139	A	14-140	E	14-141	A
14-142	E	14-143	E	14-144	E	14-145	C
14-146	E	14-147	C	14-148	E	14-149	E
14-150	E	14-151	E	14-152	C	14-153	D
14-154	E	14-155	E	14-156	E	14-157	A
14-158	E	14-159	E	14-160	E	14-161	E
14-162	E	14-163	E	14-164	C	14-165	E
14-166	E	14-167	E	14-168	E	14-169	C
14-170	E	14-171	E	14-172	E	14-173	B
14-174	C	14-175	A	14-176	A	14-177	B
14-178	E	14-179	E	14-180	C	14-181	E
14-182	E	14-183	E	14-184	E	14-185	B
14-186	E	14-187	E	14-188	E	14-189	E
14-190	C	14-191	E	14-192	E	14-193	C
14-194	E	14-195	E	14-196	E	14-197	E
14-198	B	14-199	E	14-200	D		

A3型单项选择题

14-201	B	14-202	D	14-203	E	14-204	E
14-205	B	14-206	C	14-207	A	14-208	D
14-209	B	14-210	C	14-211	E	14-212	D
14-213	C	14-214	D	14-215	C	14-216	B

14-217	B	14-218	A	14-219	A	14-220	E
14-221	D	14-222	B	14-223	C	14-224	A
14-225	E	14-226	B	14-227	B	14-228	A
14-229	A	14-230	C	14-231	A	14-232	A
14-233	B	14-234	B	14-235	D	14-236	B
14-237	D	14-238	D	14-239	B	14-240	A
14-241	B	14-242	B	14-243	A	14-244	E
14-245	A	14-246	B	14-247	D	14-248	A
14-249	C	14-250	D	14-251	C	14-252	E
14-253	C	14-254	C	14-255	B	14-256	A
14-257	B	14-258	C	14-259	D	14-260	C
14-261	A	14-262	A	14-263	A	14-264	C
14-265	B	14-266	B	14-267	C	14-268	E
14-269	B	14-270	E	14-271	B	14-272	E
14-273	C	14-274	C	14-275	B	14-276	C
14-277	B	14-278	D	14-279	B	14-280	D
14-281	D	14-282	A	14-283	C	14-284	C
14-285	E	14-286	C	14-287	B	14-288	E
14-289	D	14-290	B	14-291	C	14-292	C
14-293	E	14-294	A	14-295	C	14-296	D
14-297	A	14-298	B	14-299	E	14-300	C
14-301	E	14-302	D	14-303	A	14-304	B
14-305	C						

A4型单项选择题

14-306	E	14-307	C	14-308	D	14-309	E
14-310	C	14-311	C	14-312	D	14-313	D
14-314	A	14-315	C	14-316	B	14-317	C
14-318	B	14-319	E	14-320	C	14-321	B
14-322	C	14-323	D	14-324	D	14-325	B

部分选择题解析

14-22 解析：意识模糊的障碍程度较嗜睡深，表现为思维和语言不连贯，对时间、地点、人物的定向力完全或部分发生障碍，可有错觉、幻觉、躁动不安、谵语或精神错乱。

14-23 解析：嗜睡、意识模糊、昏睡、昏迷均是大脑高级神经中枢功能损害、中枢兴奋性下降的表现。谵妄是一种以兴奋性增高为主的高级神经中枢的急性失调状态,表现为意识模糊、定向力丧失、感觉错乱(幻觉、错觉)、躁动不安、言语杂乱等。

14-24 解析：浅昏迷时意识大部分丧失,无自主运动,对声、光刺激无反应,对疼痛刺激(如压迫眶上缘)可有痛苦表情及躲避反应,瞳孔对光反射、角膜反射、眼球运动、吞咽反射、咳嗽反射等可存在,呼吸、心跳、血压无明显改变,可有大小便失禁或潴留。深昏迷时意识完全丧失,对各种刺激均无反应,全身肌肉松弛,肢体呈弛缓状态,深、浅反射均消失,偶有深反射亢进及病理反射出现,机体仅能维持循环与呼吸的最基本功能,呼吸不规则,血压可下降,大小便失禁或潴留。

14-28 解析：病危面容,又称希氏(Hippocrates)面容,表现为面部消瘦,面色铅灰或苍白,表情淡漠,眼眶凹陷。见于大出血、严重休克、脱水、急性腹膜炎等病人。

14-31 解析：病人出现呼吸及心搏骤停,应立即通知医生,进行人工呼吸和胸外心脏按压等抢救措施。对于眼睑不能自行闭合者,覆盖纱布以保护眼睛;定时帮助病人更换体位、被动活动肢体,防止压疮等卧床引起的并发症;对于抽搐病人,调暗病室光线,减少刺激。保持病人口腔清洁,每天做口腔护理2～3次,预防口腔疾病,增进病人的食欲。

14-54 解析：吸氧浓度(%)＝21+4×氧流量(L/min)。

14-55 解析：缺氧程度的判断见表14-1。

表14-1 缺氧程度判断及临床表现

程度	血气分析		临床表现	
	PaO_2	SaO_2	发绀	呼吸困难
轻度	>6.67 kPa (50 mmHg)	>80%	不明显	不明显
中度	4～6.67 kPa (30～50 mmHg)	60%～80%	明显	明显
重度	<4 kPa (30 mmHg)	<60%	明显	严重,三凹征明显

14-57 解析：对缺氧和二氧化碳潴留同时并存

者,应给予低流量、低浓度持续吸氧。因为慢性缺氧病人长期二氧化碳分压高,主要依靠缺氧刺激颈动脉体和主动脉体化学感受器反射性地引起呼吸;如给予高浓度吸氧,则缺氧反射性刺激呼吸的作用消失,从而导致呼吸抑制,使二氧化碳潴留更严重,发生二氧化碳麻醉,甚至呼吸停止。

14-71 解析:洗胃时间以中毒6小时内为好,超过6小时有毒物质已吸收入血,洗胃意义不大。但有的病人中毒超过6小时仍应积极洗胃。

14-73 解析:急性中毒的病人应先迅速采用口服催吐法,必要时进行胃管洗胃,以减少有毒物质的吸收。

14-75 解析:各类有毒物质中毒的灌洗溶液(解毒剂)和禁忌药物见表14-2。

表14-2 各类有毒物质中毒的灌洗溶液(解毒剂)和禁忌药物

有毒物质	灌洗溶液	禁忌药物
酸性物	镁乳、蛋清、牛奶	强酸药物
碱性物	5%醋酸、白醋、蛋清、牛奶	强碱药物
敌敌畏	2%~4%碳酸氢钠、1%盐水、1:(15 000~20 000)高锰酸钾	
1605、1059、4049(乐果)	2%~4%碳酸氢钠	高锰酸钾
敌百虫	1%盐水或清水、1:(15 000~20 000)高锰酸钾	碱性药物
DDT、666	温开水或0.9%氯化钠、50%硫酸镁	油性泻药
巴比妥类(安眠药)	1:(15 000~20 000)高锰酸钾、硫酸钠	硫酸镁
氰化物	3%过氧化氢、1:(15 000~20 000)高锰酸钾	
灭鼠药		
抗凝血类(敌鼠钠等)	温水、硫酸钠	碳酸氢钠
有机氟类(氟乙酰胺等)	0.2%~0.5%氯化钙、淡石灰水、硫酸钠、豆浆、蛋清、牛奶等	

续表

有毒物质	灌洗溶液	禁忌药物
磷化锌	1:(15 000~20 000)高锰酸钾、0.5%硫酸铜	鸡蛋、牛奶、脂肪及其他油类食物
发芽马铃薯、毒蕈	1%~3%鞣酸	
河豚、生物碱	1%活性炭悬浮液	
异烟肼(雷米封)	1:(15 000~20 000)高锰酸钾、硫酸钠	

14-81 解析:当中毒物质不明确时,应选择温水或0.9%氯化钠溶液洗胃,待中毒物质明确后,采用有针对性的洗胃液;插入胃管时动作要轻快,负压吸引压力不宜过大,应保持在13.3 kPa(100 mmHg)左右,以免损伤胃黏膜;每次灌入量为300~500 ml;洗胃过程中,如病人感到腹痛,灌洗出的液体呈血性或出现休克现象,应立即停止洗胃。

14-90 解析:洗胃液每次灌入量以300~500 ml为宜,不能超过500 ml,并保持灌入量与抽出量的平衡。如灌入量过多,液体可从口、鼻腔涌出,易引起窒息;还可导致急性胃扩张,使胃内压升高,促进中毒物质进入肠道,反而增加中毒物质的吸收;突然的胃扩张还可兴奋迷走神经,反射性地引起心搏骤停。

14-91 解析:有机磷农药为磷酸酯类化合物,除敌百虫外,一般不溶于水,易溶于有机溶剂和植物油。因此,有机磷农药中毒时,严禁使用油类泻剂,以免加速农药的溶解吸收。

14-102 解析:人工呼吸机的类型:①定压型呼吸机。此机送气的压力是一定的,通过压力的预定值自动控制吸气、呼气运动的转换。即呼吸机将一定压力的气体送入肺内,使肺泡扩张而形成吸气;当压力升到预定值后,送气中断,肺弹性回缩而形成呼气。多有同步装置,有无自主呼吸均可应用。但不能保证通气量,故较少使用。②定容型呼吸机。此机送气量恒定。是将预定潮气量的气体送入肺内,使肺泡扩张而形成吸气；停止送气后,利用肺的弹性回缩而形成呼气。此机多无同步装置,常用于无自主呼吸或自主呼吸微弱的病人。③混合型呼吸机。属于电控、电动、时间转换型,能提供多种通气方式,以间歇正压方式提供通气,即在通气时以正压将气体送入肺内,压力为零时形成呼气。潮气量较恒定,兼有定压和定容两种类型的特点。

14-108 解析: 临床常见病容:①急性病面容。病人面颊潮红、兴奋不安、呼吸急促、痛苦呻吟等。见于急性感染性疾病。②慢性病面容。病人面容憔悴,面色苍白或灰暗,精神萎靡、瘦弱无力。见于慢性消耗性疾病。③病危面容。病人面容枯槁,面色灰白或发绀,表情淡漠,眼眶凹陷,目光无神,皮肤湿冷,甚至大汗淋漓。见于严重脱水、出血、休克等病人。④二尖瓣面容。病人面容晦暗、口唇微绀、两颊呈淤血性的发红。见于风湿性心脏病、二尖瓣狭窄病人。⑤甲亢面容。病人面容惊愕、眼裂增宽、眼球凸出、目光闪烁、表情兴奋、激动易变。⑥满月脸。病人面如满月、皮肤发红,常伴痤疮和髭毛。见于肾上腺皮质增生和长期应用糖皮质激素病人。⑦肢端肥大症面容。病人头颅增大、面部变长、眉弓和两侧颧部隆起、耳和鼻增大、唇和舌肥厚、下颌增大向前突出。见于垂体腺瘤病人。

14-110 解析: 眼睛卫生或定期清洁眼睛外层表面是重症病人的眼睛护理中的重要部分。病人双眼半睁,应定时涂金霉素、红霉素眼膏,并用0.9%氯化钠溶液湿纱布覆盖,以防发生角膜溃疡或结膜炎。

14-112 解析: 鼓励其饮食自理,应让病人自己进食,将食物和餐具置于其方便拿取、方便进食处。进食过程中要多巡视,以防病人发生呛咳、窒息等。

14-113 解析: 抽搐时抢救的原则是保持病人呼吸道通畅,应采取的紧急护理措施为:将病人平卧、头偏向一侧,解开衣扣;使用压舌板、舌钳,防止舌、颊咬伤;保持呼吸道通畅,给氧。

14-116 解析: 昏迷病人禁忌漱口,开口器应从

白齿处放入,对牙关紧闭者不可用暴力使其开口;擦洗时棉球不宜过湿,以防溶液误吸入呼吸道;棉球要用止血钳夹紧,每次1个,防止遗留在口腔,必要时要清点棉球数量。

14-117 解析: 昏迷病人咳嗽、吞咽反射减弱或消失,呼吸道分泌物易积聚于喉部,引起呼吸困难或窒息。应取仰卧位头偏向一侧以防止窒息,并注意保持呼吸道通畅。

14-118 解析: 病危面容表现为面容消瘦、面色苍白或铅灰,表情淡漠,双目无神,眼眶凹陷,目光无神。见于大出血、严重休克、脱水等病人。该病人有外伤,首先考虑大出血。

14-120 解析: 意识障碍的类型:①昏迷,分为深昏迷和浅昏迷。深昏迷时全身肌肉松弛,对各种刺激全无反应,深、浅反射均消失;浅昏迷时意识大部分丧失,无自主运动,对声、光刺激无反应,对疼痛刺激尚可出现痛苦的表情或肢体退缩等防御反应,角膜反射、瞳孔对光反射、眼球运动、吞咽反射等可存在。②嗜睡,是最轻的意识障碍,是一种病理性嗜睡,病人陷入持续的睡眠状态,可被唤醒,并能正确回答和做出各种反应,但当刺激去除后很快又再入睡。③昏睡,是接近于不省人事的意识状态,病人处于熟睡状态,不易唤醒,虽在强烈刺激下可被唤醒,但很快又再入睡,醒时答话含糊或答非所问。④意识模糊,程度较嗜睡深,表现为思维和语言不连贯,对时间、地点、人物的定向力完全或部分障碍,可有错觉、幻觉、躁动不安等。⑤谵妄,是一种以兴奋性增高为主的高级神经中枢急性活动失调状态,是在意识清晰度降低的同时,表现有定向力障碍,包括时间、地点、人物定向力及自身认识障碍,并产生大量的幻觉、错觉。

14-125 解析: 病人有吸烟史,呼吸道功能受损,在插管等刺激下可因分泌物增多等原因造成呼吸道堵塞,引起窒息。

14-127 解析: 病人病情危重,应当静养。暴发性流脑具有传染性,应避免近距离接触造成交叉感染,朋友、家人探视会使传染的危险增加;护士应保持镇静,可以通过自身的情绪感染病

第十四章 疾病观察和危重病人的抢救技术

人,有助于病人放松心态,缓解焦虑、恐惧心理;对危重病人应密切观察病情变化。

14-128 解析: 胎龄在37足周以前出生的活产婴儿称为早产儿或未成熟儿,为未成熟儿护理时,为防止发生视网膜病变,不应给予持续高浓度氧气吸入,经皮血氧饱和度维持在85%~93%,一旦症状改善应立即停用。

14-129 解析: 患儿误吸花生米,呼吸道异物导致剧烈咳嗽,口唇及颜面发绀明显,此时护士应立即采取的措施是用力叩击患儿背部(海姆立克法)。

14-130 解析: 瞳孔对光反射的中枢在中脑顶盖前区,因此临床上常把它作为判断中枢神经系统病变部位、麻醉的深度和病情危重程度的重要指标。正常情况下,双侧瞳孔经光线照射立即缩小,移去光源后又迅速复原,称为对光反射。

14-131 解析: 脉搏短绌的测量方法:2位护士同时测量,1人负责听心率,另1人负责测脉率,由听心率者发出"开始""停止"的口令。2人同时开始,测1分钟,分别得出2个数据,记录方法为分数形式:心率/脉率/分。

14-138 解析: 成人胸外心脏按压的部位是胸骨中下1/3交界处(剑突上2横指),在胸骨中线与两乳头连线的相交处,一手的掌根放在按压部位,另一手以拇指根部为轴心叠于下掌之背上,手指翘起不接触胸壁。

14-140 解析: 心肺复苏时常用的药物有血管加压剂、抗心律失常剂、碳酸钠等。主要的给药途径包括外周静脉途径、脊髓腔途径、气管途径、中心静脉途径。途径的选择主要根据病情来确定。心肺复苏时首选静脉注射,因为静脉注射可以很快达到药效。

14-141 解析: 一旦确定心搏骤停,立即进行现场急救(BLS),采取基本生命支持,即CAB操作,目标是做到紧急提供通气和全身性血液灌注。C(circulation)即人工循环,建立人工循环时通常采用胸外心脏按压;A(airway)即气道通畅;B(breath)即人工呼吸。无论是单人还是双人心肺复苏,胸外心脏按压与人工呼吸之比均为30:2。实施者应在进行人工呼吸前开始胸外按压;每次人工呼吸前均应开放气道,防止因全身肌肉松弛导致舌后坠造成的呼吸道阻塞。高级生命支持(ACLS)是BLS的继续,包括建立静脉通路。由于病人已经处于心搏骤停状态,情况紧急,应先进行现场急救,再通知医生。

14-142 解析: 溺水病人往往有水、污泥堵塞呼吸道,抢救时首先应该清除口、鼻分泌物和异物,畅通气道后进行心肺复苏。一般心搏骤停病人,首先的处理是胸外心脏按压,但题干显示病人呼吸道阻塞,应首先保持呼吸道通畅。

14-144 解析: 胸外心脏按压时病人仰卧于硬板上有利于固定病人,方便进行胸外按压。按压部位:胸骨中下1/3交界处。成人按压频率为100~120次/分,按压深度为5~6 cm,按压与放松时间比例以1:1为恰当。

14-145 解析: 室颤一旦发生,心电图特征性QRS波群与T波消失,呈完全无规则的波浪状曲线,形状、频率、振幅高低各异。一旦确定心搏骤停,立即现场急救。发生室颤应立即非同步直流电除颤,同时进行胸外心脏按压及人工呼吸,保持呼吸道通畅,迅速建立静脉通路,并经静脉注射复苏和抗心律失常药物。

14-146 解析: 心跳、呼吸停止后,血液循环终止,各组织器官缺血、缺氧。由于脑细胞对缺氧十分敏感,一般在循环停止4~6分钟,大脑将发生不可逆损害。所以最容易发生病理变化的是脑组织。因为脑血流突然中断,造成脑缺氧和脑水肿。

14-148 解析: 氧气枕适用于家庭氧疗、抢救危重病人和转移病人途中。

14-149 解析: 听诊有痰鸣音,气道有痰导致呼吸困难、发绀,所以应该及时吸痰。

14-150 解析: 面罩吸氧是将面罩置于病人的口、鼻部供氧,氧气自下端输入,呼出的气体从面罩两侧孔排出,由于口、鼻部都能吸入氧气,效果较好。给氧时必须有足够的氧流量,一般需6~8 L/min。

14-153 解析： 高于 60% 的氧浓度，吸入持续时间超过 24 小时，就有发生氧中毒的可能，可出现恶心、烦躁不安、面色苍白、干咳、胸痛、进行性呼吸困难等表现。

14-155 解析： 漏斗法使用简单，无刺激，但耗氧量大，适用于婴幼儿或气管切开的病人。

14-158 解析： 停止吸氧的正确方法为先拔出鼻导管，再关闭总开关，放完余氧，最后再关闭流量开关。

14-160 解析： 头罩法简便、无刺激，能根据病情调节氧浓度，长时间吸氧也不会发生氧中毒，透明的头罩便于观察病情，适用于患儿吸氧。鼻导管法和鼻塞法适用于长期吸氧的病人；面罩法适用于张口呼吸及病情较重的病人；氧气枕法适用于家庭氧疗、抢救或转移的病人。

14-164 解析： 需要低浓度、低流量持续吸氧。慢性阻塞性肺气肿、肺心病等慢性缺氧病人因长期二氧化碳分压高，其呼吸主要依靠缺氧刺激颈动脉体和主动脉体化学感受器反射性地引起呼吸；如给予高浓度吸氧，则缺氧反射性刺激呼吸的作用消失，从而导致呼吸抑制，使二氧化碳潴留更严重，发生二氧化碳麻醉，甚至呼吸停止。

14-166 解析： 将氧气筒置于架上，将总开关逆时针旋转打开，使少量氧气从气门冲出，随即迅速顺时针旋转关好总开关，以达清洁该处的目的，防止灰尘吹入氧气表内。

14-169 解析： 电动吸引器吸痰的操作：①连接并检查吸引器各部件，接通电源，打开开关，检查吸引器性能，调节负压。一般成人吸痰负压为 40.0～53.3 kPa，小儿应<40 kPa。②护士一手反折吸痰管末端，另一手用无菌镊或止血钳夹住其前端，将吸痰管插入病人口咽部，放松吸痰管末端，进行吸痰，先吸净口腔、咽喉的分泌物后，再吸气管内分泌物。③吸痰导管退出后，应用 0.9% 氯化钠溶液抽吸冲洗，以免被分泌物堵塞。

14-170 解析： 电动吸引器吸痰正确的做法：协助病人将头部转向护士，检查口、鼻，如有活动义齿，应取下，颌下铺治疗巾；护士一手反折吸痰管末端，另一手用无菌镊或止血钳夹住其前端，将吸痰管插入病人口咽部，放松吸痰管末端，进行吸痰，先吸净口腔、咽喉的分泌物后，再吸气管内分泌物。如为昏迷病人，可用压舌板或开口器先将口启开，再进行吸痰；如为气管插管或气管切开病人，需经气管插管或套管内吸痰，应严格无菌操作；如经口腔吸痰有困难，可由鼻腔插入吸痰。密切观察病情，观察病人呼吸道是否通畅，以及面色、生命体征的变化等，如发现病人排痰不畅或喉头有痰鸣音，应及时吸痰。

14-174 解析： 若口腔内有很多痰液，先吸口腔内痰液；插管前打开吸引负压；吸痰时动作应轻柔，左右旋转，自下向上提拉；一次吸痰不超过 15 秒；吸痰管应每次更换。

14-177 解析： 洗胃时应协助病人取合适体位，中毒较轻者取坐位或半坐卧位，中毒较重者取左侧卧位，昏迷者取去枕平卧位，头偏向一侧。巴比妥类药物中毒禁忌硫酸镁导泻，以防止中枢抑制，必要时可用硫酸钠导泻。洗胃时每次灌入 300～500 ml 洗胃液，最多不超过 500 ml；自动洗胃机洗胃后管道需消毒处理。

14-179 解析： 洗胃过程中，应注意观察洗出液的性质、量、颜色、气味，以及病人的面色、脉搏、呼吸、血压的变化。如发现病人有腹痛、洗出血性液体或出现休克现象，应立即停止洗胃，及时与医生联系，采取急救措施。

14-180 解析： 表情、面容、呕吐物、皮肤、黏膜是病情观察的一般内容。当病人患有颅内疾病、处于药物中毒、昏迷等状态时，反映病情变化的一个重要指征是瞳孔。通过瞳孔的大小、形状、瞳孔对光反射情况可以反映病人的昏迷程度、是否发生脑疝等。

14-182 解析： 巴比妥类药物（安眠药）中毒时可采用 1：(15 000～20 000) 高锰酸钾溶液洗胃，洗毕用硫酸钠导泻。

14-185 解析： 清除胃内农药，以避免农药继续吸收。清除胃内农药需尽早进行，6 小时内洗胃效果最好。

14-186 解析： 当中毒物质不明时，应先抽出胃内容物送检,以明确有毒物质性质;洗胃溶液可先选用温开水或0.9%氯化钠溶液进行,待确定有毒物质性质后,再选用拮抗剂洗胃。

14-188 解析: 每次灌入的量以300~500 ml为宜,如灌入量过多,液体可从口鼻腔涌出,易引起窒息;还可导致急性胃扩张,使胃内压增高,促进有毒物质进入肠道,反而增加有毒物质的吸收;突然的胃扩张还可兴奋迷走神经,反射性地引起心脏停搏。

14-191 解析: 食用发芽马铃薯、毒蕈导致中毒时应用1‰~3‰鞣酸洗胃。

14-192 解析: 病人若气道阻塞、通气不足,可因二氧化碳潴留,出现皮肤潮红、多汗、血压升高、烦躁、脉搏加快、表浅静脉充盈消失。

14-193 解析: 若通气合适,吸气时能看到胸廓起伏,肺部呼吸音清晰,生命体征较平稳;若通气不足,因二氧化碳潴留,病人皮肤潮红、多汗、烦躁、血压升高、脉搏加快、表浅静脉充盈消失;通气过度则病人出现昏迷、抽搐等碱中毒的症状。

14-198 解析: 人工通气的目的:①维持和增加机体通气量;②纠正威胁生命的低氧血症。人工呼吸机的作用是在病人通气障碍或无自主呼吸时,供给低浓度氧,维持和增加机体通气量,辅助病人自主呼吸。

14-215 解析: 2000年以后,大部分发达国家和地区已采用五级分诊系统。Ⅰ级(危殆):生命体征极不稳定,如得不到紧急救治,有生命危险;Ⅱ级(危急):随时可能出现生命危险,生命体征临界正常值,但可能迅速发生变化;Ⅲ级(紧急):病情有潜在加重的危险,但生命体征稳定,必要时需要给予及时诊治;Ⅳ(次紧急):急性发病但病情、生命体征稳定,预计没有严重并发症,可等待就诊,但等待时间不超过2小时为宜;Ⅴ级(非紧急):轻症,病情、生命体征稳定,预计病情不会加重,可安排病人在急诊候诊区等待,但等待时间不超过4小时为宜。

14-222 解析: 考虑该病人可能感染了破伤风,应观察病人的呼吸,防止剧烈抽搐引起窒息。

14-227 解析: 钾离子的丢失会随着尿量增多而增多,一旦尿量增加,应注意补钾。

14-237 解析: 急性心肌梗死常伴有严重心律失常、心力衰竭或休克,故该病人最主要的护理问题是潜在并发症(心律失常)。

14-238 解析: 心肌梗死1周内绝对卧床;2周内少量活动,但时间不能过长;第3~4周协助病人至病区用餐,以含必要的热量和营养,易消化、低钠、低脂肪食物为宜。

14-271 解析: 慢性阻塞性肺疾病病人采用低流量持续给氧,氧浓度一般在25%~30%,流量1~2 L/min。

14-273 解析: 该病人目前处于重度缺氧状态,应首先为其进行吸氧治疗。

14-292 解析: 挤压呼吸气囊,使空气(或氧气)进入肺内;放松时,肺部气体经活瓣排出。如此有规律地进行挤压、放松,一般速率为16~20次/分,每次挤压能进入气体500~1 000 ml。

14-300 解析: SIMV(同步间歇指令通气)属于辅助通气方式,适用于有一定自主呼吸能力的病人;PSV(压力支持通气)是以压力为目标的通气模式,适用于有一定自主呼吸能力的病人;CPAP(持续气道内正压通气)是在自主呼吸的前提下,在整个呼吸周期内人为地施加一定程度的气道内正压;PCV(压力控制通气)适用于无自主呼吸的病人;BILEVEL(双水平正压通气模式)是正压通气的一种增强模式,允许病人在通气周期的任何时刻都能进行不受限制的自主呼气,适用于有一定自主呼吸能力的病人。

14-316 解析: 治疗心搏骤停、过敏性休克的首选药为盐酸肾上腺素。

名词解释题

14-326 病情观察是指医护人员对病人的病史和现状进行全面系统了解、对病情做出综合判断的过程,是医护人员临床工作的重要内容之一。

14-327 危重病人是指病情严重、随时可能出现生命危险的病人。

14-328　直接观察法是指利用感觉器官或借助医疗仪器对病人进行观察。主要方法包括视诊、触诊、叩诊、听诊、嗅诊等。

14-329　间接观察法是指通过医生或其他医护人员与病人及其家属的交流、阅读病历、检验报告、交接班报告,以及医疗仪器检查等,了解病人的病情。

14-330　视诊是指用视觉来观察病人全身和局部状态的检查方法。

14-331　触诊是指通过手的感觉来感知病人的身体某部位有无异常的检查方法。

14-332　叩诊是指通过手指叩击或手掌拍击被检查部位体表,使之震动而产生音响,根据所感到震动、所听到的音响特点,来了解被检查部位脏器的大小、形状、位置及密度,如确定肺下界、心界大小、有无腹水及腹水的量等。

14-333　听诊是指利用耳或借助听诊器或其他仪器来听取病人身体各个部分发出的声音,并分析判断声音所代表的不同含义。

14-334　嗅诊是指利用嗅觉来辨别病人的各种气味,以判断其健康状况关系的一种检查方法。

14-335　重症监护病房是指专门收治重症病人,对病人所发生在全身各个系统的功能紊乱,运用治疗、监测、护理等措施,对其实施全身加强治疗和护理的病房。

14-336　意识障碍是指个体对外界环境刺激缺乏正常反应的一种精神状态。

14-337　谵妄是指以兴奋性增高为主的高级神经中枢急性失调状态。

14-338　嗜睡是最轻度的意识障碍。病人处于持续睡眠状态,但能被言语或轻度刺激唤醒,醒后能正确、简单而缓慢地回答问题,但反应迟钝,刺激去除后又很快入睡。

14-339　意识模糊是指病人思维和语言不连贯,对时间、地点、任务的定向力完全或部分发生障碍,可有错觉、幻觉、躁动不安、谵妄或神经错乱。

14-340　昏睡是指病人处于熟睡状态,不易唤醒。经压迫眶上神经、摇动身体等强刺激可被唤醒,醒后答话含糊或答非所问,停止刺激后即又马上进入熟睡状态。

14-341　浅昏迷是指病人意识大部分丧失,无自主活动,对声、光刺激无反应,对疼痛刺激有痛苦表情及躲避反应。

14-342　深昏迷是指病人意识完全丧失,对各种刺激无反应。

14-343　自理能力是指人们自我照顾的能力。

14-344　心肺复苏是指对外伤、疾病、中毒、意外伤害、低温、淹溺和电击等各种原因导致的呼吸、心搏骤停病人紧急采取重建和促进心、呼吸功能有效恢复的一系列措施。

14-345　基础生命支持(BLS)又称为现场急救,是指专业或非专业人员在事发现场对病人进行及时、有效的初步徒手抢救。

14-346　氧气吸入法是指通过给氧,提高动脉血氧分压和动脉血氧饱和度,提高动脉血的氧含量,纠正各种原因造成的缺氧状态,促进组织的新陈代谢,维持机体生命活动的一种治疗方法。

14-347　肺不张是指一个或多个肺段或肺叶的容量或含气量减少。

14-348　吸痰法是指经口、鼻腔、人工气道将呼吸道分泌物吸出,以保持呼吸道通畅,预防吸入性肺炎、肺不张、窒息等并发症的一种方法。

14-349　洗胃法是将胃管经鼻腔或口腔插入胃内,反复注入和吸出一定量的溶液,以冲洗并排出胃内容物,减轻中毒或避免吸收有毒物质的胃灌洗方法。

简述问答题

14-350　危重症病人的支持性护理措施:①病情观察与记录。②保持呼吸道通畅。③确保病人安全,尤其对意识丧失、谵妄或昏迷、抽搐病人。④加强临床护理:注意眼、口、鼻及皮肤的护理;补充营养及水分;维持排泄功能;保持各种导管通畅;维持肢体功能位。⑤提供心理护理。

14-351　抢救室的物品管理应做到"五定"：定数量品种、定点安置、定人保管、定期消毒灭菌、定期检查维修。

14-352　病情观察应做到"五勤"：勤巡视、勤观察、勤询问、勤思考、勤记录。

14-353　急性病面容表现为表情痛苦、面颊潮红、呼吸急促、鼻翼翕动、口唇疱疹等，一般见于急性感染性疾病，如肺炎球菌肺炎病人。

14-354　慢性病面容表现为面色苍白或灰暗、面容憔悴、目光暗淡、消瘦无力等，常见于慢性消耗性疾病，如恶性肿瘤、肝硬化、严重结核病等病人。

14-355　二尖瓣面容表现为双颊紫红、口唇发绀，一般见于风湿性心脏病病人。

14-356　贫血面容表现：面色苍白、唇舌及结膜色淡、表情疲惫乏力，见于各种类型的贫血病人。

14-357　意识障碍一般可分为：嗜睡、意识模糊、昏睡、昏迷（包括浅昏迷和深昏迷）和谵妄。①嗜睡：是最轻度的意识障碍，病人处于持续睡眠状态，但能被言语或轻度刺激唤醒，醒后能正确、简单而缓慢地回答问题，但反应迟钝，刺激去除后又很快入睡。②意识模糊：程度较嗜睡深，病人表现为思维和语言不连贯，对时间、地点、任务的定向力完全或部分发生障碍，可有错觉、幻觉、躁动不安、谵妄或神经错乱。③昏睡：病人处于熟睡状态，不易唤醒，经压迫眶上神经、摇动身体等强刺激可被唤醒，醒后答话含糊或答非所问，停止刺激后即又马上进入熟睡状态。④昏迷：分为浅昏迷和深昏迷。浅昏迷病人意识大部丧失，无自主活动，对声、光刺激无反应，对疼痛刺激有痛苦表情及躲避反应，瞳孔对光反射、角膜反射、眼球运动、吞咽反射、咳嗽反射等可存在，呼吸、心跳、血压无明显改变，可有大小便失禁或潴留。深昏迷病人意识完全丧失，对各种刺激无反应，全身肌肉松弛，肢体呈弛缓状态，深、浅反射均消失，偶有深反射亢进及病理反射出现；机体仅能维持循环与呼吸的最基本功能，呼吸不规则，血压可下降，大小便失禁或潴留。⑤谵妄：是一种以兴奋性增高为主的高级神经中枢的急性失调状态，表现为意识模糊、定向力丧失、感觉错乱（幻觉、错觉）、躁动不安、言语杂乱等。

14-358　格拉斯哥昏迷评分（GCS）包括睁眼反应、语言反应、运动反应3个项目，应用时应分测3个项目并予以计分（表14-3），再将各个项目的分值相加求总和，即可得到病人意识障碍程度的客观评分。GCS总分为15分，15分表示意识清醒。按意识障碍的差异分为轻、中、重3度，轻度13～14分，中度9～12分，重度3～8分，低于8分为昏迷，低于3分为深昏迷或脑死亡。分数越低表明意识障碍越严重。

表14-3　格拉斯哥昏迷评分（GCS）

睁眼反应	语言反应	运动反应
自动睁眼 4	回答正确 5	遵嘱活动 6
呼唤睁眼 3	回答错误 4	刺痛定位 5
痛时睁眼 2	吐词不清 3	躲避刺痛 4
不能睁眼 1	有音无语 2	刺痛肢屈 3
	不能发音 1	刺痛肢伸 2
		不能活动 1

14-359　瞳孔的变化是许多疾病，尤其是颅内疾病、药物中毒、昏迷等病情变化的一个重要指征。观察瞳孔要注意双侧瞳孔的形状、对称性、边缘、大小及对光反射情况。正常瞳孔呈圆形，位置居中，边缘整齐，两侧等大等圆。瞳孔形状改变常可因眼科疾病引起，如瞳孔呈椭圆形并伴散大常见于青光眼；瞳孔呈不规则形常见于虹膜粘连。在自然光线下，正常的瞳孔直径为2～5 mm，调节反射两侧相等。病理情况下，瞳孔的大小可出现变化：①瞳孔缩小，即瞳孔直径<2 mm。直径<1 mm 称为针尖样瞳孔。单侧瞳孔缩小常提示同侧小脑幕裂孔疝早期；双侧瞳孔缩小常见于有机磷农药、氯丙嗪、吗啡等中毒。②瞳孔散大，即瞳孔直径>5 mm。单侧瞳孔散大、固定常提示同侧颅内病变（如颅内血肿、脑肿瘤等）所致的小脑幕裂孔疝的发生；双

侧瞳孔散大常见于颅内压增高、颅脑损伤、颠茄类药物中毒及濒死状态。正常瞳孔对光反射灵敏,于光亮处瞳孔收缩,昏暗处瞳孔扩大。当瞳孔大小不随光线刺激而变化时,称瞳孔对光反射消失,常见于危重或深昏迷病人。

14-360 危重病人的支持性护理:①严密观察病人病情;②保持呼吸道通畅;③加强基础护理;④补充营养和水分;⑤维持排泄功能;⑥保持引流管通畅;⑦注意安全;⑧做好心理护理。

14-361 加强危重病人基础护理:①眼的护理。眼睑不能自行闭合的病人可涂抗生素眼药膏或盖凡士林纱布保护角膜,防止角膜干燥而发生溃疡、结膜炎等。②口腔护理。根据病人需要进行口腔护理,保持口腔卫生,防止口腔感染。③皮肤护理。认真做好皮肤清洁护理,保持皮肤干燥,及时更换污染的床单和衣物,使床铺平整舒适;加强预防压疮的各项护理措施,避免发生压疮。④肢体被动锻炼。经常为病人翻身,进行四肢的主动或被动运动,并配合进行按摩,预防肌腱及韧带退化、肌肉萎缩、关节僵直、静脉血栓形成和足下垂的发生。

14-362 确保危重病人的安全:对意识丧失、烦躁不安、谵妄的病人应合理使用保护具,防止意外发生;对牙关紧闭、抽搐的病人可将牙垫、开口器置于病人上、下白齿之间,防止舌咬伤。同时,室内光线宜暗,工作人员动作要轻,避免病人因外界刺激而引起抽搐;正确执行医嘱,确保病人的医疗安全。

14-363 常用的急救药品见表14-4。

表14-4 常用的急救药品

类别	药 物
中枢兴奋药	尼可刹米(可拉明)、洛贝林(山梗菜碱)
升压药	去甲肾上腺素、盐酸肾上腺素、间羟胺、多巴胺
抗高血压药	硝普钠、肼屈嗪、硫酸镁注射液
抗心力衰竭药	毛花苷C、毒毛花苷K

续 表

类别	药 物
抗心律失常药	利多卡因、维拉帕米、胺碘酮
血管扩张药	硝酸甘油、硝普钠、氨茶碱
止血药	卡巴克洛、酚磺乙胺(止血敏)、维生素 K_1
解毒药	阿托品、碘解磷定、氯解磷定、亚甲蓝、二巯丙醇、硫代硫酸钠
脱水利尿剂	20%甘露醇、25%山梨醇、呋塞米

14-364 呼吸、心搏骤停的临床表现:①面色死灰、意识丧失。轻摇或轻拍并大声呼叫,观察病人是否有反应,如确无反应说明病人意识丧失。②大动脉搏动消失。确认摸不到颈动脉或股动脉搏动,即可确认心搏停止。③其他表现,如喘息性呼吸或呼吸停止,瞳孔散大,皮肤苍白或发绀,心尖冲动及心音消失,伤口不出血等。具备意识突然丧失和大动脉搏动消失这2项,即可做出心搏骤停的判断,应立即实施BLS技术。

14-365 心肺复苏基础生命支持(CAB)的3个基本步骤:C为胸外心脏按压;A为开放气道,如松解衣领、腰带、暴露操作部位,清除口鼻分泌物、异物等;B为人工呼吸,首选口对口人工呼吸,对于婴幼儿、口腔严重损伤或牙关紧闭者采用口对鼻人工呼吸法。

14-366 心肺复苏有效指征:①能触及大动脉(颈、股动脉)搏动;②血压维持在60 mmHg以上;③口唇、面色、甲床等颜色转为红润;④室颤波由细小变为粗大,甚至恢复窦性心律;⑤瞳孔由大变小,对光反射恢复;⑥呼吸逐渐恢复;⑦昏迷由深变浅,出现神经反射或挣扎。

14-367 缺氧程度的判断见表14-1。

14-368 用氧安全应做到"四防":防火、防震、防油、防热。

14-369 氧疗的不良反应有氧中毒、肺不张、呼吸道分泌物干燥、新生儿晶状体后纤维组织增生、呼吸抑制。①氧中毒:其特点是肺实质的改变,表现为胸骨下不适、疼痛、灼热感,继而出现呼吸增快;恶心、呕吐、烦躁、断续的干咳。预防措施是避免长时间高浓度氧疗,经常做血气分析,动态观察氧疗的治疗效果。②肺不张:病人吸入高浓度氧气后,肺泡内氧气被大量置换,一旦支气管有阻塞时,其所属肺泡内的氧气被肺循环血液迅速吸收,引起吸入性的肺不张。表现为烦躁,呼吸、心率加快,血压上升,继而出现呼吸困难、发绀、昏迷。预防措施是控制吸氧浓度,鼓励病人做深呼吸,多咳嗽,并经常改变卧位姿势,防止分泌物阻塞。③呼吸道分泌物干燥:氧气为干燥气体,如持续吸入未经湿化且浓度较高的氧气,可导致呼吸道黏膜干燥,使分泌物黏稠、结痂,不易咳出。预防的关键是加强吸入氧气的湿化,定期做雾化吸入。④晶状体后纤维组织增生:仅见于新生儿,以早产儿多见。由于视网膜血管收缩、视网膜纤维化,最后出现不可逆转的失明。因此,对新生儿要严格控制吸氧浓度和吸氧时间。⑤呼吸抑制:见于Ⅱ型呼吸衰竭病人(氧分压降低、二氧化碳分压增高)。病人血二氧化碳分压长期处于高水平,呼吸中枢失去了对二氧化碳的敏感性,呼吸的调节主要依靠缺氧对外周化学感受器的刺激来维持,若吸入高浓度的氧气,解除了缺氧对呼吸的刺激作用,呼吸中枢抑制会加重,甚至呼吸停止。预防措施是应给予Ⅱ型呼吸衰竭病人低浓度、低流量(1~2 L/min)持续吸氧,维持氧分压在 60 mmHg 即可。

14-370 用电动吸引器吸痰时,若病人痰液黏稠,可配合扣拍胸背或交替使用超声雾化吸入,还可缓慢滴入少量 0.9%氯化钠溶液或化痰药物,使痰液稀释,便于吸出。

14-371 洗胃时应注意的问题:①对急性中毒病人应迅速采取口服催吐法,必要时进行洗胃;洗胃插管时动作要轻快,勿损伤食管或误入气管;当中毒物质不明时,应抽出胃内容物送检,洗胃液可选用温开水或 0.9%氯化钠溶液。②吞服强酸或强碱等腐蚀性药物,禁忌洗胃,以免造成穿孔;按医嘱给予药物或迅速给予物理性拮抗剂,以保护胃黏膜。③洗胃过程中应严密观察病情变化,如有血性液体流出或出现虚脱现象,应立即停止洗胃;每次灌入量不宜过多,以免造成窒息或急性胃扩张。④为幽门梗阻者洗胃宜在饭后 4~6 小时或睡前进行,应记录胃内潴留量,以了解梗阻情况,供临床输液参考。⑤小儿洗胃灌入量不宜过多,婴幼儿每次灌入量以 100~200 ml 为宜;小儿胃呈水平位,插管不宜过深,动作要轻柔,对患儿应稍加约束或酌情给予镇静剂。

14-372 临床常见有毒物质中毒的灌洗溶液和禁忌药物见表 14-2。

14-373 洗胃的注意事项:①对中毒物质不明的,应先抽吸胃内容物送检,以确定中毒物质性质,洗胃液可选用温开水或 0.9%氯化钠溶液,待中毒物质性质明确后,再选用拮抗剂洗胃。②急性中毒病人,应立即采用口服催吐法洗胃,以减少中毒物质的吸收,必要时进行胃管洗胃。不论哪种方法洗胃,都应该先吸后洗。③吞服强酸、强碱时禁止洗胃,以免造成穿孔。按医嘱给予药物解毒,并迅速服用牛奶、豆浆、蛋清、米汤等物理性拮抗剂,以保护胃黏膜。④消化道溃疡、食管阻塞、食管胃底静脉曲张、胃癌等病人不宜洗胃,昏迷病人洗胃应谨慎。⑤每次灌入量以 300~500 ml 为宜。灌入量过多会导致急性胃扩张,胃内压上升,加速有毒物质的吸收;也可引起液体反流,导致呛咳、误吸或窒息。灌入量过少则延长洗胃时间,不利于抢救的进行。⑥幽门梗阻病人洗胃宜在饭后 4~6 小时或空腹时进行。同时记录胃内滞留量,以了解梗阻情况。⑦洗胃过程中,应随时观察病人的面色、生命体征、意识、瞳孔变化、口和鼻腔黏膜情况及口中气味等。洗胃后注意病人胃内有毒物质清除情况,中毒症状有无缓解或得到控制。

14-374 呼吸机主要参数见表 14-5。

表 14-5 呼吸机主要参数

项目	数值
呼吸频率(R)	10~16 次/分
吸/呼对比(I/E)	1:(1.5~3.0)
每分通气量(VE)	8~10 L/min
潮气量(Vr)	10~15 ml/kg(范围在 600~800 ml)
呼气压力(EPAP)	0.147 6~1.96 kPa(一般<2.94 kPa)
呼气末正压(PEEP)	0.49~0.98 kPa(渐增)
吸入氧浓度(FiO_2)	30%~40%(一般<60%)

14-375 在使用呼吸机治疗过程中,判断通气量是否合适需要密切观察病情变化。①通气量合适:吸气时看到病人的胸廓起伏,肺部呼吸音清晰,生命体征较平稳;②通气量不足:因二氧化碳潴留,病人皮肤潮红、多汗、烦躁、血压升高、脉搏加快、表浅静脉充盈消失;③通气过度:病人出现昏迷、抽搐等碱中毒的症状。

综合应用题

14-376 (1)护理诊断:①体温过高,与肺部感染有关;②体液过多,与水钠潴留有关;③有感染的危险,与消化道出血有关;④躯体活动障碍,与脑血栓有关;⑤有皮肤完整性受损的危险,与皮肤水肿有关;⑥潜在并发症,如肝性脑病。

(2)护理措施:①密切观察病情变化,准确记录生命体征的变化,定时测体温,一般每天 4 次,高热时应每 4 小时测量 1 次。②保持呼吸道通畅,使病人头偏向一侧,及时吸痰与清理呕吐物。③确保安全,卧床休息,拉上床栏,防止病人意外跌落。④加强眼、口、鼻及皮肤护理,定时翻身,防止压疮。⑤补充营养和水分,给予静脉高营养支持;按医嘱补充水分,观察补液的疗效及不良反应。⑥做好排泄护理。⑦注重心理护理,减轻病人的焦虑紧张情绪。

14-377 (1)缺氧合并二氧化碳潴留应给予低流量、低浓度持续给氧。

(2)如此给氧的原因:慢性缺氧者由于长期 $PaCO_2$ 压高,其呼吸主要靠缺氧刺激颈动脉体和主动脉体化学感受器反射性地引起呼吸,若高浓度给氧,缺氧反射性刺激呼吸的作用消失,可导致呼吸抑制,二氧化碳潴留更为严重,发生二氧化碳麻醉,甚至呼吸停止。

14-378 (1)护理诊断:①体温过高,与体温调节中枢失调有关;②有受伤的危险,与神志模糊、躁动有关;③清理呼吸道无效,与长期卧床有关;④气息交换受损,与呼吸道梗阻有关;⑤排便异常,与中枢神经损伤有关;⑥有皮肤完整性受损的危险,与长期卧床、大小便失禁有关。

(2)护理措施:①密切观察病情变化,准确记录各项监测指标,每班需有书面小结。②保持呼吸道通畅,使病人头偏向一侧,及时吸痰与清理呕吐物。③确保安全,枕头横立于床头,必要时可用保护具,室内光线宜暗,工作人员动作宜轻;取下义齿,必要时用拉舌钳、开口器。④加强眼、口、鼻及皮肤护理,预防压疮。⑤补充营养和水分,帮助病人进食,若不能经口进食,可给予鼻饲或静脉高营养支持;按医嘱补充水分。⑥做好排泄护理,如发生尿潴留,可采取诱导排尿的方法,必要时导尿,留置导尿时应保持引流通畅,防止逆行感染;如有便秘给予缓泻药物或灌肠;大小便失禁时应注意保持病人皮肤干燥。⑦在安置引流管后,应加强引流管的护理。保持引流通畅,妥善固定,安全放置,定时更换与消毒引流管及引流袋(瓶),防止并发感染。⑧注重心理护理,病人清醒后,应多陪伴病人,密切观察病人的心理变化,给予及时、有效的整体护理,满足其身心需要;做好家属的思想工作和卫生宣教。

14-379 (1)病人发生了呼吸、心搏骤停。

(2)此时应立即对病人进行心肺复苏。

(3)护士应重点观察病人呼吸、心跳在复苏中有无恢复,是否可触及病人大动脉搏动,病人口唇、面色、甲床等颜色是否转为红润;病人心电图波形是否发生改变;瞳孔是否由大变小,对光反射是否恢复;昏迷是否由深变浅,是否出现反射或挣扎。

14-380 (1) 护士应首先采取催吐的方式进行急救。嘱病人自饮大量洗胃液,然后吐出,必要时可用压舌板压其舌根催吐,反复进行,直至吐出的液体澄清无味为止。

(2) 应选择 1%盐水或清水、1:(15 000~20 000)高锰酸钾溶液洗胃,禁用碱性药物洗胃,因为敌百虫遇到碱性药物可分解出毒性更强的敌敌畏,其分解过程随碱性的增强和温度的升高而加速。

(3) 护士应重点观察病人的面色、生命体征、意识、瞳孔变化、口和鼻腔黏膜情况及口中气味等。洗胃后注意病人胃内有毒物质清除情况,中毒症状有无缓解或得到控制。

14-381 (1) 病人可能发生了急性肺水肿。

(2) 护士应立即让病人取端坐位,并进行氧气吸入。

(3) 给急性肺水肿的病人吸氧时,湿化瓶内应装 20%~30%乙醇溶液。目的是为了降低肺泡内泡沫的表面张力,使泡沫破裂消散,改善肺部气体交换,减轻缺氧症状。

(袁　暖　归纯漪　蔡晶晶)

第十五章

临终病人的护理

❋ 选择题(15-1~15-39)

✎ A1 型单项选择题(15-1~15-12)

15-1* 临终关怀创始于20世纪60年代,创始人是
A. 桑巴斯　　　B. 桑德斯
C. 路易斯　　　D. 黄天中
E. 崔以泰

15-2* 目前医学界主张判断死亡的诊断标准是
A. 脑死亡
B. 心跳停止
C. 呼吸停止
D. 各种反射消失
E. 瞳孔散大且固定

15-3* 下列哪项不是临终关怀的目的
A. 减轻病人家属的精神压力
B. 积极治疗疾病,尽可能延长病人的生命
C. 控制病人症状,缓解其痛苦
D. 保护病人尊严,提高生存质量
E. 向病人提供生理心理和社会等方面的完整照顾

15-4* 下列临床死亡期的表现是
A. 尸僵　　　　B. 尸冷
C. 尸斑　　　　D. 呼吸停止
E. 尸体腐烂

15-5 下列哪项是临床死亡期的指标
A. 心跳停止　　B. 神志不清
C. 呼吸衰竭　　D. 循环衰竭

E. 肌张力丧失

15-6* 临终病人最后消失的感觉是
A. 视觉　　　　B. 味觉
C. 触觉　　　　D. 嗅觉
E. 听觉

15-7* 通常临终病人最早出现的心理反应期是
A. 协议期　　　B. 愤怒期
C. 否认期　　　D. 接受期
E. 忧郁期

15-8* 下列临终病人的护理中不妥的是
A. 要尊重病人的选择
B. 要有坦率诚实的态度
C. 要充分体谅病人的痛苦
D. 要制止病人的愤怒表现
E. 要认真听取病人的倾诉

15-9* 临床上进行尸体护理的依据是
A. 瞳孔散大
B. 意识丧失
C. 心跳停止
D. 各种反射消失
E. 医生开具的死亡诊断书

15-10* 下列哪项不是尸体护理的目的
A. 尸体整洁
B. 尸体姿势良好
C. 尸体易于辨认
D. 尸体五官端详
E. 给家属以安慰

15-11* 尸体护理评估时不包括
A. 宗教信仰　　B. 清洁程度

C. 死者诊断　　D. 身体管腔
E. 家属物品准备情况

15-12* 进行尸体护理时,头部垫枕头的主要目的是
A. 安慰家属　　B. 保持舒适
C. 便于辨认　　D. 保持姿势
E. 防止面部淤血变色

✎ A2型单项选择题(5-13~5-28)

15-13* 病人,女性,48岁。脑出血后出现深昏迷,脑干反射消失,脑电波消失,无自主呼吸。病人以上表现应属于
A. 濒死期　　B. 脑死亡期
C. 疾病晚期　　D. 临床死亡期
E. 生物学死亡期

15-14* 病人,男性,78岁。肝癌晚期,表现为面容消瘦,面呈铅灰色,鼻翼翕动,双眼半睁,眼神呆滞,瞳孔固定、对光反射迟钝。此时病人的面容属于
A. 木僵面容　　B. 面具面容
C. 急性病面容　　D. 病危面容
E. 二尖瓣面容

15-15* 病人,男性,45岁。当天上午被诊断为肝癌。在与病人沟通中,他的哪项表述提示其处于震惊否认期
A. "你们去忙吧,别管我了。"
B. "我的孩子还没毕业,我这一病怎么办啊?"
C. "我身体那么好,得肝癌是因为酒喝得太多吗?"
D. "能帮我打听一下哪里治肝癌的效果特别好吗?"
E. "你看我能吃能睡,癌症病人有这样的吗?再查查吧!"

15-16 病人,男性,52岁。在单位组织的体检中被诊断为肾癌,回家后对家属说,自己身体一直很好,不可能生病,肯定是医生的诊断有误。该病人处于
A. 忧郁期　　B. 愤怒期

C. 否认期　　D. 接受期
E. 协议期

15-17 病人,男性,63岁。因晚期食管癌入院,情绪不稳,多次请求医生尽快为其复查,逢人便讲"我身体一直很好的,肯定是搞错了"。病人此时的心理反应处于
A. 否认期　　B. 愤怒期
C. 协议期　　D. 忧郁期
E. 接受期

15-18 病人,男性,65岁。因血尿来院,诊断为肾癌。得知自己的病情后,拒绝治疗,继而赴多家医院反复就诊、咨询。其心理状况处于
A. 愤怒期　　B. 抑郁期
C. 接受期　　D. 协议期
E. 否认期

15-19* 病人,女性,70岁。患晚期肝癌,肝区剧烈疼痛,腹水,呼吸困难。病人深感痛苦,有自杀念头。下列针对该病人的护理措施中错误的是
A. 允许家属陪伴
B. 加强安全保护
C. 多给病人同情及照顾
D. 尽可能满足病人的需要
E. 尽量不让其流露出悲哀的情绪

15-20* 病人,女性,42岁。因输血感染AIDS,病情每况愈下、日渐衰弱。病人怨恨命运不公,动辄摔打物品,拒绝治疗。此心理反应属于
A. 否认期　　B. 愤怒期
C. 协议期　　D. 忧郁期
E. 接受期

15-21* 病人,男性,68岁。胰腺癌晚期,一段时间的治疗后病情恶化,身体更加虚弱。病人很沉默,常独自流泪,反应迟钝,时任何事情都不感兴趣。此时其心理处于
A. 否认期　　B. 愤怒期

C. 协议期　　　　D. 忧郁期
E. 接受期

15-22* 病人,女性,66岁。对护士说:"我得病不怪别人,拜托你们尽力治疗,有什么新疗法,可以在我身上先试验,奇迹总是有的啊。"该病人处在心理反应的
A. 否认期　　　　B. 愤怒期
C. 协议期　　　　D. 忧郁期
E. 接受期

15-23* 病人,男性,63岁。因车祸颅脑损伤,抢救无效,医生确认其死亡后护士进行尸体护理。下列操作中哪项不正确
A. 填写尸体识别卡
B. 用脱脂棉填塞尸体孔道
C. 态度真诚严肃,表示同情理解
D. 给病人装上义齿,以避免脸部变形
E. 尸体仰卧,取下枕头,洗脸,闭合眼睑

15-24* 病人,女性,88岁。胃癌晚期,住院期间病情每况愈下,家属极为悲痛。下列护士对其家属进行的护理方法中哪项错误
A. 指导家属对病人进行生活照顾
B. 帮助家属安排陪伴期间的生活
C. 向家属解释病人的治疗护理情况
D. 鼓励家属表达情感,与家属积极沟通
E. 建议家属不要在医院中安排家庭活动,如共进晚餐等

15-25* 病人,男性,60岁。因晚期癌症抢救无效死亡,家属扑到死者身上号啕痛哭。此时护士的最适当的反应是
A. 劝家属离开病房
B. 请护士长帮助处理
C. 劝家属不要太难过
D. 让同病室的其他病人帮助安慰家属
E. 使用沉默的技巧让其发泄自己的情感

15-26 病人,女性,67岁。肝癌晚期,自感不久于人世,常常一人呆坐,泪流满面,十分悲哀。护士的最佳护理措施是
A. 维持病人希望
B. 鼓励病人增强信心
C. 指导病人更好配合
D. 安慰病人并允许家属陪伴
E. 尽量不让病人流露失落情绪

15-27 病人,男性,45岁。膀胱镜检查确诊膀胱癌后情绪发生改变,经常乱发脾气,对护士及家属百般刁难、训斥,甚至无理取闹。护士对其心理状态所属时期进行分析,认为目前病人心理反应是
A. 否认期　　　　B. 愤怒期
C. 协议期　　　　D. 接受期
E. 沮丧期

15-28* 病人,女性,68岁。因肝癌晚期住院1个月,已进入濒死期。病人因视物不清,非常烦躁。为减轻病人的焦虑,护士在护理过程中,尤其应注重的护理措施是
A. 加强皮肤护理,预防压疮的发生
B. 严密监测血压、脉搏、皮肤色泽和温度
C. 用清晰的语言、温和的语调和病人交谈
D. 调高室温,加强保暖,必要时给热水袋
E. 注重食物的色、香、味,给予流质饮食

✎ A3型单项选择题(15-29～15-39)

(15-29～15-31共用题干)

病人,女性,78岁。肝癌晚期,处于濒死期。

15-29* 关于濒死病人常见的病危面容的叙述,下列哪项是错误的
A. 面部呈铅灰色
B. 双眼半睁,眼神呆滞
C. 下颌下垂

第十五章 临终病人的护理

D. 牙关紧闭
E. 眼眶凹陷

15-30* 如按照临终关怀的原则进行护理,下列哪项不属于临终关怀的基本原则
A. 护理照顾为主的原则
B. 提高生命质量的原则
C. 注重心理支持的原则
D. 尽力延长生命的原则
E. 尊重病人尊严和权利的原则

15-31 如病人死亡,为病人进行尸体护理时,头下垫枕头的目的是
A. 便于家属辨认
B. 便于尸体护理
C. 防止下颌下垂
D. 防止面部淤血发紫
E. 使尸体包裹后外观良好

(15-32~15-33 共用题干)
病人,男性,50 岁。患尿毒症,目前神志不清,肌张力消失,心音低钝,脉搏细弱,血压下降,呈间歇呼吸。

15-32* 该病人目前属于
A. 濒死期
B. 脑死亡期
C. 临床死亡期
D. 生物学死亡期
E. 生理学死亡期

15-33* 该病人经抢救无效死亡,下列护士处理病人遗物的做法中哪项不妥
A. 遗物应由家属清点
B. 贵重物品应列出清单
C. 家属不在,护士清点后自己保管
D. 将贵重物品及清单交护士长保管
E. 无家属者,由护士清点后交给死者工作单位负责人

(15-34~15-35 共用题干)
病人,男性,27 岁。因车祸伤及内脏出现循环衰竭症状,抢救无效死亡。

15-34* 护士进行尸体护理措施的前提是
A. 在家属的请求之后

B. 病人的意识丧失之后
C. 抢救工作效果不显著时
D. 病人的心跳、呼吸停止后
E. 医生做出死亡诊断之后

15-35 尸体护理时,为了防止面部淤血变色,易于辨认。护士应采取的护理措施是
A. 头下垫枕头
B. 洗脸,闭合眼睑
C. 擦洗身体,堵塞身体孔道
D. 第1张尸体识别卡系于右手腕部
E. 第2张尸体识别卡别在尸单外面的腹部

(15-36~15-37 共用题干)
病人,女性,82 岁。处于肺癌晚期,神志清楚,出现排便失禁、食欲下降。

15-36* 下列护士对该病人排便失禁的护理措施中哪项是错误的
A. 定时开窗通风
B. 保持床褥、衣服清洁
C. 适当限制液体摄入以免加重排便失禁
D. 常用温水洗净肛门,保持皮肤清洁干燥
E. 护士应尊重和理解病人,给予心理安慰与支持

15-37* 为促进病人舒适,下列措施中哪项不妥
A. 定时为病人翻身
B. 护士与病人交谈时语调应柔和
C. 根据病人的饮食习惯调整饮食
D. 在晨起、餐后和睡前协助病人漱口
E. 四肢冰凉时,为防止烫伤,尽量不要给热水袋

(5-38~5-39 共用题干)
病人,男性,78 岁。因肝癌广泛转移,病情日趋恶化,病人深感悲哀,要求会见亲朋好友,并急于交代后事。

15-38* 护士听了病人请求后不应
A. 给予心理援助
B. 对其家属、朋友的探望时间做限制

C. 协助病人做好其家属、朋友的工作
D. 提供陪伴时必要的环境
E. 主动体贴关怀病人

15-39* 病人的心理处于临终病人心理反应过程的
A. 否认期 B. 愤怒期
C. 协议期 D. 忧郁期
E. 接受期

名词解释题(15-40~15-44)

15-40 临终关怀
15-41 临终护理
15-42 希氏面容
15-43 死亡
15-44 尸体护理

简述问答题(15-45~15-51)

15-45 简述临终关怀的目的。
15-46 简述临终关怀的基本原则。
15-47 简述脑死亡的判断标准。
15-48 简述临终病人的心理反应。
15-49 简述临近死亡的体征。
15-50 简述临终病人躯体支持的主要内容。
15-51 简述临终病人心理护理的主要内容。

综合应用题(15-52~15-54)

15-52 病人,男性,79岁。处于肝癌晚期,神志清楚,出现排便失禁、食欲下降。
请解答:
(1) 该病人排便失禁的护理措施。
(2) 促进该病人舒适的护理措施。

15-53 病人,男性,78岁。因肝癌广泛转移,病情日趋恶化,病人深感悲哀,要求会见亲朋好友,并急于交代后事。
请解答:
(1) 现代临终关怀创始于20世纪60年代,其创始人是谁?
(2) 临终病人的心理反应过程分为哪几个阶段?
(3) 该病人目前处于哪个阶段?护理要点有哪些?

15-54 病人,男性,29岁。因车祸伤及内脏出现循环衰竭症状,经抢救无效死亡。
请解答:
(1) 护士进行尸体护理的依据是什么?为什么应尽快进行尸体护理?
(2) 尸体护理时,头下垫一枕头的目的是什么?
(3) 尸体护理时,如何放置尸体识别卡?
(4) 尸体护理的注意事项有哪些?

答案与解析

选择题

A1型单项选择题

15-1 B   15-2 A   15-3 B   15-4 D
15-5 A   15-6 E   15-7 C   15-8 D
15-9 E   15-10 D   15-11 E   15-12 E

A2型单项选择题

15-13 B   5-14 D   15-15 E   15-16 C

15-17 A   15-18 E   15-19 E   15-20 B
15-21 D   15-22 C   15-23 E   15-24 E
15-25 E   15-26 D   15-27 B   15-28 C

A3型单项选择题

15-29 D   15-30 D   15-31 D   15-32 A
15-33 C   15-34 E   15-35 A   15-36 C
15-37 E   15-38 B   15-39 D

第十五章　临终病人的护理

部分选择题解析

15-1 解析： 现代临终关怀创始于20世纪60年代，创始人是英国的桑德斯。1967年桑德斯博士在英国的伦敦郊区创办了"圣克里斯多福临终关怀院"，这是世界上第一家现代临终关怀院，被誉为"点燃了世界临终关怀运动的灯塔"。桑德斯博士为促进全世界临终关怀运动的发展作出了卓越贡献。

15-2 解析： 随着医学科学的发展，传统判断死亡的标准受到了冲击，心、肺功能停止的病人还可以依靠药物或机器来支持，通过脏器移植技术来替换。现代医学表明，人的心跳停止时，大脑、肾脏、肝脏并没有死亡，只要脑功能保持完整性，生命活动就有可能再恢复。因此，目前医学开始主张将脑死亡作为判断死亡的标准，认为脑死亡后生命活动将无法逆转。

15-3 解析： 临终关怀的目的在于使临终病人的生命质量得以提高，能够无痛苦、舒适地走完人生的最后旅途，并使家属的身心健康得到维护和增强，而不是积极治疗疾病，尽可能延长病人的生命。

15-4 解析： 临床死亡期表现为心跳、呼吸完全停止，各种神经反射消失，瞳孔散大，但各种组织细胞仍有微弱而短暂的代谢活动。此期一般维持5~6分钟，若得到及时有效抢救治疗，生命有复苏的可能。若超过这个时间，大脑将发生不可逆的变化。但大量的临床资料证明，在低温条件下，临床死亡期可延长至1小时或更久。

15-6 解析： 护理时应注意减轻感、知觉改变的影响，因听觉通常最后消失，在护理中应注意语言亲切、柔和、清晰，避免在病人床旁讨论病情，以减少不良刺激。如病人视力减退，配合触摸等非语言性交流，使其感到即使在生命的最后一刻仍不孤独。

15-7 解析： 当病人得知自己病重即将面临死亡时，常常没有思想准备，其心理反应为"不，不可能，不会是我！一定是搞错了，这不是真的！"以此来极力否认，拒绝接受事实。所以临终病人最早的心理反应期是否认期。

15-8 解析： 护士应清楚地认识到病人的发怒是一种有益于健康的正常行为。故应允许病人发怒、抱怨，给病人机会宣泄心中的忧虑和恐惧；认真倾听病人的心理感受，理解其不合作的行为；必要时辅以药物，稳定病人情绪；同时做好病人家属的工作，给予宽容、关爱、理解等心理支持。

15-9 解析： 确认病人死亡，由医生开具死亡诊断书，护士应尽快进行尸体护理。

15-10 解析： 尸体护理的目的：①保持尸体整洁，姿势良好，易于辨认；②给家属以安慰，减轻哀痛。所以尸体五官端详不是尸体护理的目的。

15-11 解析： 评估内容：①死者的诊断、死亡时间、死亡诊断书，是否有传染病；②死者面容、尸体清洁程度，有无伤口或引流管等；③死者的民族、宗教信仰，以及死者家属对死亡的态度。所以家属物品准备情况不是评估内容。

15-12 解析： 尸体护理的操作步骤：操作时，将床放平，尸体仰卧，头下垫一枕头，以防面部淤血变色。

15-13 解析： 脑死亡的判断标准：①不可逆的深昏迷；②自发呼吸停止；③脑干反射消失；④脑电波平直。

15-14 解析： 濒死病人常表现为危重面容，即面容瘦削、面部呈铅灰色、嘴微张、下颌下垂、眼眶凹陷、双眼半睁、眼神呆滞、瞳孔固定。病人视力逐渐减退，视物模糊至丧失。语言逐渐混乱，发音困难。而听觉通常最后消失。

15-15 解析： 美国医学博士伊丽莎白·库勒·罗斯在观察了400位临终病人的基础上，将临终病人的心理反应过程分为5个阶段，即否认期、愤怒期、协议期、忧郁期与接受期。否认期：当病人得知自己病重，即将面临死亡时，常常没有思想准备，其心理反应为"不，不可能，不是我！一定是搞错了！这不是真的！"以此来极力否认，拒绝接受事实。继而会四处求医，怀着侥幸的心理，希望是误诊。持续时间因人而异，大部分病人能很快度过,也有些人会持续否认直至死亡。

15-19 解析:临终病人心理忧郁期的护理:护士应经常陪伴病人,给予更多的同情和照顾,允许病人表达其悲哀的情绪。精神上给予病人支持,尽量满足病人的合理要求,可以安排病人与亲朋好友会面,让家属陪伴在身旁等;同时,应注意安全,观察病人有无自杀倾向,预防意外发生。

15-20 解析:此期病人通常会生气、愤怒、怨恨、嫉妒,产生"这不公平,为什么是我!"的心理反应。内心的不平衡使病人往往迁怒于周围的人,向医护人员、家属、朋友等发泄愤怒。

15-21 解析:此期病情进一步恶化,治疗已经无望,病人往往会产生很强烈的失落感,表现为情绪低落、消沉、退缩、悲伤、沉默、哭泣等,甚至有轻生念头。病人要求会见亲朋好友,希望有喜爱的人陪伴,并开始交代后事。

15-22 解析:此期病人希望尽可能延长生命,以完成未尽心愿,并期望奇迹出现,常常表示"如果能让我好起来,我一定……"。因此,病人变得非常和善、宽容,对病情抱有一线希望,能积极配合治疗。

15-23 解析:尸体护理的操作步骤:将床放平,尸体仰卧,头下垫一枕头,以防面部淤血变色。所以进行尸体护理时,不能取下枕头。

15-24 解析:临终病人家属的护理:①满足家属照顾病人的需求;②鼓励家属表达感情;③指导家属对病人进行生活照顾;④协助家属在医院环境中安排日常家庭活动,以增进病人的心理调适,保持家庭完整性,如共进晚餐,看电视等;⑤满足家属生理、心理和社会方面的需求,如满足家属照顾病人的需求。所以"建议家属不要在医院中安排家庭活动,如共进晚餐等"是错误的。

15-25 解析:沉默是一种交谈技巧。在倾听过程中,护士可以通过沉默起到下列4个方面的作用:①表达自己对病人的同情和支持;②给病人家属提供思考和回忆的时间、诉说和宣泄的机会;③缓解病人家属过激的情绪和行为;④给自己提供思考、冷静和观察的时间。因此面对上述情况最佳反应是使用沉默的技巧让家属发泄自己的情感。

15-28 解析:临终病人躯体支持性护理:注意减轻感、知觉改变的影响。该病人视物不清,非常烦躁。在护理过程中应注意语言亲切、柔和、清晰,避免在病人床旁讨论病情,以减少不良刺激;可配合触摸等非语言性交流,使其感到即使在生命的最后一刻,仍不孤独。

15-29 解析:临终病人躯体状况:常表现为病危面容,即面容瘦削、面呈铅灰色、嘴微张、下颌下垂、眼眶凹陷、双眼半睁、眼神呆滞、瞳孔固定;视力逐渐减退,视物模糊至视力丧失;语言逐渐混乱,发音困难;听觉通常最后消失。所以濒死期的病危面容不会出现牙关紧闭的现象。

15-30 解析:临终关怀基本原则主要有5个:①护理为主的原则;②适度治疗的原则;③注重心理的原则;④伦理关怀原则;⑤社会化原则。

15-32 解析:濒死期的主要特点:①中枢神经系统,意识模糊或丧失,各种神经反射减弱或逐渐消失,肌张力减退或消失;②循环系统,功能减退,表现为心跳减弱,血压下降,四肢发绀,皮肤湿冷;③呼吸系统,功能进行性减退,表现为呼吸微弱,出现潮式呼吸或间断呼吸;④代谢障碍,肠蠕动逐渐停止,感觉消失,视力下降。

15-33 解析:尸体护理最后清点遗物交给家属,如家属不在,应由2人共同清点并列出清单交护士长保存,不是护士清点后自己保管。

15-34 解析:确认病人死亡后,由医生开具死亡诊断书,护士应尽快进行尸体护理,防止尸僵的出现。

15-36 解析:临终病人躯体支持性护理:临终病人胃肠道蠕动弱,表现为恶心、呕吐、食欲缺乏、腹胀、便秘或腹泻、口干、脱水、体重减轻。因此护理时,应注意加强营养,增进食欲。或依据病人的饮食习惯调整饮食,尽量创造条件增加病人的食欲。注意食物的色、香、味,尝试新的花样,少量多餐。给予高蛋白、高热量、易于消化的饮食并鼓励病人多吃新鲜水果和蔬菜。给予流质或半流质饮食,便于病人吞咽,必要时采用鼻饲或完全胃肠外营养。所以不应限制液体摄入以免加重脱水。

15-37 解析:临终病人躯体支持性护理:临终病人四肢冰冷不适时,应加强保暖,必要时给予热水袋,水温应低于50℃。

15-38 解析:临终病人心理护理:对临终忧郁期的病人,要不失时机地给予心理援助,避免病人独自承受痛苦,要主动、经常接近他们,对病人的遭遇、痛苦和不幸可从内心感情上表示同情,以体贴关怀、满腔热情的态度进行耐心疏导,并允许家属探望、陪护及做一些生活上的护理,使病人感到家庭的温暖、社会的关怀,从而保持良好的心理状态,坦然、安详地走完人生。

15-39 解析:临终病人的心理反应:抑郁期的病人病情进一步恶化,治疗已经无望,往往会产生很强烈的失落感,表现为情绪低落、消沉、退缩、悲伤、沉默哭泣等,甚至有轻生的念头。病人常要求会见亲朋好友,希望有喜爱的人陪伴,并开始交代后事。

名词解释题

15-40 临终关怀是一门探讨临终病人生理、心理特征和为临终病人及其家属提供全面照料的以实践规律为研究内容的学科。

15-41 临终护理是采用姑息护理、心理护理以及社会支持等理论和技术为临终病人及其家属提供全面的照护,从而达到让临终病人及其家属接纳死亡并提高病人临终阶段生命质量的最终目标。

15-42 希氏面容,又称病危面容,表现为面容瘦削、面部呈铅灰色、嘴微张、下颌下垂、眼眶凹陷、双眼半睁、眼神呆滞、瞳孔固定。

15-43 死亡是指个体生命活动的永久终止。传统死亡的概念是指心、肺功能的停止。现代医学表明,人的心跳停止,大脑、肾脏、肝脏并没有死亡,只要大脑功能保持完整,生命活动就有可能再恢复。因此,目前医学界逐渐开始主张以脑死亡作为判断死亡的标准,认为脑死亡后生命活动将无法逆转。

15-44 尸体护理是对临终病人实施整体护理的最后步骤,是临终关怀的重要内容之一。

简述问答题

15-45 临终关怀的目的在于使临终病人的生命质量得以提高,能够无痛苦、舒适地走完人生的最后旅途,并使家属的身心健康得到维护和增强。

15-46 临终关怀的基本原则:①护理为主的原则;②适度治疗原则;③注重心理的原则;④伦理关怀的原则;⑤社会化原则。

15-47 脑死亡的判断标准:①不可逆的深昏迷;②自发呼吸停止;③脑干反射消失;④脑电波平直。

15-48 临终病人的心理反应过程一般分为5个阶段:否认期、愤怒期、协议期、忧郁期与接受期。

15-49 临近死亡的体征:各种神经反射消失,肌张力减退、丧失,脉搏快且弱,血压逐渐降低甚至测不到,呼吸困难、急促,出现潮式呼吸、间断呼吸、点头样呼吸等,皮肤湿冷、瞳孔散大。通常病人呼吸先停止,随后心跳停止。

15-50 临终病人躯体支持的主要内容:①改善循环和呼吸功能。严密观察生命体征的变化以及皮肤颜色、温度等。如病人四肢冰冷,应注意保暖,提高室温,必要时用热水袋;如病人呼吸困难,应立即吸氧以纠正缺氧状态,并保持呼吸道通畅,必要时吸痰;如病情允许,可采取半坐卧位或抬高头及肩,以扩大胸腔容量,减少回心血量,从而改善呼吸困难。昏迷的病人可采取侧卧位或仰卧位头偏向一侧,以利呼吸道分泌物的引流,防止窒息或发生肺部并发症。②促进食欲,增进营养。护士应了解病人的饮食习惯,注意食物的色、香、味,少量多餐,以增进食欲;给予流质、半流质饮食,以利于吞咽;适当喂食、喂水,必要时通过鼻饲或完全胃肠道外营养,以保证营养供给。③保障舒适。协助病人漱口,必要时做好口腔护理,每天2～3次,以保持口腔清洁。加强皮肤护理,防止发生压疮。如病人不能活动,应帮助其采取舒适体位,定时翻身;按摩受压部位,以促进血液循环。保持皮肤及病床单位的整洁、干燥。如病人大小便失禁,应注意会阴、肛门部的清洁干燥;如大量出汗,应及时擦洗,勤换衣裤。帮助病人保持头发清洁、发型美观。④减轻感、知觉改变的影响。提供安静、空气新鲜的环境,保持适宜的光照,以增加安全感;注意眼部的清洁,及时拭去眼部分泌物,如病人眼睛半睁,应及时涂金霉素或红霉素眼膏,并用0.9%氯化钠溶液湿纱布覆盖,以防眼角膜溃疡或结膜炎;因听觉通常最后消失,故护理中应注意语言亲切、柔和、清晰,避免在病人床旁讨论病情,以减少不良刺激;如病人视力减退,可配合触摸等非语言性交流,使其感到即使在生命的最后一刻,仍不孤独。⑤对意识障碍的病人应保障安全,必要时使用保护具。⑥控制疼痛,观察疼痛的部位、性质、程度、持续时间等,协助病人选择最有效的方法减轻疼痛。

15-51 临终病人心理护理的主要内容:①否认期的护理。护士应以真诚的态度保持与病人的坦诚沟通,既要维护病人的知情权,也不要轻易揭穿其防卫机制,使病人逐步适应。同时,对病人的病情,医护人员及家属应注意保持口径一致。经常陪伴病人,使病人感到护士的关心,并坦诚、温和地回答病人的询问,倾听其诉说,维持病人适当的希望。②愤怒期的护理。护士应清楚地认识到病人的发怒是一种有益于健康的正常行为,故应允许病人发怒、抱怨,给病人机会宣泄心中的忧虑和恐惧;认真倾听其心理感受,理解其不合作的行为;必要时辅以药物,稳定病人情绪;同时做好病人家属的工作,给予宽容、关爱、理解等心理支持。③协议期的护理。护士应主动关心病人,尽量满足其要求,指导病人更好地配合治疗以控制症状,减轻病人的痛苦,指导、协助病人完成角色义务,实现病人的愿望,使其充实地度过生命的最后旅程,提

高生命质量。④忧郁期的护理。护士应经常陪伴病人,给予更多的同情和照顾,允许病人表达其悲哀的情绪。精神上给予病人支持,尽量满足病人的合理要求,可以安排亲朋好友会面,让家属陪伴在身旁。同时应注意安全,观察病人有无自杀倾向,预防意外发生。⑤接受期的护理。护士应尊重病人,不强迫与其交谈,减少外界干扰,给病人提供一个安静、舒适的环境;继续陪伴病人,并加强生活护理,使临终病人平静、安详地离开人间。

综合应用题

15-52 (1)该病人排便失禁的护理措施:①保持肛门周围皮肤清洁,床上加铺橡胶单和中单或使用尿垫,一旦污染立即更换;②每次便后用温水清洗,并在肛门周围涂油膏,以保护局部皮肤,防止发生压疮。

(2)保障病人舒适的护理措施:①协助病人漱口,必要时做好口腔护理,每天2～3次,以保持口腔清洁。②加强皮肤护理,防止发生压疮。如病人不能活动,应帮助其采取舒适体位,定时翻身,避免局部长期受压;按摩受压部位,以促进血液循环。③保持皮肤及床单的整洁、干燥。如病人大小便失禁,应注意会阴、肛门部的清洁干燥;如大量出汗,应及时擦洗,勤换衣裤。④帮助病人保持头发清洁、发型美观。

15-53 (1)现代临终关怀创始人是桑德斯。

(2)临终病人的心理反应过程分5个阶段,即否认期、愤怒期、协议期、忧郁期、接受期。

(3)该病人目前处于忧郁期。护理要点:①护士应经常陪伴病人,更多地给予同情和照顾,允许病人表达其悲哀的情绪;②精神上给予病人支持,尽量满足病人的合理要求,可以安排亲朋好友会面,让家属陪伴在身旁;③应注意安全,观察病人有无自杀倾向,预防意外发生。

15-54 (1)护士进行尸体护理的依据是医生开具的死亡诊断书。护士应尽快进行尸体护理,以防尸体僵硬。

(2) 尸体护理时,头下垫一枕头的目的是防止面部淤血变色。

(3) 尸体护理时,尸体识别卡的放置:第1张尸体识别卡系于右手腕部;第2张尸体识别卡系于尸体腰间的尸单或尸袍上;第3张尸体识别卡系于停尸屉外。

(4) 尸体护理的注意事项:①病人死亡后,应由医生开具死亡诊断书,护士尽快进行尸体护理,以防尸体僵硬;②尸体识别卡应正确放置,便于识别;③如为传染病病人,应用消毒液清洁尸体,孔道应用浸有1%氯胺溶液的棉球进行堵塞,包裹尸体应用一次性的尸单或尸袍,并装入不透水的袋子中,外面做传染标志;④护士进行尸体护理时,态度应严肃、认真,满足家属的合理要求,使其满意。

(黄一凡)

第十六章

医疗和护理文件记录

❋ 选择题(16-1~16-71)

✏ A1型单项选择题(16-1~16-43)

16-1 下列哪项不是护理文件记录的原则
   A. 及时　　　　B. 准确
   C. 清晰　　　　D. 完整
   E. 概括

16-2 下列哪项与医疗文件的重要性无关
   A. 法律上的证明文件
   B. 教学、科研上的重要资料
   C. 医院重要的档案资料
   D. 病人流动情况的依据
   E. 临床工作的原始文件记录

16-3 下列哪项不是医疗文件的书写要求
   A. 内容重点突出
   B. 记录准确完整
   C. 字体清晰端正
   D. 内容通俗易懂
   E. 记录者签全名

16-4 为使医疗文件记录准确,下列叙述中哪项错误
   A. 记录的内容必须真实、明确
   B. 病人的基本资料必须正确无误
   C. 记录内容简明扼要
   D. 错误处用修正液更改
   E. 可用红、蓝钢笔书写,但应根据要求进行选用

16-5 下列哪些不属于必须记录和报告的内容
   A. 意外事件的发生经过
   B. 提供护理、治疗后,仍不能缓解甚至恶化的症状、体征
   C. 病人的现病史和既往史
   D. 经解释后病人仍拒绝接受护理、治疗的原因
   E. 病人接受探视的情况

16-6 住院期间病历不包括
   A. 体温单
   B. 各种检验和检查报告单
   C. 病区报告单
   D. 护理记录单
   E. 检查报告单

16-7 住院期间病历排列第1位的是
   A. 体温单　　　B. 临时医嘱单
   C. 长期医嘱单　D. 护理记录单
   E. 住院病历首页

16-8 出院后病历排列第1位的是
   A. 体温单　　　B. 入院记录单
   C. 护理记录单　D. 出院小结
   E. 住院病历首页

16-9 医疗文件书写时不用铅笔是因为
   A. 不清晰　　　B. 易被涂改
   C. 不方便　　　D. 颜色不好看
   E. 看不清

16-10 下列在体温单40～42℃之间填写内容中哪项是错误的
   A. 死亡时间　　B. 手术时间
   C. 入院时间　　D. 出院
   E. 患病时间

16-11 下列体温符号中哪项是错误的

A. 口温用蓝点表示

B. 腋温用蓝叉表示

C. 肛温用蓝圈中加一点表示

D. 体温低于 35℃ 用红钢笔写体温不升

E. 耳温用空心三角表示

16-12* 下列关于大便符号的叙述中哪项不正确

A. 未解大便用"0"表示

B. 大便失禁用"＊"表示

C. 灌肠用"E"表示

D. 人工肛门以"☆"表示

E. 2 1/E 表示灌肠前自解大便 1 次

16-13 下列哪项不是病区交班报告的内容

A. 出院病人的离院时间

B. 手术病人术后体位

C. 新入院的病人的主要症状

D. 老年人的生活护理情况

E. 危重病人的治疗护理

16-14 值班护士书写病区交班报告时,首先应书写下列哪种病人的情况

A. 老年病人　　B. 入院病人

C. 出院病人　　D. 手术病人

E. 危重病人

16-15 值班护士在晨间交班时,首先应交代下列哪种病人的情况

A. 38 床,病人甲,下午 4 点拔除导尿管

B. 23 床,病人乙,上午 6 点急诊入院

C. 25 床,病人丙,上午 10 点手术

D. 10 床,病人丁,上午 9 点转 ICU

E. 20 床,病人戊,下午 3 点行 PICC 置管术

16-16* 下列关于书写交班报告的要求中哪项错误

A. 交班报告写完后注明页数并签全名

B. 日间情况用蓝(黑)钢笔书写,夜间情况用红钢笔书写

C. 先写进入病区的病人情况,再写离开病区病人情况,最后写本班重点病人情况

D. 书写时,先写姓名、床号、住院号、诊断,再简要记录病情、治疗和护理

E. 书写内容应全面、真实、简明扼要

16-17 对于产妇的交接班一般不包括

A. 分娩前的准备

B. 自行排尿时间

C. 产式、产程、分娩时间

D. 会阴切口

E. 恶露情况

16-18 特别护理记录单适用于下列哪类病人

A. 即将出院的病人

B. 危重病人

C. 分娩后的产妇

D. 新入院的病人

E. 手术后的病人

16-19 值班护士在书写护理记录单时,下列哪种病人没必要记录

A. 危重病人

B. 手术病人

C. 需要严密观察的病人

D. 需要记录出入量的病人

E. 特殊治疗的病人

16-20 住院期间病人的医疗护理文件应保管于

A. 护理部　　B. 医务处

C. 病区　　　D. 住院处

E. 档案室

16-21* 下列哪项是正确记录特别护理记录单的方法

A. 眉栏填写用红钢笔

B. 总结 24 小时出入量后记录于体温单的相应栏内

C. 病人出院以后护理记录单即可销毁

D. 晚上 8 点至次晨 8 点用蓝(黑)钢

笔填写

E. 上午 8 点至晚上 8 点用红钢笔书写

16-22* 下列有关医嘱的注意事项中哪项叙述正确

A. 一般情况下可执行口头医嘱

B. 已写在医嘱单上而又不需执行的医嘱,应由医生在该医嘱的第 2 字上重叠用蓝(黑)钢笔写"取消"字样

C. 需下一班执行的,注明即可

D. 医嘱须经医生签字后方为有效

E. 医嘱需隔天仔细核对一次

16-23 护士在处理医嘱时,应最先执行

A. 长期医嘱

B. 定时执行的医嘱

C. 临时备用医嘱

D. 临时医嘱

E. 长期备用医嘱

16-24 下列哪项医嘱属于临时医嘱

A. 青霉素 80 万 u, im, q6h

B. 庆大霉素 8 万 u, im, bid

C. 阿托品 0.5 mg, ih, st

D. 一级护理

E. 禁食

16-25 下列哪项医嘱不属于长期医嘱

A. 硝苯地平 10 mg, tid

B. 吸氧,prn

C. 地西泮 5 mg, hs

D. 测血糖,bid

E. 测血压,q2h

16-26 下列哪项医嘱属于长期备用医嘱

A. 哌替啶 50 mg, im, prn

B. 普食

C. 阿托品 0.5 mg, ih, st

D. 一级护理

E. 餐后血糖

16-27 "哌替啶 5 mg, im, sos"属于

A. 长期医嘱

B. 临时备用医嘱

C. 临时医嘱

D. 停止医嘱

E. 长期备用医嘱

16-28 下列哪项医嘱属于长期医嘱

A. 空腹 B 超

B. 地塞米松 5 mg, iv, qod

C. 地西泮 5 mg, hs

D. 呋塞米 5 mg, im, st

E. 地西泮 5 mg, po, sos

16-29 临时备用医嘱的有效时间是

A. 8 小时　　B. 10 小时

C. 12 小时　　D. 14 小时

E. 16 小时

16-30 下列哪项不是体温单眉栏的填写内容

A. 姓名　　B. 年龄

C. 大便次数　　D. 入院日期

E. 床号

16-31 下列哪项是体温单底栏的填写内容

A. 住院号　　B. 脉搏

C. 体温　　D. 血压

E. 住院天数

16-32 护士在体温单上绘制的肛温符号是

A. ×(蓝色)

B. ⊙(红色)

C. ●(红色)

D. ○(蓝色)

E. ●(蓝色)

16-33 病人出院时,下列医疗护理文件的处理方法中哪项错误

A. 注销床头卡、饮食卡

B. 执行出院医嘱,填写出院登记本

C. 整理病历交病案室保存

D. 诊断卡、治疗卡夹入病历内

E. 出院病历的第 1 页是住院病历首页

16-34 当医嘱内容不详细时,护士应

A. 拒绝执行

B. 询问病人后执行

C. 询问主治医生后执行

D. 询问护士长后执行

E. 凭自己的经验执行

16-35 护士在执行医嘱时,下列做法中哪项不正确

A. 医嘱需2人核对后执行

B. 医嘱正确无误时及时执行

C. 发现医嘱有误时询问主治医生后执行

D. 根据自己的经验,自行调整医嘱

E. 医嘱与病情不符时应向医生询问

16-36 护士为分娩病人重整医嘱时,下列操作中哪项错误

A. 在原医嘱最后一行,用红笔划一横线

B. 在红线下用蓝(黑)钢笔填写"重整医嘱"

C. 重整者签上全名

D. 将红线以上的所有长期医嘱按原顺序抄录

E. 红线以上的医嘱自行停止

16-37 下列哪种情形,护士可以不执行医嘱

A. 需要额外的劳动和付出

B. 医嘱有错误

C. 医嘱内容多,护理程序繁琐

D. 在交班时医生开具医嘱

E. 医生开具的是长期备用医嘱

16-38 下列哪项是病区交班报告正确的书写顺序

A. 出院—转入—手术—危重—新入院

B. 手术—危重—新入院—转入—出院

C. 新入院—转入—出院—手术—危重

D. 出院—新入院—转入—手术—危重

E. 转入—新入院—出院—手术—危重

16-39 某护士夜间值班,清晨需书写交班报告,首先应写

A. 28床,病人甲,下午行胸腔穿刺术

B. 23床,病人乙,上午7点入院

C. 35床,病人丙,上午10点手术

D. 5床,病人丁,上午8点转出

E. 43床,病人戊,一级护理

16-40 下列哪项不属于手术后病人的交班内容

A. 哪种麻醉下施行哪种手术

B. 引流管情况

C. 伤口情况

D. 术前治疗情况

E. 术后清醒时间

16-41 医嘱一般

A. 每周核对1次

B. 隔天核对1次

C. 每天核对1次

D. 每周核对3次

E. 每天核对2次

16-42 下列哪项不是填写在体温单40~42℃之间

A. 患病时间   B. 入院时间

C. 手术时间   D. 出院时间

E. 死亡时间

16-43* 护士在抢救病人时,下列操作中哪项不正确

A. 输液瓶、输血袋等用后及时处理

B. 抢救后应要求医生在6小时内补写医嘱

C. 各种急救药品须经2人核对,核对无误后方可使用

D. 用完的空安瓿应统一放置

E. 口头医嘱必须向医生复述1次,双方确认无误后方可执行

✎ A2型单项选择题(16-44~16-57)

16-44 病人,男性,30岁。确诊为大叶性肺炎,医嘱予青霉素肌内注射。护士在

核对医嘱时,注意到该病人虽然曾经注射过青霉素,但已经停用青霉素超过3天,医生也未开具青霉素皮试医嘱。此时,护士应首先

A. 执行医嘱
B. 向护士长报告
C. 向医生提出加开皮试医嘱
D. 自行为病人行青霉素皮试
E. 向主任医生报告

16-45 病人,男性,35岁。胆结石手术后返回病房,感觉到手术切口疼痛。为减轻病人疼痛,中午12点医生开出医嘱:布桂嗪100 mg, im, sos。此项医嘱失效时间为

A. 当天晚上12点
B. 当天晚上8点
C. 次日中午12点
D. 次日上午8点
E. 直到医生开出停止时间

16-46 病人,男性,40岁。确诊为细菌性痢疾,医嘱给予消化道隔离。此项医嘱内容属于

A. 长期医嘱
B. 长期备用医嘱
C. 临时医嘱
D. 临时备用医嘱
E. 立刻执行的医嘱

16-47 病人,男性,50岁。即将行胃大部切除术,医嘱:乳酸钠林格氏液500 ml, ivgtt, st。护士首先应做的是

A. 将其转抄至长期医嘱单上
B. 立刻给病人静脉输注乳酸钠林格氏液500 ml
C. 在该项医嘱前划红钢笔"√"标记
D. 转抄至交班报告上,以便下一班护士查阅
E. 将其转抄至临时医嘱单和治疗单上

16-48 病人,男性,70岁。因慢性肺心病并发肺炎、右心衰竭住院治疗。护士核对医嘱时,应向医生提出质疑的是下列哪项

A. 一级护理
B. 沐舒坦30 mg+0.9%氯化钠溶液100 ml, ivgtt, tid
C. 呋塞米40 mg, po, bid
D. 持续吸氧8 L/min
E. 头孢呋辛钠2.0 g+5%葡萄糖溶液100 ml, ivgtt, q6h

16-49 病人,男性,35岁。确诊为支原体肺炎,体温39℃,医嘱给予物理降温。护士需要物理降温后将所测得的体温绘制在体温单上,下列哪项做法正确

A. 红圈,以红实线与降温前体温相连
B. 红圈,以红虚线与降温前体温相连
C. 红点,以红实线与降温前体温相连
D. 蓝圈,以红虚线与降温前体温相连
E. 蓝圈,以蓝虚线与降温前体温相连

16-50 病人,男性,55岁。确诊为肝癌晚期,疼痛剧烈。医嘱:哌替啶50 mg, im, q6h, prn。此医嘱属于

A. 临时医嘱
B. 立即执行的医嘱
C. 临时备用医嘱
D. 长期备用医嘱
E. 长期医嘱

16-51 病人,女性,85岁。因情绪失调导致大便失禁,护士需将此内容用符号形式记录在体温单上。表示大便失禁的符号是

A. ○ B. E
C. ● D. ×
E. *

16-52 病人,女性,50岁。因胆绞痛入院,疼痛剧烈。医嘱:吗啡5 mg, iv, st。护士认为医嘱存在错误,去找医生沟通,医生拒绝修改。下列护士的做法中不妥的是

A. 暂缓执行医嘱
B. 报告给科主任
C. 报告给护士长
D. 按医嘱执行
E. 报告给上级医生

16-53* 病人,女性,50岁。确诊为子宫内膜癌,需在全麻下行全子宫切除术+双附件切除术+盆腔淋巴结清扫术,术前医生开出医嘱需行清洁灌肠。护士执行清洁灌肠后,病人自述灌肠前自行排便1次,灌肠后排便5次。正确的记录方法是
A. 1/E   B. 5/E
C. 6/E   D. 1/5E
E. 1 5/E

16-54 病人,女性,35岁。今晨医生查房时,自诉昨晚多梦易醒。下午医生开出医嘱:地西泮5 mg,po,sos。当晚病人睡眠良好,护士未执行医嘱。值班护士应在次日上午,在该项医嘱栏内
A. 用红钢笔写上"失效"
B. 用蓝钢笔写上"失效"
C. 用红钢笔写上"作废"
D. 用蓝钢笔写上"未用"
E. 用红钢笔写上"未用"

16-55 病人,男性,45岁。因骨癌晚期,疼痛难忍。医嘱:盐酸哌替啶50 mg,im,q4h,prn。下列关于此项医嘱的处理中哪项错误
A. 抄写在长期医嘱栏内
B. 停止医嘱时应注明停止日期
C. 每4小时即注射1次
D. 医生开出停止医嘱后才失效
E. 每次执行即在临时医嘱栏内记录

16-56 病人,女性,40岁。胃大部切除术后,伤口疼痛难忍,为减轻伤口疼痛,医嘱:哌替啶50 mg,im,q6h,prn。该医嘱属于
A. 长期医嘱

B. 临时备用医嘱
C. 临时医嘱
D. 长期备用医嘱
E. 立刻执行的医嘱

16-57 某护士今天在执行医嘱的过程中,发现主治医生为某病人开具的医嘱明显违反诊疗规范。她向该医生提出后,得到"按医嘱执行,出问题我负责"的回答。在这种情况下,该护士正确的做法是
A. 报告护士长
B. 报告科主任
C. 按医嘱执行
D. 不执行,置之不理
E. 按正确的诊疗规范自行更改医嘱

A3型单项选择题(16-58～16-71)

(16-58～16-59共用题干)
病人,男性,40岁。今晨起突然排出大量柏油样便,并伴有心悸、头晕、无力,急诊入院,医生确诊为胃溃疡大出血并对其进行抢救处理。

16-58 医护人员因抢救未能及时记录的医疗护理文件,应当在抢救结束后几小时内补记
A. 2小时   B. 4小时
C. 6小时   D. 8小时
E. 10小时

16-59 经积极治疗后,病人将于明天出院,此项内容写在该病人病区交班报告的第几项
A. 第1项   B. 第2项
C. 第3项   D. 第4项
E. 第5项

(16-60～16-62共用题干)
病人,女性,70岁。今晨突感上腹部不适,伴恶心、呕吐1次,半小时后突然晕厥、出冷汗,伴濒死感,家属急忙拨打120平车急诊推入院。入院时间为下午3点半。体格检查:腋温39℃,脉

搏 105 次/分,呼吸 24 次/分,血压 74/56 mmHg。

16-60* 下列关于入院时间的记录方法中哪项正确
A. 在体温单上<35℃栏内用蓝(黑)钢笔纵行书写十五时三十分
B. 在体温单上<35℃栏内用红钢笔纵行书写下午三时三十分
C. 在体温单底栏书写 15:30
D. 在体温单上 40～42℃栏内用蓝钢笔纵行书写下午三时三十分
E. 在体温单上 40～42℃栏内用红钢笔纵行书写十五时三十分

16-61 体温单底栏体重一栏应填写
A. 未测   B. 正常
C. 卧床   D. 70 kg
E. 不填

16-62* 下列生命体征的绘制方法中哪项正确
A. 心率以蓝"●"表示
B. 腋温的记录符号为蓝"×"
C. 脉搏的记录符号为红"○"
D. 呼吸的记录符号为红"○"
E. 物理降温后的体温以红"●"表示

(16-63～16-65 共用题干)
病人,男性,40 岁。3 小时前因上腹部剧痛伴恶心、呕吐 2 次,40 分钟后感觉头晕、出冷汗伴濒死感而急诊入院。入院时间为 11:30。

16-63 入院后护士评估病人资料并进行记录,下列记录方法中哪项错误
A. 每项记录后应签全名
B. 书写错误时应在错误处涂上修正液后重写
C. 记录修改后应在修改处签上全名
D. 一般日间用蓝(黑)钢笔记录,夜间用红钢笔记录
E. 眉栏、页码填写完整

16-64* 1 小时后,病人出现尿量减少,医嘱开出记录出入液量,下列关于出入液量记录的叙述中哪项不正确
A. 记录液体均以"ml"为单位

B. 日间用蓝(黑)钢笔记录,夜间用红钢笔记录
C. 用蓝(黑)钢笔填写眉栏各项
D. 12 小时做小结
E. 记录同一时间的摄入量和排出量均应各自另起一行

16-65 当班护士对新入院病人进行交班时,下列哪项不需要写在交班报告上
A. 发病经过   B. 主要症状
C. 病人的过敏史   D. 既往病史
E. 病人直系亲属的过敏史

(16-66～16-68 共用题干)
病人,男性,70 岁。上午 9 点在硬膜外麻醉下行胆囊切除术,上午 11 点安返病房,一般情况良好,血压平稳,体温正常。晚上 8 点伤口疼痛难忍,医嘱:哌替啶 50 mg,im,q6h,prn。

16-66 此医嘱属于
A. 长期医嘱
B. 临时医嘱
C. 长期备用医嘱
D. 临时备用医嘱
E. 即刻执行的医嘱

16-67* 执行此医嘱时,下列操作中哪项不正确
A. 由医生注明停止日期后方失效
B. 前后 2 次执行的时间应间隔 6 小时以上
C. 将其转抄于治疗单上,注明"prn"字样
D. 每次执行后,在临时医嘱单内记录执行时间并签全名
E. 12 小时内有效,过时未执行的护士用红笔在该项医嘱栏内写"未用"

16-68 病人安返病房后,护士对病人术后医嘱处理正确的是
A. 在随意一条医嘱下划一条红线,用红笔写"重整医嘱"
B. 抄录红线以上有效的医嘱完毕后,

需 2 人核对
C. 核对红线以上有效的医嘱无误后,签重整者全名
D. 在原医嘱最后一项下面划一红色横线,红线下写"术后医嘱"
E. 将红色线以上有效的长期医嘱,按原日期、时间排列顺序抄于红线下

(16-69~16-71 共用题干)

病人,男性,24 岁。因高热急诊入院。体格检查:体温 39.8℃(腋温),脉搏 114 次/分,呼吸 25 次/分,血压 110/74 mmHg。

16-69 护士对体温测量结果有疑问,应
A. 向资深护士询问
B. 不予理会
C. 向医生报告
D. 直接将结果绘于体温单上
E. 先检测体温计,然后重新测量

16-70 经证实体温测量结果没有错误,护士在体温单上填写该体温时,正确的符号为
A. 蓝色"○"　　B. 红色"×"
C. 蓝色"×"　　D. 红色"●"
E. 在体温符号外画蓝色"○"

16-71 根据病人病情,医生开出下列医嘱,需立即执行的是
A. 0.9%氯化钠溶液 250 ml+青霉素 320 万 u, ivgtt, bid
B. 一级护理
C. 胸部 X 线片
D. 复方氨基比林 2 ml, im, st
E. 半流质饮食

名词解释题(16-72~16-86)

16-72 医疗文件
16-73 护理记录
16-74 体温单
16-75 医嘱
16-76 病区交班报告
16-77 入院评估表
16-78 住院评估表
16-79 护理计划单
16-80 护理记录单
16-81 健康教育计划
16-82 长期医嘱
16-83 临时医嘱
16-84 临时备用医嘱
16-85 长期备用医嘱
16-86 重整医嘱

简述问答题(16-87~16-93)

16-87 记录的意义是什么?
16-88 记录的原则是什么?
16-89 简述住院期间病历排列顺序。
16-90 简述出院(转院、死亡)后病历排列顺序。
16-91 简述医嘱处理的注意事项。
16-92 简述特别护理记录单的记录方法。
16-93 简述健康教育计划的内容。

综合应用题(16-94~16-95)

16-94 病人,女性,20 岁。病人于 3 天前淋雨受凉后高热,最高达 40℃,服用退热药后出汗多,体温下降,但不久后又再次发热,伴有咳嗽,痰不多,咳白色黏液,咳时伴胸痛,急诊收入院。体格检查:体温 39.8℃,脉搏 100 次/分,呼吸 22 次/分,血压 122/84 mmHg;两肺底可闻及干、湿啰音;心、腹无异常。医嘱:急查血常规、胸部 X 线检查、痰培养;青霉素皮试;青霉素 320 万 u, ivgtt, tid。

请解答:
(1) 上述医嘱各属于哪类医嘱?
(2) 各类医嘱有何特点?
(3) 如何处理各类医嘱?

16-95 病人,男性,70 岁。确诊为肝硬化腹水并收治入院,医嘱要求准确记录病人出入液量。

请解答:
(1) 出入液量的记录内容都包括哪些?
(2) 如何正确记录出入液量?

答案与解析

选择题

A1型单项选择题

16-1 E	16-2 D	16-3 D	16-4 D
16-5 E	16-6 C	16-7 A	16-8 E
16-9 B	16-10 E	16-11 C	16-12 E
16-13 B	16-14 C	16-15 D	16-16 C
16-17 A	16-18 B	16-19 D	16-20 C
16-21 B	16-22 D	16-23 D	16-24 C
16-25 D	16-26 A	16-27 C	16-28 B
16-29 C	16-30 C	16-31 D	16-32 D
16-33 B	16-34 D	16-35 D	16-36 D
16-37 B	16-38 D	16-39 D	16-40 D
16-41 C	16-42 A	16-43 A	

A2型单项选择题

16-44 C	16-45 A	16-46 A	16-47 B
16-48 D	16-49 B	16-50 D	16-51 E
16-52 D	16-53 E	16-54 E	16-55 C
16-56 D	16-57 B		

A3型单项选择题

16-58 C	16-59 A	16-60 E	16-61 C
16-62 B	16-63 B	16-64 E	16-65 E
16-66 C	16-67 E	16-68 D	16-69 C
16-70 C	16-71 D		

部分选择题解析

16-12 解析: 灌肠后排便以 E 做分母、排便做分子表示。1¹/E 表示灌肠前自解大便1次,灌肠后又解大便1次。

16-16 解析: 书写病区交班报告时,应先写离开病区的病人(出院、转出、死亡),再写进入病区的病人(入院、转入),最后写本班重点病人(手术、分娩、危重及有异常情况的病人)。

16-21 解析: 眉栏填写应用蓝(黑)钢笔;7点至19点用蓝(黑)钢笔记录,19点至次日7点用红钢笔记录;病人出院或死亡后,特别护理记录单应随病历留档保存。

16-22 解析: 一般情况下不执行口头医嘱;已写在医嘱单上而有不需执行的医嘱,应由医生在该医嘱的第2字上重叠用红笔写"取消"字样;凡需下一班要执行的医嘱要交班;医嘱需每班、每天核对。

16-43 解析: 抢救过程中各种药物的空安瓿、输液空瓶、输血空瓶(袋)等应集中放置,以便统计和查对。

16-53 解析: 灌肠以"E"表示。如1/E 表示灌肠后排便1次,0/E 表示灌肠后未排便,1¹/E 表示自行排便1次,灌肠后又排便1次。

16-60 解析: 用红钢笔在40~42℃横线之间相应的时间格内纵向填写病人入院、转入、手术、分娩、死亡等,除了手术不写具体时间外,其余均采用24小时制,精确到分钟。

16-62 解析: 心率以红"○"表示,脉搏以红"●"表示,在"呼吸"栏相应时间格内填写测得的病人呼吸次数,用阿拉伯数字表示。相邻2次呼吸次数应上下错开,先上后下。第1次呼吸应当记录在上方。物理降温后的体温以红"○"表示。

16-64 解析: 记录同一时间的摄入量和排出量,在同一横线上开始记录;记录不同时间的摄入量和排出量,应各自另起一行记录。

16-67 解析: 临时备用医嘱12小时内有效,过时未执行的护士用红笔在该项医嘱栏内写"未用"。长期备用医嘱有效时间在24小时以上,必要时用，两次执行之间有时间间隔，医生注明停止日期后方失效。

名词解释题

16-72 医疗文件记录了病人疾病发生、诊断、治疗、发展及转归的全过程，其中一部分由护士负责书写。

16-73 护理记录是护士对病人进行病情观察和实施护理措施的原始文字记载，是临床护理工作的重要组成部分。

16-74 体温单主要用于记录病人的生命体征及其他情况，内容包括病人的出入院、手术、分娩、转科或死亡时间，体温、脉搏、呼吸、血压、大便次数、出入液量、身高、体重等。住院期间体温单排在病历的最前面，以便于查阅。

16-75 医嘱是医生根据病人病情的需要，为达到诊治的目的而拟定的书面嘱咐，由医护人员共同执行。

16-76 病区交班报告是由值班护士书写的书面交班报告，其内容为值班期间病区的情况及病人病情的动态变化。

16-77 入院评估表是对新入院病人进行初步的护理评估，并通过评估找出病人的健康问题，确立护理诊断的评估工具。

16-78 住院评估表是为及时、全面掌握病人病情的动态变化，护士对其分管的病人视病情每班、每天或数天进行评估的工具。

16-79 护理计划单是护理人员对病人实施整体护理的具体方案。

16-80 护理记录单是护士运用护理程序的方法为病人解决问题的记录。

16-81 健康教育计划是为恢复和促进病人健康并保证病人出院后能获得有效的自我护理能力而制订和实施的帮助病人掌握健康知识的学习计划与技能训练计划。

16-82 长期医嘱是指自医生开具医嘱起，至医嘱停止，有效时间在24小时以上的医嘱。

16-83 临时医嘱是指有效时间在24小时内，应在短时间内执行，有的需立即执行(st)，通常只执行1次的医嘱。

16-84 临时备用医嘱指自医生开具医嘱起12小时内有效，必要时用，过期未执行则失效的医嘱。

16-85 长期备用医嘱指有效时间在24小时以上，必要时用，两次执行之间有时间间隔，医生注明停止日期后方失效的医嘱。

16-86 重整医嘱是指凡长期医嘱单超过3张，或医嘱调整项目较多时需重整的医嘱。

简述问答题

16-87 记录的意义：①提供信息。医疗与护理文件是关于病人病情变化、诊疗护理以及疾病转归全过程的客观全面、及时动态的记录，是医护人员进行正确诊疗、护理的依据，同时也是加强各级医护人员之间交流与合作的纽带。②提供教学与科研资料。标准、完整的医疗护理记录体现出理论在实践中的具体应用，是最好的教学资料。一些特殊病历还可以作为进行个案教学分析与讨论的良好素材。③提供评价依据。各项医疗与护理记录(如护理记录单、危重病人护理观察记录)等的书写可在一定程度上反映出一个医院的医疗护理服务质量、医院管理、学术及技术水平，它既是医院护理管理的重要信息资料，又是医院进行等级评定及对护理人员考核的参考资料。④提供法律依据。医疗与护理记录是具有法律效应的文件，是法律认可的证据。其内容客观反映病人在住院期间接受治疗与护理的具体情形，在法律上可作为医疗纠纷、人身伤害、保险索赔、犯罪刑事案件及医嘱查验的证明。凡涉及以上诉讼案件，调查处理时都要将病案、护理记录作为依据加以判断，以明确医院及医护人员有无法律责任。

16-88 记录的原则：①及时。医疗与护理记录必须及时，不得拖延或提早，更不能漏记、错记，以保证记录的时效性，维持最新资料。如因抢救急重症病人未能及时记录的，有关医护人员应当在抢救结束后6小时内据实补记，并注明抢救完成时间和补记时间。②准确。记录的内容必须在时间、内容及可靠程度上真实、无误,尤其对病人的病情和行为应进行详细、真实、客观的叙述;不应是护理人员的主观解释和有偏见的资料,而应是临床病人病情进展的科学依据,必要时可成为重要的法律依据。③完整。眉栏、页码须填写完整。各项记录,尤其是护理表格应按要求逐项填写,避免遗漏。记录应连续,不留空白。每项记录后签全名,以示负责。如病人出现病情恶化、拒绝接受治疗、有自杀倾向、意外伤害、请假外出、并发症先兆等特殊情况,应详细记录并及时汇报、交接班等。④简要。记录内容应重点突出、简洁、流畅。应使用医学术语和公认的缩写,避免笼统、含糊不清或过多修辞,以方便医护人员快速获取所需信息。此外,护理文件均可以采用表格形式,以节约书写时间,使护理人员有更多时间和精力为病人提供直接护理服务。⑤清晰。按要求分别使用红、蓝(黑)钢笔书写。一般白班用蓝(黑)钢笔,夜班用红钢笔记录。字迹清楚、字体端正,保持表格整洁,不得涂改、剪贴和滥用简化字。

16-89 住院期间病历排列顺序:体温单(按时间先后倒排)、医嘱单(按时间先后倒排)、入院记录、病史及体格检查、病程记录(手术、分娩记录单等)、会诊记录、各种检验和检查报告、护理记录单、长期医嘱执行单、住院病历首页、门诊和(或)急诊病历。

16-90 出院(转院、死亡)后病历排列顺序:住院病历首页、出院或死亡记录、入院记录、病史及体格检查、病程记录、各种检验和检查报告单、护理记录单、医嘱单(按时间先后顺排)、长期医嘱执行单、体温单(按时间先后顺排)。

16-91 医嘱处理的注意事项:①医嘱必须经医生签名后方为有效。在一般情况下不执行口头医嘱,在抢救或手术过程中医生下口头医嘱时,执行护士应先复述一遍,双方确认无误后方可执行,事后应及时据实补写医嘱。②处理医嘱时,应先急后缓,即先执行临时医嘱,再执行长期医嘱。③对有疑问的医嘱,必须核对清楚后方可执行。④医嘱需每班、每天核对,每周总查对,查对后签全名。⑤凡需下一班执行的临时医嘱要交班,并在护士交班记录上注明。⑥凡已写在医嘱单上而又不需执行的医嘱,不得贴盖、涂改,应由医生在该项医嘱的第2字上重叠用红笔写"取消"字样,并在医嘱后用蓝(黑)钢笔签全名。

16-92 特别护理记录单的记录方法:①用蓝(黑)钢笔填写眉栏各项,包括病人姓名、年龄、性别、科别、床号、住院病历号、入院日期、诊断等。②7点至19点用蓝(黑)钢笔记录,19点至次日7点用红钢笔记录。③及时准确地记录病人的体温、脉搏、呼吸、血压、出入液量等。计量单位写在标题栏内,记录栏内只填数字。记录出入液量时,除填写量外,还应将颜色、性状记录于病情栏内,并将24小时总量填写在体温单的相应栏内。④病情及处理栏内要详细记录病人的病情变化、治疗、护理措施以及效果,并签全名。⑤12小时或24小时就病人的总出入液量、病情、治疗护理做一次小结或总结。12小时小结用蓝(黑)钢笔书写,24小时总结用红钢笔书写,以便于下一班快速、全面地掌握病人的情况。⑥病人出院或死亡后,特别护理记录单应随病历留档保存。

16-93 健康教育计划的内容:①住院期间的健康教育计划。包括入院须知、病区环境介绍、医护人员概况;疾病的诱发因素、发生与发展过程及心理因素对疾病的影响;可采取的治疗护理方案;有关检查的目的及注意事项;饮食与活动的注意事项;疾病的预防及康复措施等。②出院指导。是对病人出院后的活动、饮食、服药、伤口护理、复诊等方面进行的指导,方式可采用讲解、示范、模拟、提供书面或视听材料等。

综合应用题

16-94 (1)上述医嘱属于临时医嘱的有:急查血常规、胸部X线检查、痰培养、青霉素皮试。属于长期医嘱的是:青霉素320万 u, ivgtt, tid。

(2)临时医嘱特点:有效时间在24小时以

内,应在短时间内执行,一般只执行1次。长期医嘱特点:自医生开具医嘱起,至医嘱停止,有效时间在24小时以上,当医生注明停止时间后医嘱失效。

(3) 各类医嘱的处理:①长期医嘱。医生开具长期医嘱于长期医嘱单上,注明日期和时间,并签上全名。护士将长期医嘱单上的医嘱分别转抄至各种执行卡上,转抄时须注明执行的具体时间并签全名。定期执行的长期医嘱应在执行卡上注明具体的执行时间。②临时医嘱。医生开具临时医嘱于临时医嘱单上,注明日期和时间,并签上全名。需立即执行的医嘱,护士执行后,必须注明执行时间并签上全名。有限定执行时间的临时医嘱,护士应及时转抄至临时治疗本或交班记录本上。

16-95 (1) 出入液量的记录内容:①每天摄入量,包括每天的饮水量、食物中的含水量、输液量、输血量等;②每天排出量,主要为尿量,还包括大便量、呕吐物量、咯出物量(咯血、咳痰)、出血量、引流量、创面渗液量等。

(2) 正确记录出入液量:①用蓝(黑)钢笔填写眉栏各项,包括病人姓名、科别、床号、住院病历号、诊断及页码。②7点至19点用蓝(黑)钢笔记录,19点至次日7点用红钢笔记录。③记录同一时间的摄入量和排出量,在同一横格上开始记录;对于不同时间的摄入量和排出量,应各自另起一行记录。④12小时或24小时就病人的出入液量做一次小结或总结,将24小时总结的液体出入液量填写在体温单相应的栏目上。

(张伊倩)

图书在版编目(CIP)数据

新编基础护理学考题解析/杨蕾,邱智超,张默主编. —上海：复旦大学出版社，2020.7
(2021.7 重印)
(护理专业教辅系列丛书)
ISBN 978-7-309-14813-8

Ⅰ.①新… Ⅱ.①杨… ②邱… ③张… Ⅲ.①护理学-高等职业教育-题解 Ⅳ.①R47-44

中国版本图书馆 CIP 数据核字(2019)第 294293 号

新编基础护理学考题解析
杨　蕾　邱智超　张　默　主编
责任编辑/肖　芬

复旦大学出版社有限公司出版发行
上海市国权路 579 号　邮编：200433
网址：fupnet@fudanpress.com　　http://www.fudanpress.com
门市零售：86-21-65102580　　团体订购：86-21-65104505
出版部电话：86-21-65642845
上海春秋印刷厂

开本 787×1092　1/16　印张 23　字数 574 千
2021 年 7 月第 1 版第 2 次印刷

ISBN 978-7-309-14813-8/R·1782
定价：75.00 元

如有印装质量问题，请向复旦大学出版社有限公司出版部调换。
版权所有　侵权必究